中医理论传承丛书

阎孝诚 李维贤 孔令诩

学术传承

文集

主编◎杨金生 金香兰 徐世杰

全国百佳图书出版单位
中国中医药出版社
·北京·

图书在版编目（CIP）数据

阎孝诚　李维贤　孔令诩学术传承文集 / 杨金生总主编；杨金生，
金香兰，徐世杰主编 . — 北京：中国中医药出版社，2023.1
ISBN 978 – 7 – 5132 – 7852 – 2

Ⅰ . ①阎… 　Ⅱ . ①杨… ②金… ③徐… 　Ⅲ . ①中医学—文集
Ⅳ . ① R2 – 53

中国版本图书馆 CIP 数据核字（2022）第 190989 号

中国中医药出版社出版

北京经济技术开发区科创十三街 31 号院二区 8 号楼
邮政编码　100176
传真　010-64405721
鑫艺佳利（天津）印刷有限公司　印刷
各地新华书店经销

开本 889×1194　1/16　印张 27.25　字数 709 千字
2023 年 1 月第 1 版　2023 年 1 月第 1 次印刷
书号　ISBN 978 – 7 – 5132 – 7852 – 2

定价　119.00 元
网址　www.cptcm.com

服 务 热 线　**010-64405510**
购 书 热 线　**010-89535836**
维 权 打 假　**010-64405753**

微信服务号　**zgzyycbs**
微商城网址　**https://kdt.im/LIdUGr**
官 方 微 博　**http://e.weibo.com/cptcm**
天猫旗舰店网址　**https://zgzyycbs.tmall.com**

王 序

　　中医药学是具有中国特色的生命科学，具有科学与人文有机融合、互补互动的学科特点，其学术发展与基业常青，得益于始终坚持理论指导下的临床实践，坚持在临床实践中丰富完善与发展中医理论，坚持理论与实践结合的守正传承进而包容创新。

　　既往中医传承重视对一方一药一病等的经验继承，这只是传承工作的第一步，由临床经验上升到系统理论并升华的传承工作还有很长的路要走。中医学是理论医学而非单纯的经验积累，理论医学的特点就在于能把临床实践中得到的正面成功的经验与反面失败的教训加以总结提炼，逐渐上升为知识与证据，令后学知所趋避。因之可知中医传承始于经验，继之于理论的提炼升华，最终形成具有普适性规律价值的知识证据，这应该是学术传承的目标与归宿。

　　中医药学蕴藏着丰富的哲学、史学、逻辑、心理等学科的本底并体现在理法方药中，而思想观念与思维方法的传承是跬步千里，探赜索隐，钩深致远的发轫。传承仁心是灵魂，仁术是根本；传承是基础，创新是归宿的核心思想；弘扬"继往圣，开来学，利众生""大医精诚"的价值标准；崇尚"勤求古训，博采众方""博极医源，精勤不倦"的治学方法，以彰显传承精华、守正创新的真谛，堪称中医学术发展的"不二法门"。

　　中医治学与人才培养当遵循"心悟者上达之机，言传者下学之要"之古训，传承必须重视言传身教的行为示范与心灵心智的启迪养成，此乃登堂入室的阶梯。如此方能使学问与技术得以升华，理论与实践融会贯通，中医的知识体系方趋完备；如此方能使临床个体诊疗经验上升为完整的学术体系，进而具备完整的理论框架结构、普适的实用价值和永续的发展动力。而"心悟"是臻此境界的有效路径之一，且古往今来，概莫能外。金元大家刘河间自述"法之与术，悉出《内经》之玄机"，倡导"六气皆从火化"，阐发火热病症脉治，创立脏腑六气病机、玄府气液理论，是深谙经典、勤于临证、发皇古义、心悟新知、传承创新的典范，值得我们景仰与膜拜。

　　理论传承譬如"传灯"，有"薪尽而火传"之意，所谓"为令法不灭，当教化弟子，弟子展转教，如灯燃余灯"。由是观之，浩如烟海、汗牛充栋的中医典籍就是往圣先贤传给我们的"薪"与"灯"，循此路径方可登堂入室。我多年来一直倡导"读经典，做临床，参名师，悟妙道"的治学原则意蕴诸此。

　　守正传承是保持中医药学术长盛不衰的关键。高尚的思想与道德情操的养成，圆融的智慧与精湛技艺的培育，均需要传承以开启留存。小至一门技术、一个学科，大到一个国家、一个民族，如果忘记历史，忽视守正，轻慢传承，前景堪忧。王闿运所言"见传灯之欲灭，感大宅之先坏"绝非危言耸听，而是"盛世危言"！中医学人当有危机意识，传承与发展并重，崇尚国故，追思前贤，立德修身，精进技艺，慎思明辨，融汇新知，凝练理论内涵，提高临床疗效，成为新一代明医再图创新。

　　"道门深远，传承不易。"对于具有独特认识论、方法论与实践论知识体系的中医药学，做好其传承工作并非一蹴而就之事，还需吾侪同人付出艰苦卓绝的努力，以筚路蓝缕之力，期投石问路之功，方能探微索赜，触类旁通，精勤修学，证法实性，求真创新，悟道导航。

中国中医科学院中医基础理论研究所作为专门从事理论研究的机构，名家众多，领衔基础理论研究。诸位名家不惟有扎实的理论功底，还具有独到的临床经验和识证组方遣药的心法秘诀，更具甘为人梯之德、淡定清雅之性、精进沉潜之功，志笃岐黄，熟谙经典，堪为师表，在中医理论体系和防病治病关键科学问题研究方面做了大量工作，取得了丰硕成果，对此从理论传承角度加以整理，庶几为后学可资借鉴。

所长金生博士从事中医科研、教学、临床、管理工作30余年，敏思善行，潜心于道，学验俱丰，在中医药诸多领域多所建树而颇多成就。作为首批全国中医药著名专家的传承博士后，对中医理论和名家学术传承多所感悟，深感传承特别是理论传承之于中医学术发展的重要性，奈何理论内涵博大精深，业内人士尚有"戛戛乎其难哉"之叹！因念"求木之长者，必固其根本；欲流之远者，必浚其泉源"，中医守正传承创新发展同样应该遵循此规律。遂发编纂之心，奋捭摩之志，沉潜良久，构思经年。他就任中医基础理论研究所所长伊始，遂组织所内外青年学人，对建所以来的学术成果进行整理，编写了《中医理论传承丛书》，这实在是一件功德无量的大好事！

余观本丛书，编者系统梳理了陆广莘、孟庆云、周超凡、沈绍功、阎孝诚、李维贤、孔令诩七位专家的学术思想，并对每位专家自身学术历程及其学术思想传承脉络加以阐发，概述其代表性科研学术成果，整理其临床实践经验，宣传其良好的医德医风和敬业精神，气脉神韵跃然纸上。本丛书通过展现七位名家的学术思想，进而揭示基于中医理论与临床实践的普适价值与发展规律，体现的是继承，传承的是学术，突出的是创新。该丛书既具有理论与实践的回顾性，又兼顾学术发展的前瞻性；既是对该所既往研究工作的全面总结回顾，也对未来加快推进中医药科研和创新具有指导与借鉴意义，是以实际行动对守正传承创新的践行。

学术研究要保持学术的独立性与纯洁性，坚持理论与实践的统一性，这既是我一贯的主张，也是我工作的指导原则。世界开新逢进化，贤师受道喜传薪。中医药学欣逢良好的发展机遇，以科学求中医之真，以人文弘中医之善，以艺术彰中医之美，促进科学、人文、艺术的和合共进。亦希望以此项工作为契机，弘医道，造福祉，利众生，将国学、国医、国药发扬光大，彰显薪火相传之效力，为新时代培养出更多的中医药名家。

总之，《中医理论传承丛书》是一套较为深刻、系统、全面回顾与展望中医理论传承的学术著作，其中凝聚着所长金生主编及其团队成员的心血。这是志同道合之士同心协力办大事的典范，也是"为自己工作，为他人着想，为社会作贡献"精神的体现，在主张个性张扬的今天，这精神仍然是值得提倡发扬的。

在本丛书即将杀青付梓之际，金生所长邀余作序。体编者之仁心，念传承之迫切；愿中医同人澄怀以观道，积学以储宝，在中医学领域大展宏图。欣喜之余，聊志数语，乐观厥成，爰为之序。

中央文史馆馆员

中国工程院院士　王永炎

中国中医科学院名誉院长

2022 年 7 月 8 日于北京

前 言

中医药学是中华民族的伟大创造，是中国古代科学的瑰宝，也是打开中华文明宝库的钥匙，为中华民族繁衍生息作出了巨大贡献。在传承前人理论研究和实践经验基础上，发现新问题，总结新经验，形成新理论，从而不断发展、完善，这是中医药学延续千年，经世不衰、历久弥新的关键所在。实践证明，没有全面的继承，就没有持续的发展，没有不断的创新，就没有美好的未来。继承、创新成为中医药理论和实践的源头活水。名老中医药专家对中医药理论有着深刻的认识，在长期的实践过程中，形成了独特的学术思想和临床经验，是中医药学特有的宝贵资源，所以全面继承当代名老中医药专家的学术思想和临床诊疗经验是中医药传承工作的重要组成部分。

党和政府历来高度重视中医药工作，特别是党的十八大以来，以习近平同志为核心的党中央把中医药传承发展工作摆在更加突出的位置，习总书记在致中国中医科学院成立 60 周年贺信中提出"切实把中医药这一祖先留给我们的宝贵财富继承好、发展好、利用好"。《中共中央国务院关于促进中医药传承创新发展的意见》中明确指出要"挖掘和传承中医药宝库中的精华精髓"，特别强调了要"加快推进活态传承，完善学术传承制度，加强名老中医学术经验、老药工传统技艺传承"。在这样一些国家战略引领下，国家中医药管理局、中国中医科学院相继开展了"全国老中医药专家学术经验继承工作""国家科技支撑计划名老中医传承系列项目""中国中医科学院名医名家传承项目"等一系列关于名老中医药专家的学术继承工作，扎实推进了名老中医药专家学术经验的系统整理与抢救挖掘，有力推动了中医药人才的培养和水平提高。

中国中医科学院中医基础理论研究所的前身是 1980 年成立的中国中医研究院中心实验室，至今已经走过 40 余年的奋斗历程。40 余年来，经过几代人的不懈努力，中医基础理论研究所在深入、系统地开展中医理论体系研究和中医药防病治病的关键科学问题研究方面做了大量工作，取得了丰硕成果，也涌现出一批学验俱丰、誉满杏林的专家学者。既往，依托国家中医药管理局、中国中医科学院相关研究项目，已经部分开展了一些名老中医专家的学术传承与学术思想研究工作，取得了一些成果和成功的经验。为系统梳理建所以来名老中医专家的学术成就与思想，推动以传承精华为主体的中医理论原创性研究，落实中医基础理论研究所"十四五"发展规划中"进一步深化名医大家的学术思想及诊疗经验研究，编著具有标志性的大型学术专著"的要求，2021 年初启动了"基础所名老专家学术思想整理与传承研究"工作，系统开展对陆广莘、孟庆云、周超凡、沈绍功、阎孝诚、李维贤、孔令诩 7 位建所以来著名中医药专家的学术思想研究工作，并于 2021 年 5 月正式设立为中医基础理论研究所自主选题重点支撑项目，投入人力物力，确保研究工作顺利开展。

《中医理论传承丛书》正是依托这一研究项目与背景，在全体课题组成员的共同努力之下，对陆广莘、孟庆云等 7 位建所以来著名中医专家的学术论文、学术著作的系统整理及其学术思想初步研究所取得的成果。丛书包括以下 5 个分册。

《陆广莘学术传承文集》收集了国医大师陆广莘先生生前发表的各类论文、序评、报告、访谈、信件、建言等，从基础理论阐发、中医临证思考、中医科研思路、中医特色阐明、中医发展探索、访谈及报告、序评、建言献策8个方面进行分类编排。该书整体呈现了陆老从医近70年在中医理论和临床实践方面探索的成就，展示了对中医学术发展方向和道路提出的一系列重要主张，尤对其健康医学思想进行了系统阐发。

《孟庆云学术传承文集》收集了孟庆云研究员50余年来发表的各类文章和著述，将精华汇编成文集，分为中医经典理论探讨、中医药研究方法及其方法论、《中国中医基础医学杂志》卷首语汇集、中医流派与学派研究、序评、医案与医话、古典医籍孤本提要、思考中医和论著概述9个部分。该书有理论探讨，有临证经验，有客观评述，有深入思考，也有研究展望，较为系统地反映了孟老的研究成果和时代思考，对于提高科研水平、助力临床实践均具有重要指导作用。

《周超凡学术传承文集》收集了周超凡研究员发表的论文、出版论著的提要、为中医著作撰写的序言、参加全国政协工作所做的提案及相关报道等，从医药圆融、大医医国、著作概述、采访报道及学术思想与诊疗经验研究5个方面进行分类编排。该书不仅全面介绍了周老在中药研究和中医治则治法研究领域取得的成绩和贡献，而且系统展示了其对编制《中国药典》的建议、参加政协工作的建言献策及对中医药传承与发展的思考，体现了其大医医国的情怀与担当。

《沈绍功学术传承文集》收集了沈绍功研究员生前发表的论文以及弟子后学整理沈老学术思想的文章，从理论探讨、临床研究、实验研究三个方面进行了编排整理；同时收集了沈老主编或参编著作及后学整理沈老学术思想著作，撰写了论著提要。该书充分体现了沈老在中医急症救治、冠心病与肿瘤诊疗理论研究，以及沈氏女科学术思想继承创新等方面所取得的成就与学术思想。

《阎孝诚 李维贤 孔令诩学术传承文集》是阎孝诚研究员、李维贤研究员、孔令诩研究员学术传承文集的合编。阎孝诚部分收集了阎老发表的学术论文及出版的论著提要，分理论探讨、临证心得、临床研究、论著提要4个部分进行分类编排，充分展示了阎老在中医理论研究及临床实践中的学术成就。李维贤部分收集了李老正式发表的论文、学术传承人撰写的相关论文及期刊相关报道，从学术历程与主要工作成绩、主要学术观点、临证经验简述、医德、论文论著发表与带徒情况5个方面，全面介绍了李老从事医、教、研各个方面工作的成就。孔令诩部分收集了孔老生前正式发表的论文及其学术传承人撰写的相关论文，从医家小传、学术思想与经验、学术传承、论文论著4个方面，介绍了孔老一生从事中医药临床、科研取得的成绩，以及孔门学术传承的情况。

参与课题研究和本丛书编撰的人员，主要是名老专家的学术继承人、弟子及相关科研人员，特别需要指出的是，孟老、周老和阎老不顾年事已高，对分册内容进行了认真审阅，亲自修改，其严谨的治学精神和工作态度令所有参编人员感动！系统研究整理他们的学术思想与临床经验的过程，也是所有参编人员学习、感受诸位老专家质疑问难、皓首穷经的为学之道的过程，同时也是对我所既往研究工作的一次总结回顾，也必将对未来加快推进我所中医药科研和创新具有指导与借鉴意义。在此，谨以此套丛书向为我所中医理论研究发展作出重要贡献的老专家们，致以崇高的敬意！

在课题研究和本丛书编撰过程中，王永炎院士提出了宝贵的指导意见，并拨冗赐序，对我们的工作既是肯定，也是鞭策与鼓励；中医基础理论研究所的领导全过程参与了丛书编写、出版事项，部署落实、亲力亲为，相关职能处室的领导和老师们提供了大力的支持和帮助；诸位老专家的家人、弟子为丛书的出版不辞辛劳，鼎力相助；中国中医药出版社的编辑同人们不顾出版周期紧、任务重，工作保质保量、兢兢业业。在丛书即将付梓之际，向所有为了丛书出版提供协助、指导的领导、老师、同人们，表示衷心感谢！

由于时间、能力所限，我们对诸位专家学术思想研究还不够深入，错误和不当之处在所难免，恳请业界同人和读者朋友不吝指正。

《中医理论传承丛书》编委会

2022 年 7 月

编写说明

  《中医理论传承丛书》是依托中国中医科学院中医基础理论研究所 2021 年度自主选题重点支撑项目"基础所名老专家学术思想整理与传承研究",旨在对建所以来的名老专家学术论文、论著进行全面编纂、整理的一部丛书。第一期工作包括《陆广莘学术传承文集》《孟庆云学术传承文集》《周超凡学术传承文集》《沈绍功学术传承文集》《阎孝诚 李维贤 孔令诩学术传承文集》5 个分册,本分册是阎孝诚、李维贤、孔令诩三位名老专家的文集合编。

  《阎孝诚学术传承文集》共收集 62 篇论文及论著提要,其中包括阎老正式发表的论文 36 篇,未公开发表的论文 10 篇,收录于各类书籍中的论文 7 篇,著作提要 9 篇。按照文章的内容,分理论探讨、临证心得、临床研究、实验研究、著作提要等几个部分进行分类编排,充分展示了阎老在中医理论研究及临床实践中的学术成绩。同时,编写组撰写了《医家小传》一文,概要介绍了阎老的学术历程、学术业绩。

  《李维贤学术传承文集》共收集各类论文 23 篇,其中包括李老正式发表的论文 12 篇,李老的学术传承人撰写相关论文 10 篇,期刊相关报道 1 篇。同时,编写组撰写了《医家小传》一文,从学术历程与主要工作成绩、主要学术观点、临证经验简述、医德、论文论著发表与带徒情况 5 个方面,全面介绍了李老从事医、教、研各个方面工作的成绩。

  《孔令诩学术传承文集》共收集各类论文 15 篇,其中包括孔老正式发表的论文 6 篇,孔老的学术传承人撰写相关论文 9 篇。同时,编写组撰写了《医家小传》一文,从学术思想与经验、学术传承、论文论著 3 个方面,介绍了孔老一生从事中医药临床、科研取得的成绩,以及其孔门学术传承的情况。

  在本分册的编撰过程中,各位名老专家的家人及学术传承人提供了大量的帮助,在此致以诚挚的谢意。

《阎孝诚 李维贤 孔令诩学术传承文集》编委会

2022 年 9 月

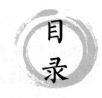

阎孝诚学术传承文集

◎孔令诩学术传承文集◎

阎孝诚

学术传承文集

医家小传

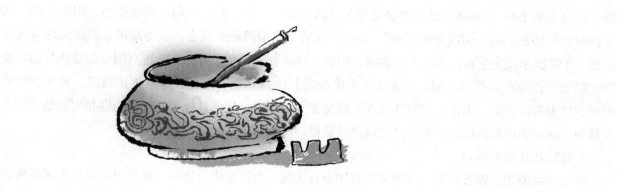

阎孝诚，湖北省枝江市人，1964 年毕业于广州中医学院（今广州中医药大学）。毕业后即分配至中国中医研究院（现中国中医科学院）西苑医院儿科，师承赵心波等中医名家，致力于各类疑难脑病及儿科疾病的研究和治疗工作。1982 年，调至中国中医研究院中心实验室（中医基础理论研究所前身），从事科研及管理工作，为该所的筹建与发展做了大量工作。1985 年，调至中国中医研究院广安门医院，担任院长，从事管理、临床、科研等工作。1992 年，再次回到中医基础理论研究所，担任所长兼党委书记，全面主持该所的各项工作。1995 年，担任中国中医研究院副院长，直至退休。阎孝诚先生从事中医医疗、科研、管理工作 50 余年，对癫痫、小儿多动症、小儿抽动症、脑瘫等小儿神经系统疾病的诊疗有独到的见解，对于小儿癫痫和肺炎做了大量的临床与实验研究，积累了丰富的临床与科研实践经验，形成了大量的科研成果。他曾被评为有突出贡献的专家，荣获北京市"五一劳动奖章"，享受国务院特殊津贴。

一、求学与问难

阎孝诚先生在中学阶段学习成绩一直名列前茅。高考填报志愿时，从同学到老师都认为他要报考理工类大学，可他出人意料地报考了广州中医学院。因他家在农村，他曾亲眼看到中医大夫救治了很多农民兄弟，中医在农民中有很高的信任度。1958 年，他被广州中医学院录取，从此步入中医之门。在校 6 年，他勤奋学习，成绩优秀。不仅如此，他还利用业余时间研读中医经典著作，关注中医理论问题的探索，同时积极跟诊名老中医，丰富临床实践。

1. 对"甘温除大热"的思考

甘温除大热是金元时期医家李杲提出的以味甘性温的药物治疗气虚发热的一种治法，自古以来就是中医理论中的一个争论不休的难点。《中医杂志》1961 ~ 1962 年连续发表了多篇关于这一理论探讨的文章，其中不乏欧阳锜、刘渡舟这样的名家手笔。阎孝诚先生当时只是本科在读，但是对这一理论问题的钻研表现出浓厚的兴趣，而且有了自己的见解。同时他以初生牛犊不怕虎的精神，以"艺勇"笔名于 1962 年在《中医杂志》发表《关于我也谈谈'甘温除热'》一文，与欧阳锜先生开展学术争鸣。他指出："甘温除热是用甘温之药化阳以治其本，阳生自然阴长，阴足其热可退。"他认为："欧阳先生的甘温除热法只适用于中焦虚阳外越之证的立论，是值得商榷的。中焦虚，阳未有外越之理，只有下陷之机。"他认为这一治法适用于"因为元阳亏损，阳损及阴，阴液受伤，阴虚生热，其本在阳，其标在阴的一切虚劳性发热"。之后，又有文章质疑他的观点，认为混淆了阴虚发热与气虚发热。于是阎孝诚先生再次撰文，从病因、病机、症状、治则几个方面，分析真阴亏损发热与阳损及阴、阴液受伤所致发热之不同，发表于《中医杂志》1963 年第 4 期。在本科就读期间，能于顶级中医期刊发表两篇论文，无论在当时还是现在都是相当难得的，足见其扎实的理论功底和刻苦钻研的求索精神，其出类拔萃的特点于大学时代就已然显现。

2. 随陈若孔先生学习

在校学习期间，阎孝诚先生深感医学真知出自实践，所以在实习期间，他积极跟随广东名医陈若孔先生学习。陈若孔（1892—1974），广东广州人。新中国成立前曾在广州西关一带行医，颇有名气。1929 年，国民党政府欲颁行"废止中医案"，他曾担任主编的《广州卫生旬报》，宣传中医，图存抗争。新中国成立后，先后在广州市第二人民医院、广州市中医院工作，尤善儿科，对小儿疳积颇有研究。1962 年被广东省卫生厅命名为第一批名老中医。阎孝诚先生一面虚心学习，同时注重总结陈老的临床经验，并选择经典医案，撰写了《陈若孔医案》一文，发表于 1964 年第 3 期的《广东中医》。

文中记载了陈老治疗暴发型痢疾合并脑炎、细菌性痢疾、肾炎水肿等 3 则病案，不仅详细记载了患者发病情况、临床表现，而且对陈老的辨证思路、用药加减进行了分析，也为研究陈老的临证思想保存了重要的资料。通过实践学习，阎孝诚先生的理论水平有了进一步提高，也为将来进入儿科临床工作打下了坚实的基础。

二、跟师随诊与实践锻炼

1964 年，因成绩优秀，阎孝诚先生大学毕业后，分配到当时的中国中医研究院西苑医院儿科工作，一直到 1982 年调离，在西苑医院长达 18 年的实践锻炼是其人生重要的一段经历。这期间又以1979 年为界，之前主要是跟随赵心波先生学习，以总结、继承赵老的学术思想为工作重心。1979 年赵老去世以后，则以实践中运用赵老的学术思想为主，同时开始相关的临床与基础研究。

1. 对赵心波学术思想的总结与继承

1964 年 9 月，领导安排阎孝诚先生拜赵心波先生为师。赵老是北京市著名的儿科专家，1954 年中国中医研究院成立时，作为有影响的知名专家被调入，担任西苑医院儿科主任。拜赵老为师之后，赵老非常高兴，当天就在家中招待阎孝诚先生，交给他三份材料：一张赵老开业时的处方签，告诉他看病处方的方法。一份手写的"婴幼儿消化不良讲稿"，讲稿详细讲述了婴幼儿消化不良的病因证候、辨证论治、预防和调护，还介绍了针灸疗法；讲稿引经据典和自己的临床经验告诉他如何认识小儿疾病。还有一份赵老在"北京中医学会预备会员学会"上的讲稿，全面讲述了儿科常见病诊治，还重点讲解了新生儿护理和婴幼儿诊断；讲稿内容丰富、实用，有不少赵老的临床经验。

在跟随赵老看门诊、查病房期间，对于赵老看的每一个病人他都登记在案，一个病例一个病例总结，不懂就问，勤于思考，至 1972 年他积累了 20 多个病种几百例病案。1973 年赵老生病，尿中带血，他与儿科同事们商量给赵老总结经验，在儿科全体医护人员努力下，将儿科开院以来收治的近2000 个病案找出来，逐例筛查，选出其中 51 个病种记录完整且有治疗结果的 98 个案例进行了总结分析，撰写完成了"赵心波医案"。1977 年春，赵老因病情加重住进医院，阎孝诚先生每天到医院去听赵老口述"儿科常见病症治疗"，师徒密切合作将病症治疗与医案合并为《赵心波儿科临床经验选编》，共 13 万字，由人民卫生出版社于 1979 年正式出版，发行十余万册，影响很大。阎孝诚先生在继承整理过程中深刻认识到，赵老治疗神经系统疾病经验尤为丰富，疗效突出，为此他又专门整理总结了《赵心波神经系统疾病验案选》，共 31 个病例，3 万多字，1980 年由宁夏人民出版社出版发行。

2. 实践锻炼与相关科研工作

除了学习继承赵心波先生学术思想之外，阎孝诚先生在西苑医院的临床与科研工作，最主要的有三方面：其一是运用赵老的学术思想，探索癫痫的辨治规律；其二是积极研究小儿肺炎的诊疗理论，同时开展相关的临床研究；其三是响应党的号召，到农村去，参加巡回医疗，在实践中锻炼与提高。

（1）专攻癫痫　1979 年赵老逝世后，西苑医院儿科在当时马若飞主任带领下成立了神经系统疾病专病门诊，重点诊治智障、脑瘫、癫痫，用赵老的经验进行治疗，阎孝诚先生专治癫痫，传承赵老的学术经验。1979 年，他撰写了《中医中药治疗 40 例癫痫初步分析》一文，发表于《中级医刊》1979 年第 4 期。文中，根据癫痫抽搐的强弱、次数，意识丧失的深浅，并结合病程、脉舌和兼症，将 40 例癫痫分成肝风偏盛、痰火偏盛、正气偏虚 3 型，提出了治疗癫痫常用的息风止痉法、活血凉血法、平肝镇惊法、行气化痰法、清热泻火法、益气补血法等 6 大治法，总结了常用于临床的治痫一号方、治痫二号方、化痫饼、化风锭等验方的组成与适应证，初步对癫痫的辨治规律进行了总结。

1981 年，又撰写了《应用赵心波老中医经验治疗 32 例小儿癫痫的临床观察》一文，发表于《中医杂志》1981 年第 2 期，进一步明确了癫痫的辨证分型规律和处方用药规范。阎孝诚先生对癫痫的临床与科研工作，一直贯穿了其后的学术生涯，1989 年他撰写了《小儿癫痫的中医治疗》，长达 2 万余字，连续 4 期在《中级医刊》发表。这篇文章从病因病机、诊断、治疗原则、辨证论治四个方面对癫痫的诊疗理论进行了全面总结。在辨证论治部分，他结合历代医学典籍所论及自己的实践经验，将癫痫分作胎痫、风痫、惊痫、痰痫、热痫、食痫、瘀痫、狂痫、虫痫、虚痫十类，分别从病因病机、辨证要点、治法方药、病案举例几个方面阐述其辨治规律。既有对古代医家论述的整理，又有赵老相关的经验总结，还包括自己在实践中的体会与拓展，系统地架构了癫痫的诊疗理论，是其在癫痫临床研究过程中的一篇代表作。

（2）研究小儿肺炎　肺炎是儿童常见的疾病，发病率高，20 世纪 70 年代病死率高达 15%，腺病毒肺炎甚至高达 30%，对儿童的健康威胁极大。阎孝诚先生与西苑医院儿科的同事们在病房开展了小儿肺炎中医临床的研究，1972~1978 年共治疗了各种小儿肺炎 725 例，包括 64 例腺病毒肺炎，取得了 99.6% 的治疗效果，病死率仅为 0.4%，同时探索中医辨证论治的规律，用事实说明了中医中药治疗儿科肺炎急症有良好效果而且副作用少，非常值得总结与传承。

阎孝诚先生对小儿肺炎的研究可以分成三个阶段。

第一阶段是在临床实践中摸索肺炎的辨治规律，认为其辨证施治既要掌握温病的规律，又要结合脏腑辨证特点，并紧紧把握疾病的发生、发展、变化、转归及病情的轻重来考虑，将小儿肺炎分成"两型、三期、二十一证"。两型指轻型、重型；三期指初期、极期、后期；二十一证则是各型肺炎在三期病程变化中出现的 21 种证候类型。他不仅总结了肺炎常见证型的辨证要点与治法方药，还在临床实践基础上，总结了肺炎 1 号、清肺液、肺炎 2 号、肺炎 3 号等科室协定处方。

第二阶段是以这些协定处方为基础，开展相关的临床研究。这期间发表了许多相关文章，总结了临床研究成果。比如《中医中药为主治疗小儿肺炎 173 例临床分析》（《新中医》1979 年第 5 期），《应用中药肺炎 1、2、3 号方治疗小儿肺炎 145 例临床分析》（《中级医刊》1980 年第 1 期），《中医中药治疗 6 个月以下婴儿肺炎 28 例临床分析》（《新中医》1981 年第 3 期），等等。在这基础上，选择效果可靠的肺炎 1 号方，在制剂室的帮助下，做成清肺注射液，采用随机配对分组的方法，以抗生素为对照，开展临床研究。研究发现，清肺注射液与抗生素在可比的条件下，分别治疗婴幼儿肺炎 44 例，总的疗效经统计学处理，除退热时间外，无显著性差异。说明清肺注射液具有较强的广谱抗菌作用，其毒性低、副作用小，不致菌群紊乱和霉菌感染更是其长，故有广泛实用价值。

第三阶段，开展清肺液与清肺注射液的实验研究。相继进行了中药清肺液对小鼠体液免疫影响的观察、中药清肺液对小鼠巨噬细胞系统吞噬功能的观察、清肺液毒性试验、清肺注射液的抗病毒实验等一系列研究。通过这些实验研究，初步阐明了这些中药制剂治疗肺炎的机制，从科学的角度证实了中药治疗肺炎的有效性，也为下一步中药制剂的新药开发奠定了重要基础。

（3）积极到农村实践　在西苑医院工作期间，阎孝诚先生积极响应党的号召，到农村去参加巡回医疗，为农民送医送药、防病治病。1964~1967 年，先后到过山西稷山、河南扶沟及江西德兴，参加巡回医疗。1975 年，又响应毛主席"六二六"指示，赴西藏阿里地区，为藏民提供医疗服务。巡回医疗期间，他一面抓紧时间认真学习赵老写的儿科讲义，并且通过实践，深入体会赵老诊治儿科病的理论基础和治疗方法。同时也在农村医疗实践中，不断学习总结民间的验方，先后创制多种适合农村用的简便验疗方，如痱毒散、通治胃痛散、治感冒清宣散等。其后他重点研究的验方银马解毒方，也是在这一时期总结、提炼而出，并在临床取得很好的疗效，为其以后的研究奠定了基础。

三、临证探索与科学研究

1982 年，从西苑医院调出之后，阎孝诚先生相继在中医基础理论研究所、广安门医院从事管理、科研、临床工作，直至担任中医研究院副院长。经过在西苑医院十八年的临床历练，又有了新的科研、临床平台的条件，他建立了稳定的研究方向，而且形成了"临证探索——临床研究——实验研究——成果转化"的研究模式，体现出了临床工作与基础研究结合、科研工作与成果转化结合的突出特点。具体表现在银马解毒颗粒的研究和中国神方的研究工作之中。

1. 银马解毒颗粒的研究

银马解毒冲剂是阎孝诚的经验用方。早在 1964 年秋，他在农村巡回医疗期间接诊不少皮肤感染的病人，包括各种疮、疖、痈肿、外伤感染、痱毒等，当时采用农村常有的几种草药，如马齿苋、车前草等配方煎煮给病人服用，获得了良好的效果。1965 年他去山西万荣县医疗队，时逢天气炎热，儿童生痱毒、成人长疮疖者众多，即根据 1964 年的经验以中医热毒是痈疮的基本病机为依据，组成银马解毒方并加工成散剂。先后治疗百余例病人，包括多次用抗菌素治疗、反复发作的疮疖病人，均获得满意的效果。从此以后，处方定型，或用汤剂，或用散剂，广泛用于体表软组织化脓性感染性疾病，长达 30 多年。从 20 世纪 70 年代开始，阎孝诚先生根据肺合皮毛的中医理论，用此方治疗肺热咳嗽，取得了很好的疗效。1993 年中国中医研究院艾滋病研究室为了开展中医药防治艾滋病合并皮肤感染的研究工作，对本方进行了多项实验研究。后由基础所药化室欧兴长研究员加工成制剂，并由中国中医研究院基础所、中药所及原北京医科大学基础部、中日友好医院药厂等单位 10 多名著名专家，按照国家三类新药的要求进行了新药开发，在 2013 年获得新药证书，批准文号为 Z20133048。

2. 中药神方的研究

"中国神方（甲）"蜜丸是联合国卫生组织传统医学合作中心之一的中国中医研究院广安门医院通过大量临床调研名老中医的经验和临床实践，根据中医传统理论及现代药理，经过精心筛选药物、提炼而成的恢复和提高性功能、治疗阳痿和不育症的新药。在临床研究中，发现 23 ~ 79 岁的 224 例男性阳痿患者，经治疗后治愈者占 84.4%，总有效率 92.2%，其中肾阳（气）虚者占 78.4%，顽固型与重型阳痿占 85.7%。该方治疗男性不育症，可明显提高精子活动率，精子向前运动优良率，明显提高精子的质量。应用人生殖细胞活动度测定新技术观察到"中国神方（甲）"使不育症病人体外受精率、精卵亲和力，原核转换率都明显提高。17 例不育症在服"中国神方（甲）"后，均获疗效，其中 3 例七年不育症病人在 21 天后，使女方受孕，获得了生育能力。在此基础上，又相继完成了"对小鼠机体适应能力的影响""对雄小鼠性功能的影响""对雄性大鼠性发育的影响""对大鼠生殖系统影响和亚急性毒性病理形态学实验研究"等一系列基础研究，认为：中国神方对机体生殖功能确有提高，可促进性成熟，并对机体的免疫功能有一定促进和调节作用，长期服用无毒副反应，可在临床推广应用。

基于"肾藏精、生髓、髓生血"的精血同源理论，阎孝诚先生运用补肾益髓治法治疗地中海性贫血，在实践中取得了良好的效果。在此基础上，开展了中国神方（丙）治疗 β - 地中海贫血症的临床与机理研究。在此基础上，开发出益髓生血颗粒，在广西高发区进行 11 批次临床验证，治疗 β - 地中海贫血 156 例，总有效率达到 92.9%。

四、著书立说与成果转化

在繁忙的管理、临床与科研工作之余，阎孝诚先生笔耕不辍，积极撰写各类学术著作，整理学术经验，促进中医临床诊疗理论的发展。这方面工作主要有：完成了癫痫诊疗学术三部曲（《小儿癫痫证治》《防治癫痫20个须知》《阎孝诚癫痫临证经验集》），主持编写《实用中医脑病学》《中医药理论与实验研究》等。

阎孝诚先生55年对癫痫的中医药临床研究共分4个阶段：第一阶段，如前所论，主要是在西苑医院工作期间，总结赵心波先生的经验。第二阶段，在临床实践基础上，编著《小儿癫痫证治》，1984年由人民卫生出版社出版发行。第三阶段，普及宣传、呼吁政府重视防治癫痫，出版《防治癫痫20个须知》，2009年由中医古籍出版社出版。第四阶段，深入进行临床研究，2017年由中医古籍出版社出版《阎孝诚癫痫临证经验集》。这三本书可以称为其癫痫诊疗学术三部曲，虽然主题都是癫痫，但是内容不同，风格各异，从不同角度揭示癫痫诊疗理论的内容，也体现了阎孝诚先生对于癫痫的学术研究不断精进、不断深入的过程。《小儿癫痫证治》从历代中医对小儿癫痫的认识、病因、病机、诊断、辨证治疗、有效方药选介、合并运用抗癫痫西药原则与方法、护理要点、预防要点、预后十个方面对癫痫的诊疗理论进行了全面的总结。在辨证论治部分，他结合历代医学典籍所论及自己的实践经验，将癫痫分作胎痫、风痫、惊痫、痰痫、热痫、食痫、瘀痫、狂痫、虫痫、虚痫十类，分别从病因病机、辨证要点、治法方药、病案举例几个方面阐述其辨治规律。这本书系统地架构了癫痫的诊疗理论，是其在癫痫临床研究过程中的一部代表作。《防治癫痫20个须知》是一部癫痫的科普著作，他感到目前病人、病人家属缺乏对癫痫病的正确认识和对待：一是"怕"，怕是终生疾病，无药可治；二是"乱"，有病乱投医、乱服药，不接受正规的诊断与治疗。为了消除病人及其家属的"怕"和"乱"，让更多的人能够正确认识癫痫病，所以编写了这本书，目的是普及防治癫痫知识，使医患能够沟通，齐心协力，为战胜顽固癫痫而共同努力。《阎孝诚癫痫临证经验集》是阎孝诚先生晚年癫痫诊治的病案著作。2007年他在中国中医科学院中医门诊部又开始进行中医药治疗癫痫的临床研究，至2017年的10年间共完成了600余例病案，从中选择100例诊断明确、有客观检查依据、资料记录完整、连续治疗观察1年以上的进行总结分析。其中有儿童良性癫痫9例、热性惊厥致癫痫13例、颅脑外伤致癫痫11例、儿童失神癫痫4例，另有特发性癫痫35例、继发性癫痫28例。书中对上述不同案例进行分析总结，重点是诊断依据、中医辨证要点、处方用药规律及预防和预后须知。最后书中对中医治疗癫痫病的理、法、方、药进行全面探讨。本书结束语是一封给政府未寄出的建议书，表达了呼吁政府重视防治癫痫工作的迫切愿望。

《实用中医脑病学》是阎孝诚先生在广安门医院工作期间主持编写的一部著作。中医脑病学是20世纪90年代逐步发展的一门科学，是中医内科学的一个重要分支。它的诞生、成长乃至发展，不仅说明了中医药学是一个伟大宝库，而且也象征着中医药走向世界、走向未来的必然趋势。所以编写这部著作，其理论意义和实践价值十分重大。全书共分上、中、下三篇。上篇是总论，阐述中医脑髓理论的源流和发展、脑的生理、脑病的定义、脑病分类及病因病理、诊断、治疗、养脑在养生中的意义、脑髓理论研究展望等问题。中篇是常见中医脑病证治，阐述中医脑病的辨证论治，共介绍了中风、眩晕、头痛等59种疾病的辨证论治，每一病分为概述、病因病机、诊断要点、诊断与鉴别诊断、辨证论治、临床权变、其他疗法、预防与调护、预后、文献辑要等内容。编写中突出了"辨证论治"和"临床权变"，意在开阔视野，抓要点、重点、难点，以便指导临床。下篇介绍现代医学神经精神疾病辨证论治，共论述了面神经炎、三叉神经痛等 53 种疾病的诊疗内容，每篇分为概述、病因病理、临床表现、理化检查、诊断与鉴别诊断、主证分析、辨证论治、西医治疗、预防、现代研究进展 10 项内容。既全面介绍中西医研究成果，启迪读者思路，指导临床运用，也可为科研、教学提供借鉴。就理论意义而言，这部著作为挖掘、整理、继承中医脑髓理论这份宝贵文化遗产，奠定了理论基础，开辟了一个新的探索领域，繁荣了中医学术，填补了中医学科上的一个空白。从实践价值来讲，有利于临床医生在脑髓理论的指导下开展脑病的防治工作，其中包括脑病的确切定义、脑病的诊断及鉴别诊断、脑病的辨证论治等，从而把握脑病的防治规律，提高疗效，造福人民。

《中医药理论与实验研究》是阎孝诚先生在中医基础理论研究所主持工作期间，主持编写的一部所内专家的研究论文集。本书收入《论中医学理论体系》《中医药学研究的前景》《免疫学在中医药学中的研究和应用》等文章 40 篇，从中医学原理研究、临床诊治的基础理论研究和实验研究三个方面全面展示了中医基础理论研究所在 20 世纪 90 年代所取得的科研成绩。

在科研成果转化方面，也取得了可喜的成绩。他在中国中医研究院广安门医院牵头研制的"中国神方（甲）"，治疗肾阳（气）虚阳痿和不育症有良好效果。此课题 1991 年曾进行了专家评议，专家认为"中国神方（甲）"可以开发为出口新产品报国家科研审批。国家科委评其为国家级新产品，批文号国科新字（93-2856）。曾经山东制药厂生产，专供出口，深受日本、韩国病人的欢迎。他的经验方中国神方（丙），开发为补肾生血胶囊，对治疗地中海贫血有效，现已被广安门医院报批为内部制剂。肺炎 1 号方，联合中国中医研究院中药所陈复馨专家进行新药开发，转让给河北省兴隆制药厂，1987 年获河北省药品监督管理局批准生产，商品名"小儿肺热咳喘冲剂"，该产品已收入《中国药典》，哈尔滨葵花药业集团创制为"葵花牌小儿肺热咳喘口服液"，年销售额多达数亿，为数千万儿童服用。他的经验方银马解毒颗粒，与广西强寿药业集团合作开发，历经 10 年在 2013 年获得国家药品监督管理局批文，现转让给江苏扬子江药业集团生产。后该集团联合华西医科大学对该药进行二次开发。

五、基础理论的整理与阐发

如前所论，阎孝诚先生自大学求学期间就对中医经典理论有着浓厚的兴趣。从他的工作经历中，我们发现他两度进出中医基础理论研究所，算是与中医基础理论研究结下不解之缘；从他撰写的文章来看，很多也是关于中医理论的探讨。经过初步整理，大致包括以下几个方面。

1. 对中医学术理论宏观的思考

阎孝诚先生基于其丰富的实践经验和扎实的理论功底，对中医学术理论宏观上的一些问题，如中医学的发展历程、中医学的医学模式特征、中医学发展过程中要着力解决的问题等，进行了深入的分析，特别是走上领导岗位以后，有了更多这类的思考。《正确认识中医学》《试论"神形自然统一的中医学模式"》《中医理论的形成、发展与再提高》《中医是怎样辨证论治的》等论文就是这一方面论著的代表作。在中医学发展阶段上，他提出了四个阶段的划分，特别总结了新中国成立以后中医学术发展的四个标志。他认为中医学的医学模式特征是"神形自然统一观"，其特点有四：强调"神"对躯体的主宰作用和精神因素对健康的影响；形体的各组成部分是互相联系着的整体；人是自然的产物，人的发展和健康与自然变化息息相关；重视社会因素对人体健康影响。对于中医学未来的发展，他认为重在解决三方面问题：首先，在"系统学习，全面掌握，整体提高"十二字方针指导下，对中医理论的基本内容、形成、演变、特点与缺陷做出较为系统、正确的总结。其次，对新中国成立以来，以中医基本理论为指导所取得的确实可靠的临床疗效，进行实事求是的分析、总结，从而丰富或修正中医理论的内容。最后，充分利用现代科学（包括现代医学）的方法，促使中医诊断的客观化、治疗的规范化、疗效的标准化，并不断总结成功的经验和失败的教训，用科学实验的最新成果发展中医理论。这些思考和阐述，对我们今天认识中医、继承中医、发展中医仍然具有重要的启示意义。

2. 对具体中医理论问题的阐发

除了对宏观的中医学术问题的思考，对于一些具体的中医理论问题，他也有精辟的论述。如前所论，他在大学时代就关注了李东垣"甘温除大热"的思想，即便到了中年，他仍然关注"气虚发热"的问题，还在撰文发表自己的看法。除此之外，他对中医学的气与气化的概念也做了深入阐发。他认为，"气"与"气化"是两个不同的概念，"气"的属性是物质的，"气化"则是气的运动变化，是阐明具有物质属性的气，通过怎样的运动形式表现出物质的功能特性。就人体内的"气"而言，有元气、水谷之气、宗气、营气、卫气、经络之气，以及五脏六腑之气。诸气皆属于精微的物质，每种物质都有其特殊的功能和运动形式。"气化"规律，就是气的运动变化规律。机体内的诸气时刻不停地、错综复杂地，但又有规律地运动着，构成了机体的根本生存形式。

3. 对小儿诊疗基础理论的总结

由于阎孝诚先生长期在儿科临床工作，所以有很多文章是结合自己的实践，总结儿科诊疗的基础理论，如儿科舌诊的方法与意义、如何辨小儿发热、如何辨小儿二便、如何辨小儿的咳痰喘等。儿科素有哑科之称，由于患儿不能很好地表达自己的病痛病史，所以对于客观表现的诊查方法及其临床意义就显得尤为重要。这些文章针对儿科常见的发热、咳喘、消化道症状等，详细论述了诊查的方法、辨证意义及相应的选方用药法度，对于学习儿科的学生与医生都有非常实用的价值。

4. 古代医家、医著学术思想的探讨

中医理论植根于历代医家的临床实践经验，在他们的医著当中凝结着重要的学术思想。中医理论正是在一代又一代医家学术思想的不断积淀与发展中，一步步走到今天的。所以阎孝诚先生十分注重从经典著作和名医学术思想中去挖掘中医理论的精华。《试论〈伤寒论〉的逻辑思维》《试探〈傅青主女科〉的治肝法则》《简介〈傅青主女科〉一书的学术思想》《仓公及其在医学上的成就》等文章就是这方面的代表作。在《试论〈伤寒论〉的逻辑思维》一文中，他认为《伤寒论》辨证过程，有两种重要的思维形式——判断和推理，他详细分析了这两种思维形式在《伤寒论》辨证过程中的体现。同时他指出，《伤寒论》中有关"辨证"的内容，充分体现了辩证逻辑的一些思维方法，其中有归纳、演绎、分析、综合、从抽象到理性思维中的具体。张仲景能够继承汉代以前的医学成就，以朴素的辩证唯物主义思想作指导，在长期的医疗实践中，充分运用自己的思维能力，把简单的抽象——症状、脉象，上升到理性思维的具体（抽象）——病或证的高度，从而抓住了疾病的本质，形成了中医诊治疾病的独特方法。也正是由于《伤寒论》中确有不少合乎逻辑的思维形式、方法和规律，所以才具有强大的生命力，历经1700多年，至今仍是中医的经典著作。这些研究从一些新的视角来解读《伤寒论》学术思想，直至今天仍对后学不无启示。

以上，通过整理阎孝诚先生的论文、论著、科研资料，初步以时间维度对阎孝诚先生的学术历程做了一次梳理，同时也将其学术成绩、科研成果、学术观点做了一定的展示，力图从全景展示阎孝诚先生从事中医科研、临床、管理的历程。时间所限，加之我们研究阎孝诚先生学术思想的时间还很短，难免有挂一漏万之处，我们将进一步努力，把研究工作做好，为中医学术的传承与发展做出贡献。

第一篇　理论探讨

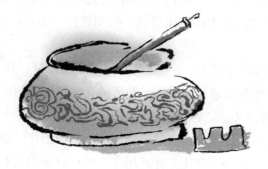

正确认识中医学

中医学是一门科学，它不仅有长期实践的基础，而且有完整的理论体系。正因为如此，它历经数千年而不衰，至今对中华民族的保健事业仍起着重要的作用，并对世界医学产生很大的影响。正确认识中医学，对有志于自学中医学的同志将有所帮助。

一、中医学具有长期实践的基础

几千年来，人类为了生存，除了与自然环境做斗争之外，还必须与疾病做斗争。有关燧人氏钻燧取火，以化腥臊，防腹胃之疾；伏羲氏尝百草而制九针，以拯夭枉；神农乃教民尝百草之滋味，当时一日而遇七十毒，由此医方兴焉等传说的记载，均是公元前 21 世纪以前人类与疾病做斗争的写照。到了夏商至春秋时期（前 21 世纪—前 476 年），医学实践有了新的发展，从甲骨文记载中可以知道，武丁时期（前 1324—前 1266 年）已经区分了眼病、耳病、口病、牙病、舌病、喉病、鼻病、腹病、足病、趾病、产病、妇人病、小儿病、传染病等十多种；另外，《山海经》反映了这个时期用药治病的情况，记录了 120 余种药物和 20 多种病症。1973 年底，长沙马王堆三号汉墓出土的帛书中的有关古医书，是我国现已发现的最古医书。其中《五十二病方》就列举了 103 个病名（包括内、外、妇、产、儿、五官科等），处方 300 个左右，用药 247 种，以及多种外治法。中医学历经了漫长的实践过程，积累了无数正面经验和反面教训。到了春秋战国时期，由于接受了具有朴素唯物主义和辩证法思想的阴阳五行学说的影响，对医学实践进行了一次理性总结，历经几个世纪，完成了《黄帝内经》这部伟大的医学著作。两千多年来，中医学沿着《黄帝内经》形成的理论体系发展，不断实践，不断总结，从而形成了丰富的、独具特色的中医学。所以中医学的实践具有连续性，这样就为积累丰富的正面经验创造了极为有利的条件。以针刺为例，远古时期用砭石，后用铁针、铜针，现代用不锈钢针，逐渐形成和发展了中医经络的理论。

中医临床实践的效果可以重复，对于这个问题不少人持片面、否定的态度，认为中医治病一人一个样，一时一个方，无重复性可言。中医学通过长期临床实践所确立的辨证论治诊疗体系，经得起实践的考验，也经得起实践的重复，关键在于正确运用。《伤寒论》113 方中，除少数方外，现仍在临床上广泛使用。只要辨证准确，选方得当，效果是肯定的。例如小柴胡汤治疗"往来寒热，胸胁苦满，默默不欲食，心烦喜呕"的少阳证效果很好，汉代张仲景用之有效，日本用之有效，我们现在用之也有效。其他如针刺，只要取穴准确，手法得当，效果也是明显的。如针刺足三里治疗腹痛的疗效报道，其重复性不是一年两年，而是几百年、上千年。

二、中国古代哲学是中医学理论形成的基础

中国古代哲学思想是很先进的，远在殷周时代就出现了具有朴素唯物主义和辩证法思想的太极

八卦图，其中"—"和"--"两个基本符号，代表了阳和阴两个对立面，形象地表述了万物生长变化是阴阳相互作用的结果。到了春秋末期，一些古代哲学家们进一步阐述了自然界一切事物都包含阴阳两个对立方面，由于它们之间的相互作用，万物才能得到统一。五行学说和阴阳学说一样，在我国哲学史上的渊源也很古远。金、木、水、火、土，是人们日常生活中经常接触的五种物质，因而最先成了我国古人用以说明万物生成的物质元素。春秋末期，《墨子·经下》里有"五行无常胜，说在宜"的记载，意思是说五种元素不能说"以土为主"或"以水为主"，而当因物制宜，五行主从不是固定不变，而是以次转运的，进一步揭示和概括了事物运动变化的一般规律。到了战国时期，新兴封建制建立，思想文化领域出现了"百家争鸣"的生动局面。稷下道家提出精气说，用精气来解释万物的生成，概括世界多样性的统一，把我国古代唯物论推进到一个新阶段，使阴阳、五行学说唯物辩证的内容更加丰富。

阴阳五行学说、精气学说，坚持了唯物主义观点，坚持了整体联系和运动变化的观点，对自然科学的发展起着促进作用，同样对医学产生了巨大的影响。首先使中医学与巫术分离，树立起无神论思想，这是中医学发展的前提。

阴阳五行学说对中医学实践进行总结，产生了中医学理论巨著——《黄帝内经》。著名哲学家任继愈指出："《内经》，就是根据阴阳五行的学说来说明人类生理现象、心理现象、疾病现象的。它是朴素的唯物主义观点，而不是唯心主义观点。""是把医疗和保健的原则提高到古代唯物主义哲学原则的高度，并以自发的辩证法观点向形而上学的医学观点进行了斗争，从而替中国医学奠定了比较坚实可靠的理论基础。"

三、中医学通过"实践—认识—再实践—再认识"不断发展

中医学以具有朴素唯物思想的阴阳五行学说为理论基础，不断指导着医学实践，实践又不断丰富着理论，从而逐渐形成了完整的理论体系。一般认为，从《黄帝内经》成书到现在，中医学经历了四个大的发展阶段。

第一个阶段是东汉时期。张仲景所著的《伤寒杂病论》继承《黄帝内经》的理论，通过对外感热性病、杂病的治疗实践，总结了一套"辨证论治"的规律，树立了中医学理论与临床紧密结合的典范，发展了中医学的整体观点和辩证法思想。

第二个阶段是金元时期。刘河间、张子和、李东垣和朱丹溪四大医家，从不同的角度阐明了疾病产生的主要原因和防治的基本原则。无论是刘河间强调的"主火"，还是张子和强调的"主攻"，李东垣强调的"补脾"，朱丹溪强调的"滋阴"，都是在大量临床实践的基础上，侧重一个方面对中医学的深入研究。四大医家在不同领域里对中医学的发展做出了贡献。

第三个阶段是明清温病学派的兴起和发展。以吴又可、薛生白、叶天士、吴鞠通为代表的温病学家，通过对瘟疫、温热病的防治，总结了一套辨证论治的理论和方法。

第四个阶段是中华人民共和国成立到现在，由于有了优越的社会主义制度和中国共产党的领导，以及广大中医、中西医结合的医护人员及有关人员的共同努力，中医学的研究有了新的进展，主要标志有四个方面：

1. 对中医理论体系进行了初步的整理，编写了一套中医学院教材，对统一中医学的认识有良好的作用。

2. 开始用辩证唯物主义和历史唯物主义的观点评价和研究中医理论体系。

3. 临床研究取得了新的成就。如针刺麻醉、急腹症的处理、小夹板固定治疗骨折、活血化瘀等，不仅有临床疗效，而且进行了理论归纳，用新的观点丰富了中医学的内容。

4. 用现代科学（包括现代医学）的方法对针麻原理、活血化瘀、培肾固本、清热解毒等的机制及"脾""肾"虚证实质等进行了研究。

四、中医学的基本特征是整体观和辨证论治

（一）整体观

整体观体现在以下四个方面。

1. 人的发病和健康与自然变化息息相关

现代科学的发展已经说明：人是经过漫长的历史岁月，在自然条件适合的情况下，逐渐由无机发展到有机物，从有生命的细胞发展为低级动物，然后到高级动物，最后由于劳动使猿变成了人。我们的祖先数千年前虽然不能作出如此深刻的认识，但他们从朴素的唯物主义观点出发，认为人是自然的产物。《素问·宝命全形论》中说："天覆地载。万物悉备，莫贵于人。人以天地之气生，四时之法成。"既然人属万物之列，当然就与万物有千丝万缕的联系；既然人禀天地正常之气而生，当然人的健康成长或疾病产生就与自然的变化息息相关。有关这方面的详细内容，"运气学说"做了说明。"运气学说"在长期实践的基础上，对气候、物候、病候进行了系统归纳，从中找出了宇宙间的变化与人体健康和疾病的关系，以及防病治病的法则。

2. 重视社会对人体的影响

《黄帝内经》《伤寒论》中均论述了人体健康或疾病与社会有密切的关系。《素问·上古天真论》说："余闻上古之人，春秋皆度百岁，而动作不衰；今时之人，年半百而动作皆衰者，时世异耶？人将失之耶？"《素问·移精变气论》也记载了："内无眷慕之累，外无伸宦之形，此恬憺之世，邪不能深入也……当今之世不然，忧患缘其内，苦形伤其外……所以小病必甚，大病必死。"《伤寒论》原序中也谈到"当今居世之士……竞逐荣势，企踵权豪，孜孜汲汲，唯名利是务"，结果搞坏了身体而疾病丛生。重视社会对人体健康的影响是中医学整体观的又一体现。

3. 强调"神"对躯体的主宰作用和精神因素对健康的影响

中医所说的"神"有两种含义，一是指生命活动；二是指思维活动。承担"神"的功能器官是心。《素问·灵兰秘典论》就是这样说的，"心者，君主之官也，神明出焉……故主明则下安……主不明则十二官危"。如果情志发生变化就会影响"心神"而产生疾病。两千多年来，中医学在这方面积累了丰富的内容。

4. 把人体各组成部分视为不可分割的整体

中医学认为，人体的脏与脏、脏与腑、腑与腑、经脉、经络、经筋、奇经八脉、四肢百骸、皮毛肌肉等均是互相联系的，并有系统性。其中有生命的活动中心——"心"系统；有气化活动中心——"三焦"系统；有交通内外，输送卫、气、营、血物质的"经脉"系统；还有藏精、生血、运化水谷等系统。由于各系统间的互相联系，从而使人体形成了不可分割的整体。着眼于人的整体联系去研究人体的疾病和健康，是中医学的基本特色。

（二）辨证论治

中医学的辨证论治，即运用望、闻、问、切四诊，充分搜集疾病的表现；结合自然环境、社会条件、体质因素进行分析、归纳，做出反映疾病本质的"证"；根据"证"确定治疗法则，并采用相应处治措施。它包括了感知——认识——实践三个阶段，其中认识阶段即辨证过程，是中医师在中医基本理论指导下，从整体的高度抓住了疾病的本质，因而治疗就能有的放矢。

（原载于《中国农村医学》1984年第3期、第4期）

试论"神形自然统一的中医学模式"

一、从"医学模式"谈起

1981 年 12 月 6~12 日，中国自然辩证法研究会在南京召开了全国医学辩证法第一次学术讨论会，明确提出要促成"生物医学模式"向"生物－心理－社会医学模式"的转化。这是关系到医学发展的重大理论问题，也是一个迫切的现实问题。对于医疗保健事业的规划、医学教育的改进、中西医结合的途径和中医研究的方向等，都有着重要的实践意义。

"医学模式"是一个理论概念，它勾画出医学科学和医药卫生工作总的特征。不同的医学模式对健康和疾病的看法亦不同。今天，在世界医学占统治地位的是"生物医学模式"，它立足于生物科学尤其是分子生物学的基础，认为疾病完全可以用偏离正常的、可测量的生物学（躯体）的变量来说明。它借助现代科学的成就，对人体内部结构，包括细胞、组织、器官以及物理的、化学的变化，有着深刻的了解，推动了医学的进展。但是，"生物医学模式"忽略了人的思维、人的社会属性，仅从器官、组织、细胞和（或）生物大分子上找形态、结构和（或）生物化学的特定变化，来作出诊断和治疗，无疑有相当的片面性，这势必影响医学的发展。最近几十年，随着心理学和社会学的发展，使国外不少学者对医学发展的理论有了新的认识。美国著名的医学教授恩格尔指出："生物医学模型既包括还原论，即最终从简单的基本原理中推导出来复杂现象的哲学观点，又包括身心二元论，即把精神的东西同身体的东西分开的学说……本质上是物理学的。"我国医学学者彭瑞骢等更加明确说明："人们越来越认识到，光用解剖学、生理学、生物学、微生物学等生物科学和器官、组织、细胞内小器官和生物大分子的改变来解释疾病、防治疾病，已经不够了，而必须把人作为包括自然环境和社会环境在内的生态系统的组成部分，从生物的、心理的、社会的水平来综合地考察人类的健康和疾病，并采取综合的措施来防治疾病，增进人类的健康。也就是说，必须转变为生物－心理－社会医学模式。"

二、中医学模式的特征

中医学也有自己的模式，那就是"神形自然统一观"。这个模式的显著特征有四个方面：

1. 强调"神"对躯体的主宰作用和精神因素对健康的影响

《素问·移精变气论》中说："得神者昌，失神者亡。"中医学所说的"神"有两种含义，其一是指生命活动；其二是指思维活动。承担"神"的功能器官是心。《素问·灵兰秘典论》就是这样说的："心者，君主之官也，神明出焉……故主明则下安……主不明则十二官危。""神明"指的是正常的脑神经功能。如果情志发生变化就会影响"心神"而产生疾病。《灵枢·本神》有精辟的论述："怵惕思虑者则伤神，神伤则恐惧，流淫而不止。因悲哀动中者，竭绝而失生。喜乐者，神惮散而不藏。愁忧者，气闭塞而不行。盛怒者，迷惑而不治。恐惧者，神荡惮而不收。"这些描述实质上就是心理作用对健康的影响。两千多年来，中医学在这方面有着丰富的积累，从发病到预防，从诊断到治疗都有较系统的认识。

2. 形体的各组成部分是互相联系着的整体

这一点是众所周知的，但在理解上各有不同。有的认为是阴阳五行学说的理论将人体连成一个整体；有的认为是脏腑、经络、营卫气血的相互作用；还有其他看法。本文不准备详细介绍和评论。但必须说明，中医的整体观来自长期的医疗实践，而不是凭空臆造。它受到古代朴素的辨证唯物主义思想——气一元论、阴阳、五行学说的广泛影响，并作为归纳医疗实践的理论基础再指导实践，起了十分重要的作用。但中医学本身没有因此陷入自然哲学之中，而是按照其特有的规律发展。它研究的是人体而不是哲学内容，不能将中医学与古代的自然哲学画等号，更不能误认为中医学是原始的、经验的古代医学模式。中医学的整体观的内容是十分丰富的，它有着较完整的医学系统思想。它认为人体的脏与脏，脏与腑，腑与腑，经脉、经络、经筋、奇经八脉、四肢百骸、皮毛肌肉等均是互相联系的，并有系统性。其中有生命的活动中心——"心"系统；有气化活动中心——"三焦"系统；有交通内外、输送卫气营血结构的"经络"系统；还有藏精、生血、运化水谷等系统。

由于历史条件的限制，中医研究人体的系统是从外象和功能表现出发的，但也有一定的解剖基础。《灵枢·经水》明确说明："若夫八尺之士，皮肉在此，外可度量切循而得之，其死可解剖而视之。"但解剖的结果没有用来说明生理表现，这是与"生物医学模式"不同的。

3. 人是自然的产物，人的发展和健康与自然变化息息相关

现代科学的发展已经说明了人是经过漫长的历史岁月，在自然条件适合的情况下，逐渐由无机物发展到有机物；从有生命的细胞发展为低级动物；然后高级动物；最后由于劳动使猿变成了人。这个过程说明大自然是人类的母亲。我们的祖先数千年前不可能作出如此深刻的认识，但他们从朴素的唯物主义观点出发，认为人是自然的产物。《素问·宝命全形论》中说："天覆地载，万物悉备，莫贵于人。人以天地之气生，四时之法成。"既然人属万物之列，当然就与万物有千丝万缕的联系；既然人禀天地正常之气而生，当然人的健康或疾病产生就与自然的变化息息相关。有关这方面的详细内容，中医的"运气学说"作了说明。运气学说在长期实践的基础上，对气候、物候、病候进行了系统归纳，从中找出了宇宙间的变化与人体健康、疾病的关系以及防病治病的法则。所有这些极为宝贵的内容，说明了中医认识人体是"放眼世界"，而不是孤立地从人体的局部变量找毛病。方药中教授有深刻的论述，他指出："季节气候、晨昏昼夜、风雨寒热晦明、地区方域等均对人体有影响。"中医的"人与天地相应"的观点是独特的，是新型的"生物－心理－社会医学模式"无法充分阐明的。

4. 社会对人体的影响

《内经》《伤寒论》中均有社会对人体健康影响的论述。《素问·上古天真论》开门见山地说："上古之人，春秋皆度百岁，而动作不衰；今时之人，年半百而动作皆衰者，时世异也？"《素问·移精变气论》也记载了古人"内无眷慕之累，外无伸官之形，此恬愉之世，邪不能深入也"；"当今之世不然，忧患缘其内，苦形伤其外……所以小病必甚，大病必死"。《伤寒论》原序中也谈到"当今居世之士……竞逐荣势，企踵权豪，孜孜汲汲，唯名利是务"，结果搞坏了身体而疾病丛生。所有这些记载或多或少说明了社会对人体健康有影响。但是，由于长期处于封建统治的桎梏中，医者不可能对社会进行抨击，因而中医学中有关社会与疾病的关系论述尚不系统，有待中医研究工作者进一步发掘和整理。

三、三种医学模式比较

以上谈了三种医学模式——"生物医学模式""生物－心理－社会医学模式"以及"中医学模式"，每一种医学模式都有其形成发展和对人类健康与疾病的看法。下面列表做一比较（表1）。

表1　3种医学模式比较表

类型	形成时间	基本特征	长处与不足
生物医学模式	从维萨里1543年发表《人体构造》算起，至今400多年	从分子水平上认识人体，并只用偏离正常的可测量的生物学的变量来说明疾病与健康	对揭示生命的秘密、探求疾病发生的内在原因及寻找有针对性的治疗方法有贡献，是西方医学发展的重要里程碑，至今仍占统治地位，但它不能从整体的角度研究生命现象，排除了心理、社会、自然的因素，有很大的片面性
生物－心理－社会医学模式	以丹巴儿1947年发表《精神和身体：心身医学》算起，至今30多年	从生物的、心理的、社会的因素来综合考察人类的健康和疾病	是一种新的医学理论，又重视心理、社会的因素对人体的影响，是新兴的西方医学；但它是以生物医学模式为基础加入了心理学、社会学等学科研究的新成果，在我国刚刚被提出，处于发展时期
中医学模式	从《黄帝内经》成书于战国时期算起，至今2300多年	从神形的整体联系以及与自然的变化的关系来全面分析人体的疾病与健康	把握了人体生命活动的整体和与自然万物紧密相连的规律，并在长期实践过程中形成了完整的理法方药体系；但其只从现象、整体上认识人体，缺乏对生命活动和疾病发生等微观方面的研究，有一定的表面性

从表中可以看到，历史最悠久的是"中医学模式"，它形成于战国时期，2000多年始终是一个模式向前发展。在西方被称为医学之父的希波克拉底所建立的古希腊医学，从时间上看，比《黄帝内经》成书年代尚早一些，也对西方医学的发展起了重要的作用，但在公元2世纪被盖伦学派所取代。盖伦是古罗马最著名的医生，他把希腊解剖知识和医学知识加以系统化，形成了自己独特的医疗体系，影响西方医疗达1500年之久。可是当"生物医学模式"形成之后，希波克拉底和盖伦的医学理论就被当成教条而抛弃，西方所有的民间、传统医学都受到摧残，造成"生物医学模式"一统天下的局面。在中国则相反，《黄帝内经》始终被认为是经典，中医学一直遵循其理论发展。加之明、清两代统治者"闭关自守"政策，新兴的西方医学很难渗入。因而明末清初西方已经进入"生物医学模式"时期，中国医学界正在开展伤寒学派与温病学派的论战，形成了新的温病学说，中医学有了新的进展。重温这段中外医学发展史，会使我们更深刻地认识到中医学理论的宝贵，唤起民族自豪感，促进中医学研究工作。

（本文未公开发表）

中医理论的形成、发展与再提高

中医理论的基本特征是"神形自然统一观",我已在《试论"神形自然统一的中医学模式"》一文中作了初步探讨。本文从其形成、发展与再提高的角度谈谈研究中医理论的意见。

一、中医理论的形成

人类产生以后,在与自然做斗争的同时,也势必要与威胁人类存在的疾病进行斗争。但原始社会,由于生产水平的极度低下,人们对疾病的认识又十分不够,所以首先产生"巫医"。巫医治病的方法就是"祈祷",即《素问·移精变气论》中所谓的"祝由"。

后来,由于社会的发展,人们通过长期的医疗实践,逐渐积累了防病、治病的经验。史籍中记载的有:燧人氏"钻燧出火,教民熟食",化腥臊防肠胃之疾;伏羲氏"尝百药而制九针,以拯夭枉";神农氏"教民尝百草之滋味,当时一日而遇七十毒,由此药方生焉"等传说,均是上古时代人类与疾病做斗争的写照。1973年底长沙马王堆三号汉墓出土的帛书中有关的古医书,成书年代早于《黄帝内经》。帛书中记载的《足臂十一脉灸经》《阴阳十一脉灸经甲本》《脉法》《阴阳脉死候》《五十二病方》,均是古代劳动人民长期积累的宝贵医疗经验。其中《五十二病方》列举了103个病名(包括内、外、妇产、儿、五官科等)处方300个左右,用药247种以及多种外治法,都是在人民群众中经过长期实践检验的。这就为中医理论的形成奠定了基础。

春秋战国时期,中国社会剧烈变化,产生了具有朴素唯物主义思想的"阴阳学说",承认世界上一切事物的产生、变化是阴阳两种对立的气运动的结果,阴阳二气是万物最后的物质根源;随后五行学说也逐渐形成,它认为世界一切事物都是由金、木、水、火、土五种元素互相配合而成的。由于他们之间的互相推动、滋生的关系形成了事物的发生、发展和变化。这种朴素的唯物主义和自发的辩证法思想,在当时是最先进的哲学思想,很快就对自然科学的发展起着支配作用。毫无例外,阴阳五行学说也被用来"考察人类的感情、意志及身体的机构、器官和其他现象",并使"中医学"数以万年计的长期实践经验,得到了一次理论性的总结,产生了经典著作——《黄帝内经》。著名哲学家任继愈指出:"《内经》就是根据阴阳五行学说来说明人类生理现象、心理现象、疾病现象的。它是朴素的唯物主义思想而不是唯心主义的观点。是把医疗和保健的原则提高到古代唯物主义哲学原则的高度,并以自发的辩证法观点向形而上学医学观点进行了斗争,从而替中国医学奠定了比较坚实可靠的理论基础。"

应该说明,《黄帝内经》不是一个年代和少数几个人的著作,而是公元前后几百年无数学者智慧的结晶。医学史家龙伯坚经过考证指出:"《素问》这一部书是战国时代的许多医学家将以前历代口耳相传的经验汇集做出的书面总结,后来又掺入了西汉医学家和东汉医学家的作品,它的最早的著作时代大概是公元前四世纪,最晚的著作时代大概是公元二世纪,其中也有个别的公元三世纪以后的作品掺入在内，这是一集体劳动的成果，不是属于某一个人的。"《灵枢经》也属如此。这就说明《黄帝内经》这部不朽的医学典籍是有其实践基础、理论基础和历史渊源的。它所形成的"神形自然统一观"的理论体系一直指导着防病、治病和保障人类健康的实践；长期的实践又丰富、发展了"神形自然统一观"的理论内容，使其成为医学科学的一个独特分支，并对整个医学和医药卫生工作起着巨大的影响。

二、中医理论的发展

从《黄帝内经》成书到现在，中医理论经历了四个发展阶段。

第一个阶段是东汉时期张仲景所著的《伤寒论》《金匮要略》，在《黄帝内经》理论指导下，通过对外感性热性病（以伤寒为主）、杂病的治疗实践，总结了一套"辨证论治"的规律，发展了中医的整体观点和辩证法思想。

第二个阶段是金元时期，刘河间、张子和、李东垣和朱丹溪四大医家，从不同的角度阐明了疾病产生的主要原因和防治的基本原则。无论是刘河间强调的"主火"；张子和强调的"主攻"；李东垣强调的"补脾"；朱丹溪强调的"滋阴"，都是从一个侧面对中医理论的深入研究。结果，四大医家在不同领域里对中医理论的发展做出了贡献。这种专题研究是发展中医理论的重要方法，对后世医家影响很大。

第三个阶段是明清温病学派的兴起和发展，以吴又可、薛生白、叶天士、吴鞠通为代表的温病学家，他们通过对疫温、温热病的防治，总结了一整套辨证论治的理论和方法，又大发展了"神形自然统一观"的理论。

第四个阶段是中华人民共和国成立到现在，虽然经历了种种曲折，但由于有了优越的社会主义制度和中国共产党的领导，加上广大中医、中西医结合医务人员的共同努力，中医理论的研究有了新的进展，主要标志有四个方面：

（1）对中医理论体系进行了初步的整理，编写了一套中医学院教材，对统一中医学的认识有良好的作用，这是历史上没有的。

（2）开始用辩证唯物主义和历史唯物主义评价和研究中医理论体系，其代表之作是《历史研究》1956年第5期上发表的任继愈的《中国古代医学和哲学的关系》和曲峰撰写的《试论"黄帝内经"中"人与天地相应"论的唯物主义思想》（详见《医学与哲学》1981年第1期）。他们肯定了"中国医学的理论基本上符合唯物主义原则，它也具有丰富的辩证法思想"，这就从根本上肯定了中医理论体系的正确性。这一点是历代医家不可能阐明的。

（3）临床研究取得了新的成就，如针刺麻醉、急腹症的处理、小夹板固定治疗骨折、扶正祛邪等综合疗法治疗癌症等，不仅有临床疗效，而且进行了理论归纳，用新的内容、新的观点丰富了中医基本理论的内容。

（4）用现代科学（包括现代医家）的方法对针麻原理和活血化瘀、培肾固本、清热解毒的机制及"脾""肾"的实质等进行了研究，均有了可喜的苗头。虽然某些研究方法尚有商榷之处，但其用科学实验的手段来检验中医理论的正确性，并为丰富中医理论提供科学实验的内容，无疑是可取的。

三、中医理论的再提高

从马克思主义辩证唯物主义和历史唯物主义的观点看，任何事物、任何自然科学都是要不断向前发展的，这是不以人的意志为转移的。中医学，包括中医理论要发展这也是肯定的。由于中医理论是在古代朴素的唯物主义和自发的辩证法——"阴阳五行学说"支配之下产生的，虽然经历了两千多年的发展，但它缺乏辩证唯物主义思想的指导；缺乏科学实验的依据，仍然脱离不了"自发"与"朴素"的性质；在观察人体、认识疾病虽然能把握总体方面的规律，但不能说明微观的变化，缺乏量的准确性和客观指标，这就不可避免地要产生表面性、猜测性和笼统性。目前中医临床上出现的"辨证论治多样化"（即同一个病人，不同的中医诊治，得出不同的结果，甚至相反的结果）；"治疗效果个体化"（即同一类病人的治疗效果不能重复）；"疗效标准主观化"（即凭病人的主诉或医生主观的判断，没有客观标准），这"三化"就是在具有朴素的唯物主义和自发的辩证法的中医理论指导下的必然产物。已故著名老中医岳美中教授曾在《祖国医学的形成与发展，我们如何继承和发扬它》一文中强调说明："中医理论是旧社会条件下产生的，我们对古代遗留下来的东西，要了解它、继承它，但不能因循守旧，泥古不化，更不能为古人诡辩维护，委曲求全。祖国医学的唯物论思想是朴素的、自发的。""它与马克思主义认识论的观点是有根本区别。"所以，提高中医理论最重要的是以辩证唯物主义和历史唯物主义作指导，加强中医理论研究。下面谈三点意见：

1. 在"系统学习，全面掌握，整体提高"十二字方针指导下，对中医理论的基本内容、形成、演变、特点与缺陷做出较为系统、较为正确的总结。

2. 对中华人民共和国成立以来，以中医基本理论为指导所取得的、确实可靠的临床疗效，进行实事求是的分析、总结，从而丰富或修正中医理论的内容。

3. 充分利用现代科学（包括现代医学）的方法，促使中医诊断的客观化、治疗的规范化、疗效的标准化；并不断总结成功的经验和失败的教训。用科学实验的最新成果发展中医理论。

中医理论的研究是十分复杂而又艰巨的，但只要我们坚持辩证唯物主义的观点、坚持中医理论的特点、坚持临床实践的标准、坚持运用现代科学的方法，我们的研究一定会取得成果，对世界医学做出贡献！

（原载于中医古籍出版社《中医药理论与实验研究》，1993 年）

中医是怎样辨证论治的

中医看病主要靠辨证论治，本文着重讨论辨证论治的过程是如何进行的。

一、诊断方法

辨证的前提是疾病的表现，包括症状、脉、舌和其他。由于历史条件的限制，在中医学产生和形成的时代尚无现代化检查手段，完全靠望、闻、问、切四诊来了解病情。临床上如何正确运用望、闻、问、切四诊？我的体会是必须注意如下几点：

（一）全面细致

所谓全面，就是望、闻、问、切每诊必察，不要漏掉任何一诊。仅凭"望而知之""问而知之"及"凭脉""闻声"中的一项进行辨证，都是不全面的。所谓细致，就是对每一个证候要细辨。例如发热，不要只了解发热的程度，还要了解发热的时间、部位、性质以及伴随症状。这方面，《伤寒论》为我们树立了典范。《伤寒论》中列举了 22 种发热的不同表现，其中区别程度的有微热、烦热、身灼热、翕翕如有热状等；区别部位的有外有微热、足心必热、身热不去等；区别时间的有日晡所发潮热、必潮热发作有时等；与恶寒并见的有往来寒热、热多寒少、寒热发作有时等。又如列举有关汗的证候表现就有 29 种之多，其中说明性质的有自汗出、盗汗出、汗出濈濈然、喘而汗出等；说明程度的有微汗出、大汗出、汗遂漏不止等；说明时间的有发作有时，合目则汗、汗出不止；说明部位的有额上生汗，手足漐漐汗出，但头汗出、剂颈而还，从腰以下不得汗等。《伤寒论》对所有症状的描述都非常细，这样为辨证论治提供了充分的根据。《伤寒论》的作者张仲景非常痛恨那种马虎从事的医生，他说："观今之医……省疾问病，务在口给；相对斯须，便处汤药；按寸不及尺，握手不及足；人迎跌阳，三部不参；动数发息，不满五十；短期未知决诊，九候曾无仿佛，明堂阙庭；尽不见察，所谓窥管而已。"他的这番话有现实意义，特别应该引起初临证者的注意。认真学习《伤寒论》中诊断疾病的方法，这是正确辨证的关键环节。

（二）区分主次

疾病的表现是很复杂的，一个病人往往有很多证候，如感冒，可能有发热、恶寒或恶风、有汗或无汗、咳嗽、流涕或鼻塞、咽痛、全身痛、四肢倦怠、纳谷不香、大便稀溏或闭结、脉浮数或浮紧、舌苔白或黄白相兼，可能还有很多兼症。在这样众多的证候中，我们一定要区分出主次。感冒主要证候是寒热情况、出汗情况、咳痰情况、头痛身痛情况及脉舌表现，若把这些方面的证候了解得清清楚楚，就能正确辨证。例如辨太阳病就是抓住脉浮、头项强痛而恶寒；而辨别伤寒还是伤风，就是察其恶寒还是恶风，无汗还是有汗，脉浮紧还是脉浮缓。若恶寒、无汗、脉浮紧则为伤寒；若恶风、有汗、脉浮缓则为伤风（《伤寒论》中称其为中风）。

临床区分疾病表现的主次并不难，先决条件是一定要通晓中医基本理论知识。我的做法是抓住病人最痛苦或最明显的表现以及病人正气盛衰存亡的关键证候来辨识主症。

任何一个病人都会有最痛苦或最明显的表现，可以通过望、闻、问、切获知。如水肿病人，一眼望去就可以知道水肿是其主要症状，首先要围绕水肿产生的原因、程度、部位、性质以及伴随症状进行诊断，越细越好。因头面肿、四肢肿、上身肿、下身肿、全身肿、腹部肿的辨证都是不同的。一般认为头面肿多为风水；四肢肿多为脾虚水肿；上身肿一般属于阳水；下身肿一般属于阴水；腹部肿为石水；全身肿则因肺、脾、肾三脏气化功能失调。当然上述主症都要结合次要症来辨证，但主症是依据，次症是参考，所以诊断时要竭尽全力抓主症。临床过程中还会有一些错综复杂的情况，包括主症不明显或真假症状难辨，这就要求我们认真、仔细、四诊合参，努力做到去伪存真。有关辨真假证候下文专论。

任何一种病都是因为"正气"有了不足之处，所谓"邪之所凑，其正必虚"就是这个道理。诊断一定要能够对病人正气盛衰存亡作出判定，抓住神、形、精、气四个方面。

所谓神就是生命活动的根本表现，"得神则昌，失神则亡"充分说明了神的重要性。有神无神主要看神志和眼睛。神志清楚、思维敏捷、对外界刺激反应快为有神；反之，神志不清楚、思维迟钝、对外界刺激反应慢为无神。抓住神之有无的主要表现，对辨证有非常重要的意义。形是指形体、外貌。"形坚"的主要表现是肌肉丰满、皮毛光泽、筋骨强壮、步态稳健。这种人虽病无碍，容易恢复。如果大肉已脱、皮毛枯槁、筋骨痿弱、步态不稳或不能坐立，此属"形弊"，疾病多重，往往预后不良。

精是构成人体和维持生命活动的基本物质，包括先天之精和后天之精两种。精夺则涕、泪、唾、涎、液干涸、毛发干枯、皮肤干皱及两眼下陷、无泽等，均属重危之象，必须细辨。

气是人体生命活动的动力，有气则生，无气则亡。其衰竭的主要表现是呼吸微弱、泄利无度、面色青白、皮色紫花、脉微欲绝等。

如果在诊断过程中正确区分神、形、精、气的盛衰存亡，对指导辨证论治、处方用药、判断预后有非常重要的作用。

（三）辨别真伪

疾病诊断中非常重要的一环就是要善于辨别真伪。造成假象的有客观因素，也有主观因素。

客观因素是病人，由于病人不能正确表述自己的痛苦，或有意隐瞒病情的真相，诉说一些似假症状等。在临床上如何分辨呢？我的体会是一定要"四诊"合参。主观因素主要是医生，是医者"四诊"的错误或主观、片面的作法，包括经验主义。二十年前，我刚接触中医临床，在北京郊区某村巡回医疗，一个停经四十多天的妇女来就诊。因为我是先入为主，认为此人年轻又结婚不久，必是怀孕，所以摸脉就感到"滑象，尺脉滑而不断"，作出了妊娠的诊断。病人诉说的腰痛、背痛、少腹痛等症状，我一概听不进，也未给病人作治疗，结果病人失望而去。后经有经验的医生诊断为闭经，用药治疗获愈。事实给了我很大的教育，诊断疾病一定要忌带主观性，否则就会难分真伪。当然，有些疾病的表现是很复杂的，难免出现一些假象，这就需要我们细细分辨。例如灰黑苔，一般见于里热证，但也见于中焦虚寒证，如何分辨呢？关键有两点：一是看干燥还是润滑；二是看有根还是无根。干燥、有根、拭之不去为热盛；润滑、无根、拭之即去为虚寒。另外在诊察中要尽量排除人为造成的假象，如染苔、有颜色或昏暗光线下望诊，等等。

总之，中医诊断是一项十分细致的工作，诊断正确与否直接影响辨证治疗的好坏，故它是中医进行辨证的基础。

二、辨证要领

辨证是中医看病的核心，如何辨证呢？我认为要掌握如下六个要领。

（一）查找病因

中医辨证是十分重视查找病因的。中医病因学有三个特点。第一个特点是分类简单，一般只分内、外两因。内因："七情"（喜、怒、忧、思、悲、恐、惊）过度和饮食、劳倦、房劳所伤；外因：感受"六淫"（风、寒、暑、湿、燥、火），另跌打损伤、虫兽咬伤实属外因的范围。第二个特点是通过机体的反应来确定病因的性质。如伤寒，是出现"或已发热，或未发热，必恶寒，体痛，呕逆，脉阴阳俱紧"这些症状而确定。第三个特点是病因与病机紧密相连。如饮食不节，主要损伤脾胃，胃伤则不能受纳，导致纳谷不香、呕吐、反胃等症；脾伤则不能运化，导致腹胀、腹泻等症。根据上述三个特点辨识病因。例如一个病人，由于久卧湿地而发病，浑身重着，胸脘满闷，头重如裹，脉缓濡，舌苔白腻。病因比较明确，是因湿邪致病。湿邪易伤脾，因而出现上述症状。有些病人无明显病因可查，只有临床表现，如发热、恶风、汗出、咳嗽、身痛、脉浮数、舌质微红、舌苔白。从这些症状可断定此人是外感风热。所以，中医查找病因是辨证的重要内容。

（二）掌握病机

所谓病机就是病理机转，说明疾病的发展、变化和转归。掌握病机有利于掌握辨证的规律。例如哮喘，此病者往往由于外感风寒或风温，使皮毛闭塞、肺窍不利，导致肺气不能宣通、下达，气上逆而为哮喘，如果不能及时解除外邪，则风寒或风温势必入里化热，热痰搏结于肺，使肺气更难宣通。久之，就会损伤心气，累及肾气，最后导致肺之化源绝而出现危象。根据上述哮喘的病理机转，就能把握此病证候变化规律。哮喘发作期急用辛温或辛凉解表宣肺平喘法；若表解，肺中痰热不清，再用清痰热平喘法；损伤心气则要补益心气；累及肾气则需纳肾气。只有这样根据病机因势利导，才能掌握辨证论治的主动权。

掌握病机必须熟知阴阳、五行、脏腑、经络、卫气营血、津液等基本理论，还需要灵活变通。如水肿，此病主要由于肺、脾、肾三脏失职所导致的三焦气化功能失常，水湿弥漫。其本在肾，其制在脾，其末在肺，知道这些关系则有利对水肿的辨证论治。所以，掌握病机在辨证中非常重要，可以形成对疾病规律性的认识。以肺风痰喘为例，此证因风寒或风温束表和闭塞肺窍，导致肺气壅塞不通。气壅则痰生，阻塞肺络，引起肺气不降而喘生。如果外邪入里化热与痰相搏，则喘更剧。如果痰热久羁不解，则势必影响肺之化源，甚至蒙闭心窍、引动肝风，产生昏迷、抽搐等症。反之，外邪解、痰热清则病乃愈。根据肺风痰喘的这些顺逆机转，在辨证过程中应注意三点：一是区分外邪的性质，属于风寒还是属于风温。属于风寒则发热恶寒，热度不高，无汗而喘，脉浮紧，舌质无变化，舌苔白；属于风温则发热恶风，咳喘汗出，脉浮数，舌质尖边红，舌苔白或黄。二是了解痰热的轻重。痰热轻则发热不高，咳痰不重，喘促不显，无烦渴症状，舌苔微腻不黄，脉略见滑数；痰热重则发热高，痰涎壅盛，喘满不能平卧，烦躁不安，脉滑数，舌苔黄腻。三是注意逆传内陷。所谓逆传内陷就是痰热蒙闭心包、引动肝风，出现昏迷、抽风，此乃肺风痰喘之险症。根据辨证，治疗首重解表祛邪，使外邪迅速从外解；若痰热已成则又必须立即祛痰清热，万勿错失良机；一旦心、肝受邪则病危，要及时抢救。

（三）了解病性

病性就是疾病的性质，一般归纳为寒、热、虚、实四大类。寒与热相对，虚与实相对，其性质完全相反。寒与虚，热与实又相近，不少病理变化相同，了解它们之间的关系，区别它们之间的异同是辨证的关键。

寒、热是阴阳偏盛偏衰的一种具体表现，即所谓"阳盛则热，阴盛则寒"。分辨寒证与热证主要抓住精神、形体、烦渴、气息、二便、面色、舌象、脉象的表现。热证者精神躁扰，多动恶热，烦渴欲饮，气粗似喘，大便干结，小便短赤，面红目赤，舌质红，舌苔黄，脉数；寒证者精神萎靡，蜷缩怕冷，口淡不渴，大便清稀，小便清长，口鼻气冷，面色青白，舌质淡，苔白滑，脉迟。

虚、实是指正、邪的盛衰，即所谓"邪气盛则实，精气夺则虚"。分辨虚证与实证主要抓住病程的长短、声音气息的强弱、痛处的拒按与喜按、舌质的粗老与胖嫩、脉象有力或无力等方面。一般病程短，声高气粗，痛处拒按，舌质粗老，脉象有力者为实证；病程长，声低气短，痛处喜按，舌质胖嫩，脉无力者为虚证。

临床上的表现是复杂的，往往出现寒热夹杂或虚实并见，必须仔细辨别。寒热夹杂指的是寒证与热证同时出现。例如恶寒发热、无汗、头痛、身疼是表寒；但又见气喘烦躁、口渴、大便干、舌质红等里热证。又如头痛口赤、牙龈红肿、口舌生疮是上热证，而少腹冷痛、喜按又属下寒证，称之为上热下寒证。

虚实并见指的是虚证与实证同时出现。例如鼓胀患者，其形体消瘦、面色青黄、倦怠无力、纳谷不香是虚证，但又见其胁腹剧痛、腹中有块，乃实证，这就是虚实夹杂证。

除了寒热夹杂或虚实并见之外，还可能出现假实、假虚、假热、假寒的情况。

假实指的是疾病本属虚而临床表现有实象。例如一个久病腹胀患者，形体消瘦、面色萎黄、口淡无味、倦怠短气均属虚象，但出现腹胀难忍、疼痛拒按、大便不通畅等实象，是虚还是实呢？鉴别点就在于：虽腹胀无痞块；虽疼痛拒按而喜热，得热胀痛减；虽大便不通畅但大便仍散乱不成形，这些说明是虚证，不是实证。

假虚指的是疾病本属实而临床表现有虚象。假虚的一般表现是：虽沉默寡言，但说话时多声高气粗；虽有腹泻、纳少，但泻下不爽，便后肛门灼热。

假热指的是疾病本属寒证而临床表现有热象，如口渴、肌肤热、面色红、舌苔灰或略显黄象。但其口渴非热水不能下咽；虽肌肤热，久触之而热不明显；面色红而唇、舌淡；舌苔灰或略显黄象但无根，拭之即去。从而可以判定此热象属假，寒证是真。

假寒指的是疾病本属热证，而临床表现有寒象，如四肢厥冷、怕冷、面青、脉沉细。但肢冷而身灼热；怕冷而恶盖被；面青而唇、舌俱干裂；脉沉细而数有力。

总之，辨别病性十分重要，它是指导治疗成败的关键，务必全面掌握和运用。

（四）确定病位

病位是指疾病的位置。中医病位与解剖学部位并不一致，它是由脏腑、六经、卫气营血等学说特点决定的。例如病位在肺是根据咳嗽、促喘、声嘶、鼻塞等症状辨识的。这些症状按西医诊断可能是咽炎、喉炎或气管炎，而中医称为肺家病。因为肺主气，气宜宣通、下行为顺，如果壅塞不通或上逆，产生咳、喘则为病。肺属金，"金实不鸣"则声嘶，甚即失音。肺开窍于鼻，肺窍不通则鼻塞，等等。确定其他脏腑病变均属如此。例如心脏病证有心悸、怔忡、心痛、不寐、多寐、健忘、癫狂等；脾胃病证有呕吐、反胃、呃逆、胃脘痛、泄泻等；肝脏病证有眩晕、中风、痉病等；肾脏病证有腰痛、尿失禁、遗精、癃闭、淋证等。

确定病位能够指导治疗，但必须与病因、病机、病性相结合。只有病位是无法处方用药的。例如脾胃病，要分寒、热、虚、实。脾胃寒则腹部冷痛、下利清水、口流清涎、脉沉细、舌质淡、舌苔白润或灰润；脾胃热则腹痛呕逆、大便干结、口臭、脉数、舌苔黄厚；脾胃虚则纳谷不香、腹胀便溏、倦怠思困、面色萎黄、形体消瘦、脉缓、舌淡嫩、舌苔白；脾胃实则腹痛拒按、触之有块、大便燥结、脉滑有力、舌苔厚、拭之难去。

除脏腑定位外，尚有六经、三焦、卫气营血等定位方法。这些方法还能说明疾病的转归和性质，故被称为伤寒病或温热病的辨证论治纲领，必须掌握。

六经包括太阳经、阳明经、少阳经、太阴经、少阴经和厥阴经。太阳病分"经证"与"腑证"两类。太阳经证是病邪侵犯肌表，又分"中风"与"伤寒"两种，中风为表虚，伤寒为表实。表虚症见发热恶风、汗出、头项强痛、脉浮缓；表实症见恶寒、发热、无汗、骨节疼痛、脉浮紧。太阳腑证症见发热恶风、小便不利、消渴或水入即吐，则为膀胱"蓄水"证；如症见少腹硬满、小便自利、如狂发狂则为膀胱"蓄血"证。阳明病由太阳病传经而来，也分经、腑两证。高热、大渴、汗出、脉洪大者是阳明经证；潮热、出汗、腹满而硬、大便秘结、神昏谵语、循衣摸床、脉沉实者为阳明腑证。少阳病的主要症状为寒热往来，胸胁满闷，心烦喜呕，口苦咽干，目眩，舌苔白或黄白相兼，脉弦。太阴病大多是从三阳病传变而来，也有寒邪直中太阴经。临床主要表现为四肢倦怠、肌肉烦疼、脘腹胀满、不思饮食、大便溏泄、口不渴、舌淡苔白、脉缓。少阴病可由他经传来，也可直中，主要症状有四肢厥冷、小便清长、无热恶寒、但欲寐、脉微细。厥阴病情复杂，往往是寒热交错，既有四肢厥冷、下利吐哕，又有口渴咽干、吐蛔。总之，六经辨证定位、定性、定因、定转归，直接指导治疗。

三焦辨证同样具有定位、定性、定转归的作用，是温热病的辨证纲领。

上焦证候包括肺和心包病的症状。如发热恶寒、咳嗽、气喘、脉浮等是肺病的症状；若逆传心包则出现神昏谵语、舌强、肢冷等症状。中焦证候包括胃、肠及脾病的症状。如发热不恶寒、反恶热、面红目赤、便秘尿少、舌苔黄、脉滑数等是热在胃肠的症状；发热不高、胸脘痞闷、恶心、便溏、身重倦怠、舌苔腻、脉缓等是脾蕴湿热的症状。下焦证候包括肝、肾病的症状。如心烦不寐、咽干、腰酸重、手足心热、舌干少苔或无苔、脉沉细数，此属邪热耗伤肾阴；若肝肾阴亏导致肝风内动，则症见手足抽动、两眼发直、舌头颤动、舌质干、脉细弦。

卫气营血辨证是著名医家叶天士创立的温热病辨证纲领，与三焦辨证相辅相成。卫分病属表证，病位在肺卫、鼻窍、皮毛；主症有发热恶寒、头痛身痛、鼻塞咳嗽、舌苔白、脉浮数。气分病属里证，病位在肺、脾胃、大肠、胆；主症有发热不恶寒、汗出、便秘、口渴、咳喘、发黄、舌苔黄、舌质红、脉洪数或沉实。营分病属里，病位在心、肝；主症有发热夜甚、斑疹隐现、神志昏沉、谵语或抽搐、舌绛少苔或无苔、脉沉细数。血分病属里，病位在心、肝、肾；主症有发热夜甚、斑疹明显，甚至吐血、衄血、便血、神昏抽搐、舌绛紫、蜷缩不伸、无苔、脉细数无力。

总的来说，六经、三焦、卫气营血辨证既有明显的定病位作用，又能判定疾病的性质和顺传逆传，是外感热性病辨证之纲领。

关于表证、里证，是八纲辨证中的两大纲，它们可以定病位，但范围比较广，临床辨证时还必须与脏腑定位结合起来。例如表证要与肺脏病变结合起来，因为肺属表，里证要与心、脾、肝、肾诸脏病变结合起来，这样辨表里才有确定性，治疗也才有针对性。

（五）明辨顺逆

明辨顺逆是辨证的又一重要环节，可以帮助我们判知疾病预后，因势利导或积极主动进行治疗。例如麻疹，按期出疹、疹色红活、呼吸通畅、咳声不嘶哑则为顺；反之，过期不出或一出即没、疹色暗淡、喘促发憋、咳声不扬或嘶哑，此为逆证。故治疗麻疹，初期以"透法"为贵，透得愈彻底愈好，中期则要注意清解热毒与凉血，后期则护阴液润肺为要。熟知疾病的顺逆，治疗时心中就会有数。

明辨顺证或逆证既要熟悉中医基本理论，又要有一定的临床经验，不可能一朝一夕就掌握，但只要不断实践、认真总结是可以逐步认识的。下面就我辨顺证或逆证的临床体会谈点意见。

要掌握疾病的病机，分析其发生、发展规律。例如外感风温，若只出现发热恶风、汗出、咳嗽、气促等症不要紧，病在肺卫，宣肺解表即可。外邪深入，病情发展，症见高热不退、喘憋气急、痰涎素盛、舌苔黄厚、脉象滑数，乃痰热壅肺。若面色、口唇仍红润，两眼有神，精神安定，手足温，脉有力，这也不要紧，仅邪盛而已，正气尚足。假若出现呼吸短促、面色青白、两眼失神、手足厥冷、脉细无力，此乃心肺气虚之重症，有可能形成呼吸微弱、时断时续、面色青灰、脉微无根之肺气、心气耗散之危象。还有一种逆证表现为高热不退、喘满不能卧、神昏谵语、抽搐，此为风温之邪深陷手足厥阴。总之，外感只在肺卫，不损心肺之气、不逆传手足厥阴则均属顺证，反之为逆证。

又如腹泻病人，若知饥欲食、小便尚通利、涕泪均存、口舌有津，虽泻无碍。因知饥欲食为胃气尚存，小便通利为三焦气化功能正常、肾气尚充足，涕泪均存、口舌有津是津液未竭。若腹泻无度、水谷不入、涕泪俱无、小便不利且少、口舌干燥、两眼干涩无神、脉细弱，此乃脾胃虚弱、津液干涸之象，属逆证。如津涸动风，抽搐不止，大肉已脱，乃属危象。

总之，察顺逆证的关键看正邪消长。邪盛正盛，虽病易治，祛邪即可；邪盛正衰，其病难治，祛邪同时，务必扶正；邪衰正盛，病可速愈；邪衰正弱，急需扶正。

（六）熟知危象

看病不知危，不是好医生。我曾经对 151 例死亡病证作过分析。151 例死亡病证中麻疹逆证 72 例，肺闭喘咳 32 例，疫毒痢 11 例，暑温 9 例，泄泻 9 例，水肿 9 例，鼓胀 3 例，痄证 3 例，风温、破伤风、黄疸各 1 例。其临死前的证候可以归纳为十个方面。

神亡，主要表现为双目浑浊，固定不动或上翻，神昏。

色败，主要表现为面失血色，或青紫，或青灰，或苍白，或灰暗。

形弊，主要表现为大肉已脱，枯瘦如柴，皮松，发焦枯，毛脱，两眼下陷。

津竭，主要表现为涕泪俱无，唇裂齿枯槁，舌干无津有芒刺，渴饮不止。

气脱，主要表现为呼吸微弱欲绝，时断时续，四肢凉过膝、肘，大汗淋漓或头汗如油，脉细如丝或微欲绝或散乱或无。

血散，主要表现为皮色瘀斑，吐泻带血，孔窍出血。

脾绝，主要表现为泻、痢不止，呕吐频作，滴水不入，腹胀如鼓，肢软如绵。

风动，主要表现为频发抽搐，摇头弄吐，紧握双拳，牙关紧闭。

热极，主要表现为高热不退，鼻孔生烟，烦躁不安，舌绛起刺，苔黄或黑褐而干，唇肿口烂，脉疾。

痰阻，主要表现为喉痰多，辘辘有声，咳咯不出，呼吸急促，鼻扇，张口抬肩。

以上诸症仅根据上述 11 种病证共 151 例死亡者临终前的表现所总结，不能概括全部危象，但也能说明一些问题。造成危象不外两个方面：一是邪气盛，常见的是热、风、痰。热极能耗津伤气，动血生风；痰盛则迷闭心窍，阻塞肺窍而致内闭；风源于热而发于肝，抽搐不止势必导致内闭外脱。二是正气亡，主要表现为气脱、血散、津竭、脾败。

总的来说，要想掌握中医辨证，除了具有扎实的基本功、全面掌握中医基本理论之外，还要多临证，勤思考，不断总结。

三、论治须知

中医辨证是与论治紧密相连的。辨证准确只能说找到了病根，但怎样消除病根，恢复健康，则还需要论治正确。如何正确论治呢？有以下几条须知。

（一）随证施治

所谓随证施治就是根据辨证的结果立法、处方、用药。例如辨证为外感风温证，立法就应该辛凉疏风清热，可选用银翘散 [1] 或桑菊饮 [2] 方加减。如果辨证为脾胃虚寒，立法就应该健脾温中散寒，可选用四君子汤 [3] 合理中汤 [4] 加减。总之辨证、立法、处方、用药应该丝丝入扣，不要互相矛盾。要想做到这一点并非容易的事情，第一要熟知治法，第二要善于配方，第三要了解药性与功用，缺任何一个条件都不行。下面我举一例医案来说明。

郭某，男，30 岁。1983 年 12 月 24 日初诊。

问诊：因天气突然变寒而得病，两天来发烧、怕冷、无汗、鼻塞流涕、咳嗽、头身疼痛。

望诊：精神尚好，行动自如，鼻涕清稀，舌质正常，舌苔薄白。

闻诊：咳声不扬，语带鼻音。

切诊：脉浮紧。

辨证分析：此病因感寒而得，寒邪束表，故发烧、怕冷、无汗、头身疼痛、脉浮紧；寒邪同时犯肺，故鼻塞、流涕、咳嗽；舌质正常、舌苔薄白，病邪在表，并未入里化热。故此证病因属于感受寒邪，病性为表寒，病位在肺卫。其精神尚好，行动自如，正气无损，但必须注意寒邪容易入里化热，并且容易伤阳气。根据上述分析，其证为寒伤肺卫。

立法：证属寒伤肺卫，故治法当用解表散寒、宣肺为宜。

处方：加味麻黄汤。

用药：麻黄 6 克，桂枝 10 克，杏仁 10 克，生甘草 6 克，荆芥穗 10 克，苏叶 6 克，羌活 10 克。

治疗经过：服上方一剂，全身出汗，发热恶寒消失；两剂药后病愈。

麻黄汤治伤寒表实证，但发散、宣肺之力尚显不够，所以我加荆芥穗、苏叶、羌活以加强宣散之力。

病例病情单纯，辨证处治尚易，若遇复杂病例，当需再三斟酌。下面谈谈立法、配方、用药三个方面的注意事项。

（二）立法要精

所谓立法要精，就是要集中主要力量，解决主要问题，切莫"头发胡子一把抓"。立法的一般原则是"有表先解表，表解再治里；急则治其标，缓则治其本；有邪先祛邪，祛邪不伤正"。下面我举两个病例来说明。

例1：孙某，女，12岁。1983年11月28日初诊。

问诊：患者经常尿床、头晕、腰酸，近两天头晕加重，尿床增加，并见发热、咳嗽、流涕、微渴不多饮。

望诊：面微赤，唇稍红，舌质正常，舌苔白略有黄象。

闻诊：声音重浊，咳声不扬。

切诊：脉浮数。

辨证：此患儿平素尿床、头晕、腰酸，是肾气不足的表现；近两天病情加重并出现上述一系列表现，乃外感风温；已见口渴、舌苔略有黄象，乃有入里化热之势。

立法：因有表证，当先解表，用辛凉解表法。切勿用补肾气之品。

处方：桑菊饮加减。

用药：桑叶10克，菊花10克，连翘10克，杏仁6克，薄荷6克，桔梗10克，芦根10克，知母6克。

治疗经过：服上方3剂表解，但仍尿床，后用缩泉丸[5]治疗，每次服1丸，每日服3次，连续治疗半月，尿床止。

此例主要说明有表先解表、表解再治里的立法原则。

例2：李某，男，14岁。1978年6月28日初诊。

问诊：患儿两岁时患麻疹合并肺炎后留下喘疾，遇寒而发，久治不愈。近三天因天气变化，喘息严重，日夜不能卧，胸满、气短，动则甚，形寒怕冷，倦怠乏力，大便稀，一日数次。

望诊：面青，张口抬肩，鼻扇，体瘦鸡胸，舌质淡、苔白。

闻诊：语言低微，声音不能连续，哮鸣有声。

切诊：脉虚数。

辨证：此久病之体，气短、动则甚、怕冷、倦怠无力、大便稀、一日数次、语言低微、脉虚等乃肺、脾、肾三脏之气均虚。但此时张口抬肩，喘满不能平卧，形寒，是风寒外束肌表，皮毛不能开合，因而肺气不能宣通。当务之急是散风寒使皮毛能开合。开肺、降气使喘平息，肺、脾、肾三脏之虚暂勿补。

立法：散风寒，降气平喘。

处方：麻黄汤合牵正散加减。

用药：炙麻黄10克，桂枝10克，杏仁6克，白附子6克，全蝎10克，僵蚕10克，五味子6克，白果6克，苏子10克。

治疗经过：服上方4剂，喘渐平，唯咳嗽痰多，后用二陈汤[6]加减调治一周，咳痰基本消失。

之后，改用补肺、纳气、健脾法，用下方：蛤蚧一对，冬虫夏草 60 克，白茯苓 250 克，灵芝 100 克，共研极细末，每次服 10 克，每日服 3 次。

此例主要说明急则治其标、缓则治其本的原则。

有关祛邪与扶正的立法应视病情而定，一般是有邪先祛邪，但到了正气将脱的时候，如四肢逆冷、呼吸微弱、脉微欲竭、大汗淋漓，则非补气固脱不可，可用独参汤[7]、参附汤[8]，先扶正后祛邪，这叫留人治病法。

（三）配方要巧

中医配方不是药物的随便堆砌，而是非常讲究配伍。例如四逆汤是用附子一枚、干姜 45g、炙甘草 60g 组成。功能回阳救逆，主治少阴阳衰证。假如改用附子大者一枚，干姜加至 90g，则成为通脉四逆汤，回阳救逆之力更大，并能通脉，用于治疗少阴病阴盛格阳之证。同样的药物组成，用量不一样，功用、主治均有别。

一般方剂组成包括四个部分：君药（现称主药），是治疗主症的药物；臣药（现称辅药），是协助或加强君药治疗主症的药物；佐药作用有三：一是治疗兼症，二是缓和或减轻君、臣药物的毒副反应，三是用于因病势拒药需加以从治者，如于温热剂中加入少量寒凉药，以消除寒热相拒、药不能进的现象；使药作用有二：一为引经药，让药力直达病所，二为调和诸药。例如麻黄汤中用麻黄发汗解表以散风寒、宣利肺气以平喘咳，为君药；桂枝发汗解肌、温经散寒助麻黄散寒之力为臣药；杏仁利肺气兼治咳嗽为佐药；炙甘草调和诸药为使药。要想巧配方，必须熟知君、臣、佐、使间的相互关系。

（四）用药要准

每种中药都有自己的药性、归经、功用、主治，故用药时要选准确。例如黄连、黄柏、黄芩、山栀子同属清热药，但黄连清心与小肠之热为长，黄芩清肺与大肠之热为长，黄柏清下焦肝肾之热为长，山栀子清三焦与心之热为长。

用药要准的另一个要求就是要掌握药物的用量与用法。例如升麻，辛、甘、微寒，功能解表透疹、清热解毒、升阳举陷。但同一用量是不可能达到上述诸作用的。若要其发表透疹、升阳举陷，一剂药物用升麻 3 ~ 6 克即可；若取其清热解毒则非重用不可，著名老中医方药中治疗肝炎，升麻常用到 24 ~ 30 克。又如青蒿治疟疾，用煎煮法效不显，取汁冲服效果好。

总的来说，中医辨证论治的内容非常丰富，是中医药学的特色和精华。限于篇幅，本文侧重讨论了辨证论治的方法和原则，具体内容未加详述，请大家参考有关专著。

[附方]

[1] 银翘散（《温病条辨》）：金银花、连翘、苦桔梗、薄荷、淡竹叶、生甘草、荆芥穗、淡豆豉、牛蒡子、芦根。

[2] 桑菊饮（《温病条辨》）：杏仁、连翘、薄荷、桑叶、菊花、桔梗、生甘草、苇根。

[3] 四君子汤（《太平惠民和剂局方》）：人参、白术、茯苓、炙甘草。

[4] 理中汤（《伤寒论》）：人参、白术、炙甘草、干姜。

[5] 缩泉丸（《校注妇人良方》）：益智仁、乌药。

［6］二陈汤（《太平惠民和剂局方》）：半夏、橘红、白茯苓、炙甘草。

［7］独参汤（《伤寒大全》）：人参。

［8］参附汤（《校注妇人良方》）：人参、炮附子。

（原载于《中国农村医学》1984年第1、2、5、6四期）

试论《伤寒论》的逻辑思维

《伤寒论》不仅包含颠扑不破的医学科学真理和丰富的辩证法思想，而且具有不少合乎逻辑的思维形式与方法。曲峰同志说得好："中医在长期医疗实践中，积累了丰富的经验，逐步形成了一套完整的理论体系。在诊病过程中，它虽然没有采用西医的诊断手段，但它在望、闻、问、切四诊的基础上，进行了理性思维，分析判断疾病的本质，却体现了唯物主义认识论的基本原则，遵循了辩证逻辑的一些思维方法。"下面，我就《伤寒论》的逻辑思维进行初步探讨。

一、从病证的概念谈起

据不完全统计，《伤寒论》一共列举了 41 个病名、98 种脉象（包括兼脉）和 465 个症状（包括合并症）。这些病、脉、证均属于概念的范畴。"概念是反映对象的特征或本质（以及本质属性）的思维形式。"正如毛泽东同志所说："概念这种东西已经不是事物的现象，不是事物的各个片面，不是它们的外部联系，而是抓着了事物的本质，事物的全体，事物的内部联系了。"《伤寒论》中所论述的病证就具有这些特征。例如"太阳病"是感受外邪、在表的一类疾病的总称，它的临床表现就是"脉浮，头项强痛而恶寒"。"太阳病"这个概念已经不是疾病的表面现象，而反映了向上、在表、正邪相争的疾病本质。

《伤寒论》中所论述的病、证概念有确定性，即有一定内涵和外延的内容。内涵是概念反映对象的特征或本质；外延则是概念反映的事物或一类事物的总和。例如"阳明病"，《伤寒论》第 180 条记载："阳明之为病，胃家实是也。"胃家实是阳明病的特征，它包括了里热证、里实证。里实证则因痞、满、燥、结的不同，又有大承气汤证、小承气汤证和调胃承气汤证之分。所有这些均属于阳明病的外延内容。

《伤寒论》中的病与证的内容有深浅、外延有宽窄之别。一般说病的外延要宽；证的内涵要深。例如少阴病的内涵是"脉微细，但欲寐"，但其外延则包括了少阴阳虚或亡阳、少阴阴虚或亡阴、少阴表寒、少阴里实、少阴里热诸证。而"但头汗出证"的内涵是头部出汗，内容具体，其外延受限制。

证的概念还有初步与深刻之别，如"发热"是一个简单概念，它只能反映机体体温高于正常，自觉、他觉均有热感，尚不能说明发热的根本属性。而"热证"就不同，它是由一系列简单的概念抽象出现的具体，能够反映整个机体状态，比"发热"更深刻的多。例如"伤寒病，若吐、若下后，七八日不解，热结在里，表里俱热，时时恶风，大渴，舌上干燥而烦，欲饮水数升者，白虎加人参汤主之"。这里说的"热结在里，表里俱热"既说明了热的性质、部位，又说明了机体状态，因而抓住了疾病的本质。这个概念的深刻化正是《伤寒论》逻辑思维的精髓，用中医术语来说就是"辨证论治"。

《伤寒论》中记载的症状很具体，这个使症状具体化的思维过程就是实现一个概念的限制的过程。

例如：渴，大渴，大渴欲饮，大渴欲饮水数升；有热，时发热，日晡所发潮热，日晡所小有潮热；利，微利，时时下利，不更衣十日无所苦；汗出，自汗出，手足濈然汗出，等等，乃是一系列的概念限制。这种限制是使"辨证"客观化的必要条件。

二、"辨证"的思维形式

《伤寒论》最主要的特点是"辨证"。证是一类概念，概念则是思维的起点和细胞，是一种思维形式，有关内容已在前面作了介绍。下面重点谈谈"辨证"的另外两种思维形式——判断和推理。

"判断是反映客观现实的一种思想，也是对事物有所断定的一种思维形式。"张仲景广泛运用了这种思维形式，"太阳病，发热，汗出，恶风，脉缓者，名为中风"；"太阳病，或已发热，或未发热，必恶寒，体痛，呕逆，脉阴阳俱紧者，名曰伤寒"；"太阳病，发热而渴，不恶寒者，为温病"，等等均是。

《伤寒论》中判断的种类主要为直言判断，即前面有症状、脉象，后面有病、证结论。例如："病有发热恶寒者，发于阳也；无热恶寒者，发于阴也。发于阳者七日愈，发于阴者六日愈。"文中的"发于阳""发于阴""七日愈""六日愈"，就是判断。另《伤寒论》中尚有不少假言判断，如第50条记载的"假令尺中迟者，不可发汗"就是一例。还有："阳明病，潮热，大便微硬者，可与大承气汤；不硬者，不可与之。若不大便六七日，恐有燥屎，欲知之法，少与小承气汤，汤入腹中，转失气者，此有燥屎，乃可攻之；若不转失气者，此但初头硬，后必溏，不可攻之。攻之，必胀满不能食也。欲饮水者，与水则哕。其后发热者，必大便复硬而少也，以小承气汤和之。不转失气者，慎不可攻也。"文中所言"汤入腹中，转失气者，此有燥屎，乃可攻之；若不能转失气者，此但初头硬，后必溏，不可攻之"就是一种假言判断。

推理也是人们认识客观事物的一种逻辑方法，是由一个或几个判断推出另一个新判断的思维形式。例如"凡服桂枝汤吐者，其后必吐脓血"，就是从"服桂枝汤吐"的判断，推论出"其后必吐脓血"这个新的判断。诸如"今脉浮，故知在外""淋家不可发汗，发汗必便血""疮家虽身疼痛，不可发汗，发汗则痉"，等等，均属推理。

《伤寒论》中逻辑思维的水平是很高的，往往在一条条文中既有判断、推理，还有新的概念。例如："太阳病六七日，表证仍在，脉微而沉，反不结胸，其人发狂，以热在下焦，少腹当硬满，小便自利者，下血乃愈。所以然者，以太阳随经，瘀热在里故也。抵当汤主之。"其中"以热在下焦"是判断；"少腹当硬满，小便自利者，下血乃愈"是推理；"瘀热在里故也"乃是新的概念。又如"阳明病，本自汗出，医更重发汗，病已差，尚微烦不了了者，此大便必硬故也。以亡津液，胃中干燥，故令大便硬。当问其小便，日几行。若本小便日三四行，今日再行，故知大便不久出；今为小便数少，以津液当还入胃中，故知不久必大便也。""此大便必硬故也"是判断，"故知不久必大便也"乃是推理。

三、"辨证"的思维方法

《伤寒论》中有关"辨证"的内容，充分体现了辩证逻辑的一些思维方法。其中有归纳、演绎、分析、综合、抽象及理性思维中的具体。例如三阴三阳为病，这是对伤寒为主的外感热性病的总的归纳；"六病"之下，还有表、里、寒、热、虚、实的不同和在脏、在腑之异。根据方药中教授的归纳，以伤寒为主的外感热性病辨证总结见图1。

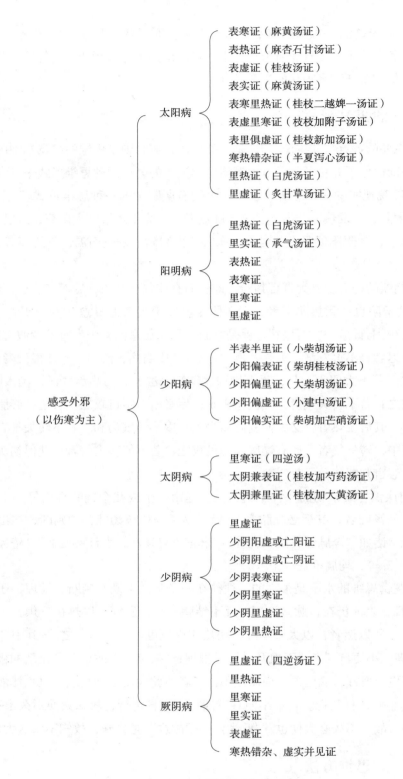

感受外邪
（以伤寒为主）

太阳病
表寒证（麻黄汤证）
表热证（麻杏石甘汤证）
表虚证（桂枝汤证）
表实证（麻黄汤证）
表寒里热证（桂枝二越婢一汤证）
表虚里寒证（枝枝加附子汤证）
表里俱虚证（桂枝新加汤证）
寒热错杂证（半夏泻心汤证）
里热证（白虎汤证）
里虚证（炙甘草汤证）

阳明病
里热证（白虎汤证）
里实证（承气汤证）
表热证
表寒证
里寒证
里虚证

少阳病
半表半里证（小柴胡汤证）
少阳偏表证（柴胡桂枝汤证）
少阳偏里证（大柴胡汤证）
少阳偏虚证（小建中汤证）
少阳偏实证（柴胡加芒硝汤证）

太阴病
里寒证（四逆汤）
太阴兼表证（桂枝加芍药汤证）
太阴兼里证（桂枝加大黄汤证）

少阴病
里虚证
少阴阳虚或亡阳证
少阴阴虚或亡阴证
少阴表寒证
少阴里寒证
少阴里虚证
少阴里热证

厥阴病
里虚证（四逆汤证）
里热证
里寒证
里实证
表虚证
寒热错杂、虚实并见证

图 1 以伤寒为主的外感热性病辨证总结

通过归纳总结出来的一般规律对临床有指导作用，这个指导作用"逻辑学"就称之为演绎。《伤寒论》中对此有明确的记载，如"伤寒五六日，呕而发热者，柴胡汤证具，而以他药下之，柴胡证仍在者，复与柴胡汤"以及"伤寒中风，有柴胡证，但见一证便是，不必具悉"，明确指出运用柴胡汤证的规律，这就广开了临床的思路。张仲景的归纳、演绎思维方法，极大地推动了中医临床医学的发展，后世医家发展或创立的八纲、六经、脏腑、经络、气血、病因、三焦、卫气营血辨证规律，均渊源于《伤寒论》。

在逻辑思维中还有一个重要的方法就是从抽象到理性具体。马克思指出："从抽象上升到具体的方法，只是思维用来掌握具体并把它当作一个精神上的具体再现出来的方式。但绝不是具体本身的产生过程。"这里所说的抽象是整体中最简单、最一般、最抽象的规定，反映着认识对象整体中的"细胞"，包含着认识对象整体的一切矛盾的胚芽。具体到《伤寒论》中，就是脉象和症状，如浮、沉、迟、数、滑脉和发热、恶寒、头痛、汗出等症状，这些是张仲景"辨证论治"的基础。但由于它们只反映了疾病的一个方面，所以需要上升到反映疾病的全体、疾病的本质的高度。1700多年前，由于科学技术水平的限制，不能从分子医学的水平阐明病症的特点。但张仲景能够继承汉代以前的医学成就，以朴素的辩证唯物主义思想作指导，在长期的医疗实践中，充分运用自己的思维能力，把简单的抽象——症状、脉象，上升到理性思维的具体（抽象）——病或证的高度，从而抓住了疾病的本质，形成了中医诊治疾病的独特方法。例如，"阳明之为病，胃家实是也""问曰：阳明病，外证云何？答曰：身热，汗自出，不恶寒，反恶热""问曰：何缘得阳明病？答曰：太阳病，发汗、若下、若利小便，此亡津液，胃中干燥，因转属阳明，不更衣，内实，大便难者，此名阳明也"。这三条通过对病因、病机、证候特点的分析，得出了阳明病的性质。从逻辑学的角度看，这就是从简单抽象上升到具体抽象的过程。阳明病虽由身热、汗自出、不恶寒、反恶热、大便难等抽象而来，但它远远高于这些抽象，不是简单身热、汗出的概念，而是表示机体里热、实证，反映了疾病的本质。其他如表虚证、表实证、里虚证、里寒证等，均是从不同脉、证抽象出来的具体，反映了机体状态、疾病特征。

综上所述，不难看出，《伤寒论》中确有不少合乎逻辑的思维形式、方法和规律。正因为如此，它具有强大的生命力，历经1700多年，至今仍是中医的经典著作。可以断言，今后无论时间怎样推移，《伤寒论》仍将是中医的必修课。

（本文未公开发表）

气与气化

"气"与"气化"是中医学的基本理论之一，贯穿于中医的生理、病理、临床辨证施治和处方用药等各个方面，有必要弄清楚它们的概念和内容。

一、"气"与"气化"的基本概念

"气"与"气化"是两个不同的概念，"气"的属性是物质的；"气化"则是气的运动变化，是阐明具有物质属性的气，通过怎样的运动形式表现出物质的功能特性。

就人体内的"气"而言，有元气、水谷之气、宗气、营气、卫气、经络之气，以及五脏六腑之气。诸气皆属于精微的物质，每种物质都有其特殊的功能和运动形式。物质是功能的基础，功能是物质的运动表现，两者既有联系又有区别。

二、浅析机体内的"气"

机体内的气都有一定的部位、生成过程、运动规律和功能特性。

元气，禀先天父母之"水、火"而成，水阴火阳，同居于肾，相互作用，蒸腾而为"元气"，行三焦通道分布全身，主宰人体的生命活动。正如徐灵胎所言："阴阳开阖存乎此，呼吸出入系乎此，无火而能令百体皆温，无水而能令五脏皆润，此中一线未绝，则生气一线未亡，皆赖此也。"

水谷之精气，即后天生活中摄取的养料与水分，在中焦脾胃，经过受纳、传送、腐熟、运化而成，是水谷最精微的部分。它通过"脾气"的作用，向心、肝、肺三脏输布。其中入心肝转化为血而贮存；入肺则受肺"治节"处理变为卫气、营气、血、津液和水液等物质。

宗气，是水谷之精气上输于肺、积于胸中的部分，它受元气的推动，司呼吸。《灵枢·邪客》曰："宗气积于胸中，出于喉咙，以贯心脉，而行呼吸焉。"宗气亦即现代医家张锡纯所谓的"大气"，他说："大气者，充满胸中，以司肺呼吸之气也。""原以元气为根本，以水谷之气为养料，以胸中之地为宅窟者也。""而此气，且能撑持全身，振作精神，以及心思脑力、官骸动作，莫不赖乎此气。"

卫气，是水谷精气通过肺脏处理后的产物，职能是"温分肉、充皮肤、肥腠理、司开阖"。它运行于脉之外，循一定的轨道规律地运动，即所谓日行阳经二十五度，夜行脉外脏舍二十五度，合起来行全身一周。

营气，运行于脉中，亦乃水谷之精微受肺脏处理而成。此所谓清者为营，奉心化血，乃得独行经隧以奉生身，莫贵于此。《素问·痹论》有言："荣者，水谷之精气也，和调于五脏，洒陈于六腑，乃能入于脉也，故循脉上下，贯五脏，络六腑也。"营气也循一定的轨道运动，《灵枢·营气》说："营气之道，内谷为宝，谷入于胃，乃传之肺，流溢于中，布散于外。精专者，行于经隧，常营无已，终而复始，是谓天地之纪。故气从太阴出……复出太阴，此营气之所行也，顺逆之常也。"

经络之气，简称经气。它是经络内的物质基础，禀受于肾之元气。元气行三焦通道达五脏六腑，再从本脏腑入经络。

五脏六腑之气，如肝气、心气、脾气、肺气、肾气、胃气等，也是指一定的物质。常言"脾主运化，胃主受纳"，指的是脾胃功能；而脾气宜升，胃气宜降，则指的是脾气、胃气两种物质的运动规律。所以说，"脾气"就不能代表脾之功能运化，"胃气"就不能代表胃之功能受纳。脏腑之气各有其运动特性：如肝气喜条达，脾气宜升，胃气喜降，肺气喜清肃下达，肾气宜潜藏摄纳，心气喜静恶劳。这些气按规律运动时，就产生功能，即生理作用；反之，肝气不舒，胃气不降，脾气不升，肾气外越，心气耗散，肺气上逆，就是病理变化。

综合上述诸气，可以得出这样的结论："气"是物质的，气的运动才产生功能。

三、"气化"规律

"气化"规律，就是气的运动变化规律。机体内的诸气时刻不停地、错综复杂地，但又有规律地运动着，构成了机体的根本生存形式。

任何一种物质都不可能孤立存在，物质之间总是互相影响，互相转化的，机体内诸气也是相互作用的。现就它们之间相互作用的规律讨论于下：

（一）"元气"是诸气活动的原动力

元气生于先天，是人体生命活动的根本，它循三焦通道，分布到全身，激发五脏六腑之气的活动，使脏腑之气不停地、有规律地运动，发挥各自的功能特性。例如肝气舒发、条达，则肝脏便可完成"藏血""谋虑"的作用；胃气能够下行、脾气能够上升，两者就可以共同完成"受纳"与"运化"的职能；肺气能够清肃下达，就可通调水道，下输膀胱，"治节"水谷之精微；心气能够清静，心即能完成"主持神明"与"主血"的功能，等等。其中特别需要强调的是"脾胃二气"，若无元气的推动，是不可能"腐磨水谷""化生精微"的。又胸中之宗气（大气），若无元气为动力，也是不可能司肺之呼吸的。

元气从脏腑入经络，推动营卫二气循一定轨道，周流不息地运动，完成营养内体、抵抗外邪的作用。所以元气是机体诸气活动的原动力。

（二）"诸气"的相互作用与转化

机体内"诸气"，总是相互作用与转化的。"脾气散精，上归于肺"：一积于胸中变为宗气；一入肺中，经肺"治节"处理而生成营卫二气（包括经气）、精、血、津、液，这些物质均有一定的运动轨道。

其中营卫是注入脉道之内外。《灵枢·营气》说："谷入于胃，以传于肺，清者为营，浊者为卫，营在脉中，卫在脉外。"

血液行于经隧。《灵枢·营卫生会》说："中焦亦并胃中，出上焦之后，此所受气者，泌糟粕，蒸津液，化其精微，上注于肺脉，乃化而为血，以奉生身，莫贵于此，故独得行于经隧。"

津出入分肉腠理之间。《灵枢·五癃津液别》说："水谷皆入于口……津液各走其道。故三焦出气，以温肌肉，充皮肤，为其津。"

液流走筋骨关节、皮肤、脑髓。《灵枢·决气》说："谷入气满，淖泽注于骨，骨属屈伸，泄泽，补益脑髓，皮肤润泽，是谓液。"

水液是一种废液，它有两条出路：一条是通过三焦下输膀胱，受元气的推动在膀胱气化，生成小便而外排；另一条是经皮毛汗腺排出体外。《素问·灵兰秘典论》所谓"三焦者，决渎之官，水道出焉"，指明了三焦具有疏通水道、保持水液畅行的功能。

四、简单的结语

本文重点论述了"气"与"气化"两个基本概念。肯定了"气"的物质属性；说明了机体内"诸气"的部位、生成过程、运动规律及功能特点，并有机地将它们联系起来；突出论述了元气与脏腑之气、经络之气、水谷之精微、宗气、营卫二气的关系，从而说明了元气的重要性。

（原载于《河南中医》1982 年第 1 期）

舌诊与辨证

中医通过"望、闻、问、切（包括触诊）"四诊来诊断疾病。舌诊是望诊的重要组成部分，它通过对舌苔、舌质的观察，了解病邪之所在，正气之盛衰。由于舌诊方便、易行，故对中医儿科诊断有着重要的意义。

一、为什么望舌可以辨证

中医学认为舌与内脏、经络、气血有密切联系。"心主舌""在窍为舌"，说明舌是受"心"支配的。舌又是由很多横纹肌组成的肌性器官，而肌肉为脾所主，脾健则肌肉发达，舌头转动灵活。舌根有一小块舌骨，骨为肾所主，肾气的强弱也能影响舌头的运动。另外，舌面部位与内脏息息相关，一般认为舌尖代表心，舌根代表肾，舌边代表肝，舌中心代表脾胃。

舌头与经络紧密相连。心经系舌本，肝脉络于舌本，脾经贯舌中，肾脉系舌本。还有胃、膀胱、三焦的经脉或经筋均与舌连接着。

另外，舌头由气血滋养，而气血是通过脾胃将饮食腐磨、消化、输布而成，再通过脾胃经脉营养舌体。舌头红润、转动灵活是气血旺盛的标志。

从西医学的观点看，舌与血液循环、内分泌、神经系统及体液代谢等方面有密切的关系，这些方面的病态均可以导致舌质或舌苔或舌质、舌苔的变化。

二、望舌应该注意什么

望舌要注意姿势。能合作的患儿，令其端坐，面向光线充足的方向，张大口，自然伸出舌头，舌尖略向下，使舌体松弛，避免收缩与转动；不能合作的患儿，要想方设法逗其张开嘴（哭也可以），实在不张嘴，可借助压舌板的帮助，但动作务必要轻。

观察时既要准确又要敏捷。重点观察舌苔的有无、多少、厚薄、色泽、润燥；舌质的形态、色泽、活动、润燥以及有否溃烂、疱疹等。

最好是在明亮的自然光线下检查。灯光或带色窗帘下的光线均可能造成误诊。

要善于辨别染苔，除仔细观察外，要注意询问饮食和服药情况。一般食后可以使厚苔变薄；饮后可以使舌质、舌苔变润；乳食后可能增加白苔；吃了带色的东西或喝了带色的饮料均可能导致染苔，要细心分辨。

三、望舌苔主要辨"邪"之深浅

中医学所谓的"邪"是指外来的致病因素，包括风、寒、暑、湿、燥、火、痰、饮、虫、积等。一般认为，白苔邪浅、病轻，多为外感风寒初期，尚未入里化热。若白干则夹燥；若白润则夹湿；若黄白相兼则有热象；若白腻是有痰饮；若舌中心白厚苔是有积滞；若白厚兼见剥脱是积滞化热已伤胃阴。

黄苔邪深、病加重，多为里热之象，黄愈深则热愈重；若黄滑是湿热交炽；若黄干是热盛化燥；若黄厚是积热不化；若黄腻是痰热相搏。

灰、黑苔表示病邪的进一步深入，往往是寒极或热极的表现，鉴别的关键是苔质的干燥或润滑。若灰、黑苔干燥起裂，此热极之象；若灰黑苔润滑如洗，此寒极之象。

无论白苔或黄苔或灰、黑苔，在一般状态下，以厚变薄、多变少、色深变色浅为顺；反之则为逆。

四、观舌质重点了解"正"之盛衰

因为舌质与脏腑、经络、气血息息相关，所以它的变化可以反映机体的状态，即所谓"正"之盛衰。

一般说舌质红润、转动灵活、形态正常是无病的标志；如果舌质颜色发生变化，或运动障碍，或形态异常，则是机体有病。

（一）舌色的变化

舌色变浅、变淡，呈浅红或粉红甚或淡黄或淡白色，此多属虚证；相反，舌色变深，呈大红或绛或紫色，此多实证、热证。淡舌是气血双亏，若湿润乃脾肾阳虚；若干燥则阴津亏损。绛舌多属营血热炽，有润滑之象则或兼湿邪或夹痰饮；绛而干则阴津受损；舌尖、边赤是心、肝火盛；舌中心红光是胃火独盛并伤胃阴；绛而起芒刺则是营分热极；绛而夹瘀斑则是血热过盛、气血壅滞。紫舌更是热极之征，偏绛则热劫营血；偏暗夹有瘀血；偏滑则兼湿或夹痰饮。青色舌多为正气衰竭之象。

（二）舌运动障碍

舌强硬、转动失灵则属热入心包；舌体不正、歪斜一边或伸出口外颤动则属风中经络；吐舌、弄舌或舌在口中转动不停则是心胃火盛、津液亏损；舌常伸出口外，内收困难并伴多涎则属火盛痰壅；舌头感觉迟钝、麻木不仁多属气血不足，亦有风痰阻络者；舌体痿废而不能运动多属脾肾虚极，或瘀血，或顽痰阻络，使气血不通，此为危险之候，应细辨。

（三）舌形态异常

舌体肿胀，多见于痰饮内蓄，也有因毒热上攻的。鉴别的要点是前者舌色偏淡，兼有滑润之象；后者舌色绛，或有痛热感。舌体瘦瘪多属气血不足，津少则阴亏，润滑则气弱。舌面上裂纹交错多因为胃火盛、胃阴伤。舌上生疮或溃烂则多属心胃火炽、毒热内壅。

五、舌质与舌苔同辨则看正邪的消长

中医诊病十分注意正邪的消长，而舌质与舌苔同辨则可了解"正"与"邪"两方的情况。下面从五个方面谈：

（一）淡舌与白苔

淡舌薄白苔属气血虚夹感风寒，治疗在于疏风散寒，方中要酌加益气补血之品；淡舌白厚苔是脾虚兼有积滞，在补脾益气方中要加健胃消导的药物；若白苔润滑则兼湿盛，应佐温中燥湿之法。

（二）淡舌与黄（黑）苔

此多属正虚邪实之征。若淡舌黄苔而润是脾虚兼见湿热，治疗可健脾利湿、清热诸法合用；反之，淡舌黄（黑）苔而干，乃为津伤之象，治疗时着重益气生津，略佐清热之品；淡舌黄（黑）厚苔，此邪深热重，多有积、痰、湿兼证，治疗时先应着重清热、消积、化痰、利湿，略佐健脾和胃之品，待积热、痰、湿清解，舌苔变薄之后再加重益气补血之品；淡舌黑苔润滑则属虚寒之象，应温补，切忌清利。

（三）绛舌与白苔

此乃正盛，外感表邪未解、营血之热已炽之象，这时治疗重在解表、清营凉血，无须扶正。若绛舌干、白苔干燥乃兼见津伤，在清解方中需加保津滋阴之品；若绛舌润、白苔厚滑是兼有湿邪，治疗时要加利湿的药物。

（四）绛舌与黄（黑）苔

此乃正盛邪实之象，多表现为气分和营分热盛，此时治疗要气营两清。若绛舌干、黄（黑）苔燥是热极伤阴，在清解热毒的同时要保阴津；若绛舌润、黄（黑）苔滑是湿热郁伏，在清热之中要注意化湿。

（五）青紫舌与舌苔

青紫舌有两重性，一般深紫而质干多属正气尚盛、毒热内壅，淡紫而质润多属脾肾虚寒，故与舌苔合参时要细辨。

紫舌薄白苔而润属风寒，用辛温解表法治疗；紫舌白腻苔属湿热内壅，用清热化湿法治疗；淡紫舌黄滑厚苔是寒热交错、湿积夹杂之象，其治既要注意温中消导，又要注意清热利湿；紫舌黄燥苔是胃火独盛、气血凝滞，其治要重清胃火并佐凉血、行气、化瘀之品。另有青舌黑润苔是内寒之极，血凝不行的表现，属危候，其治非大剂温阳散寒、通络活血之品不可。

综上所述，舌诊在指导中医儿科辨证治疗上占很重要的地位。但舌诊毕竟只是望诊的一部分内容，不能以此一诊代替其他诊。临床时要"四诊"合参，并按中医基本理论进行辨证，只有这样才能得出比较正确的结论。

（原载于《中国农村医学》1982年第3期）

辨小儿发热

发热在儿科最常见，分清发热的原因、性质、病位和顺逆机转很重要。引起发热的原因很多，但归纳起来主要为外感、内伤两大类。

一、外感发热

外感发热的特点是起病急、变化快，多由表入里，有明显的季节性。常见的外感发热有风寒、风温、暑热、湿温、秋燥。

（一）外感风寒发热

外感风寒发热热度不高，常伴恶寒、无汗、鼻塞、流清涕、头身痛。口不渴，尿不黄。脉浮紧，舌质正常，舌苔白。治宜辛温解表，方选加味三拗汤（麻黄、杏仁、甘草、荆芥、苏叶、羌活）。

（二）外感风温发热

外感风温发热一般热度较高，午后尤显，微恶风寒，无汗或汗出不畅。咳嗽较重，气粗，面赤唇红，口微渴，尿微黄。脉浮数，舌尖、边质红，舌苔白略有黄象。治宜辛凉解表，方选银翘散加减（金银花、连翘、薄荷、淡豆豉、淡竹叶、桔梗、牛蒡子、生石膏、黄芩）。

（三）外感暑热发热

外感暑热发热见于盛暑季节，有两种表现。一种是高热不退，烦渴汗出，汗出热不解，或伴寒战，头痛呕吐，脉洪数；另一种是持续发热，久治不退，常伴有口渴、多尿，尿色清，少汗，动则喘气，舌质红，舌苔黄。前一种发热常见于流行性乙型脑炎，治宜清暑解热，方选白虎汤加减（生石膏、知母、生甘草、连翘、滑石、冬瓜皮、西瓜翠衣）；后一种发热乃属暑热证（夏季热），治宜清暑益气，方选清暑益气汤（石斛、麦冬、黄连、竹叶、荷梗、知母、甘草、粳米、沙参、西瓜翠衣）。

（四）外感湿温发热

外感湿温发热见于多雨、潮湿季节。其热缠绵不退，身热不扬，午后热重。常头重如裹、肢体倦怠、胸脘满闷、大便黏滞、小便不利。脉濡数，舌质红，舌苔腻。治宜清热利湿，方选三仁汤加减（杏仁、滑石、白通草、淡竹叶、白蔻仁、生苡仁、半夏、佩兰叶、藿香叶）。

（五）外感燥邪发热

外感燥邪发热见于秋季。潮热或皮肤蒸热，盗汗，干咳无痰，口舌干燥，舌红少苔，脉细数或浮数。治宜润肺清燥，方选清燥救肺汤加减（桑叶、枇杷叶、麦冬、胡麻仁、石斛、花粉、杏仁、沙参、生石膏、生甘草）。

二、内伤发热

内伤发热的特点是起病慢、病程长，多由阴阳气血和脏腑功能失调所致，无明显的季节性。常见的内伤发热有阴虚、气虚、血瘀、食滞。

（一）阴虚发热

阴虚发热夜甚暮轻，五心灼热，伴口干舌燥、午后颧红、夜寐不宁。脉细数，舌质红干。治宜滋阴清热，方选青蒿鳖甲汤加味（青蒿、鳖甲、牡丹皮、生地黄、知母、玄参、花粉）。

（二）气虚发热

气虚发热发热日重夜轻，多汗热不退，虽热反欲得衣。伴气短体倦、纳谷不香、胸腹胀满、头晕耳鸣。脉虚数，舌质淡红，舌苔薄白。治宜补中益气，方选补中益气汤加减（黄芪、党参、柴胡、白术、当归、陈皮、升麻、云茯苓、炙甘草）。

（三）血瘀发热

血瘀发热昼夜皆同，心烦急躁，口干，嗽水不欲咽。常见腹部癥瘕或皮肤瘀斑，或痛有定处。脉涩，舌质暗红有瘀斑，舌苔黄或少苔。治宜活血化瘀清热，方选血府逐瘀汤加减（桃仁、红花、赤芍、生地黄、当归、川芎、柴胡、桔梗、羌活、枳壳）。

（四）食滞发热

食滞热度不高，夜晚热甚，手足心热明显，夜卧不安，不欲盖被。大便干结，口臭，不欲食，腹胀满。脉滑数，舌苔黄厚。治宜消食导滞清热，方选保和丸加减（神曲、山楂、生大黄、连翘、陈皮、莱菔子、槟榔、黄芩）。

由于小儿得病之后易虚易实，易寒易热，故外感发热与内伤发热往往互相影响，形成外感、内伤发热互见。如风温易伤阴耗液，导致风温伤阴发热。症见发热、恶风、有汗或盗汗、咳痰不爽或干咳无痰、口渴心烦、夜寐不安；舌质微红、舌苔白干。治宜滋阴解表，方选葳蕤汤加减（生葳蕤即玉竹、白薇、淡豆豉、薄荷、桔梗、麦冬、生地黄、甘草）。寒邪易伤阳，导致阳虚伤寒发热。症见发热、恶寒、脊背凉、四肢不温、口舌淡；舌苔薄白、脉沉。治宜助阳解表，方选麻黄细辛附子汤加减（麻黄、细辛、附子、川芎、白芷、羌活、葛根）。外感容易导致食滞，食滞又易引起外感，形成外感夹滞发热。症见发热、呕吐、恶风寒、微汗出、脘腹胀满、纳谷不香、大便溏、气臭；脉滑数、舌苔白或黄厚。治宜解表消导，方选藿香正气散加减（藿香、紫苏叶、白芷、大腹皮、厚朴、神曲、黄连、葛根、黄芩、桔梗、生甘草）。

另有发热在半表半里，其发热与恶寒交替出现，即往来寒热，兼见胸胁胀满、不欲食、口苦、咽干、目眩；脉弦数、舌质尖边赤、舌苔黄白相兼。治宜和解清热，方选小柴胡汤加减（柴胡、黄芩、法半夏、青蒿、生甘草、党参、生姜、大枣）。还有一种发热在募原的，古人称之为皮里膜外之发热。其发热缠绵难愈，午后热高，伴有恶寒、胸胁满闷、体倦无力、纳谷不香、口黏发苦；脉弦数或滑数、舌质红、舌苔黄腻。治宜透达募原、和解清热，方选达原饮加减（槟榔、厚朴、知母、黄芩、白芍、草果、柴胡、甘草）。

儿科最常见的是表里俱热，其临床表现为：高热恶寒，无汗而喘，鼻塞流涕，口渴，便干，尿短赤，或口舌生疮，脘腹胀满；脉浮数，舌质红，舌苔微黄。治宜解表清里，方选清瘟败毒饮加减（生石膏、生地黄、黄连、栀子、桔梗、黄芩、知母、赤芍、连翘、玄参、甘草、牡丹皮、竹叶、薄荷）。

若发热不高，恶寒不重，身有潮热，汗出热退，手足温，二便调，睡眠安稳，两眼有神，活泼如常，脉数有力，其发热无碍，即使高热也易治疗。如果突发高热，烦躁易惊，两眼失泽，手足发凉，要慎防惊风。如果高热不解，汗出热不降，常发寒战肢冷，或神昏、谵语，或频发抽搐，此乃重症，治疗难度大，务必认真处治。如果高热持续不退，频发抽搐或肢冷过膝、肘，脉细微如丝或无脉，或张口喘气，面色青灰，皮肤发紫发花等均属危象，要积极进行抢救。

（原载于《中国农村医学》1985 年第 4 期）

辨小儿二便

二便（大小便）是中医"望、问、闻"三诊的重要内容，因其容易望得清楚、问得明白，故能为辨证提供比较客观的依据；而且二便能够反映证候特点、疾病转归，故对治疗和预后都有指导作用。

一、二便的生理和病理变化

中医藏象学说认为，大小便是机体"气化"过程的产物。大便的生成是这样的：饮食从口入胃，经胃腐磨之后到脾；脾受肾中元阳的作用，将饮食的精微部分上输到肺，将饮食的糟粕部分下传到小肠；小肠又将糟粕分成清、浊两部分，其清（液）则入膀胱，其浊则到大肠，即为粪便，经魄门（肛门）排出体外。小便的生成是这样的：从脾输送到肺的精微物质，与由鼻吸入到肺的天气（氧气）相合，通过相傅之官——肺的"治节"（加工）处理，变成卫气、营气、血液、津液和水液；水液有两条出路：一条经皮毛、汗腺排出体外，另一条通过三焦水道下输膀胱，与小肠输入的清液相合，受肾阳的气化作用而生成小便排出。

从上述二便的生成可知大便与胃、脾、肾、小肠、大肠诸脏腑密切相关。如果胃失受纳或不能腐磨水谷；脾失健运不能散精于肺，精微、糟粕并入小肠；肾阳虚衰不能鼓动脾气散精；小肠不能分别清浊；大肠传导粪便失职，均能影响大便的改变。这样，通过大便的不同变化，就能测知上述脏腑之强弱、正邪之盛衰。同样的道理，通过小便的变化就能测知肺、脾、肾、三焦、小肠、膀胱乃至皮毛、汗腺的功能状态。另大小便又都直接影响卫气、营气、血液、津液的生成和水液代谢，故辨二便还可以了解气血之盛衰、津液之亏损、卫外功能之强弱以及水液代谢状况，对诊病辨证有重要作用。

二、区别二便的正常与异常，真象与假象

小儿正常大便色黄、质软，排出通畅，一般1天1～2次，略有臭气，内含少量食物残渣。婴幼儿因为喂养不同，大便也不同。未加辅食的人乳喂养婴儿的大便呈黄或金黄色，稀糊状，或有细小颗粒，酸味不臭，每日排便2～3次，也可达5～6次，但小儿一般情况好，体重照常增加，不能认为是病态。加用辅食后，大便次数即可转变为1日1～2次。以牛乳或羊乳喂养的婴儿，大便颜色淡黄或呈土灰色，质较硬，味臭，有小块状物，每日大便1～2次，也有两天大便1次的。人乳或牛乳同时加用淀粉类食物喂养者，便色暗褐，量多、味臭，每日大便1～2次。有异上述大便者，包括便色的变化、便次的增加、性状的改变、气味有异、排便难或失禁等，均属病理状态。

小儿正常小便色淡黄、澄清。初排尿无臭味或有很轻微的尿臊气。一般学龄前后儿童每日排尿次数为6～8次，每次排尿量150毫升左右，1日排尿量约为1000毫升。年龄小，排尿次数多，每次尿量少；反之，年龄大，排尿次数相对减少，每次尿量增多。但刚出生的新生儿排尿次数不多，1日仅4～5次，6日后逐渐增多。有异上述小便者，包括颜色、尿次、尿量、尿味、透明度及排尿的难

易等，均属病理状态。

在察看或询问患儿大小便时，要注意区别真或假。察看大小便标本时，一定要在明亮的自然光线下进行，装小便的容器不能带色，否则难辨尿色和澄明度。观察大小便务必要仔细，发现疑点，如黑色大便，或浑浊小便，或深黄色小便，要过细询问家长，患儿近期内饮食或服药情况。如食用鸡、猪血等血类食物或含铁制剂，均可能引起大便发黑；食用痢特灵、黄连素、黄芩、大黄等，均可使小便发黄；某些食物、药物（含碱性）使尿液中沉淀大量磷酸盐，尿呈乳白色，加醋酸后即变澄清，此种乳白尿无临床意义。

三、辨二便的要点

辨二便要抓住二便的异常变化及伴随的主要脉症，重点审察肾、脾、胃、大肠、小肠和膀胱等脏腑的病变；了解"三焦气化"功能；判断津液的损耗或存亡；推测病证的预后。

（一）审察肾、脾、胃、肠以及膀胱的病变

1. 肾阳虚

大便呈现完谷不化，下利清冷，久泻不止，或五更泄；小便往往表现为夜尿多，尿色清，尿次频或遗溺不断。伴腰膝酸冷。脉细微，舌质淡，舌苔白。前者用温肾涩肠法为主，佐健脾之品治疗；后者用温阳化气、利水法治之（详见附方1、2）。

2. 脾气虚

临床可见大便频数，水样便或水中夹有不消化的奶瓣或食物，无明显臭味。伴尿少、口干、体倦无力。脉细缓，舌质淡、舌苔白厚，伤津重者舌干乏苔。治疗首先升清健脾、分利止泻。健脾能生津，分利能实便，切忌妄用增液生津之品，如元参、生地黄、麦冬等，否则将加重腹泻（附方3）。

3. 胃家实

临床主要表现为大便秘结或大便困难。外症常伴有身热、汗自出、不恶寒、反恶热、脉洪数、舌苔黄，用泄热通腑法治疗（附方4）。若大便坚硬、数日不行、腹胀实痛、脉实、舌苔老黄，可用大承气汤急下之，但便通即止勿过用（附方5）。另有一种阳明温病，有高热、汗出、口渴、脉数、舌苔黄等症，但非大便干结，而是纯利清水无粪便，谓之热结旁流，乃胃实肠热之证，可用清热泻下法治疗（附方6）。

4. 肠胃积滞

临床主要表现为大便散乱，多见食物残渣或不消化之奶瓣，酸臭，便次频。常伴脘腹胀满、不欲食、面黄肌瘦、夜卧不安、脉滑数、舌苔厚，或白或黄。此主要是胃肠功能失调，积滞不化。治此证重用消导、分利法（附方7）。

5. 大肠湿热

临床主要表现为大便次数频，便时不爽，或里急后重、量少，带黏液或脓血。常伴发热、腹痛、小便短赤，脉数，舌苔黄腻。用清大肠湿热法治之（附方8）。

6. 大肠虚寒

此证以大便滑泄或失禁为特征，便次频，便物清冷、无臭味。常伴少腹冷痛、得温痛减。脉缓舌苔白。治疗用温阳散寒涩肠法（附方9）。

7. 小肠实热

临床可见小便短赤、浑浊或遗溺不断。伴少腹痛，或口舌生疮。脉数，舌尖赤，舌苔微黄。治重清利小肠（附方10）。

8. 膀胱湿热

临床可见小便淋沥不尽、疼痛、尿赤、尿道有烧灼感。伴发热、腰痛。脉濡数，舌苔白或黄腻。治重清膀胱湿热（附方11）。

（二）了解"三焦气化"功能

"三焦气化"以肾中元阳为动力，推动脾气散精，上归于肺；肺气旺则水道通达，通过三焦下输膀胱，气化乃生小便而外排。"三焦气化"功能失常，临床最主要的表现是尿少或尿闭，面目、肢体或全身肿。此时要区别虚实两类。实者只表现为三焦决渎失司，膀胱气化不行，经络壅塞，未影响肺、脾、肾三脏功能和精血生成。临床以尿少、尿黄、或赤或混浊为特征，伴有面目、四肢肿。脉濡数，舌质红，舌苔白。治疗以疏通三焦、清利膀胱为主（附方12）。虚则不仅表现为三焦决渎失司，膀胱气化不行，而且影响了肺、脾、肾三脏功能和精血生成。临床除尿少、多泡沫、肢肿、腹满外，常伴面色㿠白、精神萎靡、腰酸乏力。脉细弱，舌质淡，苔白。治疗以温肾、补脾、益气为主（附方13）。

（三）判断津液的损耗或存亡

津液来源于水谷之精微，粪便来源于水谷之糟粕，两者为同源异物，可以互相影响，故辨大便可以协助判断津液的损耗或存亡。一般说，大便干结或排便困难，并形成习惯，但无发热、汗出、口干等症状，多为肠中乏津；若伴发热、汗出、烦渴欲饮则属热伤津液，乃全身津液之损耗；若水泻无度，无尿，涕泪俱干，两眼窝下陷，皮起皱褶则为津竭，是危重之候。

（四）推测病证之预后

无论急性病还是慢性病，如果出现尿少或尿闭，都是不好的征兆，一定要针对原因，采取紧急处理措施，经处理后仍无尿者，多预后不良。多尿久治不愈，导致津液干涸、精血减少，症见大肉已脱、皮肤干皱、两目失泽，甚至抽搐不止，脉细微欲绝，舌瘦小、干，多属难治之证。

[附方]

1. 煨肉蔻6克，煨诃子6克，熟附子3克，肉桂3克，党参6克，白术6克，云茯苓10克，车前子6克，分心木3克。

2. 肉桂3克，狗脊6克，川牛膝6克，党参6克，益智仁6克，熟附子2克，茯苓6克。

3. 黄芪6克，党参6克，白术10克，茯苓10克，莲子肉10克，怀山药10克，车前子6克，泽泻6克，炙甘草6克。

4. 生石膏15克，知母10克，栀子6克，生大黄3克，厚朴6克，枳实6克，生甘草3克。

5. 厚朴6克，枳实6克，生大黄6克，芒硝6克，生甘草3克。

6. 生石膏20克，知母10克，麦冬6克，淡竹叶6克，生大黄6克。

7. 神曲10克，鸡内金6克，山楂6克，陈皮3克，焦槟榔6克，车前子6克，茯苓10克。

8．条黄芩6克，川黄连6克，槟榔6克，枳实6克，马齿苋10克，生大黄3克，生甘草6克（大便通利、或里急后重减轻之后，要减大黄、枳实，加车前草10克，木通3克，茯苓10克）。

9．小茴香3克，肉桂3克，干姜6克，煨肉蔻6克，煨诃子6克，分心木3克，炙甘草6克。

10．木通3克，川黄连3克，黄芩6克，山栀子3克，淡竹叶6克，生甘草3克，车前草6克，生地黄6克。

11．木通3克，滑石18克，生甘草6克，金钱草6克，车前草10克，黄柏6克，黄芩6克。

12．生麻黄3克，赤小豆30克，连翘10克，大腹皮6克，茯苓10克，车前子6克，白茅根10克。

13．熟附子3克，肉桂3克，黄芪6克，党参10克，白术6克，茯苓10克，车前子6克。

（原载于《中国农村医学》1985年第2期）

小儿咳痰喘辨

咳、痰、喘是儿科常见的症状，分清它们的性质对指导中医临床治疗有重要意义。

一、辨咳

咳也称咳嗽，《素问·咳论》虽有"五脏六腑皆令人咳，非独肺也"之说，但"肺气不能宣通"仍然是咳嗽的主要病机。临床上可以从发病时间、咳嗽程度、特点、诱因、伴随的主要症状和脉（指纹）、舌等方面来分辨咳嗽的性质。

（一）外感风寒

此证一般发病时间短，多数在一两天内。咳嗽或轻或重，咳无定时，遇风寒加重，常伴鼻塞、流涕、咽痒。一般有少许稀薄痰，不发烧或轻微发烧。脉浮（指纹显见），舌质多无变化，薄白苔。

（二）外感风温

此证发病时间也短。咳嗽比较重，有时呈阵发性，夜晚比白天咳嗽明显。常见中等度发烧或高烧，咽部红肿或疼痛，痰不多，痰色带微黄。脉浮数（指纹明显偏紫色），舌质尖、边红，舌苔黄白相兼。

（三）肺热咳嗽

此证多见于发热数天之后，外邪入肺化热，形成肺热咳嗽之证。其咳重，咳嗽费力，有时必咳出几口痰，咳嗽才能暂停，不久又咳。夜晚尤其明显，早晨起床要咳嗽一大阵，咳出黏稠、黄色痰，有的还有臭气。发烧，口渴但不多饮，大便干。脉数滑，舌质红，舌苔黄。

（四）胃火灼肺

此证也见于发病数天之后，邪已经由表入里，导致胃火上炎灼肺。其咳嗽相当严重，一声接着一声，有时呈连续性，白天、夜晚都一样。天气变化、饮食不当或怪的气味、精神刺激均能使咳嗽加重。痰色黄并且黏稠，常伴高热、口渴欲饮、气粗似喘、口舌生疮、烦躁不安、呕吐不欲食。大便干结、气臭，小便短赤。脉疾（指纹粗紫明显），舌质赤，舌苔深黄、干燥。

（五）肺燥津伤

此证多见于疾病恢复期，表邪已解，里热渐清，但肺阴津受损未恢复。其咳不爽，活动后加重，痰不多，但不易咳出或干咳无痰。一般不发烧，但有时感到五心烦热，口干唇燥。脉细数，舌质红少津、少苔，舌苔或白或微黄，比较干燥。

（六）脾胃虚弱

此证多见于体质素弱者，或病后脾胃受损。因"脾为生痰之源，肺为贮痰之器"，故症见痰涎多，咳嗽声浊，早晨起来往往咳嗽阵作，咳出一些痰。活动之后痰减少，咳嗽也减轻。大便多稀溏，里面往往有不消化之食物，常伴纳食不香、身体疲乏。脉象缓弱，舌质偏淡，舌苔白厚。

总起来说，一般咳嗽初期多为外感风寒或风温，此时治疗或辛温或辛凉宣肺解表即可。辛温宣肺解表用杏苏饮加减（杏仁、紫苏叶、前胡、桔梗、陈皮、法半夏、茯苓、荆芥、百部、甘草）；辛凉宣肺解表用桑菊饮加减（桑叶、菊花、连翘、芦根、杏仁、黄芩、薄荷、枇杷叶、生甘草）。若此期不能治愈，进一步发展可以转化为肺热炽盛或胃火灼肺。前者用清肺降气化痰止咳法，方选黄芩清肺饮合千金苇茎汤加减（黄芩、栀子、芦根、杏仁、桃仁、冬瓜仁、紫苏子、厚朴、知母）；后者用泻胃火降逆止咳法，方选白虎汤合旋复花代赭石汤加减（生石膏、知母、粳米、生甘草、代赭石、全瓜蒌、黄芩、天竺黄、寒水石）。待到咳嗽好转期或恢复期，由于体质的不同，可能出现肺燥津伤或脾胃虚弱。前者用润肺生津止咳法，方选沙参麦冬汤加减（沙参、麦冬、玉竹、天花粉、芦根、杏仁、紫菀、橘红、甘草）；后者用健脾和胃、化痰止咳法，方选六君子汤加减（陈皮、半夏、茯苓、苍术、炙甘草、白术、党参、僵蚕）。以上主要介绍外感咳嗽的辨证要点，至于久咳，还要根据具体证候特点细细分辨。

二、辨痰

辨痰要注意痰的颜色、量、外形、气味、排出的时间与易难等方面来判断其证候特点。

（一）热痰

热痰色呈黄色或褐色，甚者带血丝，多为块状或黏稠，有腥味，较难咳出，一般量不多。脉滑数，舌苔黄厚、干。

（二）寒痰

寒痰色呈白色或灰白色，清稀无明显气味，咳吐容易，量多，晨间尤其多，遇寒冷加重。脉缓滑，舌质淡，舌苔白或灰、润滑。

（三）风痰

风痰色呈白色或略带青色，多为稀薄、泡沫痰，也有呈块状的，量多少不一，多者喉中痰鸣，声如拽锯，少者仅咳嗽时有痰。排痰的时间也不一定，有白天多者，也有夜晚多者。咳吐或难或易，但无明显腥臭气味。脉偏浮，舌苔白或薄或厚。

（四）燥痰

燥痰色或白或黄或灰，较黏稠，量少，似黏在咽部，很难咳出，气味不明显。脉细、偏数，舌质红，白苔或黄苔、干燥。

（五）湿痰

湿痰色或灰或白，痰涎壅盛，或稀或稠，甚则也成块状，量多，很易咳出，多有腥味，动则痰减，卧则痰增。常伴口中乏味或发黏，体倦无力。脉缓濡，舌苔白厚、润滑或腻。

（六）食痰

食痰因饮食不节，导致积滞不化，久之生痰。其痰的颜色白中见灰，或黄白相兼，痰稠口臭，容易咳出。常伴脘腹满闷、纳食不香、大便不调或饥肠辘辘有声、恶心呕吐。脉滑偏数，舌苔腻，或白或黄。

一般风痰多见于上呼吸道感染的初期，治疗用疏风解表化痰法，方选止嗽散加减（炒桔梗、荆芥、白前、百部、陈皮、紫苏梗、胆南星）。热痰多见于急性呼吸道感染的中期，治疗用清热化痰法，重在清热，方选清气化痰丸加减（瓜蒌仁、黄芩、知母、山栀子、陈皮、半夏、杏仁、茯苓、甘草）。寒痰、湿痰多见于久病体弱或脾阳不足的患者。寒痰用温阳化痰法，方选三子养亲汤合苏子降气汤加减（白芥子、紫苏子、莱菔子、半夏、前胡、肉桂、白术、干姜、陈皮）。湿痰用健脾燥湿化痰法，方选胃苓汤加减（苍术、厚朴、陈皮、茯苓、炙甘草、半夏、肉桂、党参）。食痰则应着重消食导滞，并加用和胃化痰法，方选保和丸合二陈汤加减（神曲、麦芽、山楂、陈皮、茯苓、半夏、莱菔子、广木香、甘草）。

三、辨喘

喘通常称为气喘，以呼吸气促为其证候特点。可以根据起病之急缓、犯病之轻重、气喘时间之长短以及初犯还是反复发作等几个主要方面进行辨证。

（一）风寒闭肺

此证初起可见恶寒、无汗、流清涕、鼻塞，很快即喘，而且较重，张口抬肩，喘满不能平卧，面色发青，四肢不温。舌质淡，舌苔薄白，脉浮紧。

（二）风温闭肺

此证初起可见发热、恶风，或有微汗，喘憋较重，鼻扇，面色青紫，烦躁不安。脉浮数，舌质尖边红，舌苔黄白相兼。

（三）毒热壅肺

此喘证高热不退，呼吸急促，口鼻气热，鼻翼扇动，烦躁不寐，痰涎壅盛，大便干结，小便短赤。脉滑数，舌质赤，舌苔黄或干，或腻。

（四）肺肾气虚

此证多见于久喘不愈或反复发作患者，其喘息气弱，动则加剧，面色青，甚至呈桶状胸。脉细弱，舌质淡，舌苔白或少。

喘是儿科重症，见喘要仔细分辨，认真处理，千万不要粗心大意。风寒闭肺用辛温开肺、降气平喘法，方选华盖散加减（麻黄、紫苏子、杏仁、赤茯苓、陈皮、射干、桂枝、白果）。风温闭肺用辛凉开肺并加清热平喘法，方选麻杏石甘汤合银翘散加减（麻黄、杏仁、生石膏、生甘草、金银花、连翘、荆芥、知母、黄芩、芦根、薄荷）。毒热壅肺用清热解毒并佐用化痰平喘法，方选黄连解毒汤合白虎汤加减（黄连、黄芩、黄柏、栀子、生石膏、知母、甘草、麻黄、杏仁、厚朴）。肺肾气虚用温肾纳气、润肺平喘法，方选蛤蚧散加减（蛤蚧、麦冬、款冬花、桑白皮、紫菀、川贝母、冬虫夏草、僵蚕）。慢性气喘多属脾肾两虚，但是，如因复感风寒或风温，喘息加重，则又必须根据"急则治其标""有邪先驱邪"的治疗原则处理。千万不要拘泥一法一方而影响了治喘的效果。

（原载于《中国农村医学》1983 年第 5 期）

我也谈谈"甘温除热"

《中医杂志》一九六一年第四期发表了欧阳锜先生所写的《甘温除热法的理论探讨》一文，我细读了数遍，受益匪浅。但其中也还有一些论点值得商榷，特提出我自己对甘温除热法理论的一些看法，兼与欧阳锜先生商榷。

一、甘温除热法的含义

甘温除热法始创于东垣，实渊源于《内经》"劳者温之"之义。甘温之药能够消除大热，这种反治法的机理的确有深入探讨的必要。

药性甘温能补脾胃，也能生发阳气，强壮元阳。若发热由于脾胃失健运之职，元阳呈虚败之象，阳损及阴，阴虚生热。其本在阳，其标为阴。甘温除热是用甘温之药化阳以治其本，阳生自然阴长，阴足其热可退。

二、甘温除热法的机理

欧阳锜先生说得好，"要考虑这种热之所以产生，当然也不能离开阴阳水火升降之理，特别是这种热与先后天阴阳升降失调的关系，应该是考虑这个问题的中心环节"。阴阳升降的动力是少阳相火，少阳相火与命门之火是一脉相承的。正如景岳所言："以三焦论火候，则各有所司，而何以皆归之于命门？不知水中之火乃先天真一之气，藏于坎中，此气自下而上，与后天胃气相接而化，此实生生之本也。"实际少阳相火的来源是命门之火，而命门火的作用又体现为少阳相火。《身经通考》说："相火之用，分布命门之气。"《医贯》也说："相火禀命于命门。"这两种火就是阴阳水火升降的原动力。

不难看出，阴阳水火升降失调的根本原因是命门火衰，元阳不足，不能腐磨脾中水谷，而致阴液（营、卫、血、津液）生化失常，阴虚则生内热。当然脾阳虚弱、中气下陷，肺失治节，精血有亏，都可以导致阴阳水火升降失调，但相对而言，就是次要的因素了。

欧阳锜先生的甘温除热法只适用于中焦虚阳外越之证的立论，是值得商榷的。中焦虚，阳未有外越之理，只有下陷之机。因为脾主升，能升就能运化，能运化就能输布精气上归于肺，精气即可四布，水道也可通达。只有脾阳下陷，不能散布精气，精血生化之机减少，阴液因此亏损，虚热自内而成。平常所言"虚阳外越"，均泛指肾中之元阳。因为肾主蛰藏，如果肾阳不足，虚寒乘其位，阳无所附就要上行、外越，比之前者有轻重之不同。前者纯属正虚，乃机能之衰退；后者有寒邪，乃正不胜邪之征。轻重不同，治法各异。前者之发热可以甘温法退之；后者之阳越，则必须引火归原，兼消阴翳。

更须说明，东垣补中益气汤是为中气虚弱者而设，方中人参、黄芪、甘草，甘温补中气；白术，甘而微燥，功专健运脾阳；当归，质润辛温，能润泽脾土；升麻、柴胡能升提清阳；黄芪固表而补肺。全方宗旨，只在补中升提、健运脾阳，而未见有收敛阳气之功。

甘温之剂不独为补中之正品，也有温行肾阳、生发阳气之效。仲景小建中汤为建中方剂之鼻祖，实有温化阳气之机，方中桂枝、姜、枣，就有这样的作用。所以甘温除热法，其本在生发阳气，助命门生发之机以健运中州，而意在救阴精、平虚热。补中益气汤虽不是补肾之剂，实可生发肾阳、推动气化。如欧阳先生指出的诸方（人参养荣汤、归脾汤、圣愈汤）、诸药（参、桂、术、芪、甘、枣），莫不可以补阳、生阳气、健运中州、推动气化，以生阴精，平降虚热。

临床见证，倦怠形衰，气高喘促，身热而烦，渴喜热饮，舌质红而苔少，脉细弱虚数，莫不因元阳（也可谓命门之火）之虚、阴液之亏。欧阳锜先生以中气虚而致虚阳外越，始呈热象立论是站不住脚的。实际上是因果倒置。

三、甘温除热法的临床应用

甘温除热法适用于因为元阳亏损，阳损及阴，阴液受伤，阴虚生热，其本在阳，其标在阴的一切虚劳性发热，如劳倦热甚，小儿疳积后期邪退正虚之发热不退，麻后发热，以及久痨骨蒸潮热等。应用时辨证关键在于：口渴非热饮不能下咽；发热烦躁，其热似从脏腑骨髓发出，而肌肤热不炽，多见小便短少而黄；舌质赤而苔薄；脉细数而虚弱，或内热形寒，或日间恶寒，入夜反燥热。

（原载于《中医杂志》1962年第2期）

甘温除热讨论的补充意见

《中医杂志》连续刊登讨论甘温除热的文章数篇，其中有些文章对拙作《我也谈谈甘温除热》提出了异议，这样开诚布公地讨论学术问题，是值得钦敬的。为了说明自己的论点，特做如下补充：

"真精亏损"所致的阴虚发热，与因烦劳，元气受伤，气化功能破坏，后天阴液生化之机减少，阴液缺乏而生虚热是不同的。真精也即所谓元阴，与元阳（命门火）共为先天，寓于命门之中。二者相依相存，相生相长，为化生精气之元神，生气通天唯赖乎此。

阴液（营卫、血、津液）乃后天生化，受先天元阳的作用，为"气化"活动所产生，是生命活动的物质基础（也濡养先天的元阳）。

来源不同，作用不同，所在的位置也不同，因而真精亏损与阴液受伤所产生的病因、病机、病症均不同。治法当然也就有别。为了简单明确，特列表说明（表 2）。

表 2　真阴亏损及阴液亏损的比较

	真阴亏损	阴液亏损（阳损及阴）
病因	主要是思虑无穷，想入非非，暗耗真精；或房事不节，纵欲过度，乃至真精亏损	主要因为忍饥过劳，或起居不时，饮食不节
病机	真精亏损，水不制火，元阳乘阴，乃生虚热	元气虚损，气化功能失常，后天阴液生化之机减少，阴液亏损，乃生虚热
症状	主要是阴虚症状：骨蒸潮热，盗汗，舌质绛少苔，脉细数，兼有腰酸腿软，遗精梦泄，两颧必赤，口渴不止	症见气阴两虚：虽口渴非热饮不能下咽，舌质虽赤而有薄苔，脉虽细数必兼虚弱，内虽热而形寒，夜虽热而形冷，其热似从脏腑骨髓中发出，而肌肤热不炽
治则	真精亏损，必须补阴，配阳，壮水之主以嗣阳光，六味地黄丸主之	因为元气虚而致阴液生化之机减少，应温养元气，推动气化而化生阴液，主甘温之品，小建中汤主之

当然，真阴亏损与阳损及阴阴液受伤，还是可以互相影响的。由于真阴亏损而致亢阳化火，可以煎熬后天所生阴液；由于后天所化阴液减少，不能充分濡养先天真阴，真阴也会亏损，但不能因此就混为一谈，否则就会混淆不清。

（原载于《中医杂志》1963 年第 4 期）

如此综述值得商榷

——评《气虚发热理论的研究进展》

贵刊 1982 年第 7 期发表了《气虚发热理论的研究进展》（以下简称"张文"）一文，有如下几点值得商榷。

一、题文不符

"张文"标题很明确是《气虚发热理论的研究进展》。"气虚发热"是病证名，《中医辞典》已作了解释，是："泛指脾胃气虚或脾肺气虚而致的虚热。多由饮食劳倦，内伤脾胃，以致气虚火旺，虚热内生。症见身热心烦，自汗恶寒，头痛体倦，懒于言语，动作则气喘乏力，脉洪大而虚等。治宜甘温之剂以培补中气。用补中益气汤，或用八珍汤加减。"脉、因、证、治清清楚楚，中医界对此并无争议。有争议者乃东垣《脾胃论·饮食劳倦所伤始为热中论》提到的"阴火"及"甘温能除大热"等问题。《中医杂志》自 1961 年 4 月就这些问题发表争鸣文章，一直持续了两年多。"张文"对那时争鸣的文章基本上引用了，并专立阴火问题、甘温除热问题、补中益气汤问题进行综述。所列举的 44 篇文章，基本上是这些方面的内容。故用《气虚发热理论的研究进展》为题来说明"阴火""甘温除热"等问题的探讨是不适宜的，从根本上讲是题文不符。

二、前后矛盾

由于"张文"选题概念不清，必然带来前后文的矛盾。在"发热机制问题"中，认为"下流之湿闭塞其下，正好郁遏下焦阳气的升发运行，使其附丽而化火发热"，或"中气不足，清阳下陷，脾湿下流，阴火被湿遏而上冲发热"是有根据的。而在阴火问题中却说"单从一个角度探讨阴火的实质是有困难的"，因而提出："阴火是相对阳火而言的，有少火和壮火两种含义。从少火而言，是指肾火；从壮火而言，是指脾胃气虚，清阳下陷，郁遏而化之火。因其性属寒，故治宜温而忌清。"把"火"分得如此错综复杂实属少见。特别令人费解的是言"壮火"属"寒"。本来"张文"是专门综述气虚发热，而他们在讨论甘温除热问题时并未侧重综述气虚发热应用甘温之剂除热之理，而是强调甘温除热应该"广义理解"，即文中引用的可用于气虚发热，也可用于血虚发热、气血两虚发热、脾虚发热和痰饮发热；药可用参、桂、芪、术、甘、枣；方可选理中汤、桂附八味丸、四逆类。这样一来，就把他们同意的"气虚直接发热说"给否定了，而把他们"值得进一步商榷"的"气虚间接发热说"给肯定了，因为治法与方药均支持了这种学说。这些都是自相矛盾。最后结语更不切题，"认为争论的中心仍在于对阴火的认识问题"，强调"从阴阳、脏腑、生理、病理等方面加以综述"。所有这些，远远超出了作者所要综述的"气虚发热理论的研究"的范围。

三、引文失真

"综述"最重要的是引文要恰当、要实事求是，不要为我所用，更不能主观臆测。"张文"由于一些基本概念的模糊不清，势必会造成引文失真。例如引用拙著《我也谈谈甘温除热》（1962年第2期），强加给我是"阴虚发热说"，并说我认为"气虚发热的根本原因是命门火衰，元阳不足，不能腐磨水谷，阴液生化失常，阴虚则生内热，故其本在阳，其标在阴"。这其中有误解。我在"甘温除热法的机理"一节中指出，"阴阳水火升降失调的根本原因是命门火衰，元阳不足"；在临床应用一条中再三说明"甘温除热法适用于因为元阳亏损，阳损及阴，阴液受伤，阴虚生热，其本在阳，其标在阴的一切虚劳性发热"。我的这些观点可供讨论，但不要歪曲原意，说我论气虚发热是阴虚说。第一，我根本没有谈气虚发热的问题；第二，我是强调阳损及阴，不是专论阴虚的。"张文"中还有不少其他引文也断章取义的，这就违背了原作者的观点。

（原载于《辽宁中医杂志》1982年第12期）

中医学中康复医学浅谈

中医学数千年的临床实践，积累了丰富的有关恢复伤、残、病人健康的理论和经验，现简要介绍如下：

一、整体调理

中医学最基本特征之一的整体观念，贯穿在恢复伤、残、病人身体健康的整个过程之中。例如瘫痪病人，中医认为势必损及筋、骨、肌肉，因为肝主筋、肾主骨、脾胃主肌肉，故调理瘫痪病人除针对病因之外，还要补肝肾、健脾胃。著名老中医赵锡武曾经治疗一例多发性神经炎，症见两腿麻木无力，感觉丧失已六年，走路不稳，经常跌跤，必扶拐杖行走，丧失了工作能力。赵老诊其脉象沉细，舌淡苔白厚腻，认为肝肾不足，脾失健运，筋骨失养所致，用下方治疗：淫羊藿 30 克、熟地黄 18 克、巴戟天 12 克、附片（先煎）18 克、龙骨（先煎）18 克、天麻 12 克、杜仲 12 克、白蒺藜 30 克、茯苓 18 克、猪苓 12 克、桂枝 15 克、白术 24 克、山药 18 克。连服两个月后，两腿有力，站立平稳，脚趾麻木减轻。改用下方：熟地黄 24 克、山茱萸 12 克、巴戟天 12 克、石斛 12 克、茯苓 18 克、五味子 9 克、麦冬 12 克、肉桂 6 克、淫羊藿 30 克、细辛 6 克、鸡血藤 30 克、白术 24 克、龙骨（先煎）18 克、附子（先煎）5 克、黄连 3 克、肉苁蓉 18 克。继服两个月，病情明显好转，两腿麻木感消失，两脚知觉恢复，走路已不用扶拐。共治半年后感觉正常，行走自如。赵老治疗瘫痪的加味金刚丸，是治瘫有效方，使不少病人恢复了健康。该方由川萆薢、川牛膝、木瓜、当归、菟丝子、全蝎、肉苁蓉、乌梢蛇、乌贼骨、仙灵脾、川断、地龙、炙黄芪、炙马钱子诸药组成。本方具有补肝肾、强筋、通血脉的功用。

二、动静结合

动静结合是中医防病治病的一条重要原则，也是恢复伤、残、病人身体健康必不可少的方法。骨伤如此，精神病如此，心脑疾患也如此。动静结合有多种含义，一指运动与休息的结合，另外也指调养与治疗的结合，包括治疗中的攻与补，治疗手段的刚与柔的结合。已故著名老中医岳美中，曾经治疗一例脑血栓、半身不遂的病人，岳老要求他调治中要动中有静，静中有动，活动不要太过度，贵在持之以恒。休息不消极，可揉按患肢、练气功。在此基础上，内服如下中药丸：黄芪 60 克、川断 30 克、独活 24 克、秦艽 24 克、防风 24 克、细辛 12 克、当归 30 克、炙甘草 9 克、川芎 15 克、熟地黄 30 克、白芍 24 克、桂枝 15 克、云苓 24 克、杜仲 24 克、党参 24 克、川牛膝 24 克，共研极细末，蜜为丸，每丸重 9 克。每次服一丸，一日服 2 次。病人遵照岳老的医嘱而调治，短期内体活动自如，久之，体力亦增强。病人还以亲身经历，帮助几位半身不遂的病人恢复了健康。

三、神形并重

"神"，这里是指精神意识思维活动；"形"是指形体，包括五脏六腑、四肢百骸、经脉经络。调理伤、残、病人既重视形体的损伤，又重视精神的影响。

已故著名老中医赵心波，于 1973 年 2 月 19 日开始治疗一例因脑外伤所致的癫痫、右侧不全瘫痪、中枢性发热病人，病程已经两年半，经用各种抗癫痫药、抗生素、激素、退热药、神经系统药、中药等均无效。来就诊时，患者神志昏沉，痴呆不语，右侧不全瘫痪，抽搐频发，高烧不退，不能坐立。脑电图：额、颞、枕部均有慢波，左侧显，左额有阵发性棘波。赵老诊视：脉弦细数，苔微黄。辨证为毒热攻心、劫动肝风、瘀血阻络。用清心解毒、平肝息风、活血通络法治疗。处方如下：钩藤 6 克、莲子心 6 克、紫花地丁 9 克、全蝎 8 克、连翘 12 克、玳瑁 9 克、南红花 3 克、煅牡蛎 12 克、党参 9 克、蝉衣 4.5 克、麦冬 12 克、熊胆末 3 克，分两次冲服，以后用药略有加减。共治疗 7 月余，神清抽止、烧退，扶着能够步行 1 百多公尺。后坚持用中药治疗的同时，加强了精神护理和各种训练。两年后随访，发育营养良好，精神饱满，言语行动均与常人无异，饮食、二便、月经均正常，各项化验检查也均正常。1979 年 9 月再次随访，已考上了大学。

四、综合处治

为了促进伤、残、病人早日恢复健康，中医往往采取综合处治措施，其中包括食疗、药疗、理疗、气功与按摩以及各种形式的运动等，下面做简要介绍。

（一）食疗

饮食对老年病和弱病儿的康复有重要作用，中医学认为脾胃为后天之本，主要就是根据脾胃主司饮食物运化而言的，因此饮食要定时定量，不可暴饮暴食，或食无节制、无规律。饮食的种类对康复有一定的影响。一般年老体弱者饮食宜清淡，元代著名医家朱丹溪强调多食"谷菽菜果，自然冲和之味"。有些食物具有治疗作用，可以帮助某些疾病的康复，如山楂降血脂、芹菜降血压等，在帮助心、脑血管病人康复中有一定作用。

（二）药疗

中药除极少数外，大多是无毒无副作用的，所以能够广泛用于伤、残、病人的康复治疗，其中比较重要的有如下几类：

1. 补气药

补气药主要用于脾肺气虚、年老体弱、久病不愈的病人。临床常表现为心慌气短、体倦乏力、纳食不香、大便溏泄、反复感冒、脉缓弱或细微。常选用人参、党参、黄芪、白术、灵芝、炙甘草、大枣、怀山药、莲肉、燕窝等。

2. 补阳药

补阳药主要用于肾阳不足、机体功能低下的病人。临床常表现为蜷缩怕冷、四肢不温、腰酸重坠、小便频数、少气懒言、脉细微、舌质淡、舌苔白。常选用熟附子、肉桂、龙眼肉、仙茅、仙灵脾、巴戟天、核桃肉等。

3. 滋阴药

滋阴药主要用于肾阴不足、胃阴亏损，或急、热性病后阴津受损的病人。临床常表现为五心烦热、口干舌燥、夜寐不宁、大便燥结、脉细数、舌质红、少苔。常选用熟地黄或生地黄、麦冬、玄参、山茱萸、花粉、玉竹、石斛、冰糖、旱莲草、女贞子等。

4. 补血活血药

补血活血药主要用于血虚血瘀，包括由此而引起的各种疾病。临床常表现为心悸不宁、胸闷疼痛、头晕眼花、面色苍黄、脉细或涩、舌质淡或暗。常选用当归、川芎、白芍、阿胶、丹参、三七、何首乌、鸡血藤等。

5. 强壮筋骨药

强壮筋骨药主要用于筋骨失养，行走无力，或痿废不用。常用的药物有制马钱子、杜仲、川断、牛膝、狗脊、地龙、伸筋草、独活、桑寄生等。

6. 通利关节药

通利关节药主要用于关节活动不灵，屈伸不利。常用的药物有路路通、木瓜、桑枝、乌梢蛇、白花蛇、独活、牛膝、全当归、秦艽等。

7. 清心开窍药

清心开窍药主要用于神志不清，智力低下。常用的药物有石菖蒲、莲子心、牛黄、苏合香、麝香、熊胆、郁金等。

8. 安神镇静药

安神镇静药主要用于心神不宁、夜寐不安、烦躁易急、健忘。常用的药物有酸枣仁、柏子仁、朱砂、远志、茯神、磁石、玳瑁、代赭石等。

以上诸药在恢复伤残病人健康中占一定地位，临床要根据不同病人、不同病情灵活选用。

（三）气功与按摩

气功与按摩是中医康复医学的重要组成部分。由于历代气功流派不同，故而功法多种多样，有站式、坐式、卧式、动式等。各式之中动作和姿势又有别，有自然站式、三圆站式、盘脚坐式、仰卧式、侧卧式等，均有其特点和适应证。具体练法，可参阅有关气功的专著。按摩可根据病情而定，如头痛按睛明、风府、太阳穴；半身不遂按摩上肢、下肢和关节。操作时刚柔结合，虚实并用。

（四）运动

运动的方式很多，包括各种保健操、太极拳以及散步、慢跑等。

1. 保健操

可以根据身体的情况选用广播操、各种自由体操以及八段锦、十二段锦、五禽戏、易筋经、练功十八法等。肺气肿、哮喘病人可用专门的呼吸体操。瘫痪病人，可做功能锻炼，床头用绳或滑轮，锻炼推力、臂力。各种活动都要循序渐进，不可过度，一定要坚持，不可中断。

2. 太极拳

太极拳可以调节中枢神经系统的活动，促进动作协调，增强心肺和胃肠功能。初学者一般采用杨氏简化太极拳，假如学习整套有困难，可选择某几个动作。根据病情，有时可以重复1~2遍，每次练习约30分钟，时间不宜太长，但每天务必坚持。打太极拳最重要的是调匀呼吸，动作协调而缓慢，全身放松，精神集中。

3. 散步

散步最适合老年、体弱病者的锻炼，如冠心病、高血压病、脑血管病后遗症恢复期、神经官能症、胃及十二指肠溃疡、哮喘缓解期及慢性气管炎等。散步能调节大脑皮层的功能，改善呼吸、消化和心血管系统的功能，增强腰腿肌力。散步的快或慢，视体质、病情而定，以活动后每分钟脉搏不超过 100 次为宜。散步宜在新鲜空气环境中进行，早晨、饭后散步最好。

4. 慢跑

慢跑适合于轻型冠心病、心律失常、高血压病、糖尿病和肥胖症。慢跑距离应根据病人耐受情况逐渐延长。

五、结语

中医学中康复医学的内容非常丰富，有理论，有实践，但由于历史条件的限制，尚缺乏系统整理。本文就我们的认识做了粗浅的介绍。随着康复医学日益发展的大好形势，我们深信，蕴藏在伟大宝库中的康复中医学内容必将被发掘出来，创立具有我国特色的康复医学，为人民健康事业做出贡献。

（原载于《中国农村医学》1985 年第 4 期）

中医血疗的现状和展望

20 世纪 70 年代以来，核技术的大规模应用和电子、化学工业的飞速发展，从根本上改变了医学发展的进程，人类健康状况和卫生环境亦得到了巨大的改观。医用检查、诊断和治疗手段（CT、核磁、心电监护、彩超、激光等）有了显著的提高，但没有能够完全解决医学研究的目的问题。相反，检查诊断水平的提高，使疾病分类和病种更加繁多。抗生素、麻醉剂的广泛应用，使耐药性和毒副作用明显增大。这些将成为医学界深思的严重问题，医学研究的模式由过去单一的"对抗"转变为综合的"平衡"。中医学不但强调人体内在环境的协调平衡，更提出人与自然界相适应的整体观。只有治疗疾病与辨证相结合，方能取得较好的效果。根据中医学的特点和原理，我们将低能量氦氖激光血管内照射（ILIB）的生物学特性和临床表现的治疗作用用中医学的原理归纳，给予高度的概括为活血化瘀（血液流变学改变）、扶正固本（免疫功能提高）、清热解毒（中分子物质清除）、益智补脑（SOD 活性提高）、醒神开窍（神经——内分泌调节等）并指导临床的辨证施治。依此做了如下工作：

一、相互学习，统一认识

自 1995 年 6 月，在全国范围举办"中医血疗"学习班，提出中医理论对低能量血管内照射治疗中的指导作用，强调对于临床所使用的检查和治疗仪器，都应该以整体观和辨证施治的原则去灵活地运用。只有这样，才能取得满意的结果。共举办七届学习班，培养学员 400 余人，大家共同探讨了 ILIB 的疗效机理和"中医血疗"概念范围、适应证以及今后开展临床工作的设想。通过相互学习，加深中西医之间的交流，统一了认识。

二、科研协作，广泛验证

为了使"中医血疗"能够广泛深入地研究，本着协同攻关的目的，确立了十大项科研思路，并在全国公开招标，共收到标书 109 份，经过专家的预审、复审、终审，确定了十个科研课题的中标单位，并有十个单位入围。如此将形成以北京、西安、郑州、山东、哈尔滨等区域为中心的科技攻关网络，广泛地进行临床观察和验证，为"中医血疗"的发展奠定了理论和临床基础。

三、学术交流，开阔视野

通过一年的临床探讨和交流，全国近 400 家单位按"中医血疗"基本原则进行了大量的临床研究工作，总结了不少经验，特别是在脑血管、心血管、糖尿病等疾病的治疗上积累了丰富的经验，另外在男性病、皮肤病、职业病、精神障碍等方面也取得了可喜的成就。本次学术研讨会共收到论文 150 多篇，论文质量高，范围广泛，大家相互交流，确实大开眼界。

这些是"中医血疗"工作近年来的成就，通过这些研究工作，从而更加完善了"中医血疗"的理论、实验和临床研究内容，为今后进一步地深入确立了目标。

四、明确目标，继续努力

（一）保持中医特点，强调辨证施治

在临床研究中，应保持中医特点，坚持辨病与辨证相结合的原则，治疗时应结合病位、病性以及选择功率大小、时间长短、部位、时辰等诸多变化，贯彻辨证施治和整体观念。

（二）拓展理论体系，扩大临床应用

"中医血疗"已成为一种无毒副作用的替代性疗法，应从文献和中医学研究的现状出发，进行有目的的广泛观察，总结疗效以扩大学术交流"中医血疗"理论体系和临床应用范围，特别是理论方面，不断进行验证和总结。

（三）强化中西结合，加强实验研究

虽然"中医血疗"已取得了一定的成果，但对于一门学科来说，那仅仅只是第一步，应该利用现代科技，加强基础性的实验研究，明确其机理环节，融会贯通，以便指导临床。

（四）汲取高精技术，丰富"中医血疗"

激光的发展是迅速的，只有不断研究，利用现代高科技技术，才能丰富"中医血疗"。在不久的将来，将会有各种不同的激光器问世，使医用激光技术产生新的腾飞，无论是治疗效果，还是激光器本身，将会向更高、更强、更有疗效的方向发展，都将推动"中医血疗"的发展。

五、结束语

让我们大家一起协同攻关，将"中医血疗"这一新兴的中医传统和现代科技相结合得可发展、建设和完善，为人类健康做出更大的贡献。

［原载于中医古籍出版社《实用中医（激光）血疗学》1999年］

试探《傅青主女科》的治肝法则

《傅青主女科》论治肝的内容共达 15 条，占全书内容五分之一，对肝病的理法方药，比较全面中肯。本文试就书中内容做一粗略的探讨。

一、肝的生理特征

《傅青主女科》一书对肝的本性，认识其"气、血、火"的特性和"所喜""所恶"；并阐述其与他脏互相依存和制约的关系。

如指出"其性最急宜顺而不宜逆""肝主藏血""肝属木，木中寄有龙雷之火，即所谓相火，相火宜静而不宜动，静则安，动则炽，但木中之火，易动而难静，大怒则火益动，火动而不可遏止，则火势飞扬"。肝"喜水润"而"恶湿邪"与风寒。

从肝与他脏的关系来看，"肝乃肾之子"，肝木赖肾水滋养，肝血需由肾水所化。在正常生理情况下，肝木舒达，并得脾土建运以助，则肝气充和，肝木又靠肝金以相制，肝乃肾之子、心之母，其气往来心肾之间，上引心而下入于肾，下引肾而上入于心，上下调协，互相资助。

综上所述，肝的生理特征为：

（1）主藏血，血之所化必赖肾水充盈。

（2）以气为用，性最急，顺则安，逆为害。肝气之充和条达与脾土之健运、脾胃阳气之生发，息息相关；亦与肺金之能否制约有密切的关系。

（3）木中龙雷之火宜静而不宜动，但其本性易动而难静。

（4）木喜水润，恶湿邪与风寒。

（5）肝气往来心肾之间，心肾气衰，肝气之通顺势必受阻。

二、肝的发病机制

肝之所以发病，主要因素有二：

（1）肝本身的生理特性破坏。即肝血之亏损或不藏；肝气上逆或郁结；木中相火妄动，火势飞扬；肝被湿邪或风寒侵袭，而其所喜之水不足。

（2）与他脏的关系失去协调。其中最主要的因素是：肾水亏，脾土困。

不论本身的原因，也不论他脏的关系，引起肝之为病都是相互影响的。关于这方面的内容，《傅青主女科》均有明确的阐述。

肝血亏损或不藏，可能因为肝气郁结，使肝之性更急，乃致血不能藏；或由于大怒而致血不归经；或者"水亏不能化血"；甚或相火妄动，食气伤精而致血少。

肝气上逆或郁结，最直接的原因是忧郁或思虑。肝以气为用，凡能致肝之为病的因素都可引起肝气不顺。例如：脾湿犯肝，"肝则之气必逆"；风寒乘行经腠理开泄之际而入侵肝络，亦可使肝气闭塞不舒；如果肾水亏，"不能生木，而肝木克脾，木土相争，则气必逆"，或肾精外泄，亦可使肝气不舒；也有肾水不足，肝火先动，乃致肝气逆。反过来，肝气郁结又可以化火，可致血结，甚致"血不能藏"；肝气郁结不舒，又可以下克脾土，致脾气壅塞；肝气郁结也可导致肾气郁结，并可以使心肾之气不通。

肝火妄动，火势飞扬，直接的原因是"怒动肝火"，但"气郁甚而发龙雷之炎"；肾水不足"则肝益急，肝急则火动而逆"，也是很重要的因素。至于肝"火之所以旺者，由于血之衰"的关系，更有指导临床治疗的意义。

肾水亏引起肝之为病，都是通过影响肝经气、血、火的生理特性而形成，如上述不赘。

至于脾土因而导致肝之为病的机理，《傅青主女科》虽论述不多，但从第二条"湿实肝木之所恶"，而"湿为土之气"，结果使肝之性远，"肝之性既远，则肝之气必逆"。另外，傅氏以顺肝益气汤治肝血太燥，加以健脾开胃之品，以生阳气；结郁汤治肝气不通，"佐用健脾开胃之品，使水精四布"。这些均有力地说明了脾胃健运有利肝气舒发，反之则肝气郁结。

三、肝病分类及治则

根据《傅青主女科》内容，可以体会出其治肝的基本原则，是调整肝的生理功能，从肝血、肝气、肝火着眼，其中尤重调气；对于其他脏器则主要注重治疗脾肾。归纳起来，其治肝大法不外乎疏肝开郁、平肝清火、滋水补肾、养血润燥、健脾开胃、引血归经数法。必须说明，因为不同原因所致的肝病是互相影响的，所以在治疗肝病过程中，往往是几个方法合用，或者是由此及彼。

（一）肝气为病的分类及治则

1. 肝气郁结。治法虽用"开郁为主，若徒开其郁而不知平肝，则肝气大开，肝火更炽"。所以《傅青主女科》中治疗单纯性肝气郁结，于开郁之中佐用平肝之品。方用平肝开郁止血汤。

2. 肝气郁，累及肾之气亦郁结。其治疗时"疏肝肾之气，补肝肾之精"。方用定经汤。

3. 肝气上逆，致肝血不归经，更兼伤肾气者。其治"必须于补肾之中用顺气之法"，而顺气之法寓于和血法之中。方用顺经汤。

4. 肝气郁结，下克脾土而致闭塞，腰脐之气不利，任带二脉因此不通达。其治主要是"解肝气之郁，宣脾气之困，而心肾之气亦因之俱舒，所以腰脐利而任脉通达"。方用开郁种玉汤。

5. 肝气不通。其治并非妄用通气之品，而是"开肝气之郁结，郁开则木不克土，补肝血之燥干"，同时平肝火之妄动，更用健脾开胃之品，使水精四布，肝肾有润泽之机。方用解郁汤。

6. 肝气郁结，而致乳汁不通。其治只用"大舒肝木之气"。方用通肝生乳汤。

（二）肝火为病的分类及治则

1. 肝经郁火内炽，脾土受伐失运。其治并非直清肝火或健脾，而是"纯补肝之血，血旺足以制火，舒肝之气，肝舒可解伐土之危，略佐用清火之味图治"。方用清肝止淋汤。

2. 肝经郁结化火。"治法似宜大泻肝中之火，然泻肝之火而不解肝之郁，则热之标可去，而热之本未除也"，所以其治用"既降肝之火，又解肝之郁"。但其降火不用直接降火法，而是"利肝之气而降肝之火"；解郁亦非用直接解郁法，而是"补肝之血，而解肝之郁"。方用宣郁通经汤。

3. 肝火大动，火势飞扬。其治"平其肝中之火，利其腰脐之气，使气生夫血，而血清其火，更有熟地、归、芍之滋肝、壮水，使血不燥，气得和"。方用利气泄火汤。

（三）肝血为病的分类及治则

1. 肝血太燥。治法不仅补肝以生血，更加以健脾开胃之品，以生阳气，气生则更尤益血生。方用顺肝益气汤。

2. 肝血不归经。其治不仅"引肝之血，仍入于肝"，更用平肝之气逆，使气亦归于肝，"其归于肝之中，血亦归于肝之内"。方用引气归血汤。

3. 肝不藏血，血亡过多，形成所谓肝痿之证。其治"大补其气与血，而少加升提之品，则肝气旺而易升，肝血旺而易养"。方用收膜汤。

4. 肝经湿热。治用解肝经之郁与逆为主，佐用利湿清热之品。方用加减逍遥散。其治之所以解肝经之郁与逆为主，是因为"湿热留于肝经，因肝气逆也，郁则必逆，逍遥散最能解肝之郁与逆，郁逆之气既解，则湿热难留"。

5. 肾水涸不能生木，木气逆而伐土。其治"舒肝气为主，益之以补肾之味，水足肝气安，肝气安而逆气自顺"，肝气顺则土不受伐。方用调肝汤。

（收录于内部资料，未公开发表）

简介《傅青主女科》一书的学术思想

《傅青主女科》一书的作者至今未详，但此书在中医学术上有不少创见和发挥，今择要说明之，以抛砖引玉。

一、水火论

《傅青主女科》一书论述人体水火是颇为精当的，其中强调了肾水在人生的作用，指出：水是气的生化源泉，肾水一亏气之生源就将干涸；水又是化生血的物质基础，如果"阴水不能速生以化血"，就会导致阴虚火动；肝木必须肾水滋养，肾水稍有不足，就会"木中乏津，木燥火发"；胃土虽赖火以生，亦有水方不炽，如果"土中无水则自润不足"；肾中水火必须互济，其中水在火上，火得水济而不动，一旦水亏，"火无水济则火在水上"，就会导致"火动阴虚之症"；妊娠之妇，全赖肾水以养胎，"肾水足而胎安，肾水亏而胎动"。正因为肾水如此重要，所以《傅青主女科》谆谆告诫："火不可任其有余，而水断不可使之不足。"在治疗学上，《傅青主女科》首重滋水一法，凡"肾中火旺""木燥化火""龙雷相火益炽"，乃致"胃火炎炽"，以及一切虚火妄动之象，都提出"滋水"为本。书中认为："火之有余，仍是水之不足，水盛而火自平。"在滋水的方法上提出补肾水与润肺金二法，特别是"润肺金"有速生肾水的作用，正如润燥安胎汤所提出的，"专填肾中之精，而兼补肺，然补肺仍是补肾之意"，因为"肾水不能速生，必须滋补肺金，金润则能生水，而水有逢源之乐矣"。滋水的代表方剂除润燥安胎汤外，还有两地汤、息焚安胎汤、养精神玉汤、清海丸、安老汤、清骨滋肾汤等方。

《傅青主女科》认为，火对于人体也非常重要，所谓"人生于火，亦养于火""土气之所以能厚者，全赖火气之来生也；胃之能化谷者，亦赖火气之能化也"，但火必赖水济，水又常被耗损而不足，相对火盛。加上火之体有三：肾中之火、肝木中相火、心中之火，特别是肝木中龙雷之火，易动而难静，"人生无日无动之时，即无日非动火之时，大怒则火益动矣，火动则不可止遏，则火势飞扬，不能生气养胎，而反食气伤精矣"。所以，《傅青主女科》书中总是虑其火之有余。但其治火（指虚火而言）又并非直接泄其火之有余，而用"补中清之"，这样达到"虚火易散""真火可生"的目的。常用的治疗方法是："少清其热"；"不必泻火，只专补水，水既足而火自消"；或泻火滋水，使水气得旺，则火气自平；肝木化火，亦用滋肝壮水、利气泻火法。而实火为病，书中认为可泄其有余。一般来说，《傅青主女科》一书认为火胜之为病多，而火衰之为病少，但如果确系火之不足，书中也不放弃补火一法，只不过运用时特别小心，其认为"火衰虽小剂而可助，热药多用，必有太燥之虞"。

二、气与血

《傅青主女科》书中论述气与血的关系最为中肯，其中尤重于气。书中认为，虽然"人生于火，亦养于火"，但"非气不充，气旺则火旺，气衰则火衰"，其"胎成于气，亦摄于气"。又说，"气乃血之卫，血赖气以固""血非气不生，是补气即所以生血"。正因为气如此重要，所以书中治疗气血为病总是以气为主，处处顾及气之存亡。例如，固本止崩汤之方释中就明确指出："仅存一线之气，以为护持，若不急补其气以生血，而先补其血而遗气，则有行之血，恐怕不能遽生，而无形之气必且尽散，此所以不先补血而先补气也。"在"室女鬼胎"一条中更进一步说明了"气虚则血必不能骤生，欲补血，必先补气，是补气而血自然生也"。基于上述理论，所以《傅青主女科》书中立法遣方以固气、扶气、助气、补气为第一要务，例如，固气汤、加味补中益气汤、加减补中益气汤、助气补漏汤、扶气止啼汤、固气填精汤、黄芪补气汤、补中益气汤、补气解晕汤、独参汤、当归补血汤、补气升肠汤、十全大补汤、救败求生汤，等等。

《傅青主女科》所重视的气，主要是肾中元气、脾土中气与肺气。肾中元气乃精水所化；精水之生又赖脾胃之气健运，脾气之健运又赖清阳之上升；清阳上升又需"肺气健旺"，这样才升提有力。所以《傅青主女科》书中治气之法既重升提脾肺之气，又重大补精水。救脱活母汤是最典型的代表方剂，"方用人参以接续元阳，然徒补其气而不补其血，则阳燥而狂，虽回生一时，亦旋得旋失之道。既补血而不补肝肾之精，则本源不固，阳气又安得而续乎，所以用熟地黄、山茱萸、枸杞之类，以大补其肝肾之精；而后大益其肺气，则肺气健旺，升提有力矣。方中又加肉桂以补命门之火，使火气有根，助人参以生气，且能运化地黄之类以化精生血。书中治气之法是很全面而又正确的，值得后人深思领悟。

《傅青主女科》虽然重视气的治法，但并不执此一端，全不顾及血，在某种病理情况下，也把血提到重要的地位。例如血虚难产，用送子丹治疗，"补气补血之药二者相较，补血之味多于补气之味品，血旺气得所养，气生血得所依"。这是因为胎之养，养于五脏六腑之血，故血旺子易生，血衰则子难产，所以临产之前，宜用补血之药。

三、升与降

水火清浊的升降关系，是人体生命活动的根本动力，书中有精辟的见解。书中详述了脾胃之气升降与肾中水火升降的关系，指出"夫气宜升腾，不宜消降，升腾于上焦，则脾胃易于分运，降陷于下焦，则脾胃之中，实生于两肾之内，无肾中水气则胃之气不能化，惟有肾中水火二气，而脾胃之气始能升腾而不降也"。书中的这种立论，十分清楚地说明了：水火升降是人生命活动的根本，无此就无生命活动，很显然是主要的；而脾胃之清浊升降是因为肾中水火推动的，无肾中水火二气，脾胃二气就不能升腾，所以清浊升降是次要的、从属的。这一关系的确立非常重要，让人们能够抓住机体升降的主流，并且有机地将水火清浊升降联系起来，不机械地割裂它们。

关于清浊升降，书中强调指出："浊气之不降者，由于清气之不升也。"治疗清浊升降失调主张提气升阳，只有"提其气则清升而浊降"，并不重视浊阴。书中言："清升而浊降者一定之理，未有清升而浊亦升者也，苟能于补气之中仍分其清浊之气，则升清正所以降浊也。"书中三用东垣补中益气汤加减治疗，其主导思想是明确的。对于这一点，笔者略有体会，临床上见有清阳不升、浊阴不降的病例，只要一升提清阳，不降浊阴，浊阴会自降。《傅青主女科》的升清即可降浊是东垣脾胃升降论的一个发挥，有其一定的理论价值和临床意义。

四、先天与后天

历代医家对"先天之本肾"与"后天之本脾胃"的认识是有不少创见的,论述"后天之本脾胃"最精者要推李东垣;强调先天之本肾(命门)的重要作用者莫过于赵献可,不过有说"补脾不如补肾",有说"补肾不如补脾",各持己见,偏执一端。《傅青主女科》书中对先后二天的认识与治疗可算最为公道。书中强调先天之本肾的作用,认为脾胃之气化由于肾中之水二气的推动,"脾非先天之气不能化";同时也重视后天之本脾胃对于先天之本肾的反作用,指出"肾非后天之气不能生"。所以治疗时往往脾肾双顾,权衡轻重,补后天脾胃之药重,而补先天肾之药轻,这是否意味着《傅青主女科》中更重视脾胃呢?并不是。并提汤方释中说得好:"此方补气之药多于补精,似乎以补脾胃为主矣,孰知脾胃健而生精自易,是补脾胃之气与血,正所以补肾之精与水也;又益以补精之味,则阴气自足,阳气易升,自尔自腾于上焦矣。"41条"妊娠少腹疼"一节也指出了:"补肾而不补脾则肾之精何以遽生也;是补后天之脾,正所以补先天之肾也。"不难看出,《傅青主女科》对先后二天的相互依存关系体会较深,所以既重视肾也重视脾,无所偏见;治疗上不仅补肾,更重补脾胃,因为补脾能使肾之精与水遽生,滋胃阳可以"化精做以生阴水";更何况"土崩非重剂不能援",所以补脾的药物重量就相对为多。无疑这是最公道的立论,也是相当正确的。

(收录于内部资料,未公开发表)

仓公及其在医学上的成就

仓公名淳于意，山东临淄人，约生于公元前 205 年，死于公元前 150 年，至今已 2100 多年，是西汉时代著名的医学家，与扁鹊并列载入《史记》。因其曾经做过齐国的太仓长，所以被后人称为"仓公"。

仓公出生于贫苦家庭，从小勤奋学习，尤其喜爱医学，他先后拜当时名医公孙光、公乘阳庆为师，如饥似渴地学习了《黄帝内经》《扁鹊脉书》以及中医的理论、方药和老师的经验，很快成了有理论、有经验的好医生，为人治病效果很好。

仓公人穷志不穷，他鄙弃权势，不愿意给王侯、官吏治病，他说："我家穷，惹不起诸侯、官吏，弄得不好，就会受他们的害。"因此，当时赵王找他看病，他不去；胶西王、济南王、吴王等找他看病，他都拒绝了。后来听说齐王妃喘、头痛、目不明，仓公赶忙收拾药囊，躲到外地去了。

诸王侯怀恨在心，纷纷上书告仓公。仓公被当时的统治者判刑，要割掉鼻子、剁掉足趾。仓公没有儿子，有五个女儿，他惋惜地说："可惜我没有儿子，不能搭救我。"仓公的第五个女儿缇萦，深感父亲受冤枉，挥笔上书给汉文帝，说他的父亲为人正直，奉公守法，人人称好，要求不要动刑，自己愿意当奴仆来赎父罪。汉文帝采纳了缇萦的意见，放了仓公，并废除了肉刑法，后人撰文赞扬缇萦是"孝女"，实际上她敢于直言不讳、伸张正义、舍己为人，是真理的象征，永远值得人们怀念！

仓公获释后致力于总结医疗经验，写下了中国医学史上不朽的著作——《诊籍》，被司马迁收集到《史记》中。

《诊籍》是中医学有记载且可查的、最早和较全面的医案专著，记载了内、外、妇、儿、口腔等科共 25 例医案，较详细地记载了病人的姓名、地址、职业以及病名、病因病机、主症、脉象、辨证、治疗和预后。

在病名方面，《诊籍》最早记载了龋齿、烧痕、不乳。

在病因方面，指出有悲愤、盛怒、酗酒、受风、感寒、回汗、过劳、外伤（坠马）、药物中毒等。有些病因的记载很具体，如"病得之沐发未干而卧""病得之汗出伏地"；有的病因描述较正确，如不注意饮食卫生，"饱食而疾走"会得胃肠道疾病，不注意口腔卫生，"食而不漱"会得龋齿，酗酒会产生中风（脑血管疾病）。

在诊断方面，注重切脉和望色，在 25 例医案中就有 9 例是根据脉象、2 例根据面色来判断生死的。仓公切脉继承《难经》的理论，独取寸口，分辨三部九候和四时主脉，结合临床实践运用自如，把脉诊提高到一个理论联系实际的新水平，较详细地描记了心、肝、肾、膀胱主病的脉象特征："内关脉长而弦，不得代四时，其病主在于肝""脉未数疾去难而不一病主在心""沉之而大坚，浮之而大紧者，病主在肾""脉大而躁，大者膀胱气也，躁者中有热"等。特别是首次记载了代脉的特点及其主病，指出"代者，时参击并至，乍躁乍大也"，这些在文献上都是首次记录。

在辨证方面，仓公强调"必审诊，起度量，立规矩，称权衡，合色脉表里有余不足顺逆之法，参其人动静与息相应"，继承了《内经》的整体观念和辨证思想。他结合病例对"洛阳病""中热""肺气热""中藏实""上热下寒""热厥""内寒"等证进行了分析和讨论。无疑对中医八纲辨证体系的确立和完善有一定的影响。

在治疗方面，仓公使用的方法有汤剂、散剂、含漱剂、药酒、丸药以及针法、灸法、熏法、冷敷法，等等。运用这样多的治法，可见仓公的技术全面。其中苦参治龋齿、芫花驱虫及头部冷敷都是临床治病最早的记载，直到现在还有其临床价值。25 例医案中用各种汤药治疗 10 例，其中用火齐汤者 6 例，占多半数。火齐汤的组成已失传，但从其主治的证候分析，主要是清热泻火、降气平喘。从此方的运用可以看出，仓公对火热为病是很重视的。另外，他也十分注意脾胃功能，两次提到"安谷者过期，不安谷者不及期"，并两次加用米汁或粥汤药一起服。仓公的这些实践经验对后世医家都有很大影响。

仓公对严重外伤引起内出血的判断也是准确的，在齐中郎破石案中清楚记载了"得之坠马僵石上……肺伤，不治，当后 10 日丁亥溲血死"。这些认识，在现在看来也难能可贵。

此外，仓公反对不分青红皂白乱用五石，他曾劝说过齐王侍医遂"不可服五石"，并指出其危害性。遂不仅不听，反而搬出扁鹊的论点来反驳仓公，仓公遵古不泥古，从临床实际出发，全面论述了"不加悍药"及"镵石"的原因，这在当时统治阶级提倡炼丹、服石几乎成为一种社会风气的时代，仓公的这种反其道而行之的行为是很进步的。

仓公不愧为古代著名的医学家，他的医学成就与《史记》一样流传千古。

（收录于内部资料，未公开发表）

第二篇 临证心得

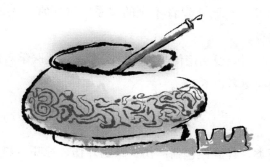

小儿癫痫的中医治疗

第一讲　小儿癫痫病因和病机

中医学认为，癫痫的发病原因虽有多种，但总的来说，不外先天、后天两个方面。

一、病因

（一）先天原因

古人从孕妇失于调养和胎儿发育不全两个方面说明了小儿癫痫发病的先天原因。

1. 孕妇失于调养

《素问·奇病论》中强调精神因素的影响，指出："此得之在母腹中时，其母有所大惊，气上而不下，精气并居，故令子发为癫疾。"《诸病源候论·小儿杂病诸候》则重视活动量的作用，指出："其母怀娠，时时劳役，运动骨血则气强，胎养盛故也。若侍御多，血气微，胎养弱，则儿软脆易伤，故多病痫。"《活幼心书·痫证》又进一步指出："胎痫者，因未产前，腹中被惊，或母食酸咸过多，或为七情所汩，致伤胎气。"《内经》《诸病源候论》和《活幼心书》所论，说明了孕期保健非常重要。我曾经对130例癫痫的病因进行过分析，其中妊娠期间受精神刺激或体弱多病或营养差者占18.5%。所以，孕妇失于调养与癫痫发病率的关系是一个值得深入探讨的课题。

2. 胎儿发育不全

唐·孙思邈认为："新生即痫者，是其五脏不收敛，血气不聚，五脉不流，骨怯不成也，多不全育。"1300年前中国医学就记载了癫痫的发生与胎儿发育不全的关系，这非常了不起。我所统计的130例病儿，脑发育不全而致癫痫者占3.8%。

由于历史条件的限制，中医过去还未能明确说明遗传与癫痫的关系。现代医学对此有较为深刻的研究。笔者所做的统计中，家族中有癫痫病史者占6.7%。

（二）后天原因

后天原因可以分为外源性与内源性两类。外源性包括产伤、颅脑外伤、惊吓、热毒内蕴、脑内虫证、食积、痰热、瘀滞等。内源性主要是脾虚久泻所致慢脾风，逐渐转化成痫。

1. 外源性

（1）产伤：生产过程中使新生儿颅脑受伤，重者可以立即出现抽搐，轻者可以迟发，数月乃至数年才成痫。产伤所产生的癫痫主要是瘀血所致，瘀久不化，脉络壅塞，变生毒热，从而使病情加重。

（2）颅脑损伤：多出于护理不慎，摔伤了小儿的颅脑，其中撕裂脑膜的颅脑损伤，癫痫发作重、发病率也高。多因瘀血、毒热所致。

（3）惊吓：小儿突受惊恐而伤肝，肝伤气逆，风动而成痫。

（4）毒热内蕴：此多由于外感时疫瘟毒后，毒热不清，上冲凌心犯脑。多见于风温、春温、暑温、疫毒痢等病证致昏迷、抽搐或厥脱的患儿。

（5）脑内虫证：包括脑囊虫病、脑血吸虫病、脑型疟疾、脑肺吸虫病、脑包囊虫病等。无论何种虫证导致痫证抽搐，中医学都认为是风动。因虫而致风动，既要治虫，又要治风。

（6）食积：由于暴饮暴食，食滞中焦，脾胃升降失职而逆气上颠犯脑，产生昏仆、抽搐，遂成痫。

（7）痰热：或因外感六淫，或因内伤饮食，外邪失于清解，内积失于消导，则脾胃蕴热，久之化湿生痰，痰热相搏，迷闭心窍而成痫。

（8）瘀血：或跌仆外伤，或情志不舒，而致气滞血瘀，瘀血冲心犯脑则成痫。

2.内源性

由于机体内脏功能失调而致痫证发生，称之为内源性。有因脾虚久泻，津伤风动；亦有因肾阴亏损，水不涵木而致抽搐成痫者。

二、病机

小儿癫痫病情复杂，所以它的病理机转也就复杂。一般按癫痫的发作、休止与恢复三个时期分析其病机。

（一）发作期病机

孙思邈说："少小所以有痫病及痉病者，皆由脏气不平故也。"《普济方·婴儿一切痫门》中记载："其脏坚固不受邪。若风热蕴积乘于心，则心恍惚不安，精神离散，营卫气乱，阴阳相病，故发为癫痫也。"清·陈梦雷在《医部全录·小儿惊痫门》中说得更明确："癫疾者。逆气之所生也，故因气上逆而发为癫疾。"总起来说，癫痫发作期的病机主要是"脏气不平""营卫气乱""逆气之所生也"，是"气"功能的紊乱。按中医理论，人体内诸气各有其正常的运行规律。如元气行三焦通道分布全身，主宰人体的生命活动；经气行经络之内；卫气行于脉之外；营气行于脉之中；胃气、肺气下行；脾气上升；肝气舒发；肾气潜藏等。若这些气反其道而行之，就可能导致逆气上颠犯脑，迷闭心窍，引动肝风。脑位在颠，突然为逆气所犯，则必生眩晕或跌仆。心主神明，受迷闭而神昏目瞑。肝主风，被引动则生震颤、抽搐。气易聚也易散，散则诸症缓解。假若逆气不散，则可导致癫痫持续状态。

另外，由于脾虚、清气不升而形成的浊气不降，或肾阴阳不调、肾气不能潜藏而上逆，或肾水不足而致肝气上逆也是产生癫痫不可忽视的机理。

应该看到"气"功能的紊乱是机体脏腑、经络、气血功能失调的结果，如果不能迅速针对原因，采取措施调节脏腑、经络、气血的功能，则逆气必反复产生，造成心脑受蒙而智力低下，肝风内动不止而抽搐频发。久之，心、肝两脏的病变必然累及脾、肾。因心属火，为脾土之母，母病及子，脾土虚弱，临床可见肢倦懒言、多涎；肝属木，为肾水之子，子病及母，肾虚临床可见骨弱、步履不稳、面灰色暗。

（二）休止期病机

所谓癫痫休止期指癫病停止发作阶段，因病情轻重而异。轻者休止期数月甚至逾年，重者休止期数日甚至按时或分计算。休止期仅仅是逆气暂时消散，但由于病因未除，脏腑、经络、气血的功能未恢复，逆气可以随时产生。所以此时期的关键是痰、热、积、瘀、虫、惊等病因仍然作用于机体。当机体还能自我调节，脏腑、经络、气血处于相对平衡，逆气则不产生。若机体失去自我调节，气血失调，脏腑、经络功能失常，逆气可以骤然而生，导致癫痫再度发作。

（三）恢复期病机

癫痫恢复期也称缓解期。此期指癫痫停止发作3年以上，这个时期将会出现三种情况：第一种情况是致病因素已除，脏腑、经络、气血功能正常，逆气不再产生，癫痫痊愈。第二种情况是致病因素已除，脏腑、经络、气血功能尚处于恢复之中，此时期若无特殊原因，一般也不会再犯病。若突受惊恐或其他精神刺激、感染时疫瘟毒、颅脑受伤、饮食不节、过劳或月经初潮等，又可能破坏脏腑、经络、气血的平衡，产生逆气，使癫痫复发。第三种情况是病因虽除，脏腑、经络、气血功能受到严重影响，已经不可能恢复，其中主要是心神受蒙、脾肾两亏。

第二讲　小儿癫痫的诊断和治则

一、诊断根据

癫痫的诊断，主要是根据癫痫的临床特征，归纳起来，有以下三点。

第一是证候特点。最主要的是突然发作，临床表现有神昏、抽搐、吐痰沫、瞪眼直视、面目相引等。《活幼心书·痫证》概括为："嚼沫牙关目上翻。"《医宗金鉴·痫证门》概括为："发时昏倒搐涎声。"必要时亦可借助于现代医学的诊断方法，以协助确诊。

第二是自解性。所谓自解性，即癫痫在其发作中，不待治疗，可自行缓解。正如《诸病源候论·风痫候》中所云："病发时，身软、时醒者谓之痫。"吴鞠通在《温病条辨·痉病瘛病总论》中更进一步指出："时作时止，止后或数日，或数月复发，发亦不待治而自止者，痫也。"

第三是反复性。所谓反复性，是指两次发作间的休止阶段，其休止日期因病情的轻重而异，轻者休止期数月甚至逾年，重者休止期数月甚至数小时或数分钟不等。这远在《素问·长刺节论》即有所记载："病初发岁一发，不治月一发，不治月四五发，名曰癫病。"

二、四诊要点

中医诊察疾病的主要方法是望、闻、问、切四诊，它们是辨证论治的基础。通过四诊了解病因，分析病情，判断预后，指导治疗。小儿癫痫也不例外，其要点如下。

（一）望诊

1.望神情：主要注意眼神。若清澈灵活，炯炯发光，此心神无伤；浑浊发呆，则心神受蒙。

2.望面色：红润有泽则气血调和；两颧发赤为胃有积热；面色萎黄是脾胃虚弱；面灰带黑乃肝肾亏损，病重难治。

3.望唇、舌：唇红为脾胃多积热；唇舌生疮为心胃火盛；舌质红绛多热；舌质淡嫩多脾虚；舌质尖边赤为心肝有热；舌质暗红为血瘀。舌苔黄为里热；舌苔黄腻乃痰热内蓄；白厚多积滞；剥脱苔常为积滞夹虫之候。口流清涎不断为脾虚湿盛。

4. 望形态：多动不能静止乃心肝火盛；懒动、走路不稳为脾肾两亏。

5. 望发作状态：见到患儿犯病，在积极处理的同时，要注意观察抽搐的形式，是全身抽搐，还是半身抽搐，是点头痉挛，还是口眼相引。有无失神，有无栽倒，有无转圈，有无奔跑，有无吐痰沫，有无尿失禁。发作时间多久，发作后又有什么表现。"百闻不如一见"，亲眼见到有助于正确诊断和辨证。

（二）闻诊

1. 听语言：多言好语是心肝有热；沉默寡言是心脾两虚。声音洪亮是肺胃气实；声音低沉、无力，是肺脾气虚。

2. 听痰鸣吼叫：见到患儿犯病时，要听有无痰鸣吼叫。如果有，要注意声响高低，时间长短。一般声响高，时间长多为痰热；声响微，时间短多兼气虚。

（三）问诊

1. 问病史：首先要问清楚第一次发病的年龄、季节，是白天还是夜晚。犯病前得过什么病，有否颅脑外伤、高热惊风、瘟疫发痉。特别要注意询问胎儿时母亲的精神、饮食、劳逸、疾病情况，以便尽可能地找到原因。紧接着要询问发作的全过程。病程多长？每次犯病间隔多长时间？有否诱因？重点要了解发作时的状态。发作前有否先兆？发作期有无神志丧失？抽搐的形式与程度？历时多久？发作后有无头痛、嗜睡、瘫痪，或笑叫，或狂乱？通过对这些情况的了解，为诊断和辨证提供依据。

2. 问睡眠：是否安稳？有否手足蠕动、眼球转动、惊起、狂叫或哭闹？颜面肌肉有否小的瞤动？一般是睡眠安稳为病情稳定，不安稳往往是狂病的先兆。其他如手足蠕动、颜面肌肉抽动、惊起、狂叫本身就是癫痫发作。

3. 问二便：要问小便是否通畅？尿色是黄是白？若尿多色白，多为肾虚寒；尿少，色深黄提示里热已盛。问大便是否秘结？若大便干结、恶臭，此肠胃积热盛。

4. 问精神状态：是安静，还是烦躁、多动？能否接受教育和自控？有否任性和不避危险？一般安静，能够听话，并知善恶、好歹，病情轻；反之，多动不安，不知好歹，不听劝说，一意孤行，甚至打人毁物，多为心肝两经热炽，病情重，或预示将犯病。若对周围事物麻木不仁，无反应，无表情，多为心神受蒙蔽，智力受到严重影响，预后不良。

（四）切诊

1. 切脉：我曾经分析了 127 例癫痫病人的脉象，其中滑脉占 26.8%，弦脉占 19.0%，数脉占 30.7%，其他细、沉、弱、缓脉占 23.5%。滑脉为痰盛，弦脉有肝风，数脉为里热，细、沉、弱、缓脉乃脾肾、气血虚象。

2. 触腹：重点察看腹部有否灼热、胀满。有灼热、胀满者多有积热。

三、鉴别诊断

隋·巢元方首先提出癫痫与痉病的鉴别。后世一些医家又强调惊与痫既有联系，又有区别。下面从中医的角度，将癫痫与惊风、痉病、癫狂做一鉴别。

1. 癫痫与惊风的鉴别

《诸病源候论·风痫候》认为："壮热不歇，则变为惊。极重者亦变痫也。"《活幼心书·痫证》说得更具体："惊传三搐而成痫。"说的是三次惊风才称为癫痫。惊风分急惊风和慢惊风，急惊风一定有高热；慢惊风多发于脾虚久泄之后。而癫痫发作一般既无发热，也无腹泻。急惊风在退热后，抽搐不再发生；慢惊风在健脾止泻后，抽搐也不再发生。而癫痫则能反复发作，这是它们的区别之处。

2. 癫痫与痉病的鉴别

《诸病源候论·风痫候》中记载："病发时身软，时醒者谓之痫；身强直反张如尸，不时醒者谓之痉。"

后世医家均以此说区分痫与痉。清·吴鞠通在《温病条辨》中专立"痉病瘛病总论"条加以说明："痉者，强直之谓，后人所谓角弓反张，古人所谓痉也。瘛者，蠕动引缩之谓，后人所谓抽掣、搐搦，古人所谓瘛也。抽掣搐搦不止者，瘛也。时作时止。止后或数日，或数月复发，发亦不待治而自止者，痫也。"对于痉的病机，吴鞠通指出，"痉者，筋病也""皆脏风内动为之"。这与癫痫因脏腑、经络气血失调，逆气上颠犯脑，引动肝风是有所不同的。综上所述，癫痫与痉病的鉴别有如下几点：①癫痫发作有反复性、自解性；痉病则常为经常性或持续性，消除病因后可以不再发作。②癫痫临床表现复杂；痉病就只有抽搐。③癫痫是逆气引动肝风而抽搐；痉病是筋病，由肝风内动所引起。

3. 狂痫与癫狂的鉴别

《活幼心书·痫证》中谈道："狂痫者，亦属阳。《难经》云，重阳则狂。至长成小儿才发，时妄言，不食而歌，甚则逾墙上屋，弃衣而走，或一日二日方醒。"说明狂痫与癫狂既有相同之处，又有不同之点，主要有二：①狂痫有狂又有痫，即既有精神失常，又有抽搐；癫狂只有精神方面的症状，如躁动多言、易怒、叫唱跑跳，甚至毁物伤人，通宵不眠或沉默不语、呆滞、健忘，甚至神识不清，但不抽搐。②狂痫有自解性也有反复性；癫狂不经治疗往往呈持续状态。

现代医学很重视癫痫与屏气发作、晕厥、癔病性抽搐相鉴别，兹录于下以供参考。

屏气发作：婴幼儿期发病。常以不如意或恐惧或疼痛为诱因。先有大声啼哭，然后呼吸突然停止于呼气相，出现青紫及短暂的意识丧失。严重时可呈角弓反张，甚至有肌肉抽搐。1～3分钟以后呼吸恢复，青紫消失，肌肉放松，意识恢复。脑电图正常。不经治疗可自行停止，4～5岁后不再发作。

晕厥：多数在站立时发生，由于一过性脑血流量减少引起。可能突然眼前发黑，面色苍白，意识丧失，偶有四肢抽动，多很快恢复。脑电图正常。

癔病性抽搐：小儿少见，犯病的特点是有明显的精神因素诱发。无先兆，意识不完全丧失，发作时慢慢倒下，并不受伤，无舌咬伤，无大小便失禁。抽搐杂乱无规律，瞳孔反射存在，面色正常。无发作后睡眠。用暗示方法可以终止其发作。脑电图正常。

四、治疗原则

由于癫痫病情复杂，缠绵难愈，所以必须遵循一定的治疗原则。

1. 早期治疗：这是非常重要的环节，只要诊断为癫痫就要立即用药。即使一时尚不能确诊的抽搐病人，也要根据中医辨证论治的原则处理，千万不要延误治疗。

2. 正确用药：首先要辨证准确，在这个基础上选择确有疗效而又无明显毒、副作用的方药。现在不少治痫方中用朱砂、铅或巴豆等有毒之品，千万注意勿过量、勿久服，需要长期服药者，一定将有毒之品去掉。一般初期或病重者可用汤剂，长期服用则以片、散、丸、丹为宜。用药宜简不宜繁，千万不要多种方药混治。如果已经用抗癫痫西药，不能骤减、骤停，这是必须遵循的治疗原则。

3. 规律性治疗：由于癫痫是慢性病，病程相当长，在确定治疗方案并取得效果之后，不要随意更改，服药时间、服药方法、服药量都要固定。当然，若治疗无效或病情发生变化，则要随时改变治疗方案。

4. 长期治疗：中医和西医都认为癫痫是终生疾患，所以务必坚持长期治疗。笔者的经验是发作期要治疗，休止期要治疗，恢复期还需要巩固治疗。一般来说，3年不犯病开始减药，5年不犯病则可停药。若遇特殊情况，如青春发育期、月经初潮期，还可延长用药时间。

5. 要取得病儿与亲属的信任：首先让家长了解孩子的病情，取得他们的合作，坚持长期、有规律地给患儿服药。对懂事的儿童，要耐心做他们的思想工作，使他们坚定与疾病作斗争的信心。

6. 要定期给患儿做肝、肾功能和血、尿、便等常规检查，了解药物的毒、副作用，发现问题及时调整药物。

7. 治疗癫痫的法则：消除病因、平降逆气以控制发作；调整脏腑、经络、气血功能以巩固疗效，防止复发。消除病因要有针对性，有热清热，有痰逐痰，有瘀化瘀，有风息风，有惊镇惊，有积消积，有虫驱虫；平降逆气要抓住平肝、通腑，因逆气之骤生多因肝气上逆、胃肠浊气不降之故；调整脏腑、经络、气血功能重在补脾肾。

8. 在整个治病过程中，要特别注意：既要千方百计控制癫痫发作，又不能以此为最终目的。因为某些顽固性癫痫，在目前医疗条件下，中西药物均难控制发作，能想方法减少其发作，减轻病人痛苦，就达到了一定的目的。相反，任意加大用药量或使用不恰当的、带有毒性的药物，即使控制一时，也可能因为药物中毒给病儿带来危险。日本和田丰治教授曾经说过："因为癫痫是一种终生疾病，治疗的目的归根到底在于使患者生活正常些、愉快些，而不是单纯的'控制发作'。具体说来，对于难于控制的病例不要因控制发作而使药物的副反应无法接受。应在副反应可以耐受的条件下，力争最大程度地控制发作。"他的话的确是经验之谈。

第三讲　辨证论治

一、胎痫

（一）病因

胎儿时期母亲受到严重的精神刺激，或过劳，或少动，或饮食失调、过食酸咸，或因病误服不当之药物，或因近亲结婚等原因，致使胎儿"不全育"。正如《活幼心书·卷中·痫证》中所说："胎痫者，因未产前，腹中被惊，或因食酸咸过多，或为七情所汩，致伤胎气。"

（二）辨证要点

1. 发病时间：《备急千金要方·卷五上·惊痫》指出"新生即痫"；《活幼心书·卷中·痫证》则认为"儿生百日内"。现在看来，周岁内犯病也有之。

2. 发病特点：以多种形式抽搐为主，有的口眼相引，脸面肌肉抽动；有的点头痉挛，四肢抽动；有的全身抽搐。发作时常伴憋气、吐涎沫、颜面青紫，甚者二便失禁。

3. 伴随症状：最常见为五迟——立、行、发、齿、语发育迟缓；五软——头项、口、手、足、肌肉等痿软无力，甚者对外界刺激无反应，呈白痴状态。

4. 脉舌表现：脉虚数或指纹淡隐，舌质淡红，舌苔薄白。

（三）治法与方药

《活幼心书·卷中·痫证》提出："先用参苏饮和解，次以不惊丹或琥珀抱龙丸间投。"这种治法适用于外感诱发或病情加重的病例。用参苏饮（人参、紫苏、前胡、干葛根、制半夏、赤茯苓、枳壳、陈皮、炒桔梗、甘草）扶正解表祛邪；不惊丹（枳壳、淡豆豉、茯神、制南星、蝎梢、净芜荑）行气化痰止抽；琥珀抱龙丸（真琥珀、天竹黄、檀香、人参、白茯苓、粉甘草、枳壳、枳实、山药、南星、金箔、水飞朱砂）既可镇惊行气化痰，又可扶正祛邪。以上方药对轻型胎痫有一定效果，对重型患儿则无效。所以《活幼心书》说"轻者可愈，重则亦危"，是实事求是之论。

我在临床上根据赵心波老中医的经验，发作期以息风止抽为主，略佐清心开窍之品，用灯心草、莲子心各1克和神曲3克，煎水送服定搐化风锭（此方中蝎子一定要用活的，将其捣成泥浆状，兑入僵蚕、蝉衣、法半夏、生大黄、黄连、甘草、桔梗、防风、羌活、麻黄、牛黄、朱砂、麝香、冰片等研成细面，用蜜制成锭，每锭重3克；每次服半丸，1日服3次，周岁以下酌减），或送服牛黄镇惊丸（由天麻、防风、石菖蒲、川芎、茯苓、法半夏、蜈蚣、酸枣仁、甘草、全蝎、沉香、羌活、远志、人参、荆芥穗、僵蚕、白附子、天竹黄、桔梗、乌梢蛇、白术、细辛、川乌头、胆南星、牛黄、麝香、冰片、琥珀粉、雄黄粉、朱砂粉多种药物组成；每次半丸至1丸，日服2~3次；具有息风、祛痰、醒神、开窍之功用）。若用上述药物控制胎痫发作或基本控制发作后要以补脾肾、开心窍为主，同时佐用息风法，选用益智补脑片。其药物组成及制法如下：黄精、黄芪、益智仁、石菖蒲、炙甘草等各30千克一起熬膏，兑入生晒参、紫河车、白僵蚕细末各6千克，拌匀，烘干后压成片剂，每片0.3克，每次服3片，每日服3次，周岁以上酌情加量。

重型胎痫是顽固之疾，往往需要中西医结合治疗才能控制发作，促进智力好转。

（四）病案举例

史某，男，6个月，病历号126519，1964年6月1日初诊。

出生后即开始抽风，每日发作4~5次，犯病时两眼上翻，口吐白沫，四肢抽动，持续8~15分钟始缓解。患儿表情呆痴，对任何刺激无反应。指纹隐紫，舌苔厚腻剥脱。

此属胎痫。先用息风止抽祛痰法治疗。处方如下：钩藤3克，僵蚕6克，桃仁4.5克，红花2.4克，全蝎3克，天麻3克，天竺黄6克，焦大黄3克，焦麦芽6克。牛黄镇惊丸每次半丸，日服2次。

经治疗两个月，抽搐由每日4~5次减少到1次，持续时间明显缩短，两眼较前灵活，对外界刺激已有反应，想玩。再治疗3个月，未发生大抽搐，仅下肢时有震颤。大便带黏液，小便黄，脉略数，舌苔薄黄，可见剥脱苔。仍守上方加减：钩藤3克，生龙骨、牡蛎各6克，红花3克，桃仁泥6克，僵蚕6克，橘红4.5克，全蝎3克，天竺黄6克，黄芩3克，焦大黄3克，生甘草3克。牛黄镇惊丸每次服半丸，每日2次。至1966年3月9日止，患儿一直未再抽搐，能够玩耍，智力有进步。

二、风痫

（一）病因

《诸病源候论·卷四十五·风痫候》中谓："风痫者，由乳养失理，血气不和，风邪所中；或衣厚汗出，腠理开，风因而入。"《普济方·婴孩一切痫门·风痫》在总结前人经验的基础上提出："风之为病，其状多端，皆由腠理疏弱、营卫虚祛、经络不顺、关窍闭塞……一身四体皆不我有，是谓风痫之至也。"书中强调："热即风生，壅即风长。"后世医家根据《内经》"诸风掉眩，皆属于肝"的论点，认为"风邪因入之，其病在肝，肝主风"。综上所述，风痫病因有三：①机体"血气不和""腠理开""营卫虚弱"；②贼风乘虚而入，受"里热""壅滞"的影响而风更盛；③伤及肝而发病。

（二）辨证要点

1. 发作的多样性：临床所见搐（肘臂伸缩）、搦（十指开合）、掣（肩头相扑）、颤（手足动摇）、反（身仰向后）、引（手若开弓）、窜（目直而似怒）、视（睛露而不活）等八候，以及半身抽动、口眼相引、点头痉挛等，均属风痫证候。

2. 犯病的突然性：发作很快，多无任何先兆。

3. 变化多端，反复性大：在发作过程中可以呈全身抽搐，也可以呈半身抽动，还可以一时目瞑或口眼𥇢动。有时病人休止发作 3 ~ 5 年，甚至 8 ~ 10 年，还可能因为突感风寒或其他因素而复发。

4. 伴随症状：多有头晕目眩、肢体麻木、心烦易怒、多动不安。

5. 脉舌表现：脉浮偏弦或指纹青显，舌质尖边赤，舌苔或白或黄。

（三）治法与方药

治风痫应着重平肝息风止痉，息风要活血，平肝要佐清热、降逆。方选化痫止抽 1 号方（赵心波经验方）。方中全蝎、蜈蚣、僵蚕、天麻息风止痉；并用桃仁、红花活血，白附子祛风，以加强息风止痉之力；妙在一味川黄连清心火助平肝；另加天南星、法半夏、天竺黄、白矾豁痰降浊。此方可作汤剂，也可制成片剂。其片剂治法与用法如下：天南星、僵蚕、白矾、白附子、红花各 1.2 千克，法半夏、全蝎、桃仁、天竺黄各 0.6 千克，川黄连 0.3 千克，天麻 0.5 千克，蜈蚣 500 条。诸药共研成细末，加黏合剂压成片剂，每片重 0.3 克。1 岁以下每次服 2 ~ 3 片，1 ~ 3 岁每次服 4 片，4 ~ 7 岁每次服 6 片，8 ~ 14 岁每次服 8 片，14 岁以上每次服 10 片，均日服 3 次，白开水送下。

古籍中治疗风痫的方子很多，其中《备急千金要方》中所载"白羊鲜汤"，《太平圣惠方》中所载"牛黄丸方""天竺黄散方""治小儿风痫秘验方"，以及《普济方》中所列举的"天麻散""乌蛇散"等，均有一定的参考价值。

白羊鲜汤由白鲜皮、蚱蝉、大黄、甘草、钩藤皮、细辛、牛黄、蛇蜕皮组成。其中白鲜皮、钩藤皮、蚱蝉、蛇蜕皮可以祛风、息风而止痉；牛黄、大黄清热通腑以降逆平肝；甘草调和诸药；细辛引诸药直达颠顶，其性走而不守，可以帮助散风，在治风痫中起到重要作用，有进一步研究的价值。

牛黄丸方由牛黄、天南屋、白附子、白僵蚕、干蝎、蝉衣、天麻、麝香、半夏等药组成，具有较强息风止痉、逐痰开窍的作用。若无天然牛黄，用人工牛黄代替，无麝香可改用石菖蒲。

天竺黄散方由天竺黄、牛黄、知母、赤芍、犀角屑、钩藤、玄参、桔梗、龙骨、川大黄、白僵蚕、茯神、蜣螂、槟榔等药组成。除息风止抽外，尚有清热、平肝、通降的作用，风痫夹热者用之最宜。

治小儿风痫秘验方仅用"蝎三十枚，取一大石榴，割头去子作瓮子，纳蝎于中，盖之以纸筋黄泥裹。初炙干，渐烧令通赤，良久，去皮放冷，取其中焦黑者，细研成散"，用乳汁调服，或用防风汤冲服均可。蝎子是息风止痉之良药。此组方简单，制法独特，可供临床参考。

天麻散由天麻、炙防葵、真珠末、天竺黄、威灵仙、蜣螂、川芒硝、牛黄等药物组成，也是息风止痉、通下降浊之妙方。可以治疗风痫夹滞病人，但脾虚腹泻者禁用。

乌蛇散专治一切风痫，角弓反张，抽搐。由生乌梢蛇、白附子、半夏、人参、天麻、全蝎、羌活、白僵蚕、石菖蒲、川附子组成。本方除息风止痉作用较强之外，尚有补气助阳之功，对兼阳气不足之风痫尤宜。

（四）病案举例

张某，女，10岁，病历号220159，1979年8月24日初诊。

1976年秋季入学后，老师发现患儿两眼发直，一动不动，呼之不应，但不栽倒，几秒钟恢复正常。逐渐加重，每日发作几次至10多次，每次发作都有小便失禁。用鲁米那、利眠宁、安定等西药治疗近3年未见明显效果而自动停药。

患儿平素多烦急，爱生气，健忘，学习成绩差，经常不及格。两眼有神，精神好，行动自如。饮食正常，睡眠安稳。脉弦细数，舌质稍红、苔薄白。脑电图检查：中度不正常。

此患者突然发作无先兆，两眼直视，脉弦细数，平素多烦急，此风痫之候，用化痫止抽1号片治疗。每次服8片，日服3次。服药1周获效，从每日发作10多次减至4～5次，程度减轻，已无小便失禁。效不更方，坚持治疗两月半，基本控制了发作。以后一直服用化痫止抽1号片，病情无反复。

1981年5月自动停服药物，1981年9月15日检查肝、肾功能正常，脑电图较前明显好转。为防止病情反复，建议患儿再服药半年。至1982年3月4日复查，一切正常，病情稳定，嘱停药观察。

三、惊痫

（一）病因

《诸病源候论·卷四十五·惊痫候》认为："惊痫者，起于惊怖大啼，精神伤动，气脉不定，因惊而发作成痫也。"后世医家多宗其说。钱乙强调"因闻大声或大惊而发搐"（《小儿药证直诀·卷上·急惊》）；明·鲁伯嗣指明，"惊痫者，震骇恐怖，打坠积惊"（《婴童百问·惊痫》）。我在临床上也见到突受惊恐而成痫者。惊则气乱，损伤心肝，气乱则逆气生而上颠，损心则心神失常，伤肝则肝风内动而抽搐。

（二）辨证要点

1. 有确实可查的突受惊恐的原因。

2. 发病特点：犯病前有惊恐感，欲投向亲人怀抱或抓住实物。发作中可能出现无意识动作，或盲目行起，或转圈、跌倒、抽搐。

3. 伴随症状：平素胆小易惊，情感波动大，易受惊恐诱发。

4. 脉舌表现：脉弦数或细数，舌质尖边红，少苔、白苔或微黄苔。

（三）治法与方药

治惊痫重在平肝镇惊、息风止痉，同时兼宁心安神、祛痰，用下方（赵心波经验方）：莲子心5克，铁粉10克，广木香3克，天麻6克，乌梢蛇10克，全蝎2.4克，僵蚕6克，茯神12克，胆南星8克，生石决明15克，钩藤10克。方中铁粉、生石决明、钩藤平肝镇惊；天麻、乌梢蛇、全蝎、僵蚕息风止痉；莲子心、茯神清心安神；广木香、胆南星顺气逐痰。还可以配合应用定搐化风锭，每次1丸，日服2次。

轻型惊痫或休止期，可用镇惊安神片。其处方与制法如下：远志、法半夏、石菖蒲、陈皮各6千克，茯神12千克，枳壳4千克，柏子仁9千克，用黄连0.5千克，一起熬膏。天竺黄2千克、青阳参2.5千克、法半夏3千克，共研细末，加入上膏中拌匀，烘干后压成片剂，每片0.3克。按前述化痫止抽1号片用量服用。

历代医家积累了不少治疗惊痫有效方，常用的有大青膏、镇惊丸、钩藤饮。

大青膏原为宋·钱乙方，《医宗金鉴》做了加减，其组成及制法如下：天麻9克，白附子6克，青黛（研）3克，蝎尾（去毒）3克，朱砂（研）3克，天竺黄6克，麝香1克，乌梢蛇肉（酒浸，焙干）3克。上述诸药共研细末，炼蜜和膏。每次服1.5克，日服3次，薄荷汤化服。此方息风镇惊力强。

镇惊丸也是《医宗金鉴》在古方的基础上经过加减而来，其药物组成及制法如下：茯神、麦冬（去心）各15克，朱砂、远志（去心）、石菖蒲、炒枣仁各9克，牛黄4.5克，生川黄连9克，犀角9克，生甘草6克。诸药共研细末，炼蜜为丸，每丸重1.5克。每次服1丸，日服3次。此方重在清心安神镇惊，与大青膏配合应用效果更好，所以《医宗金鉴》注中说："小儿心、肝热盛，偶被惊邪所触，因而神气溃乱，遂成痫证。发时吐舌急叫，面色乍红乍白，悚惕不安，如人将捕之状。先服大青膏，次服镇惊丸，则痫自定矣。"

钩藤饮见于《普济方》，其组成与用法如下：钩藤、黄芩（去黑心）、炙甘草各15克，石膏（碎）、龙脑各30克，升麻1克，蚱蝉（去翅、足，炙）1枚。共捣筛，每次取3克，以水7份，入竹叶3片，同煎取4份，去滓，分温3服，至夜令尽。7岁全剂，3～4岁半剂。

（四）病案举例

独某，女，14岁，病历号206512，1980年3月12日初诊。

患儿7岁时跑步摔倒受惊，当即犯病，两眼上翻，面肌抽动，口吐白沫，手指颤动，小便失禁，持续3～4分钟。以后每因跑步而犯病，最近加重，每月一发，经用中药（未用抗癫痫西药）治疗无效。平常睡眠多做噩梦。

来诊时神志清楚，精神好，回答问题明确，但不多言。脉偏细数，舌质淡、舌苔白。脑电图检查：轻度异常。

辨证为惊痫。用镇惊安神片治疗，每次服10片，日服3次。治疗中一直未犯病，现已停药年余，病情无反复，至今已3年未发作。

四、痰痫

（一）病因

《活幼心书·卷中·痫证》认为："阴痫者，因慢惊后去痰不尽，痰入心包而得。"明·万全在《幼科发挥·卷之二·急惊风变证》中进一步指出："急惊风变成痫者，此心病也。心主惊，惊久成痫，盖由惊风既平之后，父母玩忽，不以为虑，使急痰停聚，迷其心窍。"《医宗金鉴·卷五十一·痫证门》则说："痰痫者，因小儿平素痰盛，或偶因惊热，遂致成痫。"综合观之，痰致痫有三种情况：一是平素脾胃积热生痰；二是慢惊风之后余热不尽生痰；三是脾虚慢惊生痰，因痰迷闭心窍而发痫。

（二）辨证要点

1. 病变特征：发作时必有神志不清、眩晕跌仆、喉中痰鸣吼叫、口吐涎沫或吐血沫。发作后困倦多睡。

2. 伴随症状：平素多痰，胸脘满闷，口中发黏。

3. 脉舌表现：脉滑，舌苔白或黄腻。

（三）治法与方药

因痰痫多源于继发之因，常兼风与热，故治法以豁痰降逆、开心窍为主，同时要并用清热息风法。我在临床时常用化痫止抽2号方（赵心波经验方），其组成如下：青礞石10克，地龙、钩藤、天麻各6克，桃仁、红花、法半夏、全蝎各5克，胆南星7.2克，二丑15克，白矾8克，沉香、生大黄各3克，人工牛黄0.3克。方中以青礞石、白矾、胆南星、法半夏祛痰；沉香、二丑、大黄通腑、降气，以加强祛痰之力；人工牛黄清心开窍；全蝎、地龙、钩藤、天麻息风止痉；佐桃仁、红花活血，意在加强息风之力。此方可以配制成汤剂、散剂、片剂。汤剂每日服1剂，连续服用1～3月，后改用散剂或片剂巩固（片剂可用石菖蒲适量熬膏作为黏合剂）。其用量如下：周岁内每次1克，1～3岁每次1.5克，4～7岁每次2克，8～14岁每次2.5～3克，成人酌情加量，均每日服3次，白开水送服。本方以治痰痫为主，因有息风清热的作用，故亦可用于风痫或热痫。其有一定泻下作用，服药初期可引起每日腹泻2～3次，约1周内转正常。对于脾虚生痰成痫，此非所宜，可参照下述虚痫治法。我们曾统计了应用此方治疗半年以上的患者75例，有效率为89.4%。

历代儿科医家治痰痫有经验者，首推明代万全，他提出"在上者越而治之法""用僵蚕、牙皂炙焦等份研末，每服少许，以土牛膝自然汁灌之即吐"（《幼科发挥·卷之一·急惊风》）。此法适用于病之初起，体实证实，频抽痰壅之病人。万全创制的如神断痫丸、四神断痫丸以及他推崇的礞石滚痰丸、辰砂膏均可供治疗痰痫参考。

如神断痫丸组成及用法如下：黄连15克，白茯苓9克，石菖蒲9克，胆南星3克，珍珠3克，铁花粉3克，飞朱砂9克，甘遂1.5克。诸药共为细末，粟米粉煮糊，入獖猪心血3枚同杵匀，为丸如弹子大。每1丸取心1枚，切开两片，入药在内，用线扎定，水煮熟，分3次服，本汤送下。以上是万氏原来治法，现在很难办到。可用石菖蒲熬膏兑入诸药面压成片剂。

四神断痫丸的组成、制法、服法如下：黄连15克，飞朱砂7.5克，胆南星3克，白甘遂0.9克。共研为末，粟米糊丸，兼獖猪心血为丸，芡实大。每服1丸，灯草煎汤化下，夜服3次，日服1次。

礞石滚痰丸的组成及用法如下：煅礞石 30 克，沉香 15 克，黄芩 21 克，大黄 30 克。共为细末，水泛为丸，朱砂为衣。每次服 1 ~ 3 克，日服 3 次，温开水送服。

辰砂膏的组成及用法如下：飞朱砂 9 克，硼砂 4 ~ 5 克，马牙硝 4.5 克，玄明粉 6 克，全蝎 3 克，珍珠 3 克，麝香 1 克。共为细末，和匀，用好油单纸包起，自然成膏。这是古代制法，现在可改用水丸、蜜丸或片剂。用量每次 0.5 ~ 1 克。

以上诸方峻攻痰浊之力强，脾虚体弱者勿用。另朱砂用量宜慎，服用 1 ~ 3 月后可以去而不用，或直接去掉朱砂。

（四）病案举例

王某，男，11 岁，病历号 199884，1973 年 1 月 22 日初诊。

患癫痫 8 年，经多方治疗无效。初期每年发作 1 ~ 3 次，犯病时突然摔倒、四肢抽搐，痰鸣吼叫，吐白沫，不省人事。近日发作较频繁，抽搐时间长，痰涎壅盛。发作后头痛、困倦。平时睡不安、时烦急、胸腹满闷。脉偏弦缓，舌质边红，无垢苔。

辨证为痰痫兼风热。用青礞石、天竺黄、橘红、胆南星、法半夏、全蝎、钩藤、地龙、磁石、龙胆草、桃仁、红花、生侧柏叶加减治疗一个半月。后改用礞石滚痰丸（每次 1.5 克，日服 2 次）、医痫无双丸（每次 3 克，日服 2 次），常服。坚持治疗 1 年，完全控制发作，已 6 年余未犯病，智力良好。

五、热痫

（一）病因

《普济方·卷三百七十七·热痫》中记载："夫小儿热痫者，由血气不和，内有积热之所致也。凡小儿骨体轻软，肠胃细微，易为伤动。若乳食不常，脏腑壅滞，温搐生热，不得宣通，热极甚者则发痫也。又心神多不宁，将养过温，内生邪热多，所以惊甚者变成诸痫。"说明由于小儿本身"血气不和""肠胃细微""心神多不宁"，加之护理不当，乳食失常，将养过温，而生内热。热甚可以生痫，热甚可以生惊，惊甚也生痫。另感时疫瘟毒，内蕴脏腑经络，久失清解也可导致热痫。

（二）辨证要点

1. 有明显可查的时疫瘟毒感染史，并发生过抽搐。

2. 发作前有外感因素或内热炽盛的表现，如大便干结、五心烦热、口舌生疮等。发作时症状表现复杂，有突然跌倒、神昏吼叫、痰涎壅盛之痰痫症；也有两眼上翻、面肌抽动或全身抽搐之风痫症；也有呼叫、奔跑、惊恐、发愣之惊痫症等。

3. 伴随症状：口渴欲饮，烦躁不安，便干尿赤，睡眠不安，头目眩晕，鼻齿出血。

4. 脉舌表现：脉或数或弦或滑，或兼而有之，舌质红绛，舌苔黄或黑干。

（三）治法与方药

热痫多夹惊、夹痰、夹风、夹瘀、夹食，所以治热痫要根据兼夹情况，在着重清热的同时，要适当加用镇惊、化痰、息风、活血、消食之品。导致癫痫之热主要是肝热、心热和胃热。古方牛黄丸重清心热，专治"小儿热痫，发歇不定，眼目直视，身体壮热，吐沫，心神烦闷"（《普济方·卷三百七十七·热痫》）。其组成与用法如下：牛黄 15 克（研），蚱蝉 3 枚（微炒，去翅、足），石膏（研细，水飞）、龙齿（研细）各 60 克，栀子仁、川升麻、犀角屑、胡黄连、钩藤、龙胆草（去芦头）、川大黄（剉碎微炒）、杏仁（汤浸去皮尖，双仁，麸妙微黄）各 1 克，金银箔各 50 片（细研，共为末）。同研令匀，炼蜜和二三百杵。丸如绿豆大。每服以竹沥研 5 丸服，量儿大小，加减服之。

古方紫石英散重清胃热，其"治小儿热痫，四肢抽掣，每日数发"（《普济方·卷三百七十七·热痫》）。其组成与用法如下：紫石英、石膏（各细水飞过）、滑石、白石脂、寒水石各 30 克，川大黄（剉，炒）、朱砂（细研，水飞）、甘草（炙微赤，剉）各 9 克。每次服 1.5 克，日服 3 次，病重者可以倍量。

龙胆泻肝汤重清肝胆，其组成与用法如下：龙胆草（酒拌炒）、柴胡、甘草各 6 克，车前子、木通、生地黄、栀子、黄芩各 9 克，当归尾 8 克。水煎分 2 ~ 3 次服，每日 1 剂。还可以选用柴胡加龙骨牡蛎汤，其处方与用法如下：半夏 3 克，柴胡 12 克，人参、龙骨、牡蛎、茯苓、桂枝、生姜、铅丹各 4.5 克，大枣 6 枚，煎 15 分钟后入生大黄，更煮 1 ~ 2 沸去滓分次服，每日 1 剂。著名老中医岳美中曾用此方加减治愈 1 例顽固性癫痫（详见《岳美中医案集》）。

我在临床上常用赵心波、郭士魁老中医的经验方——降压一号丸治疗热痫。此方重清肝火、祛风活血，兼舒筋通络。其组成、制法与用法如下：羚羊角粉 3 克，全蝎 24 克，生代赭石 15 克，生侧柏叶 15 克，白芍 15 克，牡丹皮 9 克，桃仁 12 克，红花 12 克，生石决明 18 克，汉防己 30 克，牛膝 18 克，桑枝 24 克，生地黄 24 克，白蒺藜 12 克，菊花 12 克，钩藤 24 克，龙胆草 18 克，黄芩 15 克，川黄连 6 克，蜈蚣 9 克。后 19 味药共研细末，兑羚羊角粉，炼蜜为丸，每丸重 3 克。周岁内每服半丸，1 ~ 3 岁每服 1 丸，4 ~ 7 岁每服 1 丸半，8 ~ 14 岁每服 2 丸，日服 3 次，温开水送服。

（四）病案举例

李某，男，8 岁，1964 年 6 月 20 日初诊。

患儿于 1958 年冬从二楼跌下，受惊夹感而发高热抽搐，经治疗获愈。1 年半后复又抽搐，周期性发作，每日 10 多次跌倒，全身抽动，口吐痰沫，每次发作连续 3 ~ 10 日乃止，每间隔 2 ~ 3 个月又发。虽经抗癫痫西药（鲁米那、苯妥英钠）治疗，未获明显效果。患儿平素烦躁，多动不安。脉弦数，舌质赤，无垢苔。此热痫夹惊夹风，用清热平肝息风法。方选降一号丸，每服 1 丸，日服 2 次；定搐化风锭每服 1 丸，日服 2 次。坚持治疗两年零 7 个月，且鲁米那、苯妥英钠在半年内逐渐停用，仅 1 次因服山道年驱虫诱发抽搐数次外，一直未犯病。

六、食痫

（一）病因

《诸病源候论·卷四十五·痫候》中记载："食痫者，因乳哺不节所成。"元·曾世荣在《活幼心书·卷中·痫证》中谈道："食痫者，因中焦不和，饮食时偶被惊搐，则惊气停滞中脘，食不克化，淹留日久，气郁痰结，痰结则风热生，由此致疾。"《普济方·卷三百七十七·食痫》则认为："此由脏腑壅滞，内有积热，或乳母饮啖五辛毒物，志怒无节，致烦毒之气，入于乳中。因积乳儿令气血不调，肠胃否塞。故壮热多惊、四肢抽掣，是为食痫之病。"《医宗金鉴·卷五十一·食痫》概括历代医家之论，指出："食痫者，其病在脾，因小儿乳食过度，停结中脘，乘一时痰热壅盛，遂致成痫。"实际上食痫之因包括三方面：一是必有饮食不节或饮食不当（多食辛辣厚味），或食中受惊；二是脾胃受损产生积热，壅塞中焦；三是积热生痰，痰生风闭窍。

（二）辨证要点

1. 癫痫发作与饮食不当有密切关系。

2. 发作特点：可以突然栽倒、抽搐、口吐痰沫，往往伴有大小便失禁，脘腹满硬。也可见剧烈腹痛、呕吐者。

3. 脉舌表现：脉多滑数或滑缓。舌质红，舌苔白或黄厚。

（三）治法与方药

食痫必兼热、痰、风，故治疗重在消导积滞，同时要清热、祛痰、息风。《普济方》中列举的妙圣丹及《医宗金鉴》所推崇的清热和胃丸可作为治疗食痫的参考。

妙圣丹"治食痫，利胸膈"，其组成与用法如下：木香、代赭石、马牙硝、川大黄（炮）各 0.3 克，蝎梢 49 枚（微炒），以上共为细末；次用朱砂 15 克（细研，水飞），麝香 3 克（研），龙脑 1.5 克（研），轻粉 0.15 克，巴豆（去皮、心膜）7 枚（纸裹去油，细研用）。将上述药混合拌匀，滴水和丸，如黍米大。每服 3 ～ 5 粒，磨沉香汤下，量儿大小加减。此方有一定毒性，故用量宜慎，且只能短期服用。《医宗金鉴》在上述处方的基础上略作加减：雄黄、蝎梢、朱砂、代赭石（煅，醋淬）各 6 克，巴豆（去油）3 个，杏仁（炒，去皮、尖）6 克。诸药共为细末，蒸枣肉丸如桐子大。每服 3 ～ 5 丸，木香汤化服。此方较平稳，但朱砂终非久服之品，实际应用时可用柏子仁、石菖蒲倍量代之。

清热和胃丸的组成与用法如下：生川连、生栀子、去心麦冬、麸炒枳实、大黄各 15 克，竹茹、去心连翘、陈皮各 12 克，山楂、炒神曲、炒麦芽各 30 克，生甘草 9 克。以上诸药共为细末，炼蜜为丸，每丸重 3 克，量儿大小与之，用滚白水化下。此方重在清热导滞，用于食痫初起和休止期的调理，不能作为治疗食痫的主要药物。

赵心波老师临床常用张志兴氏的经验方——羊痫风饼药（《中医杂志》1965 年第 6 期），改名为化痫饼。其处方与治法如下：煅青礞石 18 克，姜半夏 24 克，天南星 21 克，浮海石 18 克，沉香 9 克，生、熟黑白丑各 45 克，炒建曲 120 克。以上各药分别研细过筛为粉，混合拌匀。每 255 克药物加 600 克白面拌匀加水制成薄饼。成人烙饼 20 张，小儿 1 ～ 3 岁烙饼 35 张，4 ～ 7 岁烙饼 30 张，8 ～ 15 岁烙饼 25 张。每天早上按上述各年龄组规定空腹吃 1 张饼，用白开水送下。服药期间不得中断。若服时觉麻味，可酌加红糖。此方以消积导滞、豁痰降逆为主，适用于食痫、痰痫。张志兴氏曾总结了 139 例癫痫，缓解 93 例，占 66.9%；有效 34 例，占 24.5%；无效 12 例，占 8.6%，总有效率为 91.4%。以后陕西、天津、北京均有运用此方治愈癫痫的报道。我在临床上进行了系统观察，此方对食痰偏重之痫证确有一定的效果，但对胎、惊、风、热、狂、虫诸痫疗效不明显，因为化痫饼息风、清热、镇惊之力不足。另我在治疗食痫病人过程中，常配合运用达原饮加减，此方的组成与用法如下：槟榔 3 千克，草果 3 千克，厚朴 3 千克，黄芩 8 千克，柴胡 8 千克。共研为细末，炼蜜为丸，每丸重 6 克，周岁以内每服半丸，1 ～ 3 岁每服 1 丸，均日服 2 次；4 ～ 7 岁每服 1 丸，日服 3 次；8 ～ 14 岁每服 2 丸，日服 2 次；14 岁以上每服 2 丸，日服 3 次。白开水送下。

（四）病案举例

1. 姚某，男，12 岁，1979 年 6 月 8 日初诊。

患儿 4 个月前某日夜晚刚入睡，突然翻白眼，四肢抽搐，口吐痰沫，小便失禁，持续约两分钟。后到北京某医院诊断为癫痫，经用鲁米那治疗，病情未能有效控制，仍每日犯病 1 次。其祖父、表兄有癫痫病史。

平素心烦气急，脘腹胀满。犯病前口臭，便干，唇赤，睡不安，舌苔黄厚。查体未见明显异常，神清，多动。脉滑数，舌苔有剥脱。脑电图检查：广泛中度异常。

此食火兼痰、风成痫，开始用达原饮合化痫止抽二号片治疗。达原饮每次服 1 丸，日服 3 次；化痫止抽二号片每服 8 片，日服 3 次。

治疗 5 个月犯病两次，其内热渐清，无口臭、便干、脘腹满等症，故去达原饮，加用化痫止抽一号片，每服 8 片，日服 2 次。治疗中除因摔倒、受惊等因素于 1980 年 2 月犯病两次外，未再发作。

2. 杨某，男，11 岁，1965 年 10 月 4 日初诊。

患儿于 1962 年底患肝炎后，一直消化不好，经常腹胀满，时恶心欲吐，纳食时好时坏。不久即发抽搐，每月 1 次，多在夜晚发作。曾到北京某医院经脑电图检查确诊为癫痫，长期服用苯妥英钠、鲁米那等抗癫痫药物治疗，曾一度控制了发作，但停药以后病情加重。

发病时突然栽倒，四肢抽搐，口吐痰沫，持续 10 多分钟，连续 2 日发作，且每日嘴角抽动，再服抗癫痫西药无效。脉沉弦，舌质边红，无垢苔。

此病发于湿热内蕴、脾胃不和（病毒性肝炎）之后，乃先有积热不化，继而生痰动风，故用化痫饼治疗。连续用药半年，癫痫一直未发作，停药观察 1 年 9 个月无反复。

七、瘀痫

（一）病因

因瘀致痫之说详见明·鲁伯嗣所著《婴童百问·卷二·惊痫》书中，他认为："血滞心窍，邪风在心，积惊成痫。"随着活血化瘀法的深入研究，不少医家指出血瘀是癫痫发病的重要原因。杨公华等报道了《用活血化瘀法治疗癫痫 40 例疗效观察》（《江苏医药》1979 年第 3 期）。祝寿河氏从改善微循环功能着手，试用山莨菪碱治疗癫痫，也取得了可喜的苗头（《中华儿科杂志》1379 年第 3 期）。我在临床实践中认识到颅脑外伤、产伤及内热久羁、痰浊内阻、气血失调都可以产生瘀痫。

（二）辨证要点

1. 有明显的颅脑外伤或产伤病史。

2. 发作特点：抽搐的形式比较固定，或口眼相引、脸面肌肉偏向一侧抽动，或一侧肢体抽动，或全身抽搐。另可见以麻木、疼痛为主要表现者。剧烈头痛、腹痛或肢痛也为有瘀之表现。

3. 伴随症状：身体可见瘀斑或色素沉着，经常头晕、头痛。

4. 脉舌表现：脉偏涩，舌质暗或有瘀点，舌苔或白或黄。

（三）治法与方药

瘀痫往往夹痰、夹热、夹气滞，故治疗以活血化瘀为主，同时要兼化痰、清热、行气。若抽搐重，是风盛之征，还必须加用息风止抽之法。

杨公华等用如下基本方：黄芪、丹参、鸡血藤各15克，川芎、当归、乳香各10克。若兼痰浊壅盛加竹沥；若肝火上扰眩晕加菊花；发作过频加白僵蚕；发作日久，心肾亏损加党参、山药、枸杞子、紫河车粉等；阴虚加麦冬、鳖甲。每日1剂。治疗40例，显效15例，好转17例，无效8例。

我治疗癫痫用化痫止抽三号方，其药物组成及制法、服法如下：当归4.5千克，丹参4.5千克，没药2.25千克，乳香2.25千克，三七1千克。共研为细面。青阳参20千克熬膏，纳入上药面拌匀，烘干后压片，每片重0.3克。其用量与用法同化痫止抽一号片。

（四）病案举例

贾某，女，10岁，1979年3月19日初诊。

患儿于1977年11月某日，因不慎摔倒，当晚即发现视物不清，在北京某医院诊治，怀疑为夜盲症，服鱼肝油及维生素类，两天视力恢复正常。两个月后又出现右眼视物模糊，病情逐渐加重，半月或1月犯病1次。外院诊断为局灶性癫痫。

犯病前先头发昏两小时，紧接着右眼看不清东西，约5分钟，头剧烈疼痛，眼前东西飞舞、跳动、很模糊。神志清楚，但不能说话，右面部发麻、发紧。持续1～9个小时不等。平素睡不安、多梦。每因异常光线、精神刺激诱发。脉细弦，舌质尖赤，舌苔白。

根据视物模糊，眼前东西跳动、神清、脉弦细等特点，初期辨证为风痫，用化痫止抽一号片为主治疗近2年，病情时好时坏，但1～2月犯病1次。1981年3月12日请北京某医院会诊，查脑电图、头颅X线片、眼底检查和视野检查，均未见异常。可是，发现患儿左眼眶周围及左前额有10厘米×7厘米大小青色斑，左眼巩膜可见青灰色瘀斑，左臀部可见5厘米×7厘米不规则色素沉着。诊断为贾克森氏感觉性发作（神经皮肤综合征）。患儿家长坚持要用中药治疗。我抓住瘀斑、色素沉着和发作时剧烈头痛的特征，按瘀痫治疗。重用活血化瘀法，方选化痫止抽三号片，每服10片，日服3次。治疗前4个月仅犯病2次，且程度减轻。后坚持治疗1年，再无发作。现已1年4个月未犯病，智力发育良好，学习成绩全优。服药过程中多次化验肝、肾功能及血常规均正常。

八、狂痫

（一）病因

《活幼心书·卷中·痫证》指出："狂痫者，亦属阳……始因冒热感风，风热内蓄，久则风痰郁结，上迷心包。盖心乃神之舍，偶为邪热攻逼，则神失所守而昏乱，名曰狂痫。然心头肝木皆为物，火不自炎，因风吹起烟焰；木不自动，因风撼而自动摇。风火合德，两阳相搏，其热可知。心藏神，肝主惊，因风生痰，以致于此。"说明狂痫病因复杂，既有风火相扇，又有风生痰和痰火相搏，诸邪迷闭心窍，撼动肝风而生狂痫。

（二）辨证要点

1. 先有痫性发作病史，数月或数年不等。
2. 突然出现精神症状，或妄想妄言，或怒不可遏，或奔跑走窜，在数小时或1~2日可自行缓解。
3. 休止期易激动，好发脾气，不听劝说。
4. 脉舌表现：脉滑或弦数，舌质红，舌苔黄或灰黑厚。

（三）治法与方药

狂痫病因复杂，以风、痰、火相搏，入心、肝，乱神明、动肝风为主，故治疗要息风、豁痰、泻火；又要醒神、开窍、平肝。元·曾世荣说："医者为治疗，既能清心平肝，疏风退热，得病暂安；不与镇心下痰，则痰涎结实，停滞心络，病至再三；加以发搐频数，难为治疗，必成废人。"（《活幼心书·卷中·痫证》）他的话是长期临床经验的总结，很有道理。中医所谓狂痫，与西医学所称之精神运动型癫痫相似，确属难治性癫痫，往往使患者失去生活能力。曾氏主张："乍感真疾，日月稍近，法当解表散惊，及凉心肝，次下风痰。解表散惊，百解散；凉心肝，三解散、防风汤；下风痰，水晶丹、碧玉丸。"

百解散的组成与制法、服法如下：干葛根75克，升麻、赤芍各60克，黄芩30克，制麻黄23克，薄桂（去粗皮）7.5克，甘草4.5克。以上诸药咬咀，每服6克，水1盏，姜3片，葱1根，煎7分，无时温服。有风热盛者，加薄荷同煎。

三解散的组成与制法、服法如下：人参（去芦）、防风（去芦）、天麻、茯神（去木皮根）、郁金、白附子、大黄各7.5克，赤芍、黄芩、僵蚕各15克，全蝎（去尖毒）15尾，枳壳（水浸润去壳、剉片、麦麸炒微黄）6克，粉草18克。以上诸药剉焙为末，每服1.5~3克，用温薄荷汤或灯心汤无时调下。

防风汤的组成与制法、服法如下：防风（去芦）、川芎、大黄、白芷、黄芩、甘草各15克，细辛（去叶）6克、薄荷叶7.5克。以上诸药剉焙为末，每服3克，用温汤无时调服。

水晶丹的组成与制法、服法如下：南星（剉作小块，汤煮少时）、半夏各9克，滑石12克，轻粉50贴，净芫黄200片，巴豆（去壳，全者汤泡7次，又去心膜，作二边，水煮少时，晒干切片）50粒。前三味焙为末，拌和轻粉外，芫黄仁、巴豆二味同碎切，在乳钵内细杵，入前药末再拌匀。用粳米饭包作稷子一大个，小瓦瓶盛水熟煮，候冷取出，在沙钵中烂杵，细布兜紧，捻出如稠糊，丸麻仁大。每服15~25丸，或35丸。糯米饭泡葱白取汁，小盏五更初空心下。

碧玉丸的组成与制法、服法如下：青黛、明矾（生用）、南星（生用）、滑石各7.5克，轻粉50贴，全蝎（去尖毒）15尾，巴豆（去壳膜心，存油碎切，入乳钵极细杵）49粒。以上各药除轻粉、巴豆外，余五味或晒或焙为末。仍入前二味，同在乳钵杵匀。姜汁煮糯米粉为糊，丸粟壳大。每服7~9丸或11丸。用淡姜汤空心服。热甚者，薄荷汤下，或不拘时。

以上为元·曾世荣治狂痫之方药，可供临床治疗狂痫时参考。其中轻粉有毒，可以去而不用。巴豆泻下作用强，用量宜慎。

我治狂痫常用化痫止抽二号方，发作时可以并用礞石滚痰丸；休止期可以并用镇惊安神片。用量与用法同前。经多年临床观察，此类癫痫单纯用中药治疗效果不理想，最好与抗癫痫西药合用（参见"合并运用抗癫痫西药的原则和方法"）。

（四）病案举例

高某，男，13 岁，1980 年 7 月 13 日初诊。

患儿为难产，生时颅脑受伤。半岁时因高热发生抽搐，逐渐加重，以后不发烧也抽搐。虽然连续服用苯妥英纳、安定等 5 年，未能控制病情发展。

每 4 ~ 6 日即发作 1 ~ 3 次，发病时大喊大叫，乱跑乱窜，后搐搦、两眼上翻、吐白沫，尿失禁。脉滑数，舌质红，舌根黄苔。脑电图检查为重度异常。

西医诊断为精神运动型癫痫。辨证为狂痫，用化痫止抽二号片治疗，服 10 片，日服 3 次。连续治疗 3 月余，大发作控制，仍数日 1 次小发作，发作时转圈，面肌抽动，但不跌倒。

九、虫痫

（一）病因

脑内虫证，包括脑囊虫、脑包虫、脑肺吸虫病等。其中脑囊虫病是致痫最为多见的原因。这里所要讨论的虫痫主要指猪囊尾蚴引起的癫痫。

（二）辨证要点

1. 先要确诊患者为猪绦虫病及囊虫病。这需要借助西医学的诊断方法，包括用囊尾蚴作抗原皮内试验、补体结合试验及沉淀反应，外科手术摘出囊尾蚴做病理切片可以确诊。另外在皮下组织可触到疑似囊尾蚴的小结，末梢血嗜酸粒细胞异常增多；X 线颅部检查等均可协助诊断。

2. 证候特点：以各种形式的抽搐为主，常伴头痛、消瘦、腹痛，腹泻，大便中偶含虫节。有时皮下可以摸到散在硬结块。

3. 脉舌表现：脉乍大乍小、滑数或弦，舌苔白厚或剥脱。

（三）治法与方药

常用赵心波老中医经验方：苦楝根皮 15 克，使君子 12 克，雷丸 9 克，槟榔 12 克。诸药共煎汤，送服蛇蜕末 1.5 ~ 3 克，每日 3 次。

另外，中国农业科学院特产研究所制药厂 1971 年生产囊虫丸，对虫痫有一定的效果。囊虫丸有杀虫解毒、镇惊止痛、活血化瘀、软坚消肿等功用。其组成与制法、服法如下：茯苓 5000 克，水蛭 875 克，干漆 875 克，雷丸 2500 克，大黄 1250 克，炒僵蚕或僵蛹 3750 克，生桃仁 3750 克，黄连 1250 克，牡丹皮 2500 克，生川乌 300 克，醋芫花 300 克，橘红 1500 克，五灵脂流浸膏 6000 克。除五灵脂流浸膏、桃仁外，其余 11 味药共研细粉、过 100 目筛，再与桃仁配研，混匀，过重筛。取药粉、五灵脂流浸膏与炼蜜为丸。每丸重 5 克，每次 1 丸，日服 2 ~ 3 次，饭后温开水送下。服药中不要饮酒或吃辛辣有刺激性食物。

十、虚痫

（一）病因

古代医籍称之为阴痫。《诸病源候论·卷四十五·风痫候》谓："病先身冷，不惊瘛，不啼唤，乃成病。发时脉沉者为阴痫。内在五脏，外在骨髓，极者难治。"《活幼心书·卷中·痫证》则强调："阴痫者，因慢惊风去痰不尽，痰入心包而得。"清·陈复正认为，"夫病至于痫，非禀于先天不足，即由于攻伐过伤""其真元之败，气血之伤，了然在望"。他竭力反对痰迷心窍之说，只承认痫本属虚。我们认为虚痫之因有三：一是原本体虚，如慢脾风久治不愈而成痫；二是先天不足，如胎痫，生后即病；三是风、惊、痰、热、食、瘀、狂、虫诸痫久发不愈而变虚。

（二）辨证要点

1. 有癫痫久治不愈或脾虚久泻而致抽搐发作，或生后痴呆，有五迟、五软病史。

2. 证候特点：抽搐无力、少气懒言、神倦体乏、两眼发愣、面色无泽、形体消瘦、表情淡漠、反应低下，或腹泻多涎、步履蹒跚。

3. 脉舌表现：脉细弱，舌质淡、苔白。

（三）治法与方药

《活幼心书》提出："治以固真汤加日生汤同煎，调宽气饮（枳壳、枳实、人参、甘草）和解。"《医宗金鉴》则采取"轻者醒脾汤，甚者固真汤，病退调理用定痫丹"。陈复正则提出"以健脾补中为主"的集成定痫丸治疗，并说"倘系年深日久者，与河车八味丸间服"。我在临床上则首选益智补脑片。

由慢惊风转化致痫者用固真汤加日生汤为宜，醒脾汤也可用之。

固真汤的组成与煎法、服法如下：人参、制附子、白茯苓、白术各7.5克，山药、炙黄芪、肉桂、炙甘草各9克。水煎空心温服，每日1剂。

日生汤的组成与煎法、服法如下：制北南星9克（原方量30克），人参、冬瓜仁各6克（原方无剂量）。慢火水煎，候温，无时少与缓服，投之急必吐。

醒脾汤的组成与煎法、服法如下：人参、白术、茯苓、天麻、姜半夏、橘红、全蝎、僵蚕、炙甘草、木香、陈仓米、胆南星（各药用量随病情而定）。水煎服，每日一剂。

癫痫久发，经治不愈者，可用定痫丹或集成定痫丸与河车八味丸并用或交替服用。

定痫丹的组成与制法、服法如下：人参9克，当归9克，炒白芍9克，茯神、炒枣仁各15克，去心远志9克，琥珀9克，天竺黄12克，炒白术15克，橘红、姜半夏、天麻各9克，钩藤12克，炙甘草6克。以上诸药共为细末，炼蜜为丸，每丸重3克。每次服1丸，日服3次。

集成定痫丸的组成与制法、服法如下：人参30克，漂白术45克、白茯苓、真广皮、法半夏各30克，石菖蒲15克，白当归30克，青化桂15克，杭白芍、白蔻仁、漂苍术各30克，南木香15克，真龙齿30克，赤金箔30张，镜面砂9克。以上诸药混合，焙干，研细末筛过，炼蜜为丸，每丸重3克，以朱砂为衣，贴以金箔。每日早、晚各服1丸。

河车八味丸的组成与制法、服法如下：紫河车一具（头胎生男者，用白矾煎汤揉洗干净，用姜汁同酒煮烂），大生地黄90克，净枣皮30克，粉丹皮15克，宣泽泻15克，嫩鹿茸60克，白茯苓45克，怀山药150克，川熟附子、青化桂各22.5克，北五味子60克，大麦冬30克。以上诸药混合，焙干，研为细末，炼蜜为丸，每丸重3克。每早服1丸，重者晚加服1丸。

益智补脑片（详见胎痫），通治虚痫。

（四）病案举例

赵某，女，11 岁，1980 年 1 月 14 日初诊。

患儿于 1978 年 11 月某日在厨房洗脚，突然看见一只大老鼠，受惊而大哭。1979 年 1 月 16 日上午 11 点多忽然在学校倒地抽搐，因家长不在场，详情不知，只发现棉裤已尿透。3 天后又犯病，先是两眼上翻，脖子向右扭，接着摔倒，四肢强直性抽搐，憋气、面青紫、喉中痰鸣、吐血沫，持续 5 分钟。抽搐缓解后，头痛、呕吐，随后深睡数小时。曾用苯妥英钠、鲁米那、安宁等多种抗癫痫西药治疗，同时加服中药、针灸，大发作基本控制。但失神、小抽动不断，并产生药物皮疹以及出现性格改变，烦急易怒、多言、不听劝说、坐卧不安、记忆力差、反应迟钝，因此被迫停学。

来诊时患儿神情呆痴，但多动而不听劝阻。脉细偏数，舌质淡、舌苔黄。脑电图检查：广泛中度异常。

此因惊成痫，心火盛神受蒙，已转化成虚痫。用益智补脑片合镇惊安神丸治疗。益智补脑片每次服 6 片，日服 2 次；镇惊安神片每次服 10 片，日服 2 次。连续用药 1 年半，大小发作均控制，智力明显好转。后家长自动停药 7 个月，病情无反复，但平时多痰、易激动、胆小、睡不安稳。为防复发，坚持原方治疗。现已 3 年未犯病，曾高烧和做扁桃腺摘除，均未诱发。

脑电图复查轻度不正常；肝、肾功能检查正常，血常规化验也无异常。

综上所述，根据癫痫产生的不同原因和证候特点，分为上述胎、风、惊、痰、热、食、瘀、狂、虫和虚痫，但由于癫痫临床表现极其复杂，病因又常相互影响或转化，所以临床上很难见到单一的证型，往往是诸型交错互见，其中以痰、热、惊、风为主。故现代儿科名医赵心波十分强调：治疗癫痫一定要抓住清痰逐痰、平肝息风、镇痉止抽等主要治法，并在"治风先治血，血行风自灭"的理论指导下，注意运用"活血化瘀"的治则。他拟订的化痫止抽 1 号方（详见风痫）既息风止痉，又清热化痰，除治风痫外，还可辅助治疗痰痫、热痫、惊痫等。对于西医诊断为小发作、精神运动型、婴儿痉挛和头痛型癫痫均适宜，对大发作型癫痫亦有一定的效果。化痫止抽 2 号方（详见痰痫）也如此，能治风痫、热痫、惊痫。对西医诊断为大发作型或兼有大发作的混合发作型癫痫较适宜。以上两方，可以作为治疗癫痫常用方。但是，如果要取得更好的疗效，一定要针对病因，根据证候特点辨证论治。对于顽固性胎痫、狂痫等，要采取综合性治疗措施，包括针刺、埋线、割治、组织疗法等，有的还必须加用抗癫痫西药。

（原载于《中级医刊》1989 年 24 卷第 2～5 期）

中医治疗 100 例癫痫临证分析

癫痫是常见的神经系统疾病，是古老的又是世界性的，据中外有文字记载的历史资料可知，人类认识癫痫已有五千年了。但至今病因不明，只知道它的发作是大脑皮质神经元群阵发性过度放电。其临床表现十分复杂，目前尚无特殊治疗方法，也很难根治。为了深入研究防治癫痫的规律，提高中医药治疗癫痫的效果，更好地为患者服务，我们于 2007 年开始在北京安定门中医医院或中国中医科学院中医门诊部开设癫痫专病门诊，至 2017 年共 10 年完成了 600 余例病案，现从中选择诊断明确、病历记录完整、连续治疗观察一年以上的 100 例进行总结分析。100 例中有儿童良性癫痫 9 例、热性惊厥致癫痫 13 例、颅脑外伤致癫痫 11 例、儿童失神癫痫 4 例；另有特发性癫痫 35 例、继发性癫痫 28 例。经过一年以上的治疗，有 47 例控制了癫痫的发作；有 25 例其癫痫发作减少 50% 以上。在长达数年的治疗中，最长十年未发现明显副作用，也很少有病例复发。故充分说明中医药治疗癫痫病是有效和安全的。

一、临床资料介绍

1. 100 例癫痫患者基本资料

（1）性别：男性 66 例，女性 34 例。

（2）年龄分布：1～3 岁 8 例，4～6 岁 10 例，7～13 岁 27 例，14～25 岁 28 例，26～49 岁 23 例，50 岁以上 4 例。

（3）病程（诊前）：1 年以下 20 例，1～3 年 27 例，3～5 年 14 例，5～10 年 12 例，10～20 年 24 例，20 年以上 3 例。

（4）癫痫类型：除按病因分类外，按发作类型分类如下：以失神发作为主 8 例，以阵挛抽搐为主 74 例，上述两种混合发作 13 例，其他形式发作 5 例。

（5）发病频率：1 日多发 13 例，1～30 日 1 发 28 例，1～3 个月 1 发 19 例，3～6 个月 1 发 15 例，6 个月至 1 年 1 发 13 例，1 年以上 1 发 2 例，无明显规律发作 5 例，仅发作 1 次 5 例。

（6）诊前治疗情况：未经治疗 22 例，西药治疗 71 例，手术治疗 6 例，中药治疗 22 例，其他治疗 8 例。

2. 检查情况

（1）脑电图：未查 9 例，异常 78 例，正常 13 例。

（2）颅脑 CT 或核磁检查：未查 42 例，异常 32 例，正常 26 例。

3. 结果

（1）疗程（来诊后）：2 年以下 62 例，2～3 年 22 例，3～4 年 6 例，4～5 年 2 例，5 年以上 8 例。

（2）疗效：临床治愈 47 例，好转 25 例，无效 28 例。

二、对癫痫因机证治的认识

通过长期的临床实践，我们认识到癫痫是可防可治的，只要正确处理，半数病人可以达到临床治愈；90%的病人可以治疗有效，生活能够自理并能正常学习、工作。我们从中医的角度认识癫痫如下：

（一）病因病机

癫痫发病的形式极其复杂，但归纳起来就是两类，一类就是与遗传有关的，称之为特发性癫痫（本组病例中儿童良性和失神小发作癫痫属此类）；另一类就是继发性癫痫，有明确病因可查（本组病例中颅脑外伤后致癫痫与热性惊厥致癫痫属此类）。我们将分别介绍这两类癫痫的临床研究。

癫痫发作的症状多种多样，但最主要的是抽搐和神志不清。抓住此两症来分析其病机：《黄帝内经·至真要大论》在论述病机指出"诸风掉眩，皆属于肝"；另又指出"诸暴强直，皆属于风"。这就明确了抽搐的主因在肝和风，治疗必须从甘和风入手。肝属木，为将军之官，肝气喜舒畅调达，忌郁伏集结；肝风易动而抽搐，所以治肝首重疏肝理气；另肝藏血，若血虚、血瘀也易动肝风而抽搐，故治肝也必养血活血，此治癫痫抽搐类型之要领。关于风，有外风和内风之别，外风是外感六淫之风，多见有外感症状；内风实因肝风内动所致，此处之风属内风，重在治肝，可以佐用平肝息风法。

癫痫的另一主症是神昏（意识丧失）即神志不清，此病在心，"心主神明"，"五脏六腑之主"，神明受扰则失神，导致意识丧失，神明受扰，最多见于热火入心，痰热、瘀血蒙心。故清热泻火、醒神开窍、清热化痰、活血祛瘀是治神昏为主症癫痫发作的主要法则。

（二）辨证论治要点

对癫痫的辨证主要抓住主症和病因，以抽搐为主要发作类型的癫痫如肌阵挛发作、阵挛性发作、强直发作、强直阵挛发作等若无其他明确病因，属特发性癫痫，可以辨证为肝风内动，以疏肝行气、养血活血佐平肝息风法治疗；若另有明确的病因，如颅脑外伤所致癫痫，此必有瘀血内阻，故治疗要加重活血化瘀之品；又如因热邪惊厥所致癫痫则为热邪内陷，则就应加重透热邪和清热解毒的治则；若癫痫发作为失神或神志不清，多为痰热扰心，用清热化痰、宁心开窍法治疗。

三、处方用药精选

根据癫痫辨证论治。处方用药主要针对肝风内动和痰热扰心，处方如下：

1. 柴胡加龙骨牡蛎方

此方来源于《伤寒论》卷三"辨太阳病脉证并治中第六"和卷十"辨发汗吐下后病脉证并治第二十二"中所述，患伤寒已经八九天，误用攻下法之后邪气内陷，出现胸部胀闷、心烦惊恐、小便不畅利、言语错乱、全身沉重、转侧不灵活诸症。此实乃肝气郁结、肝风内动所致。用柴胡加龙骨牡蛎汤实乃和解少阳而疏肝，用龙骨、牡蛎可息风止抽，选用此方为基本方加减治疗抽搐为主症的癫痫乃为首选。若抽搐频发、久治不愈者，可加重平肝息风之品，如羚羊角、珍珠母、僵蚕、蝉衣等；还可斟加养血活血之品，如赤芍、当归、柏叶、桃仁、红花，此乃"治风先治血，血行风自灭"，还可斟加疏肝之品，如郁金、香附等。

2. 温胆汤

方见《备急千金要方》，其组成如下：陈皮10克，法半夏10克，枳实10克，茯苓10克，淡竹茹10克，生甘草6克。其功能清胆和胃、通利三焦、除痰止呕。主治痰热上扰所致失神癫痫小发作，可斟加清热之品，如栀子、牡丹皮、牛黄、莲子心、麦冬等；也可加些祛痰之品，如胆星、天竺黄、礞石等。

3. 天麻钩藤饮

方见《中医内科杂病证治新义》，其方组成：天麻10克，钩藤10克，生石决明30克，栀子10克，黄芩10克，川牛膝15克，杜仲9克，益母草9克，桑寄生9克，夜交藤9克，朱茯神9克。此方平肝息风、清热活血、补益肝肾，专治肝阳上亢之高血压，本处用其加减而加重平肝息风之力以治癫痫。可去掉杜仲、牛膝、桑寄生诸药，加僵蚕10克、蝉衣6克、地龙10克、玳瑁6克、石菖蒲30克。石菖蒲平肝、镇惊、安神有专攻，可以重用，有效、安全不伤身。此乃经验用药。

四、经验方

赵心波老中医生前致力于摸索癫痫的治疗规律，积累了宝贵的临床经验。其在临床上常用经验方如下：

1. 化痫止抽1号方

组成：天南星、僵蚕、白矾、白附子、红花各120克，法半夏、全蝎、桃仁、天竺黄各60克，天麻50克，黄连30克，蜈蚣50条。

制法：以上药物共粉碎为细面，加黏合剂压片，每片重0.3克。

用法：1～3岁每次4片，4～7岁每次6片，8～14岁每次8片，14岁以上每次10片。每日3次，白开水送服。

功用：用于癫痫肝风偏盛型，对西医诊断为小发作、精神运动型、婴儿痉挛和头痛型癫痫尤为适宜；对大发作型亦有一定效果。

解析：本方以全蝎、蜈蚣、僵蚕、天麻、白附子诸药息风止痉为主，兼用天南星、法半夏、天竺黄、白矾、黄连等化痰清热，桃仁、红花两药活血化瘀。

2. 化痫止抽2号方

组成：青礞石360克，全蝎60克，地龙400克，胆南星、白矾各240克，牵牛子600克，天麻、沉香各100克，红花180克，钩藤、法半夏、桃仁、生大黄各120克，石菖蒲2500克，人工牛黄10克。

制法：将石菖蒲（汤剂中该药不用）水煎5次，去渣，合并煎液，再将其余药物共粉碎为细面，掺入此药液中，制颗粒压片，每片重0.3克。

用法：1～3岁每次4片，4～7岁每次6片，8～14岁每次8片，14岁以上每次10片。每日3次，白开水送服。

功用：用于癫痫痰火偏盛型，对西医诊断为大发作型或兼有大发作的混合发作型癫痫者适宜。

解析：本方以青礞石、胆南星、法半夏、白矾逐痰，生大黄、人工牛黄泻火，并配用沉香、牵牛子降气、通利，构成泻痰火之重剂，兼用天麻、钩藤、全蝎、地龙息风止痉，石菖蒲开心窍，助化痰之力，桃仁、红花活血化瘀，助息风之功。

3. 益智补脑片

组成：黄精、黄芪、益智仁、石菖蒲、炙甘草各300克，生晒参、紫河车各60克。

制法：先将生晒参、紫河车共研细粉，再将其余药物熬制为膏后，兑入生晒参粉、紫河车粉拌匀，制颗粒压片，每片重 0.3 克。

用法：1～3 岁每次 4 片，4～7 岁每次 6 片，8～14 岁每次 8 片，14 岁以上每次 10 片。每日 3 次，白开水送服。

功用：用于久治不愈、反复发作、智力低下、正气偏虚癫痫者。

解析：由于癫痫是一种缠绵难愈的疾病，"病久必虚"，故赵老对久治不愈、反复发作、智力低下的病人采用"扶正"疗法，常选用九转黄精丹，后在此方的基础上加重了补气、益智之品，制成了益智补脑片。

4. 化风锭

组成：活蝎子 40 个，桔梗 3 钱，黄连 3 钱，蝉蜕 5 钱，甘草 3 钱，防风 5 钱，羌活 5 钱，大黄 5 钱，僵蚕 5 钱，法半夏 5 钱，麻黄 5 分。

制法：先将药料轧碎，再将活蝎子用烧酒渍，放在碾上轧碎。用药末将活蝎子搜净，取下晒干，再进行粉碎，研细粉过筛和匀。每 10 两细粉兑朱砂粉 5 两，牛黄 1 钱 5 分，麝香 1 钱 5 分，冰片 5 钱。以上和匀研细，炼蜜为丸。

用法：每次服 1 丸，每日 2 次，周岁内酌减。

功用：散风镇惊，清热化痰，通治各种类型癫痫。

5. 化痫饼

组成：青礞石 18 克，法半夏 24 克，天南星 21 克，海浮石 18 克，沉香 9 克，生牵牛子、熟牵牛子各 45 克，炒建曲 120 克。

制法：共研细末，每 250 克细末加白面粉 625 克，用水调匀，烙成 30 个薄饼。

用法：每日早晨空腹服 1 个，白开水送下。

功用：降痰开闭，消导积滞，用于痰火偏盛型癫痫，夹积滞者尤宜。

6. 降压 1 号丸

组成：羚羊角 3 克，全蝎 24 克，生代赭石 15 克，生侧柏叶 15 克，白芍 15 克，牡丹皮 9 克，桃仁 12 克，红花 12 克，生石决明 18 克，汉防己 30 克，牛膝 18 克，桑枝 24 克，生地黄 24 克，白蒺藜 12 克，菊花 12 克，钩藤 24 克，龙胆草 18 克，黄芩 15 克，马尾连 6 克，蜈蚣 9 克。

制法：后 19 味药共研细末，兑羚羊角粉，炼蜜为丸，每丸重 3 克。

用法：每次服 1 丸，每日 2 次，白开水送下。

功用：清肝降火，活血祛风，舒筋通络，用于高血压病、脑炎后遗症及肝风偏盛型癫痫。

五、典型病案举例

病例 1：王某，男，16 岁，病历号：2007001。2007 年 1 月 10 日初诊。

癫痫混合发作 3 年，每月大发作 2 次，四肢抽搐，口吐白沫，口眼㖞斜，持续 10 分钟；小发作日 2 次，左侧肢体抽动，1～2 分钟，无明显合并症状。脑电图：右侧额、枕叶有棘波。

经西医用妥泰 200mg，分 2 次服用，治疗 3 年未控制发作。

中医诊断：脉偏滑，舌苔腻，舌质赤，此痰热内蕴，肝风内动。

治法：清热、化痰、止抽。

处方：炒栀子 10 克，僵蚕 10 克，胆南星 5 克，法半夏 5 克，石菖蒲 30 克，全蝎 5 克，桃仁 10

克，天竺黄 10 克，天麻 10 克，郁金 10 克，桑枝 10 克，玳瑁粉 1.5 克。水煎服一个月。再用上方 20 剂制丸药，每丸重 9 克，每次服 1 丸，日 3 次，共治疗半年，未再大发作，小发作月 1 次，复查脑电图无异常。

守方治疗，减妥泰为日 300mg，坚持治疗 5 年，停服西药妥泰，未再发作，脑电图正常，智力良好，考入大学，成绩好，一切正常。现已参加工作。

为了巩固疗效，防复发，继用息风、疏肝化痰法，处方如下：天麻 15 克，钩藤 15 克，僵蚕 10 克，蝉衣 6 克，石菖蒲 30 克，远志 15 克，柴胡 15 克，黄芩 15 克，甘草 6 克，天竺黄 10 克，生龙骨、牡蛎各 30 克。制蜜丸，9 克/丸，每服 1 丸，日 3 次，服半年后停用。

病例 2：张某，女，1 岁 8 个月，病历号：2014099。2014 年 4 月 1 日初诊。

患者 2013 年 7 月首发病，清醒时突发目瞪、口张、身软，约半分钟缓解。2 个月后第 2 次发作，之后间隔 1 个月发作 3 次，除上症外，流涎、手僵硬。20 天后发病 2 次，为隔天发病。在当地针灸 8 次，至 2014 年 3 月 20 日前未发病。3 月 20 日当天发病 6 次，四肢僵硬，目瞪，流口水，每次 1 分钟左右，最后一次大便失禁。3 月 24 日北京儿童医院处开浦兰，未服。

平素胆小，消化不佳，进食多则易呕，眠正常，大便偏干。脉稍数，舌有裂纹，剥脱苔，质红。

视频脑电图：中度异常：全导阵发高波幅慢波；双中额偶见高波幅尖慢波复合。MRI：未见异常。

诊断：癫痫。辨证为肝胃不和，肝风内动。

治法：疏肝和胃，平肝息风。

处方：柴胡 10 克，黄芩 10 克，白芍 10 克，法半夏 6 克，生龙骨、牡蛎各 15 克，党参 15 克，郁金 10 克，炒神曲 15 克，焦山楂 15 克，陈皮 6 克，天麻 15 克，钩藤 10 克，僵蚕 10 克，蝉衣 6 克，石菖蒲 30 克，生甘草 6 克。

4 月 22 日：未发病，他症同上，语言能力发育较迟，脉滑数。舌质正常，苔薄白。守上方加鸡内金 10 克，熟大黄 4 克。

5 月 20 日：4 月 26 日发病 1 次，纳食略少，眠、便尚可。脉略滑数，舌质正常，根部有苔。前方再加远志 10 克、益智仁 10 克、地龙 10 克续服。因烦躁，脾气大，6 月 24 日加地骨皮 10 克、栀子 10 克、赤芍 10 克；因舌尖红，大便稍干，8 月 5 日前方再加麦冬 15 克、竹叶 6 克。

9 月 2 日：未发病，纳食进步，大便亦改善，食西瓜易腹泻，面生白斑。脉滑数，舌略红，根部有苔。处方：炒白术 10 克，茯苓 15 克，麦冬 15 克，竹叶 6 克，栀子 10 克，远志 10 克，益智仁 10 克，地龙 10 克，鸡内金 10 克，柴胡 10 克，黄芩 10 克，白芍 10 克，法半夏 6 克，生龙骨、牡蛎各 15 克，党参 15 克，郁金 10 克，炒神曲 15 克，焦山楂 15 克，陈皮 6 克，天麻 15 克，钩藤 10 克，僵蚕 10 克，蝉衣 6 克，石菖蒲 30 克，生甘草 6 克，赤芍 10 克。

因饭后有时腹痛，10 月 14 日于上方加延胡索 15 克。

11 月 18 日：未发病。挑食，只喜肉食，眠正常，偶有寐中哭喊，大便稀，日 3～4 次。脉偏滑数，舌略红，根部有苔。此为脾胃不和，痰热不清，慎防肝风内动。处方：陈皮 10 克，法半夏 10 克，茯苓 15 克，枳壳 6 克，竹茹 6 克，炙甘草 6 克，柴胡 15 克，黄芩 15 克，白芍 15 克，党参 20 克，生龙骨、牡蛎各 30 克，天麻 15 克，钩藤 10 克，僵蚕 10 克，蝉衣 6 克，石菖蒲 30 克，鸡内金 10 克。制蜜丸，每丸 9 克，每服 1 丸，日服 3 次。

2015 年 6 月 9 日：未发病，纳食不香，挑食，时有大便干燥。脾气较大。脉滑数，舌质正常，根部白腻苔。仍以上方加栀子 10 克，生大黄 6 克，神曲 15 克，厚朴 10 克。制蜜丸，用法同上。经治一年两个月，癫痫未犯，属临床治愈。

病例 3：朱某，男，46 岁，病历号：2010072。2010 年 2 月 5 日初诊。

癫痫发作 7 个月，2009 年 7 月首发，至来诊时共发病 3 次，均为寐中发作，发时两目发直，四肢抽搐，牙关紧闭，一般持续 4~5 分钟缓解。最后 1 次有尿失禁。曾用德胜门中医院药物，已停。纳食正常，寐一般，二便正常。脉滑略数，舌胖大、色绛，根部有苔。母亲有癫痫史。

视频脑电图：正常范围。CT：颅脑平扫未见明确病变征象。动态心电图：房早偶发，二联律。

诊断：癫痫。中医辨证属痰热偏盛夹肝风。

治法：清热化痰，平肝息风。

处方：青礞石 15 克，黄芩 10 克，柴胡 10 克，法半夏 10 克，栀子 10 克，天竺黄 10 克，胆南星 10 克，天麻 10 克，钩藤 10 克，僵蚕 10 克，蝉衣 6 克，石菖蒲 10 克，陈皮 6 克，茯苓 10 克。

药后 2 月 16 日、3 月 27 日各发病一次。4 月 9 日于上方加郁金 10 克。另配服妥泰，目标剂量 100 毫克，日服 2 次。因眠差多梦，4 月 23 日于上方加远志 10 克。

5 月 21 日发病（妥泰未按医嘱用，仅为 37.5 毫克，日服 2 次），仍多梦。前方去青礞石、茯苓，加酸枣仁 10 克、茯神 10 克。

6 月 25 日：近摔过一次头部，头晕，眠差，手足麻，双目干而红，痰多，大便干，脉滑，舌红而暗，苔白。前方去胆南星、郁金，加桃仁、牡丹皮各 10 克。

10 月 22 日：病未发，用西药觉头昏，平时有痰。脉左滑，舌暗。处方：天麻 10 克，钩藤 10 克，僵蚕 10 克，蝉衣 6 克，石菖蒲 10 克，陈皮 10 克，茯神 10 克，天竺黄 10 克，法半夏 10 克，川芎 10 克，白芷 10 克，菊花 10 克，远志 10 克，甘草 6 克，车前草 15 克。因眠差，12 月 3 日去白芷、菊花，加栀子、柏子仁各 10 克。

2011 年 4 月 21 日：因服妥泰有反应，已自动停用，服上方病情稳定，无发作，时头晕。上方去车前草，加磁石 15 克。

至 2013 年 5 月，停用所有西药近 2 年，今未发病。因眠差，时心烦，暂用中药调理（略）。

2014 年 11 月 16 日中午休息，醒后舌尖痛，观察口角有少量血迹。11 月 18 日来诊：近头晕，眠差，耳堵。脉滑，舌红苔剥。治以化痰清热，佐以息风。处方：陈皮 10 克，法半夏 10 克，茯苓 10 克，竹茹 6 克，甘草 6 克，牡丹皮 6 克，栀子 10 克，柴胡 15 克，黄芩 15 克，赤芍 15 克，川芎 30 克，天麻 15 克，钩藤 10 克，蝉衣 6 克，僵蚕 10 克，细辛 3 克，菊花 10 克。

2015 年 2 月 12 日中午寐中发病。头晕，耳鸣，听力下降，306 医院诊为耳石症，以西药治疗；核磁提示脑内散在小缺血灶；超声提示双颈动脉硬化并斑块形成；脑电图正常。3 月 3 日来诊：夜寐舌干，脉滑，舌红，根部略有苔。此为肝火上炎，肝风内动，痰瘀阻络。处方：柴胡 15 克，黄芩 15 克，龙胆草 10 克，夏枯草 6 克，天麻 15 克，钩藤 20 克，僵蚕 15 克，蝉衣 6 克，石菖蒲 30 克，陈皮 10 克，法半夏 10 克，茯苓 10 克，甘草 6 克，竹茹 6 克，川芎 30 克，白芷 10 克，细辛 3 克，菊花 15 克，赤芍 10 克。

5 月 5 日午休时发病，5 月 12 日调整处方：上方去龙胆草、夏枯草，加生龙骨 30 克、生牡蛎 30 克、远志 15 克、琥珀粉 1.5 克。

此后病情稳定。7月7日诊：晨起头昏沉，有痰。脉弦缓，舌绛红、苔剥。处方：牡丹皮15克，栀子10克，柴胡15克，黄芩10克，法半夏10克，夏枯草6克，天麻15克，钩藤10克，菊花15克，川芎20克，白芷10克，细辛3克，黄连10克，甘草6克。

10月13日因眠差调整处方：上方加酸枣仁、柏子仁、远志各10克。

此后以治失眠为主，直至2017年3月，未见癫痫发作。经治已连续1年10个月未再有癫痫发作，为临床治愈案例。

按：此案曾加用妥泰治疗，但副作用大，病人接受不了而停用，后完全用中药治疗而获效。

本案观察至2018年12月未见发病，已连续3年7个月未发病。

病例4：郭某，女，45岁，病历号：2009067。2009年12月21日初诊。

癫痫发作28年，发时突然抽搐，神志丧失，有时咬破舌，小便失禁，每次持续4~5分钟。曾用过卡马西平、中药、埋线等治疗，最长有2年未发病，但又反复，2008年发病8次。来诊前1~4个月发病1次，2009年已发作5次，最后一次发作于2009年12月2日。

常犯困，乏力，时有烦躁，口臭、口干、口苦，纳少，眠多梦，大便正常，月经3月1行。舌瘦、夹红，苔薄，脉细数无力。目前用药为卡马西平100毫克，日服1次。

右肾已切除。

诊断：癫痫。中医认为属虚痫，辨证为气血两亏，肝风内动，内有痰热。

治法：补气和血，疏肝息风，清热化痰。

处方：当归6克，川芎6克，赤芍6克，黄芪10克，天麻10克，钩藤10克，柴胡10克，黄芩10克，法半夏6克，茯神10克，陈皮6克，甘草3克，蝉衣3克，僵蚕6克，栀子10克。西药不变。

药后于2010年1月9日发病1次，平素口苦，口臭，腰痛。脉细数，舌尖红，边有齿痕，根部腻苔。拟先平肝息风、清热化痰为主。处方：柴胡10克，黄芩10克，法半夏10克，栀子10克，天麻10克，钩藤10克，石菖蒲10克，蝉衣6克，僵蚕10克，天竺黄6克，陈皮6克，茯神10克，郁金10克，甘草6克。

上方服至4月9日，未见明显发病，有几次浑身不适感。以上方加牡丹皮10克，制蜜丸，丸重10克，日服2次。

2010年11月8日晚寐中发病1次，平时仍有每月1次身发紧，不舒服感。2010年12月3日调整处方：前方加白芍10克，改柴胡15克，黄芩15克，栀子15克，法半夏15克。仍制蜜丸，服法同前。

2011年4月10日夜睡中犯病，全身抽搐，持续10分钟左右。平常多发感冒、无力、纳差。守上方继用。

2012年10月30日：4~5个月大发作1次，最后一次为6月25日。记忆力差，纳一般，多梦，大便正常，尿频。脉沉细，舌尖红，舌瘦，根部略有白苔。每日中午服100毫克卡马西平。中药以前方加炙黄芪15克、党参15克、当归6克、远志6克，制蜜丸，服法同上。

2013年5月28日：去年6月至今未现大发作，每1~2月有1次，全身难受，持续约10分钟。易疲乏，易感冒，目不欲睁。脉细弦，舌尖边红，苔薄。上方改炙黄芪30克、党参30克，加白术15克、防风10克，改当归10克、石菖蒲30克，去郁金。仍制蜜丸，服法同前。

7月10日、9月17日分别有1次发病，平素每月1次，不严重发作（胸中难受，心慌，头中不舒）。时有幻觉。治以清肝，疏肝，息风。处方：石决明 30 克，柴胡 15 克，黄芩 10 克，栀子 15 克，法半夏 10 克，赤芍、白芍各 10 克，天麻 10 克，钩藤 10 克，僵蚕 10 克，蝉衣 6 克，石菖蒲 30 克，陈皮 6 克，天竺黄 10 克，郁金 15 克，茯神 15 克，远志 10 克，柏子仁 25 克，甘草 6 克。水煎服。

11 月 5 日中午寐中轻微发作，未大抽，近常感冒，头痛，烦躁，食欲差。11 月 12 日处方：羌活 6 克，防风 6 克，白芷 10 克，细辛 3 克，菊花 6 克，川芎 15 克，天麻 10 克，钩藤 10 克，蝉衣 3 克，僵蚕 10 克，石菖蒲 30 克，柴胡 15 克，黄芩 15 克，法半夏 6 克，甘草 6 克。水煎服。11 月 19 日加琥珀粉 1.5 克，远志 15 克，改川芎 30 克。因急躁易怒，12 月 3 日加羚羊粉 0.3 克。觉有感冒症状，12 月 24 日，去羚羊粉，加桂枝 10 克，葛根 15 克。

2014 年 1 月 19 日大发作，较重，缓解后头痛，纳少。1 月 21 日处方：川芎 15 克，细辛 6 克，白芷 10 克，菊花 10 克，赤芍 15 克，天麻 15 克，钩藤 10 克，僵蚕 10 克，蝉衣 6 克，石菖蒲 30 克，陈皮 10 克，法半夏 10 克，炒神曲 10 克，炒山楂 10 克，甘草 6 克。

3 月 25 日，病情稳定，以 2013 年 11 月 12 日方加生黄芪 15 克、白术 10 克。制蜜丸，丸重 9 克，每服 2 丸，日服 2 次。

5 月 27 日：近 4 个月未大发病，纳差，畏冷。舌瘦红，脉右少力，口臭，感冒则头痛。治以清肝，疏肝，息风。处方：柴胡 15 克，黄芪 15 克，法半夏 10 克，党参 10 克，甘草 6 克，生龙骨、牡蛎各 30 克，天麻 15 克，钩藤 10 克，僵蚕 10 克，蝉衣 6 克，石菖蒲 30 克，地龙 10 克，生黄芪 15 克。制蜜丸，服法同上。

未配丸剂，一直以上方服汤剂，7 月 22 日诊，未发病，口干、口臭、舌红，中根黄苔，脉缓弦。上方加郁金 10 克，赤芍、白芍各 15 克，黄连 10 克。水煎服。

9 月 4 日劳累，紧张后大发作 2 次，10 月 14 日来诊：右侧手足发紧，腹泻 5~6 次（生活地点变更）。纳差，脉弦数，舌尖边红，自觉体力不支。处方：牡丹皮 10 克，焦栀子 10 克，陈皮 6 克，法半夏 10 克，茯苓 15 克，生甘草 6 克，竹茹 6 克，生黄芪 15 克，当归 6 克，川芎 20 克，赤芍 10 克，天麻 15 克，钩藤 10 克，僵蚕 10 克，蝉衣 6 克，石菖蒲 30 克，细辛 3 克，白芷 10 克，菊花 10 克，党参 10 克，炒白术 10 克。

12 月 9 日：无明显发病，常感冒，体力差。处方：柴胡 15 克，黄芩 15 克，法半夏 10 克，赤芍、白芍各 10 克，党参 10 克，牡丹皮 10 克，栀子 10 克，天麻 15 克，钩藤 10 克，僵蚕 10 克，蝉衣 6 克，石菖蒲 30 克。制蜜丸，丸重 9 克，每服 2 丸，日服 2 次。

2015 年 3 月 2 日发病 1 次，时有头痛。上方去赤芍、白芍、石菖蒲，改党参 10 克，加生龙骨、牡蛎各 30 克，川芎 30 克，白芷 10 克，黄芪 15 克，当归 10 克。制水丸，每服 15 克，日服 2 次。之后仍改蜜丸，服法同前（觉水丸难服）。10 月 13 日加细辛 3 克、菊花 10 克，仍制蜜丸服用。

2016 年 5 月述春节后约每月发病 1 次，近 2 月未发（卡马西平加至 100 毫克，日服 3 次）。头痛多发。嘱卡马西平 100 毫克，日服 2 次。丸剂续服，另临时用汤剂治头痛。

7 月 12 日：4 个月未发病，头痛，性情急躁，纳少，大便干，背困，脉弦数，舌暗红，苔薄黄。处方：石菖蒲 30 克，天麻 15 克，钩藤 10 克，僵蚕 10 克，蝉衣 6 克，川芎 30 克，细辛 3 克，白芷 6 克，菊花 10 克，柴胡 15 克，黄芩 15 克，赤芍 10 克，甘草 6 克，葛根 15 克。治蜜丸，服法同前。本例经治癫痫发病频次明显减少，但未控制发作，为好转病例。

按：此案病程长达 28 年，做过肾切除术，身体弱，之前治疗又不规范。经中医调治八年，癫痫发作减少，身体状况转好，此效果来之不易。

病例5：王某，男，11岁。1973年1月22日初诊，病历号：199884。

患者患癫痫8年，初时每年发作1～3次，经用鲁米那、苯妥英钠等治疗，未能控制病情发展。现每日发作3～5次，发病时四肢抽搐、牙关紧闭、口吐痰沫、不省人事，有时持续抽搐，需静脉注射鲁米那方能缓解；发作后感觉头痛、睡眠不安、烦急，脉偏弦缓，舌边红，无垢苔。

辨证：肝风偏盛型，兼见痰火扰心。

治疗：首重平肝镇惊、活血息风，并配合清热化痰。

方药：化痫止抽2号方加减。龙胆草6克，青礞石6克，磁石9克，全蝎3克，钩藤4.5克，地龙6克，桃仁4.5克，生侧柏叶9克，红花3克，橘红6克，天竺黄6克，焦山楂9克。同时化风锭每次服1丸，每日2次。

以化痫止抽2号方为基本方，后随证加如黄芩、生地黄、代赭石、胆南星、法半夏，先后服用汤药44剂、化风锭80丸，癫痫一直未发作。以后守方治疗，至1973年5月22日改用医病无双丸、礞石滚痰丸常服，坚持治疗1年，西药鲁米那、苯妥英钠在半年内逐渐停服。1978年5月随访，患者已6年余未发病，智力发育良好。

六、各型癫痫的辨治要点及病案举隅

我们把100例癫痫按照临床表现及病因的不同，分为继发性癫痫、热性惊厥致癫痫、颅脑外伤致癫痫、儿童良性癫痫及儿童失神癫痫五型。下面分别讨论其辨治要点，并举病案说明。

（一）继发性癫痫

1. 病因

最常见的原因如下：

（1）中枢神经系统感染：包括流脑、乙脑、病毒性脑炎、细菌性脑炎。本组病例中有3例属此原因。

（2）脑病：包括重型肺炎、败血症、中毒性痢疾、百日咳、恶性疟疾等并发的中毒性脑病。本组有1例属中毒脑病。

（3）缺氧：包括围生儿缺氧、缺血性脑病、溺水、溺粪和一氧化碳中毒等。本组属此原因的有7例。

（4）颅脑外伤：包括围生儿颅内出血、脑挫裂伤、硬膜下血肿、颅内血肿、蛛网膜下腔出血、脑室内出血及脑干损伤等。本组有11例颅脑外伤致痫案例，我们将进行专题总结研究。

（5）中枢神经畸形：包括颅脑通、先天性无脑、积水性无脑、前脑无裂、小头畸形、大脑发育不全、巨脑畸形、先天性脑囊肿、脑积水及血管畸形等。本组属此类原因有9例。

（6）热性惊厥致癫痫：本组有13例，我们将进行专题总结研究。

（7）脑肿瘤：本组有4例，均进行了手术切除，留下了难治性癫痫。

（8）其他：本组还有脑枪伤和结节性硬化引起的癫痫各1例。

2. 临床资料分析

共入选52例，情况如下：

（1）性别：男性42例，女性10例。

（2）年龄分布：1～3岁7例，4～6岁5例，7～13岁11例，14～25岁17例，26～49岁10例，

50 岁以上 2 例。

（3）诊前病程：1 年以下 6 例，1～3 年 13 例，3～5 年 5 例，5～10 年 9 例，10～20 年 18 例，20 年以上 1 例。

（4）病因分类：见前述。

（5）发病类型：以失神为主 3 例，以阵挛抽搐为主 40 例，两种混合发作 7 例，其他类型发作 2 例。

（6）发病频率：1 日多发 9 例，1～30 日 1 发 14 例，1～3 个月 1 发 7 例，3～6 个月 1 发 8 例，6 个月～1 年 1 发 7 例，1 年以上 1 发 2 例，无明显规律发作 4 例，仅发作 1 次 1 例。

（7）诊前治疗：未经治疗 8 例，西药治疗 42 例，手术治疗 6 例，中药治疗 11 例，其他治疗 5 例。

（8）检查：脑电图：未查 5 例，异常 41 例，正常 6 例。颅脑 CT 或核磁检查：未查 16 例，异常 29 例，正常 7 例。

（9）疗效：临床治愈 23 例，好转 8 例，无效 21 例。

3. 辨证论治要点

继发性癫痫的辨证主要抓住两点，一是主症——抽搐和失神，抽搐乃因肝气不舒、肝风内动，失神则因心神受扰，多因痰热蒙心。二是主因，主因归纳起来就是三种：①热邪内陷，往往见于中枢神经感染、脑病和热性惊厥等；②瘀血阻络，见于颅脑外伤、肿瘤术后；③脑髓损伤，见于脑缺氧、中枢神经畸形和脑肿瘤，症见痴呆、神识不清。

（1）因热邪内陷引起癫痫发作抽搐，治宜清热透邪、平肝息风，方选局方至宝与柴胡加龙牡汤加减治疗。

（2）因热邪内陷引起癫痫失神发作，治宜清热透邪、化痰醒神开窍、平肝息风，方选安宫牛黄合天麻钩藤饮、温胆汤加减。

（3）因瘀血阻络引起癫痫发作抽搐，治宜活血通络、平肝息风，方选桃红四物汤合天麻钩藤饮加减治疗。

（4）因瘀血阻络引起癫痫失神发作，治宜活血通络、醒脑开窍、平肝息风，方选安宫牛黄、桃红四物、柴胡龙牡汤加减，必要时掺入温胆汤。

（5）由于颅脑损伤引起癫痫频发，导致痴呆、神志失常，治疗十分困难，形成难治性癫痫，可用疏肝利胆、化痰息风法，方选温胆汤、柴胡龙牡汤合天麻钩藤饮加减随调，也可收到一定效果（详见病案举例）。

4. 病案举隅

病例 1：陈某，男，8 岁，病历号：2009042。2009 年 8 月 28 日初诊。

2004 年 12 月昏厥 1 次，2005 年 3 月 1 日晨醒时突发牙关紧闭，四肢抽搐，口吐白沫。后查脑电图诊为癫痫。曾短期用 2 种药物（具体不明），一种过敏，另一种效果不明。2005 年 11 月中旬又发意识不清，目上翻，口中吐沫，但未抽搐。2006 年 7 月某日，晨醒后跌倒，四肢抽搐，吐沫，缓解后恶心呕吐。2007 年 5 月 5 日、2009 年 1 月 22 日傍晚及 7 月 5 日晨醒均有 1 次类似发作。缓解后多有关节痛。来前已停服所有药物。

平素易头痛，腹中不适，智力尚可，语言能力佳，胆小，多汗，纳食好，眠多梦，大便偏溏，尿频。脉数，舌尖红，苔微黄。产时有轻度窒息。

视频脑电图：异常脑电图：发作间期双侧广泛性异常放电，额区为著。MR：两侧额顶部蛛网膜下腔增宽。

诊断：癫痫。

中医辨证：肝风偏盛，肝胃不和。

治法：平肝息风，疏肝和胃，佐以化痰清热。

处方：天麻10克，钩藤10克，僵蚕10克，石菖蒲15克，柴胡10克，黄芩10克，郁金10克，白芍15克，枳壳6克，法半夏6克，天竺黄10克，甘草3克，陈皮6克，茯苓6克。

此后悉宗本方服药。因汗多，晚寐中时有突然坐起，去柴胡、黄芩，加蝉衣6克、酸枣仁6克；寐不安稳、流口水，加远志6克，不效时更去茯苓，加川芎10克、茯神10克；晚寐中甚至突然起来哭泣，有时站立起来，呼之不应，去枳壳，续加磁石15克。坚持用药，一直没有发病。

2013年1月15日来诊：未发病，偶有睡眠中突然坐起喊叫，似做噩梦样，自己无知觉。眠时多涎，动则多汗，读四年级，成绩中等。胆小，眠不安稳，有时头晕、恶心，纳好，大便正常。2013年1月10日动态脑电图检查示未见明显异常。脉滑数，舌尖边红，根部黄腻苔。此属痰湿内盛，肝郁化火，治以疏肝、平肝、息风化痰法。处方：柴胡10克，黄芩10克，法半夏10克，太子参10克，炙甘草6克，生龙骨、牡蛎各30克，石决明30克，栀子15克，白芍15克，陈皮10克，茯神10克，炒白术10克，天竺黄10克，远志10克，生黄芪15克，酸枣仁15克，柏子仁15克，石菖蒲30克，天麻15克，钩藤15克。

服上方后前症均显减，但胃肠不适，腹泻，恶心，纳食不佳。改为上方2日服1剂，之后上症除。

2013年4月9日述，晚寐中坐起症状很少，口水及吞咽动作亦减。调方如下：柴胡6克，黄芩6克，法半夏6克，太子参6克，炙甘草4克，生龙骨、牡蛎各20克，石决明20克，栀子10克，白芍10克，陈皮6克，茯神6克，炒白术6克，天竺黄6克，远志6克，生黄芪10克，酸枣仁10克，柏子仁10克，石菖蒲20克，天麻10克，钩藤10克。每日1剂。此案经治已连续3年9个月未见癫痫发病，为治愈案例。

病例2：张某，男，18岁，病历号：2009028。2009年7月6日初诊。

病人出生时缺氧。2岁时发现语言能力差，智力差，后陆续出现孤独、多动等表现。2008年8月高热后，出现发作性手足动作，时弯腰、点头、手臂敲击动作，蹬腿、甩手，目上翻。上海华山医院诊为颞叶癫痫，予拉莫三嗪，发作由每日几十次减少到每日几次。2009年因发作有所增加，加服德巴金，又病人有冲动行为，故配服奥氮平，仍未完全控制病情。

目前用药为拉莫三嗪100毫克，日服2次；德巴金250毫克，日服2次；奥氮平12.5毫克，日1次。病发每日7~8次，症状与上述类似，多种多样，有精神症状。平素口臭，多口水，大便干，3~4日一行。脉滑数，舌红，根部黄苔。

视频脑电图：轻度异常。MR：颅脑MR平扫未见明显异常。PET/CT影像诊断报告：右侧颞叶内侧FDG代谢轻度减低。

诊断：①脑发育不全；②精神障碍；③癫痫。

中医辨证：痰热偏盛，夹有肝风。

治法：清热化痰，疏肝安神。

处方：青礞石30克，生大黄6克，黄芩15克，栀子15克，郁金15克，天竺黄15克，胆南星15克，陈皮6克，法半夏10克，茯神15克，甘草6克，石菖蒲20克。西药同上。

服药觉适，即以上方为基础继续治疗，9月7日去青礞石，加远志、益智仁；2010年1月11日去胆南星，加柴胡。从 2009 年 7 月中旬起癫痫类发作消失，较前安静，有一定控制力，语言较清楚，稍觉懂事，下意识动作减少。

2010 年 4 月 7 日，近来点头动作有加，僵滞数秒，每日几次发作，但神志清楚。口臭，大便干。坚持用上方加厚朴、枳实、柏子仁。之后病情稳定，无明显发作。

2010 年 11 月 13 日，精神症状仍有，智力，自控能力均有进步。处方：柏子仁 10 克，酸枣仁 10 克，郁金 10 克，柴胡 10 克，远志 10 克，益智仁 10 克，生大黄 6 克，石菖蒲 20 克，黄芩 15 克，栀子 15 克，天竺黄 15 克，陈皮 6 克，法半夏 10 克，茯神 15 克，甘草 6 克。药后语言续有进步，多动未见明显改观。2011 年 3 月 9 日守方加石决明。

2012 年 10 月 9 日诊：智力、反应、语言均有一定的进步，能进行简单的语言交流，对数量有多少的意识，但精确意识不清楚，理解力稍增强，暴力倾向减少，有一定顺从性。仍然喜动，动作较多。夏天手心热，大便偏干。目前西药奥氮平 10 毫克，日服 1 次；德巴金 500 毫克，晚服 1 次；拉莫三嗪 100 毫克，晚服一次。未见癫痫发作。口臭，脉滑偏数，舌质红，根部有黄苔。处方：陈皮 6 克，法半夏 6 克，茯神 10 克，枳实 10 克，天竺黄 10 克，胆南星 6 克，郁金 6 克，生大黄 6 克，栀子 10 克，柴胡 10 克，黄芩 10 克，青礞石 30 克，沉香粉 2 克，石菖蒲 30 克，益智仁 15 克，远志 10 克。

2013 年 11 月 5 日诊：语言表达有进步，可以自己简单购物，懂得排队，自己叠被褥，自控能力增强，目光神气增加，较前明显安静，情感意识渐增。还不能根据环境控制语言声音的大小，仍有自发动作。大便 2~3 日 1 行，纳食、睡眠尚可。脉滑，舌绛，苔微黄。处方：陈皮 6 克，法半夏 6 克，茯神 10 克，竹茹 6 克，枳实 6 克，甘草 6 克，远志 10 克，酸枣仁 10 克，柏子仁 10 克，青礞石 30 克，熟大黄 10 克，玳瑁粉 3 克，熊胆粉 0.25 克，郁金 10 克。之后守方续服。2014 年 9 月 16 日于上方加益智仁，侧柏叶。

2016 年 3 月 8 日诊：语言表达能力续有进步，有时能想起十来岁时的人和事，还是只会简单的交流。生活基本能自理，会上网打游戏，听音乐，看视频。攻击行为已消失，无意识动作很少。有时有表达欲望，但表达不出。幼稚动作仍有，语言重复，身份识别弱。纳食、睡眠正常，大便干，3 日 1 次，口臭仍有，小便气重。西药仍用奥氮平 7.5 毫克、拉莫三嗪 100 毫克、德巴金 250 毫克，均为晚上一次服。脉滑数，舌红，有裂纹，苔薄。处方：青礞石 30 克，黄芩 15 克，生大黄 10 克，人工牛黄 2 克，黄连 15 克，陈皮 10 克，法半夏 10 克，茯神 20 克，枳实 10 克，竹茹 6 克，甘草 6 克，天麻 20 克，钩藤 10 克，僵蚕 10 克，蝉衣 6 克，石菖蒲 30 克，益智仁 15 克，侧柏叶 10 克。本例中西医结合治疗 6 年余，已连续 5 年未见癫痫发作。属治愈病例。精神障碍及脑发育不全亦有好转。

病例 3：杜某，女，2 岁 4 个月，病历号：2009027。2009 年 6 月 29 日初诊。

患儿因母病早产剖腹，5 个月时筛查诊为"婴儿痉挛（早产儿脑损伤）"，症状为耸肩、点头，每日 1~2 次。儿童医院予妥泰治疗，症状已消失，但走路不稳（左腿力差），语言只能吐单字，不能自己进食，有时焦躁，胆小。右侧泪腺不通。目前仍服妥泰 25 毫克，日服 2 次。指纹偏紫，舌微红，薄白苔。

脑电图：清醒及困倦脑电图未见异常。磁共振：左侧底节区氢谱 MRS 示 NAA 减低。

拟诊为婴儿痉挛。

中医辨证：惊痫夹虚。

治法：息风止痉，醒神开窍。

处方：石菖蒲 15 克，天麻 10 克，钩藤 10 克，益智仁 15 克，远志 10 克，僵蚕 10 克。2 日 1 剂。西药照服。

此后宗上方加味，消化力差加茯神、白术、神曲、连翘、柏子仁；心烦加莲子心；另加车前草；大便干加大麻仁。妥泰亦渐加至 37.5 毫克，日服 2 次。至 2010 年 10 月 15 日，病未发作，智力进步，记忆力较好，走路较稳，肢体协调性稍差。纳、便正常。脉数，舌稍红，舌根部白苔。处方：牡丹皮 12 克，火麻仁 10 克，莲子心 6 克，车前草 12 克，茯神 12 克，神曲 12 克，连翘 6 克，柏子仁 6 克，石菖蒲 15 克，天麻 10 克，钩藤 10 克，益智仁 15 克，远志 10 克，僵蚕 10 克。2 日 1 剂。

守方用药，病未发作。2010 年 11 月 30 日动态脑电图影像：脑电图不正常，清醒及睡眠期两侧中央、顶、枕、中颞、后颞导联可见较多低波幅 22~24Hz 快波节律，其中有较多中高波幅不规则尖波、棘波、多棘波，2~2.5Hz 棘慢波散发出现，左右不同步，以两侧中央、顶导联为主；左侧额导联可见散发单个不规则棘波。

2011 年 4 月 6 日诊：病未发作，日常语言尚可，精细动作略差，易急躁，纳食佳，易上火（耳红，舌红，口中异味，手心热），脉浮，舌红。以上方去连翘，加栀子续服。

2011 年 7 月 19 日诊：病情稳定，手足心热，消化不佳，大便日 2~3 次，胆小，喜啃东西，脉数，舌略红，根部白苔。前方去火麻仁，加茯苓。用药 2 周，续以本方制蜜丸，每丸 9 克，每服 1 丸，日服 2 次。

2012 年 11 月 6 日诊：今年 3 月停用中药，近来易兴奋，难眠，纳食易多，手足心热，记忆力尚可，数字概念较差，书写协调能力差，左手足活动不协调，不愿交流，语言理解能力有进步。仍用妥泰 31.25 毫克，日服 2 次。家属述近查脑电图有改善，但尚未完全正常。大便多数不成形，有时打嗝。有轻度脑瘫。脉滑数，指纹粗紫，舌尖边红，有薄苔。辨为痰热未清，心神不宁，肝胃不和。拟清热化痰，养心宁神，疏肝和胃法。处方：陈皮 10 克，法半夏 10 克，茯神 10 克，枳实 10 克，天竺黄 10 克，柴胡 10 克，赤芍、白芍各 10 克，远志 10 克，柏子仁 15 克，酸枣仁 15 克，益智仁 15 克，黄连 6 克，黄芩 10 克，栀子 6 克，鸡内金 10 克。7 剂，制蜜丸，丸重 9 克，每服 1 丸，日服 2 次。治疗 3 年 4 个月余，病情有好转，智力有进步。但不理想，好转案例。

病例 4：李某，女，37 岁，病历号：2014118。2014 年 7 月 22 日初诊。

2004 年高热昏迷、呕吐、抽搐半月余，曾疑"乙脑"，治疗渐愈。2005 年出现"现实的场景似曾经过"感觉，一般持续不足 1 分钟，月经前后即发生 1 次。2005 年 7 月出现发作性抽搐，神志丧失，持续 1~2 分钟，昏睡后缓解，也在月经前后发作。曾用过得理多、拉莫三嗪、妥泰等，均无显效。来诊前仍在月经前后发病，多 2~3 日有发作，可能多次，发病时间不规律，发病前及结束后偶有前述之幻觉。西药在用得理多 200 毫克，日服 2 次。

记忆力减退，咽中有痰，心悸阵发。纳食、睡眠、大便正常。月经每月提前 2 日。脉缓弦，舌红，根部有苔。

长程视频脑电图：异常脑电图：右侧蝶骨电极区及额极、额区、中央顶区、颞区 2.5~3Hz 棘慢波散发或阵发，左侧蝶骨电极区尖波偶发。

诊断：癫痫。辨证为热毒内陷，肝风内动。

治法：平肝息风，清热解毒，活血化痰。

处方：天麻 15 克，钩藤 10 克，僵蚕 10 克，蝉衣 6 克，地龙 10 克，石菖蒲 30 克，柴胡 15 克，黄芩 15 克，赤芍、白芍各 10 克，法半夏 10 克，生地黄 15 克，麦冬 15 克，牡丹皮 15 克，栀子 15 克，玳瑁粉 3 克，甘草 6 克。西药暂不变。

以上方为基础加减，因腹泻减生地黄、麦冬，增加党参、茯苓、苍术、白术、陈皮。发病频率变化不显著，但程度减轻。得理多加至每日 500 毫克，10 月份经查已怀孕。

2014 年 12 月 16 日：已孕 14 周，每月发病 2 次，一般为 7~8 日、21~24 日各一次。大便仍稀。处方：陈皮 6 克，法半夏 6 克，茯苓 10 克，炙甘草 6 克，枳壳 6 克，竹茹 3 克，党参 10 克，白术 10 克，天麻 15 克，钩藤 10 克，僵蚕 10 克，蝉衣 3 克，石菖蒲 30 克。

2015 年 5 月 29 日顺产 1 男婴。6 月 8 日、20 日大发作各一次，较重。6 月 30 日处方：柴胡 15 克，黄芩 10 克，法半夏 10 克，郁金 10 克，陈皮 10 克，党参 15 克，甘草 6 克，当归 10 克，川芎 15 克，桃仁 6 克，黄芪 15 克，天麻 15 克，钩藤 10 克，僵蚕 10 克，蝉衣 6 克，石菖蒲 30 克，生龙骨、牡蛎各 30 克。

此后以上方为基础化裁，曾先后加玳瑁粉；赤芍、白芍、生地黄；远志、柏子仁、酸枣仁等。至 2016 年 4 月 12 日，发病频率变化不显著，每月发作 2 次，每次 2~3 日，共发病 3~4 次。发病前易急躁。处方：青礞石 30 克，郁金 15 克，黄芩 15 克，熟大黄 10 克，牡丹皮 15 克，栀子 10 克，胆南星 10 克，陈皮 10 克，法半夏 10 克，枳实 10 克，竹茹 6 克，生甘草 6 克，天麻 15 克，钩藤 10 克，僵蚕 10 克，蝉衣 6 克，石菖蒲 30 克，琥珀粉 1.5 克。

2016 年 8 月 9 日：每月 2 发，每发 3~4 次，均为大发作，大多为 15 日、30 日左右发病，月经期后易发，恢复略快一些。纳、眠、便正常。脉弦缓，舌尖边红，白苔根部略厚。处方：牡丹皮 10 克，栀子 10 克，柴胡 15 克，赤芍、白芍各 10 克，当归 15 克，黄芩 15 克，西洋参 10 克，天麻 15 克，钩藤 10 克，僵蚕 10 克，蝉衣 6 克，石菖蒲 30 克，侧柏叶 15 克，郁金 10 克，甘草 6 克。此例顺利怀孕，生产，难能可贵，但癫痫发病无明显减少，为无效案例。

（二）热性惊厥致癫痫

热性惊厥好发于半岁至 3 岁儿童，是儿童常见神经系统急症，诊断此症首先要排除中枢神经系统感染、外伤与畸形等器质性病变，明确发热原因，常见的是病毒性上呼吸道感染、急性化脓性扁桃腺炎、幼儿急症等。此症有 3%～5% 转化为癫痫。

1. 辨证论治要点

治疗热性惊厥致癫痫要分下面几个阶段进行：

一是热性惊厥发作期，此时患儿高烧、抽搐，务必紧急处理。赶紧退热，可选乙酰氨基酚或布洛芬 10～15mg/kg 口服；立即镇静止惊，用 10% 水合氯醛 10mL 灌肠。

二是惊厥缓解后要防再惊厥，我们的意见是不要长期使用镇静剂，可选用清热透邪的中成药至圣保元丹，间断服用 3 个月，有一定的预防作用。

三是惊厥形成癫痫之后就要按癫痫进行治疗。治此类型癫痫一定要抓住清热这个环节，热毒不清则要清解热毒，可选用黄连解毒汤加减；热毒内陷重在清解血分热毒，可选用犀角地黄汤加减，犀角可用水牛角代替。外感热邪往往使癫痫加重，要及时清解，可选用银翘散方加减治疗。总之一定要把握住清热这个环节，特别要注意体温变化，若发现体温升高，一定马上处理。若久病惊厥致脑损伤，导致智力低下，可用健脾益肾、养心开窍法治疗，方选六味地黄合四君子汤加减。以上诸法均需根据临床表现，或合用平肝息风，选加天麻钩藤饮或柴胡加龙牡汤化裁，或合清热化痰开窍，选用温胆汤等化裁。

2. 病案举隅

病例1：胡某，男，1岁10个月，病历号：2010090。2010年7月9日初诊。

患儿4个月时发热（38℃以上）抽搐，持续50分钟。此后至2010年7月2日，共发作6次。一般每次均有发热，发作为全身抽搐，7月2日为无发热而抽搐。每发病均采用镇静处理。后查脑电图诊为癫痫。曾用妥泰（2009年1月），5个月后到北京诊治，改用开浦兰，后又加德巴金，仅初用开浦兰时4个月未发病，总体上没有理想控制发病。来诊时用药为开浦兰早250毫克，晚125毫克；德巴金4毫升，日服3次；氯硝安定1/8片，日服2次。以上用了多种抗癫痫西药治疗而无效。现走路、语言尚可，纳可、眠差，近日大便稀（平素正常）。指纹淡紫，舌稍红，苔根部微黄。患者为过期生产儿（7天）。

视频脑电图：异常脑电图：发作期全脑广泛性爆发高、极高幅的棘波/尖波连续性发放。

诊断：癫痫。

中医辨证：热毒内陷，肝风内动。

治法：清热解毒，平肝息风。

处方：金银花6克，连翘6克，黄连3克，黄芩3克，黄柏3克，葛根6克，天麻6克，钩藤6克，僵蚕6克，蝉衣3克，石菖蒲6克，陈皮3克，茯苓6克，法半夏3克，甘草3克。西药不变。

服药至9月28日，未见发病，偶有腹泻。守上方去蝉衣、法半夏，加天竺黄3克。

此后未犯病，曾有2次感冒，其中1次体温37.6℃，亦未见发病。12月6日处方：守上方加蝉衣3克续治。治后虽有发热，也未见抽搐，已1年余未发病，达到临床治愈。

病例2：郁某，女，27岁，病历号：2009035。2009年8月14日初诊。

患者有高热抽搐史、脑外伤史，首次癫痫发病于10岁之前，呈全身抽搐僵直，意识丧失。之后每隔1年余发病一次。曾用中成药（不详）、癫痫宁、癫痫平等，发作无明显改变，中日友好医院做脑电图监测曾发现异常。最后一次发病于2008年8月23日。

性情急躁。偶有头痛，与月经有关，经行正常，纳、眠、便正常。脉细，舌稍暗红，苔薄白。

诊断：癫痫。

中医辨证：肝气不调，肝风内动。

治法：疏肝理气，活血息风。

处方：柴胡10克，黄芩10克，法半夏10克，栀子10克，郁金10克，白芍15克，当归15克，川芎15克，桃仁6克，红花6克，天麻15克，钩藤15克。

守上方用药，病不发作。

2010年4月26日二诊：一般情况好，脉细弦，舌略暗，苔白。用上方加石菖蒲15克、蝉衣6克、僵蚕10克续治。直至2011年4月28日未见发病，且患者已怀孕。

此案经治后1年8个月未犯病，为临床治愈。

病例3：李某，男 5岁，病历号：2009020。2009年5月25日初诊。

2006年冬季（2.5岁）高热抽搐2次，之后又于2007年5月、2008年11月各发生一次发热抽搐，2009年春节期间出现未发热而发作抽搐。就诊于301医院，未明确；协和医院诊为"癫痫部分性发作"，先用得理多50毫克，日服2次，渐减停得理多，合用联苯双酯滴丸4粒，日服2次。后他院处妥泰目标量25毫克，日服2次，但此前发现停用卡马西平即发病。在未用药前每7~8天一发作，多连续发作，表现为强直性抽搐，口中发声，目上翻，头向左偏，小便失禁，抽搐后呕吐。到就诊时为止，已半月未发作。

行走较迟，且不稳，不能进行完整的语句表达，大便偏干，每次发病前多出现大便干燥，纳食尚可，舌偏淡，苔白。出生时窒息；45天左右行白内障手术。

脑电地形图：右颞中、中央导联可见散在性高波幅棘慢综合波。诊断：不正常小儿（药物）睡眠脑电图。

诊为癫痫部分性发作。中医辨因癫痫频发致智力低下，行走困难虚痫。

治法：健脾益肾，养心开窍息风。

处方：白术6克，厚朴6克，太子参6克，熟地黄10克，山茱萸6克，益智仁6克，柏子仁6克，火麻仁10克，当归10克，天麻10克，钩藤10克，僵蚕6克。西药遵上法：妥泰25毫克，日服2次；联苯双酯4粒，日服2次；得理多50毫克，日服2次（渐减）。

用上方至11月27日，除6月初发病一次，未再发作。且自9月起西药仅用妥泰25毫克，每日2次，其他均已停用。患儿智力改善，发音有进步，走路趋稳。舌偏暗红，脉数。处方：熟大黄5克，石菖蒲10克，厚朴6克，太子参6克，熟地黄10克，山茱萸6克，益智仁6克，火麻仁10克，当归10克，天麻10克，钩藤10克，僵蚕6克。西药同上。

守方进药，大便干明显则改熟大黄为生大黄；2010年9月后加远志。到2011年3月，一直没有发病，智力进步，语言渐清晰流利，能简单表述，大便偏干，2~3日一行。纳食、睡眠正常。脉数，舌略红偏暗，苔白。处方：生地黄、熟地黄各10克，厚朴10克，枳实10克，远志6克，生大黄6克，石菖蒲15克，太子参6克，山茱萸6克，益智仁6克，火麻仁10克，当归10克，钩藤15克，僵蚕6克。

2011年6月12日，一直未发病。以上方配制蜜丸，每丸6克，每服1丸，日服3次以巩固疗效。

患者已连续2年未再发作癫痫，属临床治愈。

病例4：常某，男，7岁，病历号：2015116。2015年9月1日初诊。

2岁起出现高热抽搐，约每年发作1次。2014年未发作。2015年7月25日上午高热抽搐，约持续3~4分钟。下午1时左右出现无热抽搐，表现为全身抽搐、抖动、目上翻，意识丧失，持续30秒左右，缓解后呕吐。山西儿童医院处奥卡西平及中成药，尚未服用。

智力正常，动作较慢。手心热，咽部常有疱疹。纳食差，眠尚可，夜眠多汗，大便干燥，2日一行。脉略数，舌红，根部腻苔。

脑电图监测：异常儿童脑电图：右侧额区棘慢波发放。

诊断：癫痫。

中医辨证：热痫。

治法：清热平肝息风。

处方：牡丹皮10克，栀子10克，柴胡10克，黄芩10克，法半夏10克，玄参15克，生地黄15克，麦冬10克，花粉10克，大黄6克，金银花15克，连翘10克，天麻15克，钩藤10克，僵蚕10克，蝉衣6克，石菖蒲30克，生甘草6克，玳瑁粉3克。

进药后未发病，大便溏，日1~2次，9月22日上方去大黄，加鸡内金、神曲。之后仍稀水便，日2~5次。11月3日改用下方：陈皮10克，法半夏10克，茯苓15克，甘草6克，桔梗10克，金银花15克，金莲花15克，天麻20克，钩藤15克，僵蚕10克，蝉衣6克，石菖蒲30克，苍术、白术各10克，神曲15克。制水丸，每服10克，日服3次。之后腹泻好转，病亦未发，但仍常感冒，嘱及时退热。

2016年1月5日：未发病，近来反复发热，多梦呓。脉数，舌红中根黄苔。查咽红，扁桃体Ⅰ°肿大。处方：予初诊方去大黄、玳瑁粉，加桔梗。改服水煎剂。

守上方意化裁，曾加生龙骨、生牡蛎、牛蒡子、赤芍、白芍。服至2016年5月24日，一直没有发病，只是大便前易腹痛，大便稀，日行3次，便时排气亦多。纳食少，觉累。调整处方：陈皮6克，法半夏10克，茯苓15克，甘草6克，炒白术10克，竹茹6克，桔梗10克，天麻15克，钩藤10克，僵蚕10克，蝉衣6克，枳壳6克，神曲10克，石菖蒲30克。制水丸，每服10克，日服3次。

上方后未见发热及抽搐，时有类似愣神，但呼之有反应。7月16日脑电图监测示正常小儿脑电图（3~4Hz慢波活动）。纳、眠、便正常。7月26日仍守上方加川芎、白芷、细辛、远志。制水丸续治，服法同上。治后一年发热亦未再抽搐，脑电图亦正常，为临床治愈案例。

（三）颅脑外伤致癫痫

颅脑外伤有30%～40%遗留外伤后癫痫，与损伤的部位、类型、程度等密切相关，此种癫痫因有脑实质损害，病情较重。

1. 诊断

（1）有明确的颅脑外伤病史。

（2）外伤后一至两周内或数月至数年后出现癫痫发作。

（3）发作类型最多见局限性发作，也有全身性发作、精神运动型发作，失神发作较少。

（4）脑电图可出现相关区域的异常波。

（5）颅脑CT或核磁共振检查提示损伤病灶具体情况。

具备以上1～3条，排除了其他致病因素，可初步诊断，参考4～5条辅助检查，可以明确诊断。

2. 辨证论治要点

颅脑外伤致癫痫的病人求诊中医的多为经过西医治疗效果不理想的，我们的原则是，尚在服用西药的，暂时维持原法，配合中药治疗，取效后，逐渐减停西药；已自行停用西药的，单独中药治疗。中医治疗此类癫痫，首先考虑病因为外伤，伤后导致瘀血阻络，故活血化瘀疗法必不可少。瘀血久留，化热生痰，瘀、热、痰引动肝风，所以出现阵挛、抽搐等动风之象。平肝息风、清热祛痰便属正治。综上，颅脑外伤致癫痫的基本治法为：化瘀，清热，祛痰，息风。常用处方如下：桃仁10克，红花10克，赤芍10克，生地黄10克，川芎15克，栀子10克，天麻15克，钩藤10克，僵蚕10克，蝉衣6克，石菖蒲30克，天竺黄10克，法半夏10克，茯苓10克，陈皮10克，生石决明30克。随症加减：痰热较重，有精神症状者，可合用礞石滚痰丸；头痛明显，改川芎30克，加白芷、细辛、菊花；脑外伤严重者，加熊胆粉、玳瑁粉；智力减退者，加益智仁，远志。

3. 病案举隅

病例1：孙某，男，22岁，病历号：201089。2010年11月26日初诊。

（父代述）2009年4月晚寐中首发，晃床、咬舌等。2009年12月22日下午寐中从床跌落地上，伤及头部左颞，出血很多，出现骨折，天坛医院查未见异常，用奥卡西平（300毫克）一片，每日3次。今年9月15日凌晨寐时晃床，突然起坐，栽倒地上，伤及左额部（无骨折），亦有咬舌。现仍用奥卡西平300mg，每日3次。

1996年时脑外伤1次，颅内出血，抽搐发作1次。

脑电图（2010年2月2日，天坛医院）：大致正常脑电图。长程视频脑电图监测（2010年1月20日，天坛医院）：边缘状态（普通EEG）。CT示（2009年12月，兰州）：头皮血肿；左额软化灶。

2011年1月28日，病未发作，入睡难，反应较慢（现读研究生，学习压力大），时头晕。脉弦，舌偏红，中有裂纹，苔白根厚。

中医辨证：瘀热内陷，肝风内动。

治法：化瘀清热，平肝息风。

处方：桃仁10克，红花10克，赤芍10克，生地黄10克，川芎15克，栀子10克，天麻10克，钩藤10克，僵蚕10克，蝉衣6克，石菖蒲15克，生石决明15克，天竺黄10克，法半夏10克，茯苓10克，郁金10克。30剂，水煎服。

2011年2月15日：多汗，中午犯困。脉弦，舌尖红，中有裂纹。处方：柴胡10克，黄芩10克，桃仁10克，红花10克，川芎15克，栀子10克，天麻10克，钩藤10克，僵蚕10克，蝉衣6克，石菖蒲15克，生石决明15克，天竺黄10克，法半夏10克，茯苓10克，郁金10克。90剂，水煎服。

2013年9月10日来诊：近眠差，精力稍差，未发病，眠多汗，时有白昼疲乏，纳一般，大便正常。现用奥卡西平600mg/日，脉滑数，舌红、根部腻苔。瘀热未清，阴虚生热。加入滋阴清热药。

处方：银柴胡15克，黄芩15克，栀子15克，法半夏10克，西洋参10克，牡丹皮15克，地骨皮15克，生龙骨、生牡蛎各30克，天麻15克，钩藤10克，石菖蒲30克，僵蚕10克，蝉衣6克，天竺黄10克，胆南星6克，酸枣仁15克，柏子仁15克，远志10克。10剂，制水丸，每服15克，3次/日。

2014年1月8日诊：病未发作，自觉食欲稍差，无其他不适。奥卡西平300mg，每天2次。脉略滑，舌略红，苔白。

处方：银柴胡15克，黄芩15克，益智仁15克，木香10克，栀子15克，法半夏10克，西洋参10克，牡丹皮15克，天麻15克，钩藤10克，石菖蒲30克，僵蚕10克，蝉衣6克，竹茹6克，胆南星6克，酸枣仁15克，柏子仁15克，远志10克。10剂，制水丸，每服15克，3次/日（或20克，2次/日）。

2014年6月17日诊：未发病；睡眠改善，纳食佳；脉缓滑，舌红，苔薄黄；大便日1次，偏稀。上方加玳瑁粉3克，10剂，制水丸。每服20克，2次/日。建议每次减奥卡西平150mg（每3月减一次）。

2014年10月14日诊：目前奥卡西平每日450mg（预计10月19日减为每日300mg）；未发病（最后一次发作2010年9月），无明显不适；脉舌同前。仍以前方改银柴胡为柴胡10克，10剂，制水丸，每服20克，2次/日。

2015年1月20日诊：未发病；目前每日奥卡西平300mg（10月19日始）；纳、眠、便正常；心烦躁，脉稍滑，舌红，中有裂纹，苔稍黄。

处方：柴胡15克，玳瑁粉3克，川芎15克，侧柏叶10克，黄芩15克，益智仁15克，木香10克，栀子15克，法半夏10克，西洋参10克，牡丹皮15克，天麻15克，钩藤10克，石菖蒲30克，僵蚕10克，蝉衣6克，竹茹6克，胆南星6克，酸枣仁15克，柏子仁15克，远志10克。10剂，制水丸，每服20克，2次/日。

计划3个月后奥卡西平每日150mg，服用半年停药。

2015年3月31日诊：未发病，无不适。目前奥卡西平300mg/日。脉滑，舌红，根部有苔。

上方去木香，加郁金15克。10剂，制水丸。每服20克，2次/日。奥卡西平150mg/日，晚服。

2015年7月14日诊：未发病，无不适。目前奥卡西平150mg/日，晚服一次。脉略滑，舌略红，根部少量苔。未发病已近5年（差2个月）。

柴胡15克，黄芩15克，法半夏10克，党参15克，生龙骨、生牡蛎各30克，郁金15克，天麻15克，钩藤10克，僵蚕10克，蝉衣6克，石菖蒲30克，远志15克，益智仁15克，甘草6克。10剂，制水丸，每服20g，2次/日。

奥卡西平150mg/日，晚1次服。

2015年10月13日诊：未发病，无明显不适；脉滑；舌略红、苔薄。上方加陈皮10克、柏子仁20克。10剂，制水丸。每服20克，2次/日。停服奥卡西平。

2016年2月2日诊：12月13日停服奥卡西平后，续用丸剂，未发病。纳、眠、便正常。脉缓偏滑，舌苔略腻。上方加胆南星10克、牡丹皮10克、栀子10克。15剂，制水丸，每服20克，2次/日。

病例2：滕某，女，22岁，病历号：2009008。2009年2月16日初诊。

癫痫发作10余年，共发作20余次，发则突然全身僵直抽搐，意识丧失，咽口水，二便失禁，缓解后自觉疲乏。病发无明显时间规律，最长间隔2~3年，最短1~2天，多于晚间寐中发作，情绪波动易引起发病，有时发病前有幻觉。曾先后用中药、卡马西平（用法不详）治疗，效果不明显。

患者3个月时脑部摔伤，2岁时高热（40℃）抽搐一次。

平素急躁易怒，纳食、睡眠、二便均正常，月经基本正常，略有超前。脉细略数，舌红，苔根部微黄腻。

MRI：①右额叶脑穿，同畸形；②左侧脑室前角旁软化灶。

本案为外伤继发性癫痫。证属肝风内动，痰瘀阻络。

治法：平肝息风，化痰通络。

处方：青礞石30克，地龙15克，钩藤15克，天麻15克，桃仁10克，红花10克，法半夏15克，全蝎10克，胆南星10克，黑丑10克，车前草15克，白茅根15克。30剂，水煎服。托吡酯每次服75毫克，日服2次。

以上方为基础化裁共12诊，渐去掉黑丑、全蝎，益入僵蚕、蝉蜕、石菖蒲、柴胡、黄芩、天竺黄等。2011年2月18日来诊，未见大发作，时有愣神出现，一般持续2~3分钟，纳、眠、便正常。脉数而弦，舌偏暗，尖红，根部苔厚。守原方意加通窍之品，天麻15克，钩藤10克，僵蚕10克，蝉衣6克，石菖蒲30克，柴胡10克，黄芩10克，法半夏10克，栀子10克，磁石30克，细辛3克，川芎15克，远志15克，甘草6克。15剂，制水丸，每服10克，日服3次，以利常服。

2011年7月17日病人母亲来称病情稳定。已顺利产一婴儿。

病例3：王某，男，25岁，病历号：2013092。2013年12月3日初诊。

2011年8月骑摩托车摔伤，行脑外伤手术治疗。2012年8月出现发作性神志不清，服用卡马西平。2013 年 1 月头部植骨，再现发病，发时右臂屈曲上抬，指伸，僵直，目向左斜，甚至尚清醒，每次持续 1～2 分钟缓解，1 月份共发作 3 次，换服奥卡西平，5 月份再现发病。未来诊时仍用奥卡西平 600 毫克，日服 2 次。

平素头痛，自觉目珠亦痛，右肢体感觉略显迟钝，活动时灵敏度稍差。皮肤时有红疹，纳食尚可，餐后胃痛，眠正常。大便不成形，日一次。脉沉细略弦，舌尖红，中有裂纹，苔少。

视频脑电图及脑电地形图：脑电图轻度不正常；脑电地形图不正常。CT：①左侧颞叶出血；②颅脑术后改变。

钡透造影：慢性胃炎；反流性食道炎；慢性结肠炎。

诊断：癫痫。

辨证：肝风内动，痰瘀阻络。

治法：平肝息风，化痰祛瘀通络。

处方：当归 15 克，川芎 30 克，赤芍、白芍各 15 克，细辛 6 克，白芷 15 克，天麻 15 克，钩藤 10 克，僵蚕 10 克，蝉衣 6 克，陈皮 6 克，法半夏 10 克，茯苓 10 克，竹茹 6 克，枳实 10 克，郁金 10 克，柴胡 10 克，甘草 6 克，太子参 10 克。西药同前。

2014 年 1 月 7 日：病未发，头痛减轻，目痛依旧，右臂无力好转，精神稍好，仍有恐惧感，环境嘈杂头部易不适，易汗。脉细缓略弦，舌略红，有齿痕，舌中略剥脱。守上方加侧柏叶 15 克、菊花 15 克、生黄芪 15 克。

因觉右上、下肢热，于 2 月 18 日以上方去郁金，加牡丹皮 10 克、栀子 10 克。

2015 年 3 月 10 日：未发病，诸症均有改善，只是讲话时觉舌僵硬，说的不清楚。记忆力差，思考则头痛。2015 年 1 月 15 日视频脑电图及脑电地形图示：边缘状态。以前方去太子参，改生黄芪 30 克，加党参 30 克、炒白术 20 克、石菖蒲 30 克、益智仁 30 克、地龙 15 克。制蜜丸，每丸 9 克，每次服 2 丸，日服 2 次。

继治两年 4 个月，诸症均减轻，癫痫未再现。

病例 4：张某，男，49 岁，病历：2013094。2013 年 11 月 12 日初诊。

患者 2009 年 8 月 14 日煤矿下作业严重脑外伤，昏迷一小时，清醒后，只行简单的外伤处理。11 月出现手足抖动，无静止时，双目渐失明，到 2011 年完全失明。2010 年出现全身抽搐、吐沫、咬破舌、小便失禁，伴神志丧失，呈发作性，长则持续数小时，短则几分钟缓解，每日发作 1～2 次，时间无规律。2011 年出现精神症状，脱衣服、搓手、乱走、打人毁物，每次持续 1～2 小时，神清后不知自身所为，数日发作一次。2013 年 6 月到宣武医院诊治，予得理多 200 毫克，日服 3 次；开浦兰 500 毫克，日服 2 次。抽搐发作次数未减，持续时间稍短，精神症状十天半月发作 1 次。头痛每日均发作，痰多，长时间行走则右腿无力，手足多汗，纳食一般，眠差，大便干结，面额瘀黑。舌红，根部有黄苔，脉滑数。

诊断：癫痫。

辨证：瘀痰热内蕴，肝风内动。

治法：清热化痰，平肝息风。

处方：青礞石 30 克，生大黄 10 克，郁金 10 克，天麻 15 克，钩藤 10 克，僵蚕 10 克，蝉衣 3 克，石菖蒲 30 克，远志 20 克，酸枣仁 20 克，胆南星 10 克，生栀子 10 克，厚朴 6 克，枳实 6 克，玳瑁粉 3 克。西药不变。

进药 1 个月，每日发病一次，持续时间缩短，头痛减轻，脾气暴躁，手足少力，发凉。于上方加熊胆粉 0.25 克。

2014 年 1 月 7 日：精神症状减轻，睡眠好转，每天或隔天发病一次。眠时痰多，时头痛。仍守上方加陈皮 10 克、法半夏 10 克。

2 月 18 日停用中药，发作频繁，程度加重，自觉难受，头痛亦加重。2 月 26 日连续发病数次。宣武医院指导渐停开浦兰，渐加妥泰，目标量 100 毫克，日服 2 次；得理多不变。3 月 4 日来诊时发作身僵，神志丧失约 5 分钟。大便偏干，2 日 1 行。舌红有裂纹，脉滑数。处方：细辛 6 克，川芎 30 克，白芷 15 克，侧柏叶 15 克，赤芍、白芍各 10 克，青礞石 30 克，生大黄 10 克，郁金 10 克，天麻 15 克，钩藤 10 克，僵蚕 10 克，蝉衣 3 克，石菖蒲 30 克，胆南星 10 克，生栀子 10 克，枳实 6 克，玳瑁粉 3 克，熊胆粉 0.25 克，陈皮 10 克，法半夏 10 克。

因服妥泰若 150 毫克／日则腹痛、腹泻，125 毫克／日则否，故嘱维持 125 毫克／日。精神症状发作减少，抽搐多为隔日 1 发，易激动。4 月 15 日诊：健忘，脉缓滑，舌偏绛，苔黄腻。上方去青礞石、大黄，加远志 15 克、竹茹 6 克、柏子仁 15 克。

5 月 13 日：发病情况大致同前，每天头痛，痛则呕恶痰涎。因便泄次多，妥泰用量已减为 50 毫克，日服 2 次；卡马西平仍为 200 毫克，日服 3 次。舌绛红，苔黄腻，脉缓滑。此为痰热内蕴，脾胃不和。处方：陈皮 10 克，法半夏 10 克，茯苓 10 克，炙甘草 6 克，竹茹 6 克，栀子 10 克，黄芩 10 克，黄连 10 克，苍术、白术各 10 克，党参 10 克，炒薏米 15 克，莲子 15 克，天麻 15 克，钩藤 10 克，僵蚕 10 克，蝉衣 6 克，川芎 20 克，白芷 10 克，细辛 3 克。因数日发作 1 次不自主地冲出户外。6 月 17 日于上方去党参，苍白术，炒薏米，加侧柏叶 15 克，胆南星 10 克，地龙 15 克，熊胆粉 0.25 克，玳瑁粉 3 克。西药改用奥卡西平 300 毫克，日服 3 次；妥泰 50 毫克，日服 2 次。

9 月 16 日：因故中西药全停半月余，发病加重加频，不自主冲出户外次数亦多。又恢复奥卡西平及中药服用，发作减少，2～3 天一发，有时一天发几次。今带来 2010 年 10 月 29 日视频脑电监测示"中度异常脑电图"，2013 年 7 月 31 日常规脑电图示"轻度异常脑电图"。脉滑数，舌尖红，根部黄苔。处方：远志 15 克，侧柏叶 10 克，柴胡 15 克，黄芩 10 克，法半夏 10 克，赤芍、白芍各 10 克，党参 10 克，栀子 15 克，黄连 10 克，天麻 15 克，钩藤 10 克，僵蚕 10 克，蝉衣 3 克，地龙 10 克，川芎 30 克，细辛 3 克，白芷 10 克，菊花 10 克，玳瑁粉 3 克，熊胆粉 0.25 克，石菖蒲 30 克。

12 月 16 日：每日发作 1~3 次，手足抖，咬破舌，倒地，时有尿失禁。每月约有 1 次不自觉地脱衣，向外冲。天气变化时病发较频，发作后手足麻，乏力。仍头痛，平素手亦抖动，汗出多，胸闷，眠差。脉沉滑，舌质红，苔黄，伸舌困难。痰瘀阻络，气血受损。处方：陈皮 10 克，法半夏 10 克，茯苓 15 克，甘草 6 克，枳实 10 克，竹茹 6 克，胆南星 10 克，郁金 10 克，天麻 15 克，钩藤 10 克，僵蚕 10 克，蝉衣 6 克，青礞石 30 克，石菖蒲 30 克，生大黄 6 克，柴胡 15 克，黄芩 15 克，熊胆粉 0.25 克，玳瑁粉 3 克，赤芍、白芍各 15 克，远志 15 克，柏子仁 15 克，酸枣仁 15 克。

此后守方治疗，头痛明显加川芎 30 克、白芷 15 克、细辛 3 克、侧柏叶 30 克等。

2015 年 7 月 28 日：2~3 日发病一次，持续时间短，头痛时间减少，程度减轻，偶有不自主向外冲。精神状态好转，纳、眠、便正常，手足麻，右膝痛。脉缓略弦，舌红苔白。病情已有好转，拟清热化痰、息风止抽巩固成果。处方：青礞石 30 克，柴胡 15 克，黄芩 15 克，栀子 15 克，生大黄 10 克，郁金 15 克，川芎 15 克，白芷 10 克，细辛 3 克，天麻 15 克，钩藤 10 克，僵蚕 10 克，蝉衣 6 克，石菖蒲 30 克，熊胆粉 0.25 克，玳瑁粉 3 克，生侧柏叶 20 克，法半夏 10 克，甘草 6 克。此后基本以此方为基础，曾加生黄芪 20 克，当归 10 克，地龙 15 克、益智仁 20 克，牡丹皮 20 克，桃仁 15 克，红花 10 克。西药用奥卡西平 450 毫克，日服 2 次。2016 年 3 月 22 日于上方加太子参 10 克，人工牛黄 1.5 克。

2016 年 9 月 6 日：4~5 日发病一次，若有感冒则发作加频，偶有向外冲，头痛减少，纳食、睡眠、大便正常。舌暗，苔微黄，中有裂纹，脉缓微滑。仍守上方加陈皮 10 克、胆南星 6 克、生地黄 15 克。

2016 年 11 月 22 日：10 月以后发作较多，2~3 天或 5~6 天发病 1 次，不自主向外冲两次。清醒时头痛较少。面部瘀黑大部已退，记忆力、智力进步，情绪易激动，纳、眠、便正常。脉缓滑，舌僵，尖绛，根部黄腻苔。此为痰热不清，心神不宁，肝风内动。处方：青礞石 30 克，郁金 15 克，生大黄 10 克，人工牛黄 1.5 克，桃仁 10 克，红花 10 克，赤芍 15 克，当归 15 克，川芎 30 克，细辛 3 克，白芷 10 克，天麻 20 克，钩藤 15 克，僵蚕 10 克，蝉衣 6 克，石菖蒲 30 克，远志 10 克，柏子仁 10 克，酸枣仁 15 克，陈皮 10 克，法半夏 10 克，胆南星 6 克，枳实 10 克，竹茹 6 克，玳瑁粉 3 克，熊胆粉 0.25 克，柴胡 15 克，黄芩 15 克。经治癫痫发病频次减少，程度减轻，精神状态明显改观，为好转病例。

（四）儿童良性癫痫

儿童良性癫痫属原发性癫痫，到目前为止，病因未明，但与遗传有关，其特征性较明显，预后良好，然亦有少数病例最终转化为其他类型癫痫而难以控制。故正确的诊断与治疗非常关键。

1. 诊断

（1）脑电图表现：背景波正常，发病间期中央区和颞区棘波或棘慢波灶。

（2）发病年龄集中在 3 ~ 14 岁，2 岁以内、16 岁以上罕见。

（3）性别上，男性多于女性，有的资料显示比例为 3：2，我们临床上较此比例大。

（4）典型临床表现为睡眠中发病，尤其在初入睡或将睡醒时最多见，局部或全身抽搐，或感觉麻木，多数流口水。清醒时发病者较少，发病频率差异较大。

（5）本病的发作对病人智力无明显影响。

凡符合上述特征，无颅脑器质性损害，可诊断为儿童良性癫痫。

2. 辨证论治要点

中医药对本病的治疗，疗效可靠，不良反应少，值得推荐。从审因论治角度出发，我们认为 3 ~ 14 岁男性儿童，正处于长身体时，饮食难以控制，加上好动，故易引起痰热内蕴。此病发作以抽搐为主症，动则为风，证属肝风内动。综合以上两点，此病最常见的证型为痰热引动肝风。治法首选清热化痰，平肝息风。方选温胆汤，或合丹栀逍遥散，或合天麻钩藤饮，适当加减。我们在临床上更多采用温胆汤加天麻、钩藤、蝉蜕、僵蚕、石菖蒲，在此基础上加味，疗效满意。

3. 病案举隅

病例 1：张某，男，10 岁，病历号：2013095。2013 年 12 月 24 日初诊。

发作性抽搐伴意识丧失近 2 年。首发于 2012 年 2 月，晚初入睡时发病，全身抽搐，目上翻，吐沫，持续数分钟，意识不清约半小时，之后缓解。未用药。2013 年 11 月 26 日第二次发病，仍于寐初发病，症状与前次类似，伴小便失禁，至清醒约 45 分钟，期间抽搐止后哭泣，未清醒时向外冲。12 月 19 日第三次发病，表现同前，仅持续时间略短，程度稍轻。吉林某医院处德巴金，天坛医院处开浦兰，均未服用。智力正常，偏食，大便正常，睡眠亦正常。脉滑数，舌尖边红，根部微黄苔。7~8 岁时曾因食物堵咽部窒息，不足 15 分钟。视频脑电图：异常脑电图：多灶性及广泛性棘波。（多）棘慢波发放，后头部著。脑部 MR 平扫：脑内 MR 平扫未见明显异常信号。

诊断：癫痫（良性癫痫）。

辨证：肝风夹痰热。

治法：平肝疏肝息风，清热化痰。

处方：羚羊粉 0.3 克，玳瑁粉 3 克，柴胡 10 克，黄芩 10 克，栀子 10 克，郁金 10 克，天麻 15 克，钩藤 10 克，僵蚕 10 克，蝉衣 6 克，石菖蒲 30 克，生龙骨、生牡蛎各 30 克，生甘草 6 克，陈皮 6 克，法半夏 6 克，胆南星 6 克，桃仁 6 克。

服上药 3 月，未见发病，因服药困难，自行停药，改用医痫丸 1.5 克，日服 2 次；镇痫片 3 片，日服 2 次。5 月 31 日夜寐中发病，症同前，持续一分钟余。6 月 3 日来诊，纳、眠、便正常，哭泣持续易发手麻。舌稍红，中心少量剥脱苔，脉稍滑数。以上次方去羚羊粉，加远志 10 克、茯神 15 克、酸枣仁 10 克、柏子仁 10 克。因纳食不佳，6 月 24 日加炒神曲 15 克、鸡内金 10 克，且改汤剂为水丸，每服 10 克，日服 2 次。10 月 28 日其父代诊，言偶有恶心，胃中不适，遂去胆南星，加白芍 15 克，仍制水丸，服法同前。

2015 年 1 月 13 日：未见发病，纳食、睡眠、大便均正常，无明显不适。夜寐偶有抖动，时有右眼角外红。脉弦，舌胖大，中有裂纹，尖边红。先服下方，再用余药。夏枯草 6 克，菊花 10 克，白芍 15 克，炒神曲 15 克，鸡内金 10 克，远志 10 克，茯神 15 克，酸枣仁 10 克，柏子仁 10 克，玳瑁粉 3 克，柴胡 10 克，黄芩 10 克，栀子 10 克，郁金 10 克，天麻 15 克，钩藤 10 克，僵蚕 10 克，蝉衣 6 克，石菖蒲 30 克，生龙骨、生牡蛎各 30 克，生甘草 6 克，陈皮 6 克，法半夏 6 克，桃仁 6 克。水煎服 30 剂。3 月 31 日父代述：有 2 次晚上目现血丝。于上方去神曲、鸡内金，加牡丹皮 15 克、赤芍 15 克，制水丸，每服 10 克，日服 2 次。8 月 4 日加侧柏叶 15 克、龙胆草 10 克。2016 年 1 月 5 日加益智仁 15 克。

2016 年 8 月 2 日：一直未见发病，纳、眠、便均正常，学习成绩差。脉弦数，舌尖边红，根部黄苔。仍守上方，制水丸，每服 10 克，日服 2 次。

癫痫 4 年未犯，为临床治愈。

病例 2：钱某，男，9 岁，病历号：2009051。2009 年 3 月 9 日初诊。

2009 年 2 月 23 日下午放学后在家中玩耍时突然跌倒，意识丧失，目向左斜视，持续约 10 分钟，缓解后烦躁。患儿纳食、睡眠、二便均正常，智力正常，舌淡红，尖稍红，脉略滑。脑电图：右颞、右中央较多呈痫性放电。

诊断：小儿良性癫痫。中医辨证属痰热内蕴，肝风内扰。

治法：清热化痰，息风止抽。

处方：石菖蒲 15 克，远志 6 克，天麻 10 克，钩藤 10 克，陈皮 10 克，天竺黄 6 克，栀子 6 克，柏子仁 10 克，茯神 10 克，枳壳 6 克，甘草 3 克，僵蚕 10 克。

5 月 21 日运动后头疼，曾跌倒，家长感觉病人稍有意识障碍，5 月 22 日晨尚有头痛。6 月 8 日调整处方：柴胡 6 克，黄芩 6 克，石菖蒲 15 克，天麻 10 克，钩藤 10 克，陈皮 6 克，天竺黄 6 克，栀子 6 克，茯神 10 克，枳壳 6 克，甘草 3 克，僵蚕 10 克。

药后 8 月 2 ~ 10 日曾有阵发左侧头皮发麻。9 月 11 日调整处方：上方加桃仁 6 克。

上方一直用至 2010 年 3 月，未发病。

2013 年 9 月 8 日随访，2010 年 3 月停药，两年余未发病。癫痫已临床治愈。

病例 3：张某，男，7 岁，病历号：2015606。2015 年 7 月 21 日初诊。

两月前夜 10 点突发全身抽搐，持续 3 分钟；27 天后夜 12 点钟再发抽搐约 1 分钟，纳食挑食，脾气大，睡安，大便偏干，智力正常。脉偏滑数，舌根有黄腻苔。曾服用中药 3 周，未服用抗癫痫西药。脑电图检查见：双侧额区中央区有棘波、新慢波。核磁检查未见异常。

辨证：痰热夹风。

治法：和胃化痰，清热舒肝息风。

方药：加味温胆汤。陈皮 10 克，法半夏 10 克，茯苓 10 克，甘草 6 克，枳实 10 克，竹茹 6 克，栀子 10 克，牡丹皮 10 克，柴胡 15 克，黄芩 15 克，天麻 15 克，钩藤 10 克，僵蚕 10 克，蝉衣 6 克，石菖蒲 30 克，生龙骨、生牡蛎各 30 克，郁金 6 克，生侧柏叶 10 克。因大便偏干加厚朴 10 克、熟大黄 6 克。守方治疗两月，未犯病，用上方制蜜丸持续治疗，一年余未发病，为临床治愈。

病例 4：武某，男，11 岁，病历号：2014100。2014 年 4 月 1 日初诊。

寐中突发肢体僵直，目翻，流涎两年半，共发 3 次，最后一次为 2014 年 2 月。用奥卡西平，已渐加至 900 毫克，日服 2 次，药后反应不灵敏。学习成绩不佳，纳食尚可，不喜饮，睡眠正常，大便尚可。脉滑，舌尖边红，根部薄黄苔。脑电图：异常儿童脑电图：左侧前、中颞区棘波、棘慢波发放，可波及对侧，睡眠期增多。CT：颅脑 CT 平扫未见异常。

诊断：癫痫。辨证为痰热加风。

治法：清热化痰，平肝息风。

处方：陈皮 10 克，法半夏 10 克，茯神 15 克，枳实 6 克，竹茹 6 克，栀子 10 克，胆南星 10 克，天麻 15 克，钩藤 10 克，僵蚕 10 克，蝉衣 3 克，石菖蒲 30 克，赤芍、白芍各 10 克，侧柏叶 15 克，生甘草 6 克。西药不变。

药后腹泻，食欲差，畏冷。故于上方去胆南星、茯神，加党参 15 克、苍术 10 克、白术 10 克、茯苓 15 克、炒神曲 15 克。服汤剂半月，之后此方制水丸服用，每次 10 克，日服 2 次。

2014 年 12 月 2 日：一直没有发病，纳、眠、便均正常。脉滑略数，舌略红，唇红。处方：柴胡 15 克，黄芩 15 克，法半夏 10 克，党参 10 克，陈皮 6 克，茯苓 10 克，枳壳 6 克，竹茹 6 克，甘草 6 克，天麻 15 克，钩藤 10 克，僵蚕 10 克，蝉衣 6 克，石菖蒲 30 克，远志 15 克。制水丸，服法同前。之后曾加益智仁，至 2016 年 7 月 5 日没有发病。西药奥卡西平为 450 毫克，日服 2 次。中药仍守上方巩固疗效。

癫痫已两年多未发作，可为临床治愈。

（五）儿童失神癫痫

儿童失神癫痫为原发性癫痫的一种，也称为失神小发作，有遗传倾向，发病年龄多集中在 10 岁以前，16 岁以后可以停止发作，预后良好，但如果处理不当，也可转为全身发作或复杂部分发作，应引起重视。

1. 诊断

本病的诊断需抓住两个主要特征：

（1）突然发生和迅速终止的意识丧失。表现为突然中断正在进行的活动，茫然呆视，可能有双眼短暂上翻，但不抽搐、不摔倒，仅有意识障碍，发作仅数秒至半分钟，然后突然终止，意识恢复。

（2）脑电图通常为规则而双侧对称的 3Hz，也可为 2 ~ 4Hz 棘慢复合波及多棘慢复合波。

具备以上两个特征，结合多发年龄范围、女性多于男性、智力不受影响等几个方面，就可以对本病明确诊断。

2. 辨证论治要点

在治疗上，西医学主要选用丙戊酸或乙琥胺，问题是除有一部分患者发病不能控制外，由于需要长期用药，不良反应成了主要问题。寻求中医药的治疗，便成为当务之急。中医治疗此型癫痫优势明显，一是药物平稳，无明显不良反应；二是疗效好；三是控制发作后不反弹。

中医对失神发作的认识是痰热蒙闭神窍，治疗方法为化痰、清热、醒神，佐以息风。常用处方：远志 6 克，细辛 3 克，川芎 10 克，天竺黄 6 克，胆南星 6 克，法半夏 6 克，天麻 6 克，僵蚕 10 克，栀子 10 克，石菖蒲 10 克。每日 1 剂，水煎服，坚持用药直至发作消失。

3. 病案举隅

病例 1：魏某，女，12 岁，病历号：2008002。2008 年 2 月 15 日初诊。

一年前，发现患儿愣神 1 ~ 3 秒，不摔倒、不抽搐，日发作 20 余次。脑电图可见：短—中程高波幅，不规则 2.5 ~ 3c/s 棘慢波节律。西医用抗癫痫药（不明）无效。来诊时，脉滑，舌质赤，苔白腻，因失神、无抽搐，辨证为痰热蒙心。

治法：清热、化痰开心窍为主，并加用德巴金，日 0.5g 分两次服。

处方：法半夏 6 克，陈皮 6 克，茯苓 10 克，炙甘草 3 克，枳实 6 克，竹茹 6 克，石菖蒲 15 克，麦冬 10 克，莲子心 3 克，生大黄 3 克。

共治疗 3 个月，失神发作消失，停德巴金，守方治疗两年未犯病。2012 年 7 月 27 日，复查脑电图已正常，智力发育良好，病情稳定。

2016 年 8 月复查，一切正常，已在艺术学校学习。

病例 2：李某，女，11 岁，病历号：2009003。2009 年 8 月 10 日初诊。

发病 3 年，3 年前出现愣神数秒，呼之不应，不摔倒、未抽搐，每日犯病 6~7 次，精神紧张多发。脑电检查：广泛、高度异常，经过中西医治疗无效。来诊时，仍每月发作 7~8 次，脉细数，舌质赤、苔白。

辨证：心神被痰热所蒙，肝胃不和。

治法：清热化痰，醒神开窍，和胃。

处方：陈皮 6 克，法半夏 10 克，茯神 10 克，天竺黄 10 克，枳实 6 克，石菖蒲 10 克，细辛 3 克，郁金 10 克，远志 10 克，天麻 10 克，钩藤 10 克，僵蚕 10 克。

坚持治疗两年余未犯病，复查脑电图：仅轻度异常。

仍守上方治疗，2013 年 8 月来诊，未复发。一切正常，停用治疗药物。

病例 3：马某，男，9 岁半，病历号：2010032。2010 年 7 月 23 日初诊。

两个月前，突发失神，摔倒、抽搐，半个月发作2次，经脑电图检查，广泛性2.7Hz左右棘慢波，节律性爆发伴频繁失神发作，CT检查无异常发现。脉数，舌质红，苔薄白。此心神受蒙，夹肝风内动。用宁心开窍、平肝息风法。

处方：远志6克，细辛3克，川芎10克，天竺黄6克，胆南星6克，法半夏6克，天麻6克，钩藤6克，蝉衣6克，甘草6克，僵蚕10克，栀子10克，石菖蒲10克。

守方治疗两年半。2013年1月29日来诊，一直未犯病，脑电图复查正常。

（原载于中国中医药出版社《阎孝诚名中医之路》2020年）

小儿肺炎的临床治疗经验

小儿肺炎是我国常见病、多发病，病死率仍很高，其中腺病毒肺炎高达 5%～8%。西医西药对此病的治疗，特别是细菌引起的肺炎疗效很好，马血清、三氮唑核苷等治疗腺病毒肺炎也有较大的进展。但耐药菌株的形成、各种药物的副作用，包括血清反应，带来了不少合并症或医源性疾病，有些后果很严重。鉴于此，发掘中医中药治疗小儿肺炎就十分必要。

一、辨治规律

小儿肺炎以发热、咳痰、喘憋为临床主要特点，相当于中医文献中所述的"肺闭喘嗽""肺风痰喘""火热喘急""马脾风"等。系由外感风温或风寒，闭塞毛窍，未从表解而入里化热，与痰浊相搏，壅塞气道，焦灼肺金，导致肺气不能宣通下达的疾病。其辨证施治既要掌握温病的规律，又要结合脏腑辨证特点，并紧紧把握疾病的发生、发展、变化、转归及病情的轻重来考虑，将小儿肺炎分成"两型、三期、二十一证"。

两型指轻型、重型。轻型是指一般普通肺炎，具有典型肺炎症状、体征；中医认证热邪在卫分、气分，以肺本身病变为主，未向里传或逆传，气阴也未受损。重型是指重症肺炎，症状严重，伴有合并症；中医认证为热入营血或逆转内陷，由肺脏病变影响到其他脏腑的变化，气阴（包括津、液、血）受到明显损害。

三期指初期、极期、后期。初期是疾病初起，邪在表，无明显里热证候，以舌质正常、舌苔白为主要标志。极期已从表传里，有明显里热证候，以持续发热、舌质红、苔黄为主要标志。后期为热势已减，以退烧为主要标志。

有关"型、期、证"的关系见图 2。

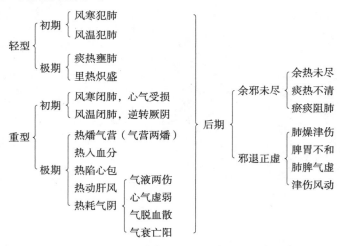

图 2　小儿肺炎分型、分期、分证表解

（一）轻型的证候特点和治疗

1.轻型初期

轻型初期病在表，有风寒犯肺、风温犯肺之分。

（1）风寒犯肺

主症：发热不高，恶风寒，无汗，喉痒作咳，痰多稀薄，色白，伴喘，遇冷加重；或可见鼻塞、流涕、打喷嚏、多眵。脉浮稍数偏紧，指纹显，舌质正常，舌苔薄白。

治则：辛温解表，宣肺平喘。

处方：三拗汤、杏苏散或加减吴氏华盖散。

（2）风温犯肺

主症：发热盛，微恶风，有汗或汗出不畅，咳剧，咽痛，有痰较黏稠，气粗，伴喘，或见咽红肿，眼多眵，尿赤。脉浮数，指纹紫显，舌质尖边红，白苔略有黄象。

治则：辛凉解表，宣肺平喘。

处方：麻杏石甘汤合银翘散加减。

说明：以上两证指一般肺炎，具有典型症状、体征及 X 线检查阳性征。

2.轻型极期

轻型极期病入里，有痰热壅肺、里热炽盛之分。

（1）痰热壅肺

主症：发热，咳嗽声重，喉间痰鸣，痰多，色偏黄，早晚喘重，动则加剧。或见胸腹满闷，纳谷不香，口中无味、发黏，便偏稀软。脉滑数，舌质红，苔黄腻。

治则：清热解毒，豁痰降逆。

处方：肺炎 1 号合肺炎 5 号或定搐化风锭。

（2）里热炽盛

主症：为高烧（39℃以上），汗出热不退，日晡益盛，口渴欲饮，呼吸急促，咳声不断，喘满，痰少而黏，鼻扇。或稍显烦躁，夜寐欠安，纳差，便干结或溏，尿赤或口舌生疮。

治则：清热解毒，通腑泻火。

处方：清肺液或凉膈散。

（二）重型的证候特点和治疗

1.重型初期

重型初期逆传内陷，有风寒闭肺、心气受损，风温闭肺、逆传厥阴之分。

（1）风寒闭肺，心气受损

主症：起病急，喘憋重，呼吸困难，张口抬肩，鼻扇，面色青白或发灰，四肢不温。不发热或低热，或烦躁不安，少气懒言，纳差，腹胀。脉细数无力，舌质淡，舌苔薄白。

治则：散寒平喘，生脉益气。

处方：小青龙汤合生脉散。

说明：此证相当于西医学所谓喘憋性肺炎合并心力衰竭。

（2）风温闭肺，逆传厥阴

主症：起病急，发热高，喘憋重，口鼻气粗；迅速逆传厥阴，惊惕、抽动、啼叫，甚者昏迷抽风。或见热深厥深，四肢逆冷，有汗热不解。脉象弦疾，舌质尖边赤，苔白有黄象。

治则：辛凉开肺，清热息风。

处方：麻杏石甘汤合银翘散加减，并用清开灵。

说明：此证为高热惊厥或中毒性脑病。

2. 重型极期

此期热入营血、气阴明显受损，可见如下证候。

（1）气营两燔

主症：高热不退，汗出不解，口鼻气热，喘憋重，鼻扇明显，烦躁或嗜睡，病夜重，甚者神昏、谵语。或口渴，或渴不欲饮，便干，尿黄。

治则：清营转气，解毒泻火。

处方：口服清营汤或清瘟败毒饮；静脉点滴清肺液。

说明：此证相当于肺炎毒血症。

（2）热入血分

主症：高热不退，咳喘重，痰黏稠，带血丝，烦躁或嗜睡，或两者交替出现。斑疹隐现，鼻衄、齿龈出血，甚者便血。或伴口干唇燥，面色青紫，齿枯无荣，指甲青。脉象疾数，舌质深绛、干，无苔或深黄苔。

治则：清热解毒，凉血泻火。

处方：口服犀角地黄汤合黄连解毒汤；静脉点滴清肺液。

说明：此证相当于西医学所谓重度中毒血症或轻度血管内弥漫性凝血。

（3）热陷心包

主症：高热昏迷，舌謇囊缩，喘憋，鼻扇，咳痰不出，喉间痰鸣，常兼见热入血分的症状。脉数，舌质绛干。

治则：醒神开窍，清热解毒。

处方：口服清瘟败毒饮，静脉点滴清开灵。

说明：此证多为中毒性肺炎合并脑水肿。

（4）热动肝风

主症：高烧抽搐，面色青灰，伴气喘痰鸣、呕吐；轻者可见惊惕、抽动、啼叫、烦躁。常兼见热入营血症状。脉数，舌质绛干、苔深黄，紧著。

治则：清热解毒，平肝息风。

处方：口服清瘟败毒饮、定搐化风锭；静脉点滴清肺液或用清开灵治疗。

说明：此证多见于小儿肺炎合并脑水肿或中毒性脑病。

（5）热耗气阴

根据症状表现不同，可分为下列诸证。

①气液两伤

主症：发热汗出，呼吸气弱，咳声无力，痰不易咳出，口干唇燥，面青无泽，涕泪俱无，齿枯乏荣。或伴有皮肤干燥，口渴喜温，表情淡漠，不爱言语。脉细数乏力，舌干失泽，苔或黄或黄兼黑而少津。

治则：清热解毒，益气滋液。

处方：口服竹叶石膏汤合生脉散或静脉点滴生脉散注射液。

说明：此证多见于水电解质紊乱、心功能不全的婴儿。

②心气虚弱

主症：发热汗多，喘憋无力，心悸不安，面目浮肿，呼吸浅表，面色㿠白或发青，四肢凉，胁下满，腹胀，烦躁不安。脉数弱、无根，舌淡或红，苔黄或白或干。

治则：补气强心，清热解毒。

处方：口服炙甘草汤加减，静脉点滴生脉散液和清肺液。

说明：此证见于合并严重心力衰竭患儿。

③气脱血散

主症：发热或无热，汗多，喘无力，咳不出，呼吸微弱，面色苍灰，四肢厥冷，皮肤紫花或见斑疹，便血、吐血，剧者七窍出血，神志不清，口开手撒，两眼失灵，阴囊松弛，二便失禁。脉微或无，舌质暗晦，苔黄或灰或黑干。

治则：急用补气固脱、摄血归经法，待有转机之后还需注意清热解毒。

处方：口服参芪汤合黄芪当归补血汤；同时静脉点滴人参注射液和川芎嗪或冠心2号。

说明：此证见于严重血管内弥漫性凝血病人，不能口服者可以鼻饲。

④气衰亡阳

主症：体温不升，汗出不止，四肢冰凉，呼吸欲绝，时有时无，倒气抽泣。脉微欲绝，舌不转动，舌质暗淡，苔少无根。

治则：急用补气固脱、回阳救逆法，待有转机之后还需注意清热解毒。

处方：口服（或鼻饲）参附汤合四逆汤加减，静脉点滴人参注射液或参附注射液。

说明：此证见于呼吸、循环衰竭病人。

（三）后期的证候特点和治疗

不论轻型或重型，除死亡者外，均经过初期、极期转入后期（恢复期），有余邪不尽、邪退正虚之分。余邪不尽包括余热未尽、痰热不清、瘀痰阻肺三证；邪退正虚包括肺燥津伤、脾胃不和、脾肺气虚、津伤风动四证，其证候特点和治疗如下。

1. 余热未尽

主症：壮热已解，午后低热，咳唾黄痰，五心烦热，两颧发红，口干欲饮，睡眠不安，大便不调。脉稍数，舌质红，苔微黄。

治则：清解余热。

处方：加味泻白散或加减竹叶石膏汤或肺炎2号方。

2. 痰热不清

主症：或发热，但不高，或不发热，咳吐稠痰，色黄，喉间时有痰鸣，晨起咳剧。常伴有胸闷不舒，口中无味，纳谷不香。脉偏滑数，舌质偏红，舌苔黄厚或黄腻。

治则：清热化痰，导滞和胃。

处方：千金苇茎汤合导痰汤加减。

3. 瘀痰阻肺

主症：时有低烧，咳嗽胸痛，痰多黏稠，胸腹多满闷，面色晦暗。脉偏滑数，舌质偏暗，舌苔厚或腻，色白或黄。

治则：清热化痰，活血化瘀。

处方：千金苇茎汤合导痰汤加川芎、赤芍、当归尾、丹参。

说明：此证多见于肺中大片状阴影之吸收过程。

4. 肺燥津伤

主症：身无大热，喘满已平，咳痰不爽，夜咳重，口干唇燥。脉细偏数，舌质红干、乏津。

治则：润肺生津。

处方：沙参麦冬汤加减或肺炎3号。

5. 脾胃不和

主症：身无热，轻咳有痰，胸腹满闷，恶心倒饱，纳谷不香，大便不调。脉缓偏滑，舌苔厚，白苔为主。

治则：理脾和胃。

处方：平胃散合二陈汤加减。

6. 脾肺气虚

主症：精神萎弱，倦怠乏力，咳嗽痰多，纳谷不香，大便稀薄，内容不消化之物，汗多，动则气短。脉细无力，舌质淡，舌苔薄白。

治则：健脾补气。

处方：六君子汤加减。

7. 津伤风动

主症：时瘈疭，甚或抽搐，咳痰不利，肌肤失荣，面色枯黄。常伴烦躁、睡不安。脉细数，舌质红干，乏苔。

治则：生津柔肝，育阴息风。

处方：黄连阿胶鸡子黄汤或三甲复脉汤或大定风珠加减。

说明：此乃大热病后伤津耗液，筋脉失养，肝风内动。此证多见于合并中毒性脑病患儿。肺燥津伤病位在肺；津伤风动病位在肝。

二、验方举隅

我科自1972年冬至1980年春，共收治各型小儿肺炎1048例，死亡3例，有效率为99.71%。1048例肺炎中有46例腺病毒肺炎（经咽病毒分离、双份血清及X线检查确诊），全部治愈，无一例胸膜粘连、支气管扩张等继发症。1048例肺炎中单纯中药治疗者（指未加用抗生素者）80%以上。大量实践证明，中医药不仅对小儿肺炎有肯定的疗效，而且副作用小，也无耐药性。常用的方剂有肺炎1号、清肺液、肺炎2号、肺炎3号等，均为我科协定处方。在医院制剂室协助下，肺炎1号、清肺液制成了静脉注射液，这可以认为是中医药治疗小儿肺炎的可靠保证。

1. 肺炎1号

组成：灸麻黄、杏仁、生石膏、生甘草、金银花、连翘、知母、黄芩、板蓝根、鱼腥草、荆芥。

功效：宣肺解表，清热解毒。

主治：发热，恶寒，无汗，面赤，口干烦躁，痰鸣，气促，苔薄白或薄黄。

2. 肺炎 2 号

组成：芦根、炒杏仁、桃仁、知母、瓜蒌、冬瓜仁、莱菔子、鱼腥草。

功效：清热养阴，化痰止咳，逐瘀排脓。

主治：肺热未清，痰涎壅盛，咳嗽频作，但身无大热，喘促已平，舌质正常，苔厚腻，脉滑略数。

3. 肺炎 3 号

组成：沙参、麦冬、炙桑白皮、杏仁、紫菀、麦芽、稻芽、甘草、草河车。

功效：润肺止咳兼消食。

主治：小儿肺炎后期之肺胃阴伤，症见咳嗽痰少或咳痰不爽，口干舌燥，午后低热，纳谷不香，苔少，舌质红乏津，脉细偏数。

4. 肺炎 5 号

组成：白矾、胆南星、川贝母、天竺黄、沉香。

功效：豁痰燥湿，降逆止咳。

主治：咳嗽声重，喉间痰鸣，痰多，色偏黄。或见胸腹满闷，纳谷不香，口中无味、发黏。脉滑数，舌质红，苔黄腻。

5. 清肺液

组成：栀子、生大黄、黄芩。

功效：清热解毒，泻火除烦。

主治：高热，喘憋，烦躁，口鼻气热，舌红，苔黄腻，脉洪数，里热炽盛者用之宜。

三、病案举例

病例 1：急性憋喘型肺炎合并心力衰竭

赵某，男，60 天，住院号 15615。

因咳喘 6 天，加重 2 天急诊入院。入院时体温 37.1℃，脉搏 200 次/分，呼吸 86 次/分。精神烦急，躁动不安，颜面浮肿、青紫，指趾发绀，皮肤发花。鼻翼扇动，三凹征明显。心音低钝，心率 200 次/分，可闻奔马律。两肺满布喘鸣音，左肺细小水泡音密集。腹胀，肝在肋下 3.5cm，脾大 2cm。X 线检查（胸片）：右肺野第三肋前及左上第一肋间有模糊阴影。血化验：白细胞总数 23000/mm³，中性粒细胞 88%，淋巴细胞 12%；碱性磷酸酶积分 159 单位。

诊断：急性喘憋型肺炎合并心力衰竭。

中医根据胸高气急、鼻翼扇动、喉间痰鸣、面色发青、指纹青紫、舌苔微黄腻，辨证为痰热壅肺、心气受损。故治疗既要清热解毒、豁痰降逆，又要益气生脉强心。

处理：清肺注射液 50mL，加入 10% 葡萄糖 200mL 中静脉点滴；同时加入生脉散液 20mL 静脉滴注；口服定搐化风锭，半丸/次，日服 3 次；肺炎 1 号液超声雾化吸入。

经上处理，半天内喘憋减轻，一日后心率降至 132 次/分，心音有力；面肿、指趾发绀、皮花消失，肝脏回缩到肋下 2.5cm；精神好转，心衰得到控制。连续治疗 3 日，临床症状基本消失，仅稍有咳嗽和有少许痰，指纹淡紫，苔微黄腻。按后期痰热不清治疗，口服肺炎 2 号合肺炎 5 号。共治疗 6 日，肺内湿性啰音及哮鸣音消失；X 线复查肺部阴影完全吸收；血象复查：白细胞总数 14500/mm³，中性粒细胞 34%，淋巴细胞 65%，单核细胞 1%；碱性磷酸酶积分 101 单位。

共住院治疗 7 天痊愈出院。

病例 2：金黄色葡萄球菌性肺炎合并肺气肿

黎某，男，6 岁，病历号 15527。

有喘息病史 5 年半，曾因发作严重先后 6 次住院治疗，经常使用青霉素、红霉素等药物，效果逐渐减低。此次咳嗽 5 天，喘 3 天，加重 1 天，注射青霉素无效，来我院急诊收入院。入院时体温 37.9℃，脉搏 152 次 / 分，呼吸 40 次 / 分。急重面容，不能平卧，鼻扇、青紫、三凹征均明显。呈桶状胸，叩清，两肺满布哮鸣音，背底部可闻小水泡音。心率 152 次 / 分，律齐。肝脾不大。血化验：白细胞总数 25650/mm³，中性粒细胞 87%，淋巴细胞 13%。咽培养：金黄色葡萄球菌，血浆凝固酶阳性。X 线检查：两肺野透亮度增加，右肺有片状模糊阴影，两肺见十余个大小不等气囊。

诊断：金黄色葡萄球菌肺炎合并肺气肿。

中医根据发热喘憋、咳吐白痰、鼻翼扇动、恶心呕吐、胸满不食、脉滑数、舌苔黄腻。辨证为痰热壅肺，重用清热化痰、开肺平喘法。选用肺炎 1 号液、清肺液交替静脉滴注；口服肺炎散合定搐化风锭。

治疗 1 天，喘咳明显好转。治疗 2 天，鼻扇、青紫、三凹征明显减轻；胸片复查，两肺气囊改变消失；血化验：白血球总数 11300/mm³，中性粒细胞 61%；体温 38℃以下。至入院的第 8 天体温正常，肺部啰音消失，仍稍有咳嗽，痰色黄，胸腹满闷，纳谷不香，脉偏数，苔稍黄厚。此属后期痰热不清证候，用肺炎 2 号方合肺炎 5 号方治疗。

共住院 10 天，出院复查胸片，肺部阴影有吸收；出院后 20 天随访，X 线仅见右肺下纹理稍模糊，咽培养阴性，一直未发作喘息。

病例 3：腺病毒肺炎

何某，男，2 岁半，病历号 15761。

发热、咳喘 5 天，加重 3 天入院。入院体温 40.5℃，急性病容，嗜睡、烦躁交替，呼吸急促，鼻翼扇动，口周青紫。心音较低钝，律齐，心率 140 次 / 分，呼吸音粗，右肺前后可闻及中小水泡音，腹软，肝在肋下 2cm。血化验：白细胞总数 6100/mm³，中性粒细胞 61%，淋巴细胞 39%，碱性磷酸酶积分 80 单位；淋巴细胞转化试验 68%。X 线检查（胸片）：双肺纹理厚、模糊。咽病毒分离：腺病毒 3 型。血清补体结合试验：① 1 : 32；② 1 : 256。

诊断：3 型腺病毒肺炎。

中医根据高热气急、烦渴谵语、病夜重、脉滑数、舌质绛、舌苔黄等，辨证为气营两燔。

治疗重用清热解毒、透营转气法。

处理：静脉滴注清肺液 80mL/ 日；口服羚羊退热散、肺炎 1 号。

入院当天抽搐 1 次，体温持续在 39 ~ 40.5℃。坚持静脉点滴清肺液 6 天，于第 4 天体温正常，鼻翼扇动、口周青紫、憋喘也都随体温下降而消失；但仍咳嗽重，痰不易咳出，唇干齿燥，睡不安适。脉细偏数，舌质红干，乏苔。此属后期肺燥津伤，口服改用肺炎 3 号。于治疗第 10 日复查胸片：肺模糊阴影有所吸收，达到临床痊愈出院。

说明：以上病例均为单纯中药治疗，未加用任何抗菌素或抗病毒药物。

四、结语

我们认为应用中医药治疗小儿肺炎有两个关键：一是掌握小儿肺炎辨证施治规律（如上所述分

型、分期、分证治疗原则）；二是对确有疗效的中药方进行剂型改革，最好制成静脉注射液，以保证药物的有效剂量。

小儿肺炎轻型是容易治疗的：初期宣肺解表为主；极期清热解毒为主，并针对痰、喘、咳加用化痰、平喘、止咳之品即可；后期主要是清余热、润肺、化痰，有兼症者可对证处理。

小儿肺炎重型治疗难度大，但只要分辨清楚在营、在血、入心、犯肝或损耗气阴的程度，及时采用解救的办法，也是能够争取好疗效的。"热毒"和"气阴"（包括津、液、血）是肺炎正邪交争的两个方面，也是疾病顺转、逆转的两个因素，所以要紧紧把握"热邪"的变化（传变规律）和气阴的存亡进行辨证施治。在热盛气阴不衰的情况下，治疗清热（包括解表和清里）解毒为主；在热盛气阴已受损的情况下，治疗时清热解毒、益气养阴并用；在热盛气阴将竭的情况下，首先补气、回阳、救逆，病情稳定后，还必须清热解毒。有一分热邪就要清解一分，不留后患；如果热退正虚，则要注意扶正，特别是阴液，留得一分阴津则有一分生机。

（原载于《德兴医药》1981 年 3 期）

调理脾胃在儿科临床的应用

"调理脾胃"是中医治病的重要方法，儿科临床应用很广泛，可用以预防或治疗呼吸、消化、血液、泌尿、神经等系统的某些疾病，并对儿童保健有一定作用。

一、"培土生金"，预防呼吸道疾病

按中医"五行"学说的理论，脾属土，肺属金，所谓"培土生金"就是采用补养脾胃的方法使肺脏强壮，从而达到预防（或治疗）呼吸道疾病的目的。有人应用现代医学的方法研究脾胃发现，补脾的方法可以调节气管黏膜黏液腺的功能。笔者对经常患感冒、气管炎或肺炎的儿童，在恢复期投以五味异功散合玉屏风散预防复发，往往收到一定的效果。其处方如下：陈皮30克，党参60克，白术60克，炙甘草30克，茯苓60克，黄芪60克，防风30克。将诸药共研极细面，1岁以内每次1克，1～3岁每次2克，4～7岁每次3克，7岁以上酌情加量，均每日服3次，白开水冲服。

二、补中益气，治疗肌肉痿软无力

因为脾主肌肉，凡肌肉痿软无力之症属脾虚，包括重症肌无力、进行性肌营养不良、小儿麻痹后遗症、脱肛、胃下垂等，这些均可用补中益气的方法治疗，常用补中益气丸或十全大补丸。但在出现不能站立或不能蹲下或不能行走等症状时，多伴筋骨损伤，此时治疗要并用补养肝肾、强壮筋骨之法，因肝主筋、肾主骨，方用加味金刚丸。

补中益气丸为市售成药，由炙黄芪、白术、人参、当归、升麻、柴胡、陈皮、甘草等药组成。一般每次服3～6克，每日服2～3次，温开水送下。

十全大补丸也为市售成药，由人参、茯苓、白术、炙甘草、炙黄芪、当归、熟地黄、白芍、川芎、肉桂等药组成。水丸每次服3～6克，蜜丸每次服1丸，均1日服2次，姜、枣汤或温开水送下。

加味金刚丸是已故著名老中医赵锡武经验方，其组成、制法如下：川萆薢30克，川牛膝30克，木瓜30克，当归60克，菟丝子45克，全蝎30克，肉苁蓉30克，乌贼骨30克，仙灵脾30克，炙乌梢蛇30克，川续断30克，地龙60克，炙黄芪30克。将诸药共研细面，每420克药面中加制马钱子面30克，拌匀炼蜜为丸，每丸重3克。一般3～7岁每次服1丸，1日服2次，温开水送下。3岁内酌减，7岁以上每日加服1丸。

三、补土制水，防治肾炎水肿

"补土制水"就是采用健脾的方法消除水肿。水肿是肾炎或肾病综合征的主症。中医治疗水肿的方法很多，其中"补土制水"是一大法则，它适用于"全身肿，下肢明显，体倦无力，口淡无味，腹胀，纳食不香，大便溏，小便少，脉缓无力，舌质淡，舌苔白润"这类脾虚证，也可用于肾炎或肾病综合征恢复期以巩固疗效，防止复发。常用参苓白术散加减，其处方如下：白干参 30 克，茯苓 100 克，白术 60 克，白扁豆 100 克，炒薏苡仁 100 克，莲子肉 100 克，车前子 60 克，陈皮 30 克，炙甘草 30 克。将诸药共研极细面，1 岁以内每次 1 克，1～3 岁每次 2 克，4～7 岁每次 3 克，7 岁以上酌情加量，均每日服 3 次，白开水冲服。但需说明，急性肾炎水肿往往外感风邪，内蕴湿热，此时要以祛风利湿、清热解毒法治之；又顽固性水肿往往肺、脾、肾三脏均虚，在补脾的同时要补肺、肾。

四、健脾摄血，治疗紫癜与出血

"脾统血"，如果脾虚不能统帅血，则血离经脉，出现紫癜或出血。归脾摄血法就是通过健脾使离经之血归经。此法主要用于慢性、反复出血者，其所出之血色暗、量少，伴有四肢乏力、心悸气短、面色苍白、舌质淡、脉细。方剂可选用归脾汤加减：人参 4 克，黄芪 8 克，白术 8 克，茯苓 8 克，当归 8 克，炙甘草 4 克，酸枣仁 8 克，木香 4 克，醋制香附 8 克，陈皮 8 克，远志肉 2 克。水煎，每日 1 剂，1～3 次分服。必须注意：血热妄行的实热证禁用此法、此方。

五、健脾利湿，治疗腹泻

儿童腹泻，特别是婴幼儿腹泻，往往是脾虚湿盛，积食不化所致。其泻多水便或散乱便，酸臭，有不消化之食物或奶瓣。脉细数，舌苔白厚或腻。往往选用健脾、分利、燥湿、消导诸法治疗。

健脾法，也可叫"升清法"。因为脾主升，能升就能健运，能健运就能运化水湿，以此达到止泻作用。此法适用于完谷不化，大便中含有多量奶瓣或食物残渣。可选用参苓白术散或补中益气丸（改成汤剂服用也可以）治疗。

分利法，即利小便的方法，这是通过调小肠、利膀胱，让水湿从小便出，从而达到实脾而止泻的目的。此法适用于水泻、尿少、口不渴、舌苔白润、脉缓滑等证候。可选用五苓散加减治疗，处方如下：茯苓 10 克，猪苓 6 克，炒白术 6 克，泽泻 10 克，车前子 6 克，神曲 10 克，肉桂 2 克。水煎，日服 1 剂，分 3～4 次服完。

燥湿法，因为脾恶湿，湿盛则脾被困，不能运化水谷而导致腹泻。此时患儿除水泻外，全身疲倦无力，胸腹满闷，口淡无味，脉濡，舌质润，舌苔白腻。可选用藿香正气散加减治疗，处方如下：藿香 6 克，炒白术 6 克，紫苏梗 6 克，大腹皮 3 克，厚朴 3 克，茯苓 10 克，车前草 10 克，法半夏 6 克，陈皮 3 克，生甘草 3 克。水煎，日服 1 剂，分 3～4 次服完。

消导法，用于伤食影响脾胃功能紊乱所致的腹泻，大便内除有不消化之食物外，其气味多酸臭。可选用加味保和丸治疗，处方如下：山楂 10 克，陈皮 3 克，法半夏 6 克，莱菔子 6 克，制香附 3 克，炒苍术 10 克，黄芩 10 克，神曲 6 克，茯苓 10 克，连翘 10 克，白术 6 克，枳实 3 克，厚朴 3 克，黄连 3 克。水煎，每日服 1 剂，分 3～4 次服。

另有久泻不止或反复发作或五更泄（天将亮时腹泻）患儿，除因脾胃虚弱外，往往兼有肾阳不足，故补脾胃的同时，尚需温肾阳并兼用涩肠法。可选用四神丸合真人养脏汤加减，处方如下：补骨脂 6 克，肉豆蔻 6 克，白术 6 克，干姜 2 克，吴茱萸 2 克，广木香 3 克，诃子肉 6 克，白芍 6 克，炙米壳 2 克，党参 10 克，肉桂 2 克，炙甘草 3 克。水煎，每日服 1 剂，分 3～4 次服。

六、和胃消导，治疗消化功能紊乱

消化功能紊乱是儿童多发病，属于中医学积滞、疳证范畴。临床主要表现是：不想吃东西，腹胀满或疼痛，恶心或吐，大便干结，脉滑数，舌苔黄厚。其主要原因是胃为饮食所伤，影响了纳食、通降的功能。此时只要和胃通腑、消积化滞就可以把病治好。可选用加味平胃散治疗，处方如下：陈皮6克，苍术6克，厚朴6克，鸡内金6克，山楂6克，焦槟榔6克，神曲10克，生甘草3克。水煎，每日服1剂，分3～4次服。若大便秘结，腹胀满、痛明显，形体壮实，可考虑用通下导滞为主，选用导滞散治疗。导滞散是河南省著名儿科老中医郑颉云的经验方，其组成如下：厚朴30克，槟榔45克，二丑45克，枳实30克，焦三仙（神曲、山楂、麦芽）各30克，巴豆霜30克。将诸药共研极细面，周岁内每次服0.3克，1～3岁每次服0.5～1克，4～7岁每次服1.5克，7岁以上酌情增加，每日服3次，白开水送下。服药后能拉一二次稀便为宜，但超过两次则药量减半或停服。

若患儿长期不欲饮食，身体逐渐消瘦，头发稀疏，面色萎黄，口干唇燥，大便或干或溏，舌质干，乏苔或黄苔，脉细数。这些症状是因为脾胃两伤产生的。胃伤不能受纳水谷而不欲食；脾伤则不能运化水谷之精微而营养物质生成减少，导致营养不良。此时治疗既要治胃，用消积导滞法；又要治脾，用健脾益气法；同时要保护阴液。可选用加味三甲丸合参苓白术散加减治疗。加味三甲丸也是郑颉云老中医的经验方，其组成如下：鸡内金30克，炮山甲120克，炙鳖甲120克，榧子仁60克，炒槟榔60克，雷丸60克，砂仁30克，焦三仙各60克，酵母粉240克。将诸药共研极细面，炼蜜为丸，每丸重3克。每次服1丸，1日服3次，白开水送下。

（原载于《中国农村医学》1983年第1期）

水肿证治

中医学所谓的水肿是泛指体内水液潴留、外观可见浮肿的证候，包括了西医学的肾性、心性、肝性、过敏性以及营养不良性水肿等。形成的原因，外因主要是外感毒风、水湿内浸和脓疮毒热内陷；内因主要是以肺、脾、肾三脏为中心的"三焦气化"功能破坏所导致水液代谢失调。

"三焦气化"以肾中元阳为动力，推动脾气散精，上归于肺；肺气旺则水道通达，通过三焦，下输膀胱，气化乃出。如果肾中元阳虚弱，或脾失健运或肺气不足，均可引起水湿蓄于体内，溢于肌肤而为水肿。

一、辨证分型

水肿的分类，《内经》曾按证候分为风水、石水、涌水。《金匮要略》从病因脉证而分为风水、皮水、正水、石水；又按五脏的证候分为心水、肝水、肺水、脾水、肾水。后世医家在分类上有的从简到繁，如巢元方论述水肿有几十种之多；但大多数医家是从繁到简，尤以朱丹溪阳水、阴水的分类最为适用。随着中西医结合的发展，分型有了新进展，既有水肿期的辨证分型，又有肿消期的辨证分型，还有针对疾病（西医诊断）的辨证分型，使水肿的治疗针对性更强，疗效有所提高。

（一）水肿期

水肿期以体内水液潴留，泛溢肌肤，引起头面、目窠、四肢、腹部甚至全身浮肿为特点。根据病因、病机、症状分为阳水、阴水两大类。

1.阳水

阳水由外因（毒风、水湿、疮痍）引起，起病急，水肿从上至下蔓延，只表现为三焦决渎失司，膀胱气化不行，经络壅塞，未明显影响肺、脾、肾三脏功能和精血的生成。临床又分为下列三型，此三型儿科发病率颇高。

（1）毒风袭表：症见目睑浮肿，继则四肢及全身皆肿，来势迅速，肢节酸重，小便不利，多有恶寒，或恶风、发热等症。或皮肤瘙痒，或咽喉肿痛，或咳嗽伴喘。舌苔薄白，舌质红，脉浮数或指纹显，脉数。

（2）水湿内蓄：症见肢体浮肿，按之没指，小便短少，体倦乏力，胸脘满闷，纳谷不香。舌苔白腻，脉沉缓或指纹隐淡。

（3）毒热深陷：症见脓疮之后或斑疹之后，面目忽然浮肿，小便短赤，或头目眩晕，或恶心呕吐，或烦渴、便干，腰痛腿酸。脉滑数或弦数，舌质红，苔黄。

2.阴水

阴水多因阳水经久不愈，不仅表现为三焦决渎失司，膀胱气化不行，而且影响了肺、脾、肾三脏为中心的三焦气化功能，精血的生成明显减少。临床表现水肿缠绵不愈，下肢肿显，甚至胸腹肿胀，按之凹陷不起。临床又分为下列四型。

（1）肺气不足：症见面色㿠白，肢肿明显，足背尤甚，呼吸短促，动则加剧，语言低弱，体乏，怕冷，心悸。舌淡苔白，脉细弱。

（2）脾阳不运：症见腰以下肿，按之凹陷不易恢复，脘闷腹胀，纳减便溏，或完谷不化，神倦肢冷，面色苍黄，小便短少。舌质淡，苔白滑，脉沉缓或指纹隐淡。

（3）肾阳衰弱：症见面浮，腰以下肿甚，指凹明显，阴下冷湿或阴囊肿大，腰痛酸重，尿量减少，四肢不温，怯寒神倦，面色灰黯。舌质胖，色淡苔白，脉沉细，或指纹隐细。

（4）阴虚火旺：症见面目浮肿，肢肿甚，五心烦热，口干唇赤，口舌生疮，眩晕，肢麻，小便短赤，腰膝酸痛，或盗汗，或便干。舌质偏赤，苔少或有黄象，脉细数，或指纹细、淡紫。此型病人多见于长期、大量服用激素之后。

（二）肿消期

此期以水肿消退或基本消退，外观无浮肿现象为分期标准。此期水肿虽退，但由于三焦气化功能未完全恢复，精血生成尚未正常，所以这一时期往往表现为某脏器或全身性的衰弱。根据临床主要表现分为脾肾阳虚、气血双亏、心气不足、肾阴亏损四型。

（1）脾肾阳虚：症见面色苍黄，腰酸腿软，脘腹满闷，纳谷不香，手脚不温，尿清或多泡沫，夜尿频，大便溏薄。脉细缓，舌质淡，苔白。

（2）气血双亏：症见面色无荣，少气懒言，指甲枯槁，神倦体乏，或见肢体麻木，或见头晕眼花，尿清长，或见红色。脉细弱，舌质淡，无泽，薄白苔。

（3）心气不足：症见心悸气短，动则加重，晨起面肿，晚间足背肿，胸闷不适。脉细微或结代，舌质淡红，白苔。

（4）肾阴亏损：症见面色潮红，头目眩晕，少寐健忘，腰酸腿软，口干舌燥。脉细偏数，舌红少苔。

二、治则与方药

水肿的治疗在唐汉以前，医家均遵《内经》"去宛陈莝，开鬼门，洁净府"与张仲景"腰以下肿，当利小便；腰以上肿，当发汗"的治疗原则，主要以攻逐、发汗、利小便等为大法。后来，元·朱丹溪强调水肿一病是"因脾虚不能制水，水渍妄行"，因而提出"当以参术补脾，使脾气得实，则自能健运升降，运动其枢机，则水自行。非五苓、神佑之行水也，宜补中行湿，利小便，切不可下"，开创了健脾利水的治疗法则。他列举的济生实脾饮，是该法的代表方剂，为后世医家所常用。明代李梴根据阴水、阳水之不同，主张：治疗阳水遵循仲景腰以上水肿宜汗，腰以下水肿宜下，提出小青龙汤、越婢汤和五苓散合六一散加木香、槟榔、橘皮、生姜等汗或下代表方药；对于阴水，李氏强调补脾土、清心火、降肺金、抑肝木、补肾气，首次提出用加味八味丸治疗肾虚腰重脚肿湿热者。明代赵献可、张介宾在强调"命门火"重要作用的同时，指出金匮肾气丸为"治肿之神方"。赵氏认为："金匮肾气丸以八味丸为主，以补肾中之火，有所禀而浩然之气塞乎天地，肾气不虚而能行水矣。内有附子、肉桂辛热之品，热则流通，又火能生土，土实而能制水矣。内加牛膝、车前子二味最为切当。《本草》云：车前子虽利小便，而不走气，与茯苓同功，强阴益精，令人有子。牛膝治老人失溺，补中续绝，壮阳益精，病人虚损，加而用之。"赵、张二氏的理论和经验，开创了根治水肿的有效途径。清·李梴庵认为肾阴虚水肿"宜滋阴补肾，兼以保肺化气"，李氏的这个治疗原则开创了治疗水肿的另一法门。

综上所述，结合辨证分型，现在临床上常用的治法如下。

1. 散风解表：用于毒风袭表型，方选防风通圣散合五皮饮，或用越婢加术汤。肿甚者加木通、车前子之属；烧高者重用生石膏，并加重金银花、连翘、板蓝根等解毒之品；咽喉肿痛，或形成乳蛾或乳痈者，要以利咽消肿解毒为主，选用普济消毒饮加减。

2. 化湿利水：用于水湿内蓄型，方选五皮饮合五苓散加减。表湿重，头重如裹，肢体倦怠者，可加藿香、佩兰等化湿解表之品；里湿重，胸腹满闷，纳谷不香，舌质胖，苔白腻，可加苍术、蔻仁、草果等温中燥湿之类。

3. 清热解毒：用于毒热深陷型，方选五味消毒饮或仙方活命饮或黄连解毒汤加减。尿深赤者可用小蓟饮子；眩晕严重者可用龙胆泻肝汤；尿少肿甚者合用五皮饮。

以上三法主要是针对病因，治疗阳水。

4. 发汗：是开泄肌腠、从肌肤驱逐水湿的一种方法。适用于面目水肿，疾病初起，或水肿病人复感外邪者，用荆防败毒散加减。

5. 利水：通利小便，让水湿从小便出。常用的方剂有五苓散、八正散、胃苓汤。五苓散温化膀胱利水；八正散清利膀胱利水；胃苓汤利水的同时，尚有和胃降逆的作用。

6. 攻水：用峻药让其水湿迅速从大小便排出。代表方剂为疏凿饮子，药物可选商陆、牵牛、甘遂等。

以上三法主要用于阳水证，但阴水证肿胀明显、小便量少也可酌情选用。清·陈士铎说得好："水势滔天，必开决其水口，则水旋消。"他用攻水药颇有经验，主要选用牵牛、甘遂两味。他说："水肿之病，必须以手按足而如泥者始可用此二味正治；否则……不可以此二味轻投以杀之也。"

7. 行气：是利水的辅助方法，因为气行则水行，气滞则水滞，行气即可利水。行气的药物可以选用厚朴、陈皮、槟榔、枳实、广木香等。

8. 活血：也是利水的辅助方法，因为精血、水液均为三焦气化的产物，活血即可行水，通利三焦，促使水液通畅，达到利水的目的。常用的活血药有川芎、丹参、当归尾、益母草等。

9. 温阳：因为水湿为阴邪，非阳不化，又膀胱化气行水非阳不利，所以利水非温阳不可。常用的药物有桂枝、附子、细辛、炮姜、肉桂、茴香等。

以上三法主要适用于阴水，往往与补肾、健脾、益气、利水诸法合用。

10. 补肺益气：用于肺气不足型，用补肺汤加减治疗。下肢肿甚者加五加皮、车前子、川牛膝、泽泻等药；咳喘不能平卧加白果、苏子、杏仁、厚朴之品；心动悸者合用炙甘草汤加减。

11. 健脾温阳：用于脾阳不运型，方选六君子汤合理中汤加减，或用实脾饮为主方。如水湿过重，肿胀明显者可加重附子、干姜、桂枝、泽泻等温阳利水之品；便溏或完谷不化者，莲肉、芡实、白扁豆、神曲之类可以选用；气虚息短者，可加用黄芪、生脉散等。

12. 补肾壮阳：用于肾阳衰弱型，方选金匮肾气丸或右归丸或二仙汤治疗。附子、肉桂、仙茅、仙灵脾、鹿茸、熟地黄、山茱萸、枸果、紫河车、巴戟天、葫芦巴等是此法最常用的药。应用此法要注意与健脾温阳法鉴别，此法重在壮阳补命门火，后者重在温阳益脾胃之气。

13. 滋阴降火：用于阴虚火旺型，方选知柏地黄丸合增液汤加减。阴虚兼阳虚者要加补阳法，张景岳的大补元煎或《医方集解》的河车大造丸较宜；肝火旺眩晕重者要注意平肝火，可以加用夏枯草、龙胆草、石决明，羚羊角等药；心火重、口舌生疮者可用导赤散，不能有效控制者可加黄连解毒汤。

以上四法主要治疗阴水，它们一定要与利水法合用。在治疗过程中，如果复感外邪，一定要遵循"急则治其标，缓则治其本""有邪先祛邪"的原则，针对外邪，迅速采取措施，可千万不要固守一法而使病情反复。

水肿消退之后，切勿再用发汗、利水、攻逐之法，要着重恢复津水代谢，使肺、脾、肾三脏功能正常，三焦水道通达。根据临床不同证型，可以选用以下几法。

14. 健脾（气）补肾（阳）：主要用于脾肾阳虚型，方选金匮肾气丸合参苓白术散，或龟鹿二仙胶。

15. 补气养血：主要用于气血双亏型，方选人参养荣丸或八珍汤。

16. 补益心气：主要用于心气不足型，可以选用生脉散合桂枝甘草汤加减治疗，也可以用炙甘草汤为主治疗。

17. 滋阴益肾：主要用于肾阴亏损型，以六味地黄丸为主治疗，头目眩晕重者可加菊花、天麻、黄柏、知母等祛风清火之品。

三、预防及预后

预防水肿的发生或防止水肿复发最重要的是以下几点。

1. 避免外邪（包括毒风、水湿）入侵，防止脓疮发生，发生以后要抓紧治疗，慎防热毒深陷。

2. 注意防微杜渐，积极治疗已病，特别是经常患感冒、哮喘、腹泻、紫癜以及风疹块的病人，要从根本上防治，注意肺、脾、肾三脏本虚，根据虚证的表现选用玉屏风散（肺气不固者用）、参苓白术散（脾气虚弱者用）或金匮肾气丸（肾虚者用）常服之。

3. 肿消期患者，要强调休息好，切勿过劳，随着病情逐渐好转，适当增加活动，对于饮食要特别注意，尽量吃清淡之品，且勿过食盐醋、生冷等物，有过敏史者，不要吃鱼、虾、蟹等品。

参考资料：

［1］上海市中医文献研究馆. 肿胀专辑［M］. 上海：上海科技出版社，1960.

［2］陈梦雷. 古今图书集成医部全录·第七册·诸疾（下）［M］. 北京：人民卫生出版社，1962.

［3］上海中医学院. 中医内科学［M］. 上海：上海人民出版社，1972.

［4］上海中医学院附属曙光医院肾炎专题研究小组. 慢性肾炎的中医理论和疗法［M］. 上海：上海科技出版社，1960.

［5］南京中医学院附属医院. 严重尿中毒中医治疗一得［M］. 南京：江苏人民出版社，1960.

［6］北京中医医院，北京市中医学校. 实用中医学（下册）［M］. 北京：人民出版社，1975.

［7］江苏新医学院第一附属医院. 常见病中医临床手册［M］. 北京：人民卫生出版社，1972.

［8］广州部队后勤部卫生部. 新编中医学概要［M］. 北京：人民卫生出版社，1972.

［9］钱乙. 小儿药证直诀［M］. 北京：人民卫生出版社，1955.

［10］刘弼臣. 医宗金鉴幼科心法要诀白话解［M］. 北京：人民卫生出版社，1963.

［11］陈复正. 幼幼集成［M］. 上海：上海科技出版社，1962.

（原载于《河南中医》1981 年第 4 期）

小儿水肿验案二则

毒热内郁案

周某，10岁，男。半月来下肢生脓疱疮，日渐增多，继而发现面目浮肿，尿少色黄或赤，伴食少体乏，头晕头痛。舌苔黄腻，脉滑而数。尿常规化验：蛋白（++），红细胞15～20个，白细胞10～15个（均为高倍视野，下同）。此证属毒热内郁，治用清热解毒、利湿消肿法。

处方：连翘、生地黄、炒栀子、黄柏、车前草、蒲公英、泽泻、滑石各10克，牡丹皮、木通、龙胆草各6克，黄连5克，浮萍草15克，金银花12克。

服上方6剂后，脓疱疮逐渐减少，面目浮肿亦渐消退，头晕、头痛减轻，纳食有所增加，尿量较前增多，但仍量少色黄，大便干。舌质稍红，舌苔薄黄，脉弦滑。尿常规化验：蛋白（+），红细胞1～2个，白细胞3～4个。此毒热未清，仍守上方加减治疗：黄柏、炒栀子、炒黄芩、苍术、生姜皮各5克，金银花、旱莲草、白鲜皮各10克，连翘、泽泻、猪苓、茯苓各6克，蝉衣、防风、生甘草各3克。共服23剂，诸症消失，连续多次化验尿常规均正常。

按：本案因生脓疱疮而导致水肿。脓疱疮乃毒热所致，若未能外托内清则可郁结于内，导致营血运行受阻，膀胱蓄热不化，形成水肿。治此证首重清热解毒，本案第一方用了金银花、连翘等大队清解之品，就是针对毒热之因。又毒热必夹湿，利湿之法必不可少，故本案第二方加用了"二炒""四苓"诸药，其用意就在于此。我们体会，此类毒热内郁引起的水肿，清热解毒法要贯穿治疗的始终，但主次可以调整，药量、药味可以随证增减。

毒风外袭案

朱某，6岁，男。3天来身热，无汗，微恶风，时有咳嗽，头晕而痛，身倦无力，面浮身肿，小便短少，脉浮滑而数，舌苔薄白。尿常规化验：蛋白（++），红细胞10～20个，白细胞20～30个。此证属毒风外袭肌表，治用散风解表、利湿消肿法。

处方：荆芥穗5克，苏叶、防风、麻黄、生甘草各6克，杏仁、生姜皮、桑白皮、大腹皮各10克，茯苓皮12克。

服上方6剂，诸症均见减轻，但仍身肿，腹胀，四肢不温，面部有少许疹点，舌苔薄黄，脉滑有力。尿常规化验：蛋白（+），红细胞5～8个，白细胞10～15个。此外风已解，膀胱湿热不清，且阳虚之象已露，治用清解湿热法为主，兼温肾阳。处方：茯苓12克，泽泻、猪苓、白术、车前草、萹蓄、瞿麦、花粉各10克，木通、桂枝各5克，焦三仙各30克。另服金匮肾气丸，每次1丸，每日2次。共治疗7天，身肿消，腹胀减，面部疹点退，但四肢仍冷，伴有腰痛。此邪退正虚之象，用补肾利湿法善后，以金匮肾气丸加减，生地黄、熟地黄、山茱萸、茯苓、泽泻、猪苓、山药各10克，熟附子 5 克，肉桂 1.5 克，木通 3 克，牡丹皮 6 克。又进 5 剂，诸症消失，尿常规化验正常。

　　按：本案因外感毒风而导致水肿。治疗首重散风解表，故第一方用荆芥、防风、苏叶为主散其风，麻黄、杏仁开肺解表助散风之力。水肿的形成往往是内外合因，内因则是以肺、脾、肾三脏为主的三焦气化功能和水液代谢的失调，所谓气不能化，水道不通，溢而为肿。本案除初期有外感风邪症状外，突出有四肢不温、腰痛等肾阳不足之证，故第二方就加用了金匮肾气丸。第三方则以金匮肾气丸改为汤剂加减治疗。我们体会，水肿急性期要注意外邪的因素，有热清热，有毒解毒，有湿利湿，有风散风。水肿消退后则要注意扶正，其中补肾最为重要，根据证候特点，也可补脾。补肾用金匮肾气丸，补脾用参苓白术散。

（原载于《中医杂志》1981 年第 6 期）

中脑部动静脉畸形治验一例

尹某，男，41岁。1967年9月18日晨突然昏迷，开始时前额部剧痛，呕吐，两三日内神志模糊，胡言乱语，经当地医院检查确诊为蛛网膜下腔出血，对症处理好转，但经常左眼视物不清楚，左侧上牙出血。1968年11月14日夜晚突感后颈剧疼，不敢转动头部。1968年11月28日复又发作，面色苍白，症状加重，住当地医院。1968年12月9日双手呈爪状抽搐，持续40分钟，呕吐，上肢发麻。多次腰穿证实为蛛网膜下腔出血，对症处理后无效，于1969年7月12日转来北京，住某医院诊治，经多次脑血管造影，确诊为中脑部动静脉畸形。采用保守治疗，仍反复发作，并有加重趋势，于1972年6月2日再次住北京某医院。当时有剧烈头痛。查体：颈有抵抗，克尼格氏征阳性，血压120/84毫米汞柱。脑脊液检查：压力165毫米水柱，淡黄色，细胞数1170，为新鲜红细胞，白细胞20个，多核8个，单核12个。该院认为手术效果不好，保守治疗。于1972年8月4日来我院，由王文鼎老中医治疗。

患者头颈剧痛，左耳部作鸣，右手不能抬举，不能行走，言语不利。右脉细涩，左脉稍滑，舌质暗，舌苔黄腻。辨证为肝郁血瘀，采用平肝开郁、活血化瘀法治疗。方选龙胆泻肝汤加减：龙胆草4.5克，当归9克，柴胡9克，牛膝18克，赤芍9克，红花9克，地龙9克，生地黄24克。共服药12剂，症状减轻，舌苔薄白，改用血府逐瘀汤加减：桑枝30克，当归9克，川芎9克，赤芍9克，生地黄15克，枳壳9克，桔梗9克，秦艽9克，柴胡9克，桃仁9克，地龙9克。再进32剂，头痛消失，偶有耳鸣，右手能抬高，并能短暂慢步行走，乃用张锡纯活络神效丹（丹参120克、全当归180克、乳香80克、没药60克）加鹿角胶80克、血竭80克、三七80克，共为细末，炼蜜为丸，每丸重10克，早晚各服1丸。前后治疗两个半月，症状缓解，行走自如，右手能够举过头，达到临床痊愈，嘱咐返乡继续服用加味活络神效丹。1974年5月再次来京复查，无自觉症状。除继续服用上述丸药外，另加服当归补血汤加味10余剂，生黄芪30克、当归9克、川续断9克、怀牛膝18克、台党参9克、炙甘草6克。1978年9月5日得到信访回复，获悉病人坚持服药数年，现症状消失，体力恢复，精力较充沛，已于1978年2月份正式上班。

讨论

1. 诊断与辨证

西医根据突然发病、昏迷抽风、伴有精神症状、多次脑脊液检查证实为蛛网膜下腔出血，动脉造影诊断为中脑部动静脉畸形。王老从分析证候特点出发，认证为肝郁血瘀。肝属木，喜条达而忌郁伏，郁则气不舒，上逆则蒙闭心窍而昏迷，横逆犯胃则呕吐，久之则化热生风，症见抽搐、出血、舌苔黄腻、左脉滑。又肝主筋，藏血，其经络"上出额，与督脉会于颠""循喉咙之后""连目系"，连接足少阳胆经，故气郁血瘀则筋失血养，经络不通，不通则前额剧痛，累及后颈，言语不利，左耳部作鸣，上肢不能抬举，走路困难。右脉细涩，舌质暗，皆因肝气郁结、瘀血内阻之故。

2. 治则与方药

王老针对肝郁血瘀，首先重用龙胆草大苦大寒，泻肝胆实火，除下焦湿热而平肝；配用柴胡疏肝解郁；当归、赤芍、生地黄、红花活血化瘀，使肝气条达，经脉通畅；加用牛膝、地龙舒经活络，走而不守。全方配伍，既开郁又化瘀。待到肝胆火清，症状减轻，舌苔由黄腻转薄白，则改用活血化瘀法为主。血府逐瘀汤治疗瘀血内阻，对头痛胸痛、呃逆干呕、心悸怔忡、精神躁扰、肢体废用等症都有较好效果，方中加入桑枝、秦艽、地龙等，可以加强活血通络之力，帮助恢复肢体活动。后一阶段，改用丸药调理，方中鹿角胶、丹参、当归补血养血；血竭、三七活血止血；乳香、没药既能活血化瘀，又能消肿去腐，收敛生肌，对于溃疡疮面，破损出血，尤为适宜。最后用补气养血的黄芪当归汤加味善后，使此九年的沉疴痼疾，获得较好的临床效果。此畸形病症状常反复，且无规律。神经系统症状体征常自发缓解，却较有规律，最后是临床治愈还是根治畸形，有待再次动脉造影的必要。

（原载于《北京医学》1979 年第 1 期）

也谈甘草的临床应用

我拜读《浅谈甘草的临床应用》（见本刊 1982 年第 2 期）一文后，颇有同感。甘草用途甚广，若配伍适当，效果良好。可是，近因国内外某些学者片面强调其毒副反应，致使临床应用受到一定程度的限制。现谈谈在儿科临床时应用甘草的体会。

一、取其"清热解毒"作用治疗疮、疖、痱毒和脓肿

1965 年夏，在山西巡回医疗期间，治疗不少疖肿和痱毒患儿，初期用一般清热解毒药物如黄柏、蒲公英、紫花地丁之类，虽获效一时，但多反复。后改用：生甘草 30 克，马齿苋 30 克，金银花藤 30 克，生大黄 3 克。共研细末，每次服 10 克，1 日服 3 次。重者水煎服，按上述药量，每日服 1 剂。一般多在 5 ~ 7 日获愈，且很少复发。此后，笔者应用上方治疗各种皮肤感染疾病，每每获效。此外，如荨麻疹、湿疹、紫癜等过敏性疾病，重用甘草治之，效果也好。一般 3 ~ 5 岁儿童用量可达 30 克。生甘草 30 克，生大黄 3 克，金银花 10 克，羌活、独活各 10 克，荆芥 10 克，防风 10 克，地龙 10 克，蝉衣 6 克，蜈蚣 1 条，木通 6 克，车前子 10 克。笔者曾用此方治愈一例顽固性丘疹性荨麻疹，遍及全身，瘙痒甚剧，多处合并感染，苔黄脉数。经用多种中西药（包括强的松）治疗罔效。服上方 9 剂而愈。

二、取其"和中缓急"作用治疗呕吐

处方：生甘草 30 克，生大黄 3 克，伏龙肝 15 克。本方是河南中医学院（现河南中医药大学）郑颉云老中医验方，专治热吐证。临床表现为食后即吐，吐物酸臭，便干，舌质红苔黄厚，脉滑数。一般服 1 ~ 2 剂即能止吐。

三、取其"补脾益气"作用调理某些慢性病

处方：炙甘草 30 克，灵芝 30 克，胎盘粉 30 克。共研细末炼蜜为丸，每丸重 6 克。每次服 1 丸，1 日 3 次。适用于哮喘缓解期、肾病综合征减或停激素中、再生障碍性贫血的辅助治疗。另方：炙甘草 30 千克，黄精 30 千克，黄芪 30 千克，益智仁 30 千克，石菖蒲 30 千克。熬膏，兑入生晒参、紫河车细面各 6 千克，搅匀，烘干后压片，每片 0.3 克。每服 6 ~ 10 片，1 日 3 次。功能益气补精。治疗五迟、五软（包括大脑发育不全）和久治不愈反复发作的癫痫。

大量应用生甘草时必须酌用生大黄，其比例为 10 : 1，可预防其毒副作用。

（原载于《辽宁中医杂志》1982 年第 7 期）

农村常见病单方验方集锦

一、痱毒散

处方与制法：生甘草30克，生大黄3克，马齿苋30克，金银花藤30克。共研细末贮于瓶内备用。

用法与疗效：1日3次，1次3克，白开水送下。周岁内量减半，7岁以上量酌增。7～10天为一疗程。笔者1964年开始应用此方治疗痱毒和脓疱疹等皮肤感染性疾病，收到较为满意的效果，一般一个疗程就可痊愈。

说明：此方重用生甘草，取其清热解毒的作用，但一定要与生大黄相配伍，其比例为10∶1。因方中有生大黄，腹泻患儿勿用。

二、化痫止抽二号片治疗癫痫大发作

处方与制法：青礞石3.6千克，地龙4千克，胆南星2.4千克，二丑6千克，全蝎0.6千克，天麻1千克，钩藤1.2千克，法半夏1.2千克，沉香1千克，白矾2.4千克，桃仁1.2千克，红花1.8千克，生大黄1.2千克。粉碎为极细面，兑入人工牛黄0.1千克。石菖蒲25千克熬五次，过滤去渣取浓汁，纳入上药面拌均匀，烘干后压片，每片重0.3克。

用法与疗效：1～3岁1次服4片，4～7岁1次服6片，8～14岁1次服8片，14岁以上1次服10片，均日服3次，白开水送下。1979年至1981年三年共治疗75例大发作型癫痫，显效（半年以上未发作）35例，占46.7%；好转32例，占42.7%；无效9例，占10.6%，总有效率为89.4%。

说明：本方泻痰清火、攻下力量较强，服药初期可引起每日腹泻2～8次，约一周内转正常。主要用于治疗癫痫大发作，对于精神运动型、肌阵挛、混合发作型癫痫也可酌情选用。若患者脾胃虚弱、正气不足勿用。

三、通治胃痛散

处方与制法：柴胡300克，白芍800克，枳壳300克，炙甘草100克，延胡索300克，川楝子800克，郁金300克，片姜黄300克。以上八种药共研极细面备用。

用法与疗效：一般性疼痛儿童每次用量3～5克，成人每次用量5～10克；剧痛者可以加倍用量；若不能有效控制疼痛者，每隔4小时服用1次，一般1日服3次，白开水冲服。笔者1964年开始应用此方，先后在北京房山县（现房山区），山西稷山、荣河县，河南扶沟县，西藏普兰县等地农村治疗两百余例各种胃痛，除蛔虫引起并合并胆道蛔虫症者效不显，其余均有不同程度的效果。

说明：通治胃痛散主治胃癌，对胃溃疡、胃炎、胃痉挛等引起的疼痛均有一定效果。它的主要功用是舒肝、行气、止痛。因其行中有止，温中有凉，是平稳之剂，故此可以作为胃痛通治方。应用中要特别注意排除急腹症，如胃穿孔等，此时务必不要再用此方，急转外科处理。

四、清宣散治感冒

处方与制法：金银花 90 克，薄荷 50 克，板蓝根 90 克，荆芥穗 60 克，紫苏叶 60 克，牛蒡子 60 克，大青叶 90 克，黄芩 60 克，生甘草 50 克。将上述诸药制成茶叶状粗末，用纸包成 10 克一包备用。

用法与疗效：放入砂锅或瓷缸内，加适量水，煮沸 1 分钟，密封至药液变温，滤渣后服用。每次服 1 包，1 日服 3 次。服后盖被取微汗为宜。曾经系统观察 192 例，有效率（两天内退烧者）为 89.6%。

说明：本方辛凉、辛温并用，兼能清热解毒，故通治感冒，包括上呼吸道感染、普通感冒及流行性感冒。但本方终究寒凉偏重，对于脾虚患儿、感冒腹泻次频者勿用。

五、清肺液治小儿肺热咳喘

处方与制法：黄芩、栀子、生大黄各 10 克为一剂，水煎去渣浓缩至 60 毫升。

用法与疗效：1 日 3 次，1 次 20 毫升，温服为宜。

说明：清肺液来源于明代薛铠所著《保婴撮要》一书，原名黄芩清肺饮，由黄芩、栀子、盐豉组成。主治肺热咳喘、烦躁不安、小便不利。我们根据"肺与大肠相表里""清肺需通腑"的中医理论去掉盐豉，加入生大黄，制成清肺液。该方以黄芩为主要药物，苦寒清热解毒，直清肺热，主治喘咳；栀子泻三焦火、清心除烦，协同黄芩清肺平喘；加用大黄，通腑导滞、引热下行，既能降上炎之火，又能清肠胃之热。三药合用，清肺泻火，解毒除烦。主治属于实证、热证的小儿肺炎，对于虚证、寒证，症见体温不升、四肢厥冷、腹胀腹泻的肺炎患儿则勿用。

（原载于《中国农村医学》1982 年第 5 期）

病毒性肝炎协定处方

一、清肝胆湿热方

药物组成：茵陈 25 克，板蓝根 10 克，败酱草 15 克，夏枯草 10 克，马尾连 10 克，黄柏 10 克，栀子 10 克，郁金 10 克，金钱草 10 克，木通 5 克，滑石 15 克，龙胆草 5 克。

服法：每日一剂，水煎二次和匀，分三次服。

适应证：巩膜和皮肤发黄，发热，口干，口苦，口渴，大便干，尿深黄如浓茶，舌质红、苔黄或黄腻，脉弦数或弦滑等。适用于急性黄疸型肝炎。

禁忌：生冷油腻及不易消化食物。

二、清肝脾湿热方

药物组成：茵陈 25 克，板蓝根 10 克，败酱草 15 克，夏枯草 10 克，马尾连 10 克，黄柏 10 克，栀子 10 克，郁金 10 克，苍术、白术各 10 克，云苓 10 克，陈皮 10 克，焦三仙各 10 克。

服法：每日一剂，水煎二次和匀，分三次服。

适应证：神疲，倦怠，乏力，恶心，不欲食，脘腹胀满，口淡，便溏，小便稍黄，舌苔淡黄或白腻，脉弦缓或弦滑。适用于急性无黄疸型肝炎。

禁忌：生冷油腻及不易消化食物。

三、清肝经郁热方

药物组成：茵陈 25 克，郁金 10 克，豨莶草 10 克，青黛 5 克（包煎），钩藤 10 克，焦山楂 12 克，寒水石 10 克，当归 10 克，丹参 10 克，枸杞子 10 克，五味子 10 克，旱莲草 10 克。

服法：每日一剂，水煎二次和匀，分三次服。

适应证：胁痛，时烦，易怒，头晕等。适用于急性肝炎后期或迁延性、慢性肝炎患者。

禁忌：生冷油腻及不易消化食物。

以上三方我科从 1971 年使用至今已 10 年之久，效果较好，共治疗 373 例，治愈 327 例，治愈率达 87.7%。

（原载于《中医杂志》1982 年第 3 期）

简介经验方银马解毒方

银马解毒方是阎孝诚的经验用方。早在 1964 年秋，他在农村巡回医疗期间，接诊不少皮肤感染的病人，包括各种疮、疖、痈肿、外伤感染、痱毒等，当时采用农村常有的几种草药，如马齿苋、车前草等配方煎煮给病人服用，获得了良好的效果。1965 年他去山西万荣县医疗队，时逢天气炎热，儿童生痱毒、成人长疮疖者众多，即根据 1964 年的经验以中医热毒是痈疮的基本病机为依据，组成银马解毒方并加工成散剂。先后治疗百余例病人，包括多次用抗菌素治疗、反复发作的疮疖病人，均获得满意的效果。从此以后，处方定型，或用汤剂，或用散剂，广泛用于体表软组织化脓性感染性疾病，长达 30 多年。从 20 世纪 70 年代开始，阎孝诚根据肺合皮毛的中医理论，用此方治疗肺热咳嗽，取得了很好的疗效。

1. 处方组成

生甘草，金银花，马齿苋，车前草，生大黄。

2. 功能主治

清热解毒、消肿散结、化痰止咳。用于热毒蕴结所致的疮疖肿毒、肺热咳嗽等。症见痈、肿、疮、疖以及咳嗽频剧，气粗或咳声沙哑、咽痛、痰黏稠或稠黄，咳时汗出，常伴有身热、口渴、舌红、苔黄或薄黄、脉数。西医学中的疖病、皮肤疮疡及急性支气管炎、气管炎见上述证候者。

3. 本方适应证、病机与治则

本方所主治的疮疖肿毒，是指肌肤浅表部位感受热毒之邪，以致局部红肿热痛为主要表现的急性化脓性疾病。其特点是局部色红，灼热，疼痛，突起根浅，肿势局限，或有发热、口渴、尿赤、便秘、苔黄、脉数等症。相当于西医学的疖病、皮肤疮疡等。究其病因病机，多因内郁湿火，外感风邪两相搏结，热毒蕴阻于肌肤所致；或夏秋季节感受暑毒而先，或因天气闷热，汗出不畅，暑湿热蕴蒸肌肤，引起痱子，复经搔抓，破伤染毒而成。故其治疗当以清热解毒、消肿散结为法，俾热毒清，则疮疖肿毒诸症自愈。

根据中医的肺与皮毛相关理论及多年的临床经验，本方尚可治疗肺热咳嗽气粗，口渴或有发热，舌质红、苔黄、脉数。肺热咳嗽证是因热邪客于肺系，致使肺失宣肃、肺气不清所致。本证多见于西医学的急性支气管炎。盖肺主气，司呼吸，开窍于鼻，外合皮毛，肺为娇脏，不耐寒热，故一旦外感邪热，首先犯肺，肺失宣发清肃，致使肺之气机升降失常，发为咳嗽，所谓"肺金不平则鸣"也。故有咳嗽气粗，痰黄稠，口渴，或有发热，舌红，苔黄，脉数等症。本证之治疗，当用清热宣肺、化痰止咳为法。

上述之疮疖肿毒及肺热咳嗽之证，皆因热邪而致病，热毒之邪客于肌肤，则发为疮疖肿毒；热邪外侵由皮毛而犯肺，则发为肺热咳嗽。正如《素问·咳论》曰："皮毛者，肺之合也，皮毛先受邪，邪气以从其合也。"由此可知，二者的基本病机是相同的，均为"热邪"侵袭所致，或客于肌肤而成疮疖肿毒；或由皮毛而入，犯肺系，发为肺热咳嗽。故其治疗均可以清热解毒为基本治法。而本方除有清热解毒之功外，尚有消肿散结、化痰止咳之功，故对上述二病症均可治之，此乃异病同治。

4. 配伍分析

本方是为热毒蕴结所致的疮疖肿毒、热邪犯肺所致的肺热咳嗽证而设。以清热解毒、消肿散结、化痰止咳为法。亦适用于西医学的疖病、皮肤疮疡及急性支气管炎属上述证候者。

方中以生甘草，味甘性平，归心、肺、脾、胃经，清热解毒、消肿祛痰止咳，为君药，常用于痈肿疮毒、咳嗽痰多之病症。《药品化义》谓："甘草，得金银花，消一切疔毒。"《本草纲目》谓："解小儿胎毒、降火止痛、主痈肿。"《名医别录》谓："伤脏咳嗽。"《中国药典》谓生甘草有清热解毒、祛痰止咳之功。故本方用生甘草，既可治热毒疮疡，复可疗肺热咳嗽之证。故而为方中之君药。金银花，味甘性寒，归肺胃经。有清热解毒，且微有宣散之功，是痈疽、肿毒、疔疮之要药；又以其清宣疏散之功，透邪泄肺，使肺之宣发肃降之性复常，可治肺热咳嗽之证。故《滇南本草》曰："清热解诸疮。"《常用中草药手册》曰："金银花，归大肠、肝经。清热解毒，散血消肿，主治痈疖疮毒。"《本草经疏》曰："马齿苋性寒，能散肺家之热。"金银花、马齿苋两药相伍，共成清热解毒、清宣肺气之功，故可加强甘草之功效，共为方中之臣药。车前草味甘性寒，归肝、肾、肺、小肠经。有清热解毒、祛痰止咳之功，用于痈疮肿毒、痰热咳嗽之症。故《名医别录》曰："味甘寒，主金疮。"《科学的民间草药》曰："镇咳、祛痰、利尿。"《湖南药物志》曰："祛痰止咳，降火泄热。"大黄味苦性寒，归胃、大肠、肝、心包经。有清热泻火、凉血解毒之功，常用于热毒疮疡之证。《医学中参西录》谓："大黄，善解疮疡热毒，以治疔毒尤为特效之药。"大黄与车前草同用，使得热毒从大小便出，同时以减轻甘草壅滞之副作用，因而同为佐药。以上诸药合用，共奏清热解毒、消肿散结、化痰止咳之功。

本方在1982年《中国农村医学》杂志第5期上作为治疗感染性皮肤病的经验方刊登。1993年中国中医研究院（现中国中医科学院）艾滋病研究室为了开展中医药防治艾滋病合并皮肤感染的研究工作，对本方进行了研究。由基础所药化室欧兴长研究员加工成制剂，并由中国中医研究院基础所、中药所及原北京医科大学基础部、中日友好医院药厂等单位10多名著名专家，按照国家三类新药的要求进行了新药开发，在2013年获得新药证书，批准文号为Z20133048。

（本文未公开发表）

第三篇 临床研究

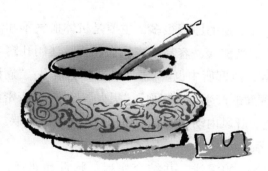

中医中药治疗 40 例癫痫初步分析

自 1955 年以来，赵心波老中医治疗了不少癫痫病人，积累了宝贵的经验。现选择资料较完整、连续应用中医中药治疗一个月以上、有观察结果的 40 例癫痫进行初步分析。

一、一般资料

1. 性别：男 33 例，女 7 例。

2. 年龄：1 岁以下 5 例，1～3 岁 6 例，4～7 岁 9 例，8～11 岁 17 例，成年人 3 例。

3. 病程：1 个月以内 1 例，2～6 个月 9 例，7～12 个月 6 例，13～24 个月 8 例，25～36 个月 4 例，3 年以上 12 例，最长病程 10 年。

4. 病因：原发性 12 例，继发性 28 例。

5. 类型：大发作 29 例，小发作 3 例，大发作兼小发作 5 例，局限性 3 例。

6. 治疗前用药情况：长期服用鲁米那、苯妥英钠 36 例，合用安定 14 例、利眠宁 3 例、奋乃静 1 例、钙剂 3 例、针灸 3 例、中药 1 例，仅 4 例未曾用药。因病情严重或癫痫连续发作住院治疗 9 例。经赵老治疗后，所有药物逐渐减量，均在 3～6 月内减完。

7. 初诊时病情：每日发作者 20 例，其中每日发作 6 次以上占 12 例，每周发作 1～5 次 5 例，每月发作 1～4 次 11 例，1 年发作 1～5 次 4 例。

8. 疗程：6 个月内 18 例，7～12 个月 5 例，13～18 个月 5 例，19～24 个月 6 例，2 年以上 6 例。

二、辨证分型

中医学认为，癫痫的产生是气上逆。气上逆的原因很多，主要是机体血气不和。血不和则肝失养，容易内动生风；气不和则上逆化火，炼液成痰，容易形成痰火相搏，迷闭孔窍。唐代孙思邈认为："……痫者，亦由乳养失理，血气不和，风邪所中也。"朱丹溪进一步指出："痫证有五……无非痰涎壅塞，迷闷孔窍。"这些论述说明了癫痫的产生与"气血""痰火""肝风"有密切的关系。通过 40 例癫痫的临床分析，也证明了痰火上逆、肝风内动、气血不和是癫痫的主要证候。其中反复发作、久治不愈者往往由气血不和转化为气血双亏。

赵老根据抽搐的强弱、次数、意识丧失的深浅，并结合病程、脉舌和兼证，将 40 例癫痫分成肝风偏盛、痰火偏盛、正气偏虚三型，其中肝风偏盛型 28 例，占 70%；痰火偏盛型 11 例，占 27.5%；正气偏虚型 1 例，占 2.5%。

肝风偏盛型的证候特点：抽搐频发，全身抽动，肢体强直，运动障碍，两眼直视，牙关紧闭，或神昏，或神清。平时多急躁，夜寐不宁，易受惊恐诱发。脉偏弦，舌质尖边红，黄苔或白苔。

痰火偏盛型的证候特点：发病急速，神昏吼叫，口吐痰沫，抽搐有力。平时多见胸腹满闷，大便干结，心急易怒。脉滑，舌质红，苔腻，或黄，或白。

正气偏虚型的证候特点：抽搐无力，少气懒言，神倦体乏，面色无泽，形体消瘦，反应低下。脉弱，舌质淡，苔白。

三、治疗法则及方药

（一）治疗法则

根据40例癫痫的辨证分型，主要采用如下法则。

1. 息风止痉法：适用于各种类型的癫痫，主要针对抽搐。常用的药物有全蝎、钩藤、天麻、僵蚕、蝉衣。

2. 活血凉血法：适用于各种类型的癫痫，主要协助息风止痉，这是根据"治风先治血，血行风自灭"的理论应用的。常用的药物有桃仁、红花、生地黄、生侧柏叶。

3. 平肝镇惊法：主要用于肝风偏盛型，用重镇平肝潜阳的方法达到息风止抽。常用的药物有磁石、生石决明、生牡蛎、代赭石、珍珠母、玳瑁。

4. 行气化痰法：主要用于痰火偏盛型，可以化痰结、开闭塞。常用的药物有橘红、天竺黄、胆南星、法半夏。

5. 清热泻火法：往往与行气化痰法合用，治疗痰火偏盛型重症。常用的药物有生大黄、龙胆草、黄芩、山栀子、连翘。

6. 益气补血法：用于正气偏虚型。常用的药物有人参、黄芪、当归、黄精。

由于癫痫患者病情复杂，多数是诸型交错互见，所以治疗时往往诸法合用，只不过根据证候特点有所侧重而已。

（二）常用方药

赵老所治疗的40例癫痫，最常用的方有以下几种。

1. 治痫1号方

组成：礞石9克，生石决明12克，天麻6克，天竺黄9克，胆南星6克，钩藤3克，全蝎2.4克，僵蚕6克，代赭石9克，红花4.5克，桃仁3克，法半夏4.5克。

方解：方中礞石、天竺黄、胆南星、法半夏豁痰逐痰，可解痰闭；生石决明、代赭石平肝镇惊；天麻、钩藤、全蝎、僵蚕息风止痉；加用桃仁、红花活血，以助息风之效。

功用：豁痰镇惊，活血息风。

适应证：痰火偏盛型。

用法：水煎服，每日一剂。

2. 治痫2号方

组成：生石决明12克，天麻6克，蜈蚣2条，龙胆草4.5克，磁石30克，郁金9克，红花3克，菖蒲6克，全蝎3克，僵蚕6克，神曲9克，朱砂1.2克。

方解：方中生石决明、磁石、龙胆草平肝、清肝、镇惊；天麻、僵蚕、蜈蚣、全蝎息风止痉；郁金、菖蒲舒郁开闭；红花活血以助息风；神曲健胃醒脾；朱砂安神可助镇惊。

功用：清肝镇惊，活血息风。

适应证：肝风偏盛型。

用法：水煎服，每日一剂。

3. 化风锭（明·王肯堂《证治准绳》方）

组成：活蝎子、僵蚕、蝉衣、法半夏、大黄、黄连、甘草、桔梗、防风、羌活、麻黄、牛黄、朱砂、麝香、冰片。

功用：散风镇惊，清热化痰。

适应证：通治各种类型癫痫。

用法：每次服一丸，日2次，周岁内酌减。

4. 化痫饼（赵心波经验方）

组成：礞石18克，法半夏24克，天南星21克，海浮石18克，沉香9克，生、熟二丑各45克，炒建曲120克。共研细末，每250克细末，加白面粉625克，用水调匀，烙成30个薄饼。

功用：降痰开闭，消导积滞。

适应证：用于痰火偏盛型癫痫，夹积滞者尤宜。

用法：每日早晨空腹服一个，白开水送下。

5. 降压1号丸（赵心波、郭士魁经验方）

组成：羚羊角3克，全蝎24克，生代赭石15克，生侧柏叶15克，白芍15克，牡丹皮9克，桃仁12克，红花12克，生石决明18克，汉防己30克，牛膝18克，桑枝24克，生地黄24克，白蒺藜12克，菊花12克，钩藤24克，龙胆草18克，黄芩15克，马尾连6克，蜈蚣9克。后十九味药共研细末，兑羚羊角粉，炼蜜为丸，每丸重3克。

功用：清肝降火，活血祛风，舒筋通络。

适应证：高血压病、脑炎后遗症及肝风偏盛型癫痫。

用法：每次服一丸，日2次，白开水送下。

赵老用方的经验是：急重症，抽搐频发者，先用汤剂；轻症，数周、数月抽搐一次，或缓解期调治，多选用成药长期服用，可长达半年至一年。

四、疗效分析

1. 疗效标准

缓解：治疗后连续观察一年以上无发作。

显效：治疗后无发作，但观察时间不到一年，或观察一年以上，仍见偶犯。

好转：治疗中发作次数明显减少，但仍间断有发作。

无效：治疗前后病情变化不明显。

2. 治疗效果

缓解16例，占40%；显效12例，占30%；好转9例，占22.5%；无效3例，占7.5%。总有效率92.5%。

原发性癫痫12例中，缓解7例，显效3例，显效率为83.3%；继发性癫痫28例中，缓解9例，显效9例，显效率为64.3%。原发性癫痫比继发性癫痫显效率要高。

其中3例无效病例病程均在3年以上，说明病程长疗效差；另此3例疗程均在一年以内，说明短期或断续治疗效果差。

40 例中，单纯用丸药及药饼治疗共 6 例，缓解 4 例，显效 1 例，好转 1 例；单纯用汤药治疗共 5 例，缓解 4 例，好转 1 例；汤药、丸药或药饼并用或交叉使用共 29 例，缓解 8 例，显效 11 例，好转 7 例，无效 3 例。

五、病案举例

王某，男，11 岁，病历号 199884。1973 年 1 月 22 日初诊。

患癫痫 8 年，初时每年发作 1 ~ 3 次，经用鲁米那、苯妥英钠等治疗，未能控制病情发展。现每日发作 3 ~ 5 次，犯病时四肢抽搐，牙关紧闭，口吐痰沫，不省人事，有时持续抽搐，需静脉注射鲁米那方能缓解。发作后感觉头痛，睡眠不安，烦急，脉偏弦缓，舌质边红，无垢苔。

此肝风偏盛型，兼见痰火扰心，故治疗首重平肝镇惊，活血息风，并配合清热化痰法，方选治痫 2 号方加减：

龙胆草 6 克，青礞石 6 克，磁石 9 克，全蝎 3 克，钩藤 4.5 克，地龙 6 克，桃仁 4.5 克，生侧柏 9 克，红花 3 克，橘红 6 克，天竺黄 6 克，焦山楂 9 克。

化风锭每次服一丸，日 2 次。

治疗经过：以上方为基本方，后随证加入黄芩、生地黄、代赭石、胆南星、法半夏，先后服用汤药 44 剂，化风锭 80 丸，癫痫一直未发作。以后守方治疗，至 1973 年 5 月 22 日改用医痫无双丸、礞石滚痰丸常服，坚持治疗一年，西药鲁米那、苯妥英钠在半年内逐渐停服。1978 年 5 月随访，患者已 6 年余未犯病，智力良好。

（原载于《中级医刊》1979 年第 4 期）

应用赵心波老中医经验治疗 32 例小儿癫痫的临床观察

赵心波老中医生前致力于摸索癫痫的治疗规律，积累了宝贵的临床经验，取得了较好的疗效。我们于 1979 年 4 月～1980 年 8 月应用赵老的临床经验连续治疗半年以上、年龄在 15 岁以下、发作频率在 1 月 1 次以上、临床症状典型、脑电图不正常的癫痫患儿共 32 例，现将临床观察情况报告如下：

一、治疗方法

根据赵心波老中医对癫痫病因、病机的认识和辨证分型原则，本组 32 例可以分为痰火偏盛、肝风偏盛、正气偏虚三型施治。

（一）痰火偏盛型

本型发病急速，神昏吼叫，口吐痰沫，抽搐有力。平时多见胸腹满闷，大便干结，心急易怒。脉滑，舌质红，苔腻，或白，或黄。共 17 例。予化痫止抽 Ⅱ 号方治疗。

处方：青礞石 360 克，全蝎 60 克，地龙 400 克，胆南星、白矾各 240 克，二丑 600 克，天麻、沉香各 100 克，红花 180 克，钩藤、法半夏、桃仁、生大黄各 120 克，石菖蒲 2500 克，人工牛黄 10 克。将石菖蒲 2500 克，水煎 5 次，去渣，合并煎液，再将其余药物共粉碎为细面，掺入此药液中，制颗粒压片，每片重 0.3 克。

（二）肝风偏盛型

本型抽搐频发，全身抽动，肢体强直，运动障碍，两眼发直，牙关紧闭，或神昏，或神清。平时多急躁，夜寐不宁，易受惊恐诱发。脉偏弦，舌尖边红、苔黄或白。共 13 例。予化痫止抽 1 号方治疗。

处方：天南星、僵蚕、白矾、白附子、红花各 120 克，法半夏、全蝎、桃仁、天竺黄各 60 克，天麻 50 克，黄连 30 克，蜈蚣 50 条。以上药物共粉碎为细面，加黏合剂压片，每片重 0.3 克。

（三）正气偏虚型

本型抽搐无力，少气懒言，体倦神疲，面色无泽，形体消瘦，反应低下。脉弱，舌质淡、苔白。共 2 例。予益智补脑片治疗。

处方：黄精、黄芪、益智仁、石菖蒲、炙甘草各 300 克，生晒参、紫河车各 60 克。先将生晒参、紫河车共研细粉，再将其余药物熬制为膏后，兑入生晒参粉、紫河车粉，拌匀，制颗粒压片，每片重 0.3 克。

以上各方的服用方法均为 1～3 岁 4 片 / 次，4～7 岁 6 片 / 次，8～14 岁 8 片 / 次，14 岁以上 10 片 / 次。每日 3 次，白开水送服。治疗前 26 例分别应用鲁米那、苯妥英钠、安定、硝基安定等 9

种抗癫痫西药，其中长期规律性用药者 19 例，不规律用药者 7 例。26 例中服抗癫痫西药有效者 6 例，但未完全控制发作；服抗癫痫西药效果不明显者 16 例；服抗癫痫西药有严重副反应者 4 例，2 例停服，2 例改用其他抗癫痫西药。

二、临床资料

（一）一般资料

32 例中，男 15 例，女 17 例。发病年龄半岁以内 3 例，0.5 ~ 1 岁 2 例，1^+ ~ 5 岁 12 例，5^+ ~ 11 岁 14 例，11^+ ~ 14 岁 1 例。病程 1 年以内者 6 例，1 ~ 4 年者 19 例，4^+ ~ 8 年者 6 例，8 年以上者 1 例。有家族史或高热惊厥史 4 例，颅内感染史 4 例，产伤史 3 例，颅脑外伤史 2 例，病因不明 19 例。

（二）发病情况

32 例中大发作 13 例，混合发作 6 例，婴儿痉挛 4 例，小发作、精神运动型各 3 例，头痛型 2 例，局限型 1 例。32 例中一日发作一至数次者共 15 例，一周发作 1 ~ 3 次者 2 例，一个月发作 1 ~ 3 次者 15 例。脑电图检查结果，按冯氏分级标准，脑电图轻度异常 12 例，中度异常 12 例，重度异常 8 例。32 例中有 15 例智力低下。

三、疗效分析

（一）疗效标准

以发作频率、增减抗癫痫西药服用情况，并参考有关单位的意见，拟定以下疗效标准：①显效（Ⅰ）：未用或减用抗癫痫西药，治疗半年以上未发作者；②显效（Ⅱ）：维持原用抗癫痫西药量，治疗半年以上未发作者，或未用或停、减抗癫痫西药而发作频率减少 80% 以上者；③好转：维持原抗癫痫西药量，治疗后发作频率减少 50% 以上，或未用或减用抗癫痫西药而发作频率减少 30% 以上者；④无效：不符合以上疗效要求者。

（二）治疗结果

经治疗后，32 例中显效（Ⅰ）4 例（12.5%），显效（Ⅱ）9 例（28.1%），好转 13 例（40.6%），无效 6 例（18.8%），总有效率为 81.2%。

（三）疗效分析

32 例经治疗后，癫痫发作次数明显减少，一日发作一至数次者 5 例，一周发作 1 ~ 3 次者 4 例，一个月发作 1 次者 3 例，两三个月发作 1 次者 6 例，五个月发作一次者 1 例，半年以上未发作者 13 例。治疗后复查 13 例脑电图，恢复正常者 3 例。获显效（Ⅰ）4 例中有 3 例复查脑电图，仅 1 例轻度异常者恢复至正常。治疗后有 9 例智力低下情况似有进步（主要根据在校学习成绩，或在幼儿园中接受能力所做的初步观察）。26 例同时服用抗癫痫西药者，经治疗后 5 例停服，其余病例均减量服用。获显效（Ⅰ）4 例均为单纯中药治疗的原因不明之原发性癫痫患者，脑电图多表现为轻度异常，发作频率少，智力均未受影响。无效 6 例多数为有因可查的继发性癫痫（有中毒性脑炎、产伤、颅脑外伤、中毒性菌痢后遗症史等），脑电图均为中、高度异常，癫痫发作频繁，抗癫痫西药服用方法杂乱、无规律，多伴有智力低下者。

本组病例服以上三方时间最短 6 个月，最长 16 个月，平均服药 9.19 个月。除初服化痫止抽Ⅱ号方头几天，有轻度腹泻，少数病例有口干外，未见明显副反应。16 例曾做过血、尿常规和肝功能检查，除 1 例谷丙转氨酶 210 单位外，余都在正常范围内。

四、讨论

1. 赵老认为，"癫痫之因主要是痰浊夹肝风上蒙清窍所致，也有因肾中相火上升，夹热夹惊的"。他十分注重"痰、风、热、惊"在癫痫发病中的作用，所以强调"治疗癫痫一定要抓住清痰、逐痰、平肝息风、镇痉止搐等主要治法"，并在"治风先治血，血行风自灭"的理论指导下，注意应用"活血化瘀"的治则。

他拟定的化痫止抽 1 号方，以全蝎、蜈蚣、僵蚕、天麻、白附子诸药息风止痉为主；兼用天南星、法半夏、天竺黄、白矾、黄连等化痰清热；桃仁、红花两药活血化瘀。用于肝风偏盛型，对西医诊断为小发作、精神运动型、婴儿痉挛和头痛型癫痫尤为适宜；对大发作型亦有一定的效果。化痫止抽 2 号方以青礞石、胆南星、法半夏、白矾逐痰；生大黄、人工牛黄泻火；并配用沉香、二丑降气、通利，构成泻痰火之重剂；兼用天麻、钩藤、全蝎、地龙息风止痉；石菖蒲开心窍助化痰之力；桃仁、红花活血化瘀助息风之功。用于痰火偏盛型，对西医诊断为大发作型或兼有大发作的混合发作型癫痫适宜。

由于癫痫是一个缠绵难愈的疾病，"病久必虚"，所以赵老对久治不愈、反复发作、智力低下的病人采用"扶正"疗法，常选用九转黄精丹。我们在此方的基础上加重了补气、益智之品，制成了益智补脑片，用于正气偏虚型病人。

2. 我们按照赵老临床经验治疗 32 例小儿癫痫，结果一月 1 次以上犯病频率从 32 例减少到 12 例，半年以上未犯病者达到 13 例，显效与好转各占 40.6%，有效率为 81.2%。

此疗效虽然低于目前国内抗癫痫西药控制效果，但本组病例中有 16 例是抗癫痫西药治疗无效者，病情较复杂，治疗后能取得上述效果，可以说明赵老的临床经验对治疗小儿癫痫有一定的价值。特别是中药副作用小，有促进智力恢复的苗头，更有临床意义。

3. 本组只有 4 例是单纯中药控制发作，且都是原发性、轻型患者，大多数有效病例仍是中西药合治。其抗癫痫西药停用率经统计学处理无意义，说明现阶段用赵老的经验方尚不能取代抗癫痫西药治疗癫痫，特别是重型患者一定要中西药合治，待取得稳定疗效后（最少一年以上不犯病），再逐渐减、停抗癫痫西药。如果病情无反复，可在 1~2 年内减停。万勿急减、骤停，以免病情反复。

参考文献

[1] 赵心波. 中医中药治疗 40 例癫痫初步分析 [J]. 中级医刊，1979，4：18.

[2] 冯应焜. 临床脑电图学 [M]. 北京：人民卫生出版社，1980：62-64.

[3] 匡培根. 青阳参治疗癫痫大发作（附动物实验观察）[J]. 中医杂志，1980，21（8）：22.

[4] 中医研究院西苑医院儿科. 赵心波儿科临床经验选编 [M]. 北京：人民卫生出版社，1979：62.

（原载于《中医杂志》1981 年第 2 期）

应用赵心波学术思想和经验方治疗 68 例癫痫初步报告

自 1979 年 4 月至 1981 年 3 月底，我们根据赵心波老中医治疗癫痫的经验，并结合临床证型的变化，运用中医药治疗 68 例小儿癫痫，现初步报告如下。

一、临床资料

（一）一般资料

男 32 例（47.1%），女 36 例（52.9%）。就诊时年龄：1~5 岁 13 例，5^+~10 岁 39 例，10^+~14 岁 16 例。发病年龄：1 天~1 岁 13 例，1^+~5 岁 20 例，5^+~10 岁 29 例，10^+~14 岁 6 例。病程：1 天~1 年 17 例，1^+~4 年 37 例，4^+~8 年 13 例，8^+~14 年 1 例。

（二）癫痫类型和病因分析

大发作 33 例（48.5%），失神小发作 3 例（4.4%），小运动发作 8 例（11.8%），混合发作 12 例（17.6%），精神运动型 5 例（7.4%），婴儿痉挛 4 例（5.9%），头痛型 2 例（2.9%），限局运动型 1 例（1.5%）。68 例中原因不明 34 例（50%），有家族史 6 例（8.8%），有高烧惊厥史 4 例（5.9%），可找到明显病因 24 例（35.3%），其中产伤 5 例，缺氧性脑损伤 4 例，颅脑外伤 6 例，颅内感染和中毒性脑病后遗症各 3 例，先天性脑发育不全 3 例。

（三）诊前用药情况

56 例用抗癫痫西药治疗，31 例坚持长期、规律性服药，25 例未坚持或不规律服药，其中服用的药物有鲁米那（42 例次）、苯妥英钠（39 例次）、安定（21 例次）、利眠灵（10 例次）、硝基安定（6 例次）、丙戊酸钠（7 例次）以及痛可定、扑痫酮、抗痫灵（共 9 例次）等。用药后有一定效果 12 例，但未控制发作；效果不明显（发作频率未减）37 例，有严重副作用 7 例，后两项合计 44 例，占抗癫痫西药治疗的 64.7%。另有 40 例合并用中药或针灸、埋线等治疗。

（四）就诊时病人情况

1. 发作频率

每日发作 1~9 次 20 例，10 次以上 15 例；每周发作 1~3 次 22 例，合计 57 例（83.3%）。2 月发作 1 次 3 例，4 月发作 1 次 5 例，半年发作 1 次 3 例，合计 11 例（16.2%）。

2. 脉象和舌象

弦脉 13 例，滑脉 20 例，数脉 11 例，细脉或弱脉或沉脉 5 例，另有弦细脉、弦数脉、滑数脉等复脉 19 例。舌质正常 25 例，淡红 7 例，尖边红 7 例，赤色 29 例；舌苔黄色 24 例，舌苔白色 24 例，兼黄腻 14 例，舌苔少或剥脱 6 例。

3. 脑电图检查

本组 55 例做过脑电图。其中正常 5 例（9.1%），轻度异常 13 例（23.6%），中度异常 23 例（41.8%），重度异常 14 例（25.5%）。

二、治疗情况

（一）辨证分型

1. 肝风偏盛型

症见抽搐，震颤，眩晕，呕吐，牙关紧闭，肢体强直，运动障碍，神昏或神清，平时多急躁，夜寐不宁，手足抖动，易受惊恐诱发。脉偏弦，舌质赤或舌边赤，黄苔或白苔或少苔。夹瘀者见于外伤之后，症见剧烈、固定性（受伤部位或头部或腹部）疼痛。脉沉涩，舌质暗或有瘀点。

本组有此型 23 例（33.8%），其中夹瘀者 4 例。

2. 痰火偏盛型

症见突然发病，神昏吼叫，口吐痰沫，全身抽动，抽搐有力，平时多见胸腹满闷，大便干结，心急易怒。脉象滑或兼数，舌质红，苔黄或腻。夹食滞者多有饮食不节，大便不调，口臭或口舌生疮，五心烦热，夜寐不安。脉象滑数，舌苔或白或黄，多厚腻。

本组有此型 41 例（60.3%），其中夹食滞者 7 例。

3. 正气偏虚型

症见病程长，抽搐无力，少气懒言，体倦神乏，步履不稳，面色无泽，形体消瘦，两眼发直，反应低下。脉细弱，舌质淡，苔白。

本组有此型 4 例（5.9%）。

（二）治则与选方

肝风偏盛型以息风止痉为主，佐清热化痰法。选用化痫止抽一号方（药剂服法见附方，以下方剂同）。此方对小发作、精神运动型、头痛型、婴儿痉挛症等适宜，对大发作亦有效。夹瘀者并用活血化瘀法，选用化痫止抽三号方。此方对头痛型、外伤性癫痫尤为适宜。痰火偏盛型以清火化痰为主，佐息风止痉法，选用化痫止抽二号方。此方对大发作较适宜，精神运动型、肌阵挛、婴儿痉挛症等均可选用。夹食滞者加用达原丸，此丸能清热导滞，为辅助性治疗，不宜久用，也不宜单独使用。正气偏虚型以补气生精、益智开窍为主。选用益智健脑方。此方对久治不愈、反复发作、智力低下者较适宜。

另有少数病例，数月乃至半年才发作 1 次，临床既无肝风、痰火的证候表现，又无正虚的症状，仅觉睡不安稳或多梦。脉缓或平，舌质正常，舌苔或白或黄。此属心神不宁，肝胃不和。可用镇惊安神方。此方诸药平和，长期服用无副作用；也可用于缓解期病人，以巩固疗效。

（三）合并使用抗癫痫西药的原则

1. 就诊前已用抗癫痫西药者，仍用原药原量。若确实无效或副作用大者可以暂停。再加上述中药方治疗 3 ~ 6 个月无效者可改用或增加抗癫痫西药，但算作无效病例。

2. 控制发作一年以上（最好更长一些时间），逐渐减少西药用量，若病情无反复，可在 1 ~ 2 年内减完。

3. 就诊时未用或停用抗癫痫西药者，可暂不要加用；在上述中药方治疗 3 ~ 6 个月不能有效控制后再加用，但算作无效病例。

（四）本组疗程

最短 6 个月，最长 24 个月，平均 15.6 个月。

三、疗效观察

（一）治疗后发作频率

每日发作 1 ~ 9 次 3 例；10 次以上 3 例；每周发作 1 ~ 3 次 7 例；每月发作 1 ~ 3 次 5 例。合计 18 例（26.5%）。2 月发作 1 次 5 例，3 月发作 1 次 7 例，4 月发作 1 次 4 例，半年发作 1 次 1 例。半年至 1 年未发作 21 例，1 年以上未发作 12 例，后两项合计 33 例（48.5%）。

若将 1 月发作 1 次以上者治疗前后两组做统计学处理，$\chi^2 = 42.925$，$P < 0.01$，差异非常显著，说明中医药治疗后，病人的发作频率明显减少。

（二）治疗后使用抗癫痫西药情况

原 56 例用抗癫痫西药者 11 例停用，14 例减少用药种类。原 12 例未用抗癫痫西药者 4 例增用。所用药物有鲁米那（29 例次），苯妥英钠（25 例次），安定（12 例次），利眠灵（3 例次），硝基安定（8 例次），丙戊酸钠（8 例次），扑痫酮、痛可定、痫瘫灵（共 3 例次）等。现在用抗癫痫西药者（包括增用）49 例，未用（包括停用）19 例，与治疗前（已用 56 例，未用 12 例）比较，其 $\chi^2 = 1.504$，$P > 0.05$，尚无显著性差异。

为了观察总的疗效，我们以发作频率为指征。结合增或减抗癫痫西药，并参考有关单位的意见，拟定如下疗效标准：显效（甲）：治疗中未用或逐渐减量、停用抗癫痫西药，半年以上未犯病。显效（乙）：治疗中维持原抗癫痫西药用量，半年以上未犯病，或减停抗癫痫西药发作频率减少 80% 以上。好转：治疗中维持原抗癫痫西药用量，发作频率减少 50% 以上，或减停抗癫痫西药发作频率减少 30% 以上。无效：治疗中维持原抗癫痫西药用量，发作频率减少 50% 以下或未用或停减抗癫痫西药发作减少 30% 以下，或增加或改用抗癫痫西药者。

治疗结果：显效（甲）10 例（14.7%），显效（乙）20 例（29.4%），显效率为 44.1%。好转 27 例（39.7%）。总有效率为 83.8%。无效 11 例，无效率为 16.2%。

四、小结

两年来，我们以赵心波老中医治疗癫痫的经验为主，连续治疗半年以上各型癫痫 68 例，每月 1 次以上发作频率从 57 例（83.8%）减至 18 例（26.5%）。经统计学处理，差异非常显著。经治疗后，半年以上未发者占 33 例（48.5%），总有效率为 83.8%。有效率虽然低于目前抗癫痫西药（有效率 88.6%），但本组有 37 例是抗癫痫西药治疗效果不理想的（指长期、规律性用药后发作频率未减），病情比较复杂，能取得上述效果还是能够说明中医药治疗小儿癫痫有一定的参考价值。

[附方]

1.化痫止抽一号方：天南星1.2千克，法半夏0.6千克，僵蚕1.2千克，全蝎0.6千克，大蜈蚣500条，白矾1.2千克，白附子1.2千克，桃仁0.6千克，红花1.2千克，黄连0.3千克，天麻0.5千克，天竺黄0.6千克。共粉碎极细面，加黏合剂压片，每片重0.3克。用量：1～3岁每次4片，4～7岁每次6片，8～14岁每次8片，14岁以上每次10片，均日服3次（以下片剂服量同）。

2.化痫止抽二号方：青礞石3.6千克，地龙4千克，胆南星2.4千克，二丑6千克，全蝎0.6千克，天麻1千克，钩藤1.2千克，法半夏1.2千克，白矾2.4千克，桃仁1.2千克，红花1.8千克，生大黄1.2千克，沉香1千克。粉碎为极细面，兑入人工牛黄0.1千克、石菖蒲25千克，煎五次过滤，去渣取浓汁，纳入上药面拌均匀，烘干后压片，每片重0.3克。

3.化痫止抽三号方：当归4.5千克，丹参4.5千克，没药2.25千克，乳香2.25千克，三七1千克，血竭1千克。共粉碎为细面，青阳参20千克煎膏，纳入上药拌匀，烘干后压片，每片0.3克。

4.益智补脑片方：黄精30千克，黄芪30千克，益智仁30千克，石菖蒲30千克，炙甘草30千克。一起煎膏，兑入生晒参、紫河车细面各6千克，拌匀，烘干后压片，每片0.3克。

5.镇惊安神片方：远志6千克，法半夏6千克，石菖蒲6千克，枳壳4千克，柏子仁9千克，茯神12千克，陈皮6千克，青阳参2.5千克，川连0.5千克。一起煎膏。天竺黄2千克、青阳参2.5千克、法半夏3千克共研细末，加入上膏中拌匀，烘干后压片，每片0.3克。

6.达原丸：槟榔3千克，草果3千克，厚朴3千克，黄芩8千克，焦三仙各3千克，熟大黄3千克，柴胡8千克。共粉碎为细末，蜜为丸，每丸重6克。服法：1～3岁，每次1丸，日服2次；4～7岁，每次1丸，日服3次；8～14岁，每次2丸，日服2次。

（收录于宁夏人民出版社《赵心波神经系统疾病验案选》附录，1982年）

化痫止抽 2 号方治疗 75 例癫痫临床报告

化痫止抽 2 号方是已故老中医赵心波治疗癫痫的经验方，曾经报道对痰火偏盛夹肝风（大发作或混合发作）型癫痫有良好的效果。我们临床上进一步验证，其疗效确实，现将 1979 年 4 月至 1981 年 10 月应用此药治疗的 75 例癫痫报告如下。

一、方药介绍

（一）组成

青礞石 10 克，地龙 6 克，胆南星 7.2 克，二丑 15 克，全蝎 5 克，钩藤 6 克，天麻 6 克，法半夏 5 克，沉香 3 克，生大黄 3 克，桃仁 5 克，红花 5 克，人工牛黄 0.3 克，白矾 8 克。

（二）配伍与功用

方中以青礞石、胆南星、法半夏、白矾祛痰；生大黄、人工牛黄泻火；并配用沉香、二丑降气，通利，以加强泻痰火之力；桃仁、红花活血，取其"治风先治血，血行风自灭"之意。全方有泄痰清火、息风止痉的功用。

（三）主治

痰火偏盛夹肝风，其主要证候特点是：起病突然，发病急速，神昏吼叫，口吐痰沫。颜面青紫，全身肌肉强直性抽搐且有力，两眼上翻或斜视，平时多见胸腹满闷，大便干结，心烦易怒。脉滑或弦偏数，舌质红，舌苔黄或白厚或腻。

（四）用法用量

按上述剂量配制汤剂、散剂、片剂均可。汤剂则每日服一剂，连续服用 1 ~ 3 月以上改用散剂或片剂巩固（片剂可用石菖蒲适量熬膏作为黏合剂）。其用量如下：2 岁内每次 1 克，1 ~ 3 岁每次 1.5 克，4 ~ 7 岁每次 2 克，8 ~ 14 岁每次 2.5 ~ 3 克，成人酌情加量。每日服 3 次，病情严重者可以增加到每日 4 次，白开水送服。

（五）注意事项

本方泻痰清火、攻下力量较强，服药初期可引起每日腹泻 2 ~ 3 次，约一周内转正常。若脾胃虚弱，正气不足者要慎用；兼有痰火非用不可者量减半。

二、临床资料分析

（一）一般资料

男 39 例，女 36 例。发病年龄：1 ~ 5 岁 9 例，5$^+$ ~ 11 岁 28 例，11$^+$ ~ 15 岁 13 例，15$^+$ ~ 20 岁 12 例，20$^+$ ~ 30 岁 6 例，30$^+$ ~ 40 岁 5 例，40 岁以上 2 例。病程：一年以内 13 例，1 ~ 5 年 33 例，5 ~ 10 年 17 例，10 ~ 20 年 9 例，20 年以上 3 例。病因不明者 27 例，有高热惊厥和家族史者 11 例，颅脑外伤史者 21 例，颅内感染史者 8 例，脑发育不全和一氧化碳中毒各 2 例，产伤 3 例，脑瘤 1 例。75 例中大发作型 56 例，混合发作型 14 例，小发作型 3 例，其他尚有精神运动型、局限型各 1 例。中医认证为痰火偏盛 56 例，痰火夹肝风 4 例，肝风偏盛夹痰火 15 例。疗程：最短 6 个月，最长 28 个月，平均为 18.2 个月。

（二）就诊前发作频率与治疗情况

75 例中一日发作 1 至多次 9 例，一周发作 1 ~ 3 次 19 例，一月发作 1 ~ 3 次 30 例，2 ~ 6 月发作 1 ~ 2 次 17 例。其中 62 例分别用鲁米那、苯妥英钠、安定、硝基安定、丙戊酸钠、扑痫酮等抗癫痫西药治疗，有的多至 4 ~ 5 种，并有 23 例配合应用中药或针灸或埋线疗法，均未能控制发作。

（三）脑电图检查情况

54 例做过脑电图，其中正常范围 12 例，占 19.2%，轻度异常 22 例，中度异常 16 例，重度异常 4 例。不正常脑电图共 42 例，占做脑电图 54 例的 80.8%。21 例未做脑电图。

三、疗效分析

（一）疗效标准

1. 显效（1）：未用或减用抗癫痫西药，治疗后连续半年以上未发作。
2. 显效（2）：维持原用抗癫痫西药量，治疗后连续半年以上未发作。
3. 好转：维持原抗癫痫西药量，治疗后发作频率减少 50% 以上。
4. 无效：治疗后发作频率减少 50% 以下。

（二）治疗结果

75 例中获得显效（1）15 例，显效（2）20 例，两项合计 35 例，占 46.7%；好转 32 例，占 42.7%，两项总有效率 89.4%。无效 8 例，占 10.6%。

（三）疗效分析

获显效的 35 例，其病程短，一年内占 10 例，为该病程组（13 例）的 76.9%，最长不超过 5 年，且均为原发性、单一大发作型，脑电图正常或轻度异常。无效 8 例，其病程 5 年以上。8 例发病年龄在 5 岁以下，且都为继发性、混合发作，脑电图表现为高、中度不正常。经治疗后每天 1 至数次发作病例没有了；每周 1 ~ 3 次发作从 19 例减少为 1 例；每月 1 ~ 3 次发作从 30 例减少为 13 例；半年以上未犯者达到 36 例；一年以上未犯者达到 21 例。

原 62 例应用抗癫痫西药者 11 例停用，15 例减少用药种类或减少用药量，其停减抗癫痫西药率达到 41.9%。

四、讨论

1. 癫痫是阵发性、暂时性脑功能失调，临床可见意识障碍和肌肉抽搐，也有感觉、情感、行为或自主神经功能的异常。赵心波老中医根据其证候特点分为痰火偏盛、肝风偏盛、正气偏虚三型。化痫止抽二号方重在泻痰清火，主治痰火偏盛。其主要症状应有突然发病，意识丧失，口吐痰沫，又因方中有息风止痉之品，所以可用于夹肝风者，症见肌肉抽搐。这些，正好是癫痫大发作的临床表现，故化痫止抽二号方重点治疗癫痫大发作。

2. 我科实验室对化痫止抽二号方抗癫痫作用进行了实验研究，结果表明，化痫止抽二号方对噪音造成的大白鼠癫痫模型有明显的抑制作用。

从单味药的药理作用分析，化痫止抽二号方中的全蝎、蜈蚣、地龙、天麻、钩藤、人工牛黄、胆南星等有抗惊厥或抗癫痫作用。

3. 本方虽是以"清、泻"为主，但无明显毒副作用。本组 46 例曾做过肝、肾功能检查，未发现任何异常。我科实验室所做的化痫止抽二号方静脉注射组的半数致死量为临床治疗量的四百倍，安全系数相当大；但本方毕竟是攻下之品，脾虚、体弱者要慎重。

4. 癫痫为顽固之疾，缠绵难愈，一定要坚持规律性服药，在选好有效剂量之后就不要随意更改。一般在控制 1 ～ 2 年之后逐渐减量，若病情无反复可在 1 ～ 2 年内减完，这样才能巩固疗效。从临床实践看，停、减中药不会导致癫痫持续状态，这是优越于抗癫痫西药之处。

5. 化痫止抽二号方是复方，虽有止痉、抗癫痫的作用，但防止、阻断抽搐的力量不够，目前尚不能完全代替抗癫痫西药，特别是重型患者，还需要中西药合治。我们准备通过实验性动物模型，对化痫止抽二号方中的药物进行筛选，提炼有效成分，摸索有效剂量，进一步改进剂型，并进行长期临床实践，争取更好的疗效。

五、结语

应用化痫止抽二号方治疗 75 例癫痫，显效 35 例，好转 32 例，总有效率为 89.4%；无效 8 例，占 10.6%。本方重在泻痰火，兼能息风止痉，适用于痰火偏盛夹肝风证。对癫痫大发作和兼有大发作的混合型癫痫的治疗有较好的效果。其毒性低，副作用小，停或减量不会产生癫痫连续状态，比抗癫痫西药优越，故有扩大应用和深入研究的价值。

（收录于人民卫生出版社《小儿癫痫证治》附录，1984 年）

中医中药为主治疗小儿肺炎 173 例临床分析

我科于 1977 年 9 月至 1978 年 3 月共收各种肺炎 173 例，除 2 例腺病毒肺炎加用 2~3 天抗菌素外，其余病例用中药治疗，取得了较满意的效果。现分析如下：

一、临床资料

1. 性别：男 110 例，女 63 例。

2. 年龄：最小 1 个月，最大 14 岁。6 个月以下 28 例，占 14.5%，3 岁以下 109 例，占 63.5%。

3. 发病日：最短半天，最长 10 天，平均 3.6 天。

4. 体温：不烧 2 例，$37.1 \sim 37.9℃$ 29 例，$38 \sim 38.9℃$ 38 例，$39 \sim 39.9℃$ 54 例，$40 \sim 40.9℃$ 36 例，$41 \sim 42℃$ 14 例。39℃以上者 104 例，占 60.1%。

5. 病情：重者 98 例，占 56.6%；轻者 75 例，占 43.4%。

6. 症状与体征：

病状和体征	咳嗽	喘	鼻扇	青紫	纳差	啰音
例数	173 例	140 例	129 例	102 例	173 例	154 例
%	100	80.0	74.6	68.9	100	89.0

其他：肝大 $2 \sim 3cm$ 82 例，大于 3cm 9 例，腹胀 32 例，颈项强直 3 例，烦躁嗜睡 62 例，呕吐 25 例，痉挛 8 例。

7. 合并症：佝偻病 56 例；先天性心脏病 2 例；肺气肿 23 例；心衰 40 例；肺不张 1 例；超高热 14 例；脑水肿 5 例；弥散性血管内凝血 3 例；其他 5 例。并存症：营养不良 7 例；消化不良 5 例；贫血 11 例；脑发育不全 1 例。

二、化验室检查

1. 白血球：2 万 ~ 3 万 $/mm^3$ 20 例；3 万$^+$ ~ 4 万 $/mm^3$ 3 例；4 万 $/mm^3$ 以上 2 例；5 万 $/mm^3$ 以上 1 例；最低 4 千 $/mm^3$ 2 例；5 千 $/mm^3$ 3 例。

2. 咽拭子细菌培养：173 例中，大肠杆菌 7 例，金黄色葡萄球菌 6 例，金黄色葡萄球菌加大肠杆菌 2 例，乙类溶血性链球菌 4 例，大肠杆菌加克勒勃杆菌 2 例。

3. 咽拭子腺病毒分离：阳性者 18 例（Ⅱ型 17 例，Ⅶ型 1 例），其中合并乙类溶血性链球菌者 1 例，双份血清腺病毒抗体均有 4 倍以上增高。

4. 碱性磷酸酶：62 例患儿出入院检查结果：28 例出院时比入院时下降，见于细菌性；34 例出院时比入院时上升，见于病毒性。

5. 体液免疫：IgA、IgG、IgM 出入院检查结果与正常值相比无大差异。

6. 血液气体分析：部分做了血气分析，3 例为呼吸性酸中毒。

7. 入院时 X 线（胸片）检查：左小片 8 例，双点片 56 例，右小点片 51 例，双大片 3 例，右大片 12 例，左大片 4 例，纹理粗中间小点片 24 例，网状 15 例。出院时复查：完全吸收者 80 例，部分吸收 87 例，无变化 6 例。对未完全吸收者，经随访，47 例先后于 1 周至 3 个月内完全吸收。

三、疗效分析

1. 主要症状与体征平均消失日：发烧：最短 1 天，最长 21 天，平均 4.2 天。咳嗽：最短 2 天，最长 24 天，平均 5.8 天。喘：最短 1 天，最长 11 天，平均 3.5 天。鼻扇：最短 1 天，最长 15 天，平均 2.7 天。啰音：最短 3 天，最长 20 天，平均 7.8 天。心衰：最短半天，最长 4 天，平均 2.4 天。青紫：最短 1 天，最长 13 天，平均 3.3 天。住院天数：最短 2 天，最长 30 天，平均 9.3 天。

2. 治疗结果：痊愈 80 例；临床痊愈 87 例；好转 6 例；无效 0；死亡 0。

3. 疗效标准：痊愈：体温至 37℃以下，肺炎症状及体征完全消失，X 线检查（胸片）肺部阴影完全吸收。临床痊愈：体温正常，肺部偶闻啰音，肺部阴影吸收不完全。好转：体温正常或有低热，肺部症状未消失，少量啰音，肺部阴影部分吸收或无变化或未复查。

四、治疗方法

（一）常法治疗

我们在赵心波、王伯岳两位老大夫的指导下，根据中医基本理论和多年临床实践，结合西医辨病，认识到导致小儿肺炎发生、发展和变化的主要原因是"热毒"和"气阴"（津、液、血），所以，在治疗中紧紧掌握"热邪"的传变和"气阴"的存亡，重用解表清热、清肺解毒、益气养阴三大疗法。疾病初起，热邪在表，以解表清热为主，用肺炎Ⅰ号方；疾病极期，里热炽盛，以清肺解毒为主，用清肺液，也可并用肺炎Ⅰ号方；恢复期，壮热已解，余热不尽，以养阴清热为主，用肺炎Ⅱ号方。如果气阴受损，则并用益气养阴法，方选生脉散。这些是我们治疗小儿肺炎的基本原则，也称之为常法。

下面重点介绍肺炎Ⅰ号、清肺液、生脉散、肺炎Ⅱ号四个主方：

1. 肺炎Ⅰ号（浓缩煎剂或静脉注射剂）

药物组成：炙麻黄 6 克，杏仁 9 克，生石膏 30 克，知母 9 克，黄芩 9 克，板蓝根 9 克，金银花 9 克，连翘 9 克，鱼腥草 15 克，荆芥穗 6 克，甘草 3 克。

功用：宣肺解表，清热解毒。

主治：发热、恶寒、无汗、面赤、口干烦躁、痰鸣、气促、苔薄白或薄黄，为肺炎通治方。

2. 清肺注射液

药物组成：黄芩、栀子、大黄等量。

功用：清肺解毒，泻火除烦。

主治：高热、喘憋、烦躁、口鼻气热、舌红、苔黄腻、脉洪数，里热炽盛者用之宜。

3. 生脉散注射液

药物组成：红人参 200 克，麦冬 300 克，五味子 250 克。

功用：益气生脉，养阴滋液。

主治：咳声无力、气短、口渴、烦躁、舌质红、苔薄少津、脉细数无力。

4. 肺炎Ⅱ号（千金苇茎汤加减）

药物组成：芦根9克，桃仁、杏仁各6克，冬瓜仁9克，生薏苡仁9克，知母6克，瓜蒌12克，鱼腥草12克，莱菔子9克，黄芩6克。

功用：清热养阴，化痰止咳，逐瘀排脓。

主治：肺热未清、痰涎壅盛、咳嗽频作，但身无大热、喘促已平、舌质正常、苔厚腻、脉滑略数。

（二）随证加减法

肺炎轻重悬殊，病情复杂，变化多端，合并症多，所以在坚持常法治疗的同时，要随证加减，选用如下治法：

1. 通里攻下法

本法用于兼有阳明腑实证者。

症见烦渴谵语，大便秘结，肚腹胀满，痛并拒按，苔黄厚，脉数有力。急下泄热存阴，方选大小承气汤或调胃承气汤加减。

2. 清营凉血法

本法用于热毒炽盛入营动血者。

症见神昏、谵语、心烦不眠、脉数、舌绛，用清营汤加减。

邪热陷于血分迫血妄行，发为斑疹、吐血、衄血、舌绛干起刺、谵语如狂、脉数，用犀角地黄汤加减。

3. 气营两清法

本法用于气分之邪未罢，营分之热炽盛。

症见烦躁不安、舌质红、苔黄，用玉女煎去牛膝加玄参。

4. 开窍醒神法

凡临床有神昏谵语，此邪入心包。相当于西医脑水肿、脑缺氧，用药须加用醒神、开窍、化痰、通络之品，如远志、菖蒲、天竺黄、胆南星、丝瓜络等。

5. 平肝息风法

邪入足厥阴肝经，临床有抽风或手足蠕动，须用息风法。其中有虚实之分。

虚证：舌干绛少苔，手足蠕动，多见于极期已过之体虚患儿，或中毒性脑病后遗症者，用三甲复脉汤、大小定风珠之类药物以镇肝滋肾，育阴潜阳。

实证：壮热，神昏，手足抽动，牙关紧闭，舌干绛，脉弦数。此属风火相扇，引动肝风，临床用羚羊钩藤汤合玉真散治疗。若抽搐较重，可加僵蚕、全蝎、蜈蚣等止痉药。

6. 活血化瘀法

本法多用于疾病的极、后期，肺部实变较重者，或有出血倾向的患儿。

症见发烧不退，面色晦暗，喘咳胸痛，皮肤瘀斑，舌紫，苔白或黄。方选冠心Ⅱ号、川芎嗪或丹参注射液，或于肺炎Ⅱ号方中加用川芎、赤芍、丹参之类。

变法很多，主要根据温病学的理论辨证施治。在处理常法和变法关系上，我们是坚持常法，病人均以肺炎Ⅰ号或清肺液或两者并用，轻者口服，重者静滴。烧退后改用肺炎Ⅱ号方，有气阴两伤症状加用生脉散口服或静滴。变法的应用只是汤方的加减，不影响常规治疗。

五、小结

1.173例小儿肺炎，未经任何选择，无论年龄大小，细菌性或病毒性，一律采用中医中药治疗（两例腺病毒肺炎于治疗中加了2天或3天抗菌素），均取得了较好的效果。

2.中药不但对普通细菌性肺炎有效，对较顽固细菌，如金黄色葡萄球菌、大肠杆菌肺炎也有较好的效果。本组病例有8例较严重的金黄色葡萄球菌肺炎，有的肺部已有囊状及肺大泡等改变，经过治疗2天后肺部炎症明显好转，9天后完全吸收，未发现脓胸。大肠杆菌感染的肺炎多系婴儿，在适当的支持疗法配合下疗效比较满意。

3.腺病毒性肺炎用中药治疗病程较短，合并症较少，肺部炎症吸收较快。

4.通过173例小儿肺炎的治疗分析，我们认为掌握解表清热、清肺解毒、益气养阴三大治法和选用肺炎Ⅰ号、清肺液、肺炎Ⅱ号、生脉散等四个主方，作为常规处理是行之有效的。

但常法之中要有变法，这是根据病情的变化和个体差异选用的，如通里攻下、清营凉血、气营两清、镇肝息风、活血化瘀等治法，只能短用，不宜长用，只适用于少数情况，不适用普遍规律。

5.根据我科实践的体会，中药是可以作为治疗肺炎的广谱药物，因其对细菌性肺炎有明显效果，对病毒性肺炎也有一定效果；同时中药毒性小，在173例中仅有3例出现药物疹，未再发现其他方面的副作用；另外，用中药，合并症少，毒血症状亦相对减轻。

（原载于《新中医》1979年第5期）

应用中药肺炎 1、2、3 号方治疗小儿肺炎 145 例临床分析

我科自 1972 年开展小儿肺炎的临床研究以来，六个冬春共收治各种肺炎 725 例，其中 145 例以中药肺炎 1、2、3 号方治疗，现分析介绍如下，以供参考。

一、一般资料

（一）病例选择

1. 先用肺炎 1 号方（口服或静脉滴注）治疗 3 天以上。
2. 体温在 38℃以上，有肺炎的临床症状、体征，X 线检查具有肺炎改变者。

（二）性别与年龄

145 例中，男性 83 例，女性 62 例。1 岁以下 29 例，1～3 岁 65 例，4～7 岁 45 例，8～14 岁 6 例。其中以 1～3 岁最多，占 44.8%。

（三）入院前发病日

最短半天，最长 20 天，平均 4.5 天。

（四）症状与体征

1. 体温：38～38.9℃ 47 例，39～39.9℃ 66 例，40～40.9℃ 28 例，41℃以上 4 例。发热在 39℃以上者 98 例，占 67.6%。
2. 咳嗽和喘憋：全部患儿都有程度不同的咳嗽，占 100%；喘憋 93 例，占 64.1%。
3. 肺部啰音：145 例中，143 例具有中、小水泡音，占 98.6%。
4. 合并症：本组中，合并心力衰竭 18 例，呼吸衰竭 2 例，惊厥 1 例，佝偻病 27 例，营养不良性贫血 14 例，营养不良Ⅱ～Ⅲ度 9 例，喉炎 2 例，先天性心脏病 2 例，住院期间合并上呼吸道感染 4 例。

（五）X 线检查

入院时除 1 例因病情危重以致死亡而未做 X 线检查外，144 例均做胸部透视或胸部拍片，其中左肺炎症 19 例，右肺炎症 70 例，双肺炎症 55 例；大片状阴影或节段性炎症 19 例，间质性炎症 8 例，斑片或小点片或条索状或纹理模糊共 117 例；合并肺气肿 7 例，肺不张 1 例。

（六）实验室检查

1. 白细胞计数及分类：145 例均做了白细胞计数及分类。其中计数：每立方毫米 1 万以下 78 例，1 万～2 万 50 例，2 万$^+$～3 万 13 例，3 万以上 4 例；中性粒细胞在 50% 以下 54 例，50%～80%84 例，80% 以上 7 例。

2. 咽拭子培养：145 例均做了咽拭子培养，其中培养出金黄色葡萄球菌 13 例，白色葡萄球菌 4 例，大肠杆菌 4 例，乙型溶血性链球菌 1 例，肺炎双球菌 1 例，溶血杆菌 2 例，类白喉杆菌 2 例，白色念珠菌 6 例，以及甲型溶血性链球菌、卡他球菌、细球菌等非致病菌共 212 例次。

3. 咽拭子病毒分离：共做 18 例，其中分离出腺病毒 3 型 3 例，疱疹病毒 1 例。

二、治疗方法

1. 肺炎 1 号方

组成：炙麻黄 6 克，杏仁 9 克，生石膏 30 克，生甘草 6 克，黄芩 9 克，荆芥穗 6 克，金银花 9 克，连翘 9 克，板蓝根 9 克，鱼腥草 15 克，知母 6 克。

功用：宣肺解表，清热解毒。

主治：小儿肺炎之肺胃热盛，表邪未解。对轻、中型初、极期肺炎患儿较适宜。

用法与用量：水煎，浓缩成 60 毫升。1 岁以下 30～40 毫升/日，1～3 岁 40～50 毫升/日，4～6 岁 50～60 毫升/日，7 岁以上可酌情加量，分 3～4 次服。

对高烧、病重、口服困难者，每日用 40～60 毫升肺炎 1 号注射液，以 5%～10% 葡萄糖溶液或等渗葡萄糖氯化钠溶液 200 毫升稀释后，静脉滴注。体温降至正常后根据证候特点辨证用药，常选用我科协定方肺炎 2 号或肺炎 3 号，一般用药到患儿出院。对于高烧、心力衰竭、呼吸衰竭、循环衰竭患者，可用西药对症或急救处理。

2. 肺炎 2 号方

组成：芦根 9 克，炒杏仁 9 克，桃仁 6 克，知母 6 克，瓜蒌 12 克，莱菔子 9 克，鱼腥草 12 克。

功用：清肺化痰。适用于小儿肺炎后期之痰热不清，症见咳嗽痰多、舌苔厚腻、脉偏滑数者。

3. 肺炎 3 号方

组成：沙参 9 克，麦冬 9 克，炙桑皮 9 克，杏仁 6 克，麦芽 9 克，稻芽 9 克，甘草 3 克，紫菀 9 克，草河车 9 克。

功用：润肺止咳兼消食。适用于小儿肺炎后期之肺胃阴伤，症见咳嗽痰少或咳痰不爽，口干舌燥，午后低热，纳谷不香，苔少、舌质红乏津，脉细偏数者。

三、疗效分析

（一）疗效评定标准

1. 经治疗至出院时，肺炎症状、体征消失或基本消失，X 线检查肺部炎症全部吸收或大部分吸收者为治愈。

2. 经治疗至出院时，肺炎症状明显好转，体征减轻，X 线检查少部分吸收或未吸收者为有效。

3. 经肺炎 1 号方治疗 3 天以上，症状、体征不减，加用抗菌素治疗，出院时无论治愈、好转或死亡均为无效。

（二）治疗结果

1.症状及体征消失天数

（1）体温降至正常：最短 1 天，最长 17 天，平均为 3.6 天。145 例中，143 例退热，占 98.6%，死亡 2 例除外。

（2）咳嗽：出院时咳嗽消失 122 例，占 84.1%，最短 1 天，最长 19 天，平均 8 天；咳嗽减轻 17 例，占 11.7%；咳嗽未减 6 例，占 4.2%。

（3）喘憋：消失最短 1 天，最长 10 天，平均 3.1 天。

（4）啰音：出院时啰音消失 129 例，占 90.2%，最短 2 天，最长 26 天，平均 6.5 天；12 例出院时啰音减少，占 8.4%；2 例死亡者未消失，占 1.4%。

2.X 线复查结果

未复查 6 例（死亡 1 例，5 例列入有效出院）；复查 138 例，平均复查天数 8.1 天。全部吸收 82 例，占 59.4%；大部分吸收 29 例，占 21%；小部分吸收 16 例，占 11.6%；未吸收 11 例（其中 1 例死亡，10 例均属有效病例），占 8%。

3.住院天数

平均为 9.8 天。

4.疗效

治愈 111 例，占 76.6%；有效 22 例，占 15.2%；无效 12 例，占 8.2%（包括 2 例死亡者）。

四、体会

本组病例有大叶性肺炎、间质性肺炎、支气管肺炎；有由细菌引起，也有由腺病毒引起。经用肺炎 1、2、3 号方治疗，治愈率为 76.6%，有效率为 91.8%，说明本方对小儿肺炎有一定的效果。

【附】肺炎 1 号注射液制配法

原料及用量：炙麻黄 6 克，杏仁 9 克，生石膏 30 克，生甘草 6 克，黄芩 9 克，荆芥穗 6 克，金银花 9 克，连翘 9 克，板蓝根 9 克，鱼腥草 15 克，知母 6 克。吐温 80 用 0.6 毫升。

制法：称取原料后去净泥土，用常水洗 1 次，再用注射用水洗 1 次，加 5～7 倍注射用水，煎 1 小时，过滤，药渣再加 4～5 倍水，煎 40 分钟，过滤，2 次滤液合并浓缩至糖浆状，放冷，加乙醇使含醇量达 75% 以上，放置 24 小时，取滤液，回收乙醇至尽。再加 95% 乙醇使含醇量达 90% 以上，放置、过滤，回收乙醇至尽。浸膏加适量水及吐温 80 振摇后加注射用水至 60 毫升，调 pH 值 6～7，消毒，冷藏 24 小时，纸浆过滤后再用 G4 过滤，分装，流通蒸汽 30 分钟灭菌。

热源试验：每千克 5 毫升。

注：投料较多时，煎煮时间要延长。

（原载于《中级医刊》1980 年 1 期）

中医中药治疗 6 个月以下婴儿肺炎 28 例临床分析

1977 年 10 月至 1978 年 3 月底,我科按科研设计共治疗小儿肺炎 173 例。其中有 28 例是 6 个月以下婴儿和早产儿,大多病情危急,采取中药清肺液、肺炎 1 号、生脉散等药物治疗,取得了较好疗效。现将资料分析如下:

一、一般资料

1. 性别:男 20 例,女 8 例。年龄:1 月 1 例;2 月 5 例;3 月 6 例;4 月 8 例;5 月 5 例;6 月 3 例。

2. 体温:37.1 ~ 38℃ 5 例;38 ~ 38.9℃ 12 例;39 ~ 39.9℃ 5 例;40 ~ 40.9℃ 4 例;41℃ 2 例。发热最短者 1 天,最长者 7 天。住院日:短者 5 天,最长者 27 天,平均住院日 8 天。病情:重型 20 例;轻型 8 例。

二、临床分析

表 3　主要症状和体征及其消退情况

症状和体征	发烧	咳嗽	憋喘	青紫	鼻扇	三凹征	肺部体征	
							湿啰	哮鸣
例数	28	28	27	23	26	21	28	20
平均消失日	3.4	4.3	3.6	3	3.1	2.6	7	7

表 4　其他系统主要症状

症状及体征	循环系统					神经系统				消化系统				
	面色青白黄	皮花	心音钝	心率>160次/分	肝大3cm	精神萎靡	烦躁	嗜睡	抽搐	纳差	便干	便稀	腹胀	呕吐
例数	17	1	8	19	8	4	19	13	1	28	5	11	17	9

并存症:佝偻病 22 例;消化不良 2 例;营养不良 6 例;贫血 3 例;心功能不全 12 例;肺气肿 5 例;肺不张 1 例;先天性心脏病 1 例;疝肿 1 例。

注:2 例 1 个月早产儿,住院后已是生后 2 个月,体重只有 3 千克(连衣服)。

（一）化验检查

白细胞及分类：5000 ~ 10000/mm³ 3 例；10000 ~ 20000/mm³ 20 例；20000 ~ 30000/mm³ 3 例；30000/mm³ 以上 2 例。

（二）咽培养

表 5　治疗前后咽培养情况

治疗前检查	治疗后检查
大肠杆菌 + 金黄色葡萄球菌 2 例	均转阴性
大肠杆菌 4 例	转阴 1 例；未查 3 例
大肠杆菌 + 克雷伯 2 例	转阴 1 例；未查 1 例
乙类溶血性链球菌 3 例	转阴 2 例；未查 1 例

（三）X 线检查

入院及 7 天后复查结果见表 6。

表 6　入院及 7 天后肺部 X 线表现

肺 X 线表现		纹理重模糊	小点片影	大片	模糊肺气肿
入院时		4 例	22 例	1 例	1 例
一周复查	未吸收		1 例		
	部分吸收		6 例		
	明显吸收		4 例	1 例	
	完全吸收	3 例	10 例		1 例
	未复查	1 例	1 例		

完全吸收 14 例，部分吸收（含明显吸收）11 例，未吸收 1 例，未复查 1 例。

（四）临床疗效

痊愈 14 例；临床痊愈 11 例；好转 3 例。

疗效标准：

痊愈：临床症状消失，体温正常，X 线检查（胸透摄片）完全吸收。

临床治愈：临床症状消失，体温正常，X 线检查未完全吸收。

好转：临床症状消失，体温正常，胸片无变化或未复查者。

三、典型病例

张某，男，5 个月，住院号：15744。

因发烧 5 天，咳嗽 4 天，喘憋 3 天，急诊收住院。入院时体温：38.8℃，脉搏：174 次 / 分，呼吸：50 次 / 分。

发育营养欠佳，嗜睡，喘憋，急性重病容，方颅，枕秃明显，囟门 3cm×2.5cm，鼻翼扇动（+++），口围青紫（++），三凹明显，颈软，两侧轮廓可见轻度郝氏沟，两肺布满喘鸣音及细小湿性啰音，心音低钝，心率 170 次 / 分，心率整齐，腹胀，肝在肋下 2.5cm。

X 线检查：双肺纹理增厚，右肺外方可见斑片状模糊阴影（考虑为间质肺炎）。血检白细胞总数 16000/mm³，中性粒细胞 53%。

咽拭子培养：金黄色葡萄球菌、大肠杆菌。

诊断：小叶性肺炎，合并心力衰竭、佝偻病（活动期）。

患儿胸高气急，鼻翼扇动，喉间痰鸣，咳痰不爽，面色口围青紫，苔黄腻，脉细数，证为痰热夹风闭肺，宜宣肺清热化痰治疗。

治疗：肺炎 1 号注射液 60mL 加入 10% 葡萄糖 150mL 内，静脉点滴，每日 1 次，生脉散 6mL 静脉注射，每 3 小时 1 次，共 4 次。经上治疗后，次日体温下降，心率降至 134 次 / 分。呼吸平稳，紫绀减轻，肝脏在肋下仅触及边缘。即停止生脉散静脉点滴，继用肺炎 1 号注射液静脉点滴，加服肺炎 2 号，4 日后肺部啰音消失，第 5 日 X 线检查（胸透）肺部阴影完全吸收，白细胞总数降至 9800/mm³，中性粒细胞 42%，淋巴细胞 58%，咽培养，原致病菌消失，痊愈出院。

四、讨论

1. 本组病例年龄小，并存病较多，占 78%，有的患儿同时还有 4 种并存病，且较严重，如 2 例 2 个月早产儿体重只有 2 千克多，合并较重的消化不良、营养不良、贫血，但均被治愈。

2. 肺炎 1 号注射液及清肺注射液，对婴儿肺炎疗效明显，如本组病例中平均退热日为 3.4 天，X 线检查肺部阴影于 7 日内完全消失者占 50%，另有 1 例患儿于短时间内曾反复感染 3 次，均以此药治疗。

3. 中药疗效的取得，一方面是抓住"清热解毒"（肺炎 1 号、清肺注射液均属此类），直接针对原发性肺炎，同时又用生脉散益气养阴、强心，对心功能不全者有效。另一方面与给药途径有很大关系，我科常用的几种主要药物都能静脉注射。清热解毒对多病原感染的肺炎均有效（如有金黄色葡萄球菌、大肠杆菌等），不需因病原菌不同而选择药物，而且副作用小。

4. 在 12 例合并有心力衰竭的患儿中，除 2 例合并使用西地兰各 1 次外，其余病例均以生脉散点滴，心力衰竭得到控制。

5. 急性喘憋型肺炎配合清肺液注射或肺炎 1 号注射液，超声雾吸，多数能在 1~2 天内喘憋停止。

综上所述，我们认为中药治疗小婴儿肺炎疗效较好。

（原载于《新中医》1981 年第 3 期）

清肺注射液治疗 44 例婴幼儿肺炎临床分析

（附抗菌素治疗对照观察 44 例）

清肺注射液是中国中医研究院西苑医院儿科治疗小儿肺炎的有效方，曾经报道有效率为 98.1%，但仅限于一般临床观察。为了对该方深入地进行临床研究，我们于 1981 年 2 月至 4 月，在北京市海淀医院儿科病房，以抗菌素为对照，采用随机配对分组的方法，共治疗 88 例（每组 44 例）婴幼儿肺炎，现将观察结果报告如下。

一、治疗前两组临床资料比较

1. 性别：清肺注射液组（以下简称治疗组）男 28 例，女 16 例；抗菌素组（以下简称对照组）男 27 例，女 17 例。两组性别比例基本一样。

2. 年龄：详见表 7。

表 7　两组年龄分布

组别	<1岁	1^+～2岁	2^+～3岁
治疗组	24	11	9
对照组	28	10	6
P^*值	0.5	0.3	0.4

*均按四格表作 χ^2 检验。

三个年龄组经统计学处理，其 P 值均大于 0.05，无显著性差异。

3. 发病天数（由于主诉不是十分精确，此项不做统计学处理）：治疗组发烧 3.1 天，咳嗽 4.0 天，气喘 2.7 天；对照组发烧 3.0 天，咳嗽 3.8 天，气喘 2.0 天，其治疗前病程基本相同。

4. 院外治疗情况：治疗组已知用抗菌素治疗者 10 例，中药治疗 2 例，不详者 24 例，未治疗者 8 例；对照组已知用抗菌素治疗者 13 例，中药治疗 2 例，中西药合治者 5 例，不详者 24 例。此项资料不全，仅供参考。

5. 入院时体温（因入院前大多数做过退热处理，此项也仅供比较参考）：详见表 8。

表 8　两组入院时体温

组别	37℃以内	37.1～38℃	38.1～39℃	>39℃
治疗组	8	17	11	8
对照组	10	20	10	4

6. 入院时呼吸道症状与体征：详见表9。

表9　两组入院时呼吸道症状与体征

组别	咳	痰	喘	憋	三凹征	发绀	鼻扇	细湿啰音
治疗组	44	44	27	7	4	4	10	44
对照组	43	39	27	9	6	8	11	44
P 值	0.5	0.25	1	0.50	0.50	0.30	0.8	1

两组入院时呼吸道症状与体征经统计学处理，P 值均大于 0.05，无显著性差异。

7. 入院时其他主要症状与体征：详见表10。

表10　两组入院时其他主要症状与体征

组别	纳差	腹胀	烦躁	嗜睡	精神差	肝大（肋下2cm↑）
治疗组	40	2	3	3	17	19
对照组	31	5	6	1	19	18
P 值	0.02	0.25	0.30	0.30	0.70	0.8

两组入院时其他主要症状与体征经 χ^2 检验，除纳差 P 小于 0.05，有显著差异外，其他 P 值均大于 0.05，无显著性差异。

8. 化验检查（此项仅做诊断参考，故不做统计学处理）：治疗组白血球总数 1 万 /mm³ 以内 19 例，1 万 ~ 2 万 /mm³17 例，2⁺ 万 /mm³8 例；对照组 1 万 /mm³ 以内 19 例，1 万 ~ 2 万 /mm³ 17 例，2⁺ 万 /mm³ 8 例。

治疗组咽培养有致病菌（包括金黄色葡萄球菌、肺炎双球菌、大肠杆菌等）26 例，阴性 18 例；对照组咽培养有致病菌 17 例，阴性 18 例，未作化验 9 例。

另外，对治疗组抽样做了咽病毒分离，有 5 例培养为腺病毒阳性（型别待鉴定）。

9. X 线检查：详见表11。

表11　两组入院时 X 线检查

组别	纹理模糊		小点片阴影		大斑片阴影	
	双肺	一侧肺	双肺	一侧肺	双肺	一侧肺
治疗组	13	8	3	5	4	11
对照组	12	10	2	12	3	5
P 值	0.70	0.60	0.60	0.00	0.70	0.10

两组 88 例入院 X 线检查均见肺炎性改变，其 χ^2 检验，P 值均大于 0.05，说明两组肺炎诊断是确立的，其肺部 X 线所见无显著性差异。

10. 并存症与合并症：详见表12。

阎孝诚 李维贤 孔令诩 学术传承文集

表 12　两组并存症与合并症

组别	并存症				合并症	
	营养不良	贫血中度以上	佝偻病中度以上	先心病	心衰	中毒脑病
治疗组	1	7	6	0	5	1
对照组	3	7	6	2	6	0
P^* 值	0.30	0.75	1	0.26	0.75	0.51

*有 0 的数字按"零检验公式"计算。

P 值均大于 0.05，两组并存症与合并症无显著性差异。

11. 分型：根据第六届全国儿科学会拟定的分型标准，治疗组轻型 33 例，重型 11 例；对照组轻型 33 例，重型 11 例，病情一样。

综合上述，两组在发病年龄、病程、体温、呼吸道及其他症状、体征、X 线检查、并存症和合并症以及病情等方面的条件一致或经统计学处理无显著性差异，故有可比性。

二、治疗方法

两组辅助与对症治疗的条件一样，包括输血、输液、吸氧、强心、退热、平喘、镇静和对并存症、合并症的处理；所不同者，治疗组用清肺注射液，对照组用抗菌素。

1. 清肺注射液的用量与用法

清肺注射液常用量为每日每千克体重 6 ~ 10 毫升，加入 10% 葡萄糖溶液 100 毫升中静脉滴入，日一次。也可用口服，或静脉点滴与口服并用。一般入院后先静脉点滴 3 ~ 5 天，体温正常后改口服。本组 44 例中静脉点滴 41 例，平均给药 4.7 天，单用口服 3 例，平均 5.3 天；合并或继用口服 36 例，平均给药 3.4 天。

2. 抗菌素的用量与用法

按常规治疗量，此组 44 例中，用青霉素加庆大霉素 15 例，青霉素加抗菌增效剂 9 例，红霉素加庆大霉素 15 例，红霉素加抗菌增效剂 2 例。

三、两组疗效比较

1. 疗效标准

痊愈：X 线检查肺部阴影吸收、体温正常、呼吸道症状和体征消失；临床痊愈：X 线检查肺部阴影吸收不完全或未复查；好转：X 线检查肺部阴影未吸收或未复查，呼吸道症状与体征减轻，但未消失，体温在 37 ~ 38℃范围波动；无效：不符合上述条件者。

2. 治疗结果（表 13）

表 13　两组治疗效果

组别	痊愈	临床痊愈	好转	无效
治疗组	26	12	6	0

组别	痊愈	临床痊愈	好转	无效
对照组	20	20	4	0
P 值	0.20	0.10	0.50	1

经统计学处理，痊愈、临床痊愈、好转三个组的 P 值均大于 0.05，无显著性差异，说明两组的疗效一样。

3. 疗效分析

下面从退热、止咳、平喘、肺内湿啰音消失、X 线复查结果和住院日等六个主要方面进一步比较两组的疗效。

（1）退热：治疗组平均退热时数 63.3 小时，对照组平均退热时数 38.1 小时，经 t 检验（$t=2.565$，大于 $t_{0.05}$，故 $P < 0.05$），有显著性差异，说明对照组的退热作用优于治疗组。

（2）止咳：治疗组平均 7.38 天，对照组平均 6.78 天，经 t 检验（$t=1.388$，小于 $t_{0.05}$，故 $P > 0.05$），无显著性差异，说明两组的止咳作用一样。

（3）平喘：治疗组平均 2.5 天，对照组平均 2.4 天，经 t 检验（$t=0.773$，小于 $t_{0.05}$，故 $P < 0.05$），无显著性差异，说明两组的平喘作用一样。

（4）肺内湿啰音消失：治疗组平均 6.4 天，对照组 6.6 天，经 t 检验（$t=0.235$，小于 $t_{0.05}$，故 $P > 0.05$），无显著性差异，说明两组肺内湿性啰音消失的时间相同。

（5）肺部 X 线复查：详见表 14。两组肺部 X 线复查结果经 χ^2 检验，除未复查项 P 小于 0.02，有显著性差异外，其他各项 P 值均大于 0.05，说明两组肺部阴影的吸收是一样的。

表 14　两肺部 X 线复查结果

组别	完全吸收	部分吸收	未吸收	未复查
治疗组	27	8	3	6
对照组	22	5	1	16
P 值	0.7	0.75	0.75	0.02

（6）住院日：治疗组平均 7.7 天，对照组平均 7.1 天，经 t 检验（$t=1.335$，小于 $t_{0.05}$，故 $P > 0.05$），两组住院天数没有显著性差异。

四、讨论

1. 清肺注射液以黄芩为主药，苦寒直折肺热，主治喘咳；栀子泻三焦火、清心除烦，协同黄芩清肺平喘；加用生大黄通腑导滞，既能降上焦之火，又能清肠胃之热。三药合用，互相协同，清肺泻火，解毒除烦。

中国中医研究院西苑医院化验室曾用清肺注射液做过抑菌试验，结果表明，对大肠杆菌、伤寒杆菌、福氏痢疾杆菌、绿脓杆菌、沙门菌、金黄色葡萄球菌、肺炎双球菌、乙类链球菌等，有较好的抑菌效果。本组临床研究结果说明，清肺注射液与青霉素或红霉素加庆大霉素或抗菌增效剂联合用药，治疗婴幼儿肺炎的效果一样，也就是说一种清肺注射液的功效同青霉素、红霉素、庆大霉素等多种抗菌素联合功效一样。

从抽样所做的咽病毒分离确诊的 5 例腺病毒肺炎中，2 例合并心衰，1 例合并中毒性脑病，经治均获愈，说明清肺注射液可用于治疗腺病毒肺炎（因病例少，疗效尚难判定）。

2. 清肺注射液毒性低，西苑医院儿科实验室所做的急性、亚急性毒性试验，表明对心、肝、肾、血液无任何损害，其半数致死量为治疗量的 20 倍。临床应用六年治疗多种感染性疾病近千例，除个别患者出现皮疹（原因不明）外，未发现其他副作用，也未引起菌群紊乱和霉菌感染。本组患儿仅 1 例在用药过程中出现荨麻疹，未停药而消失，考虑与应用本药关系不大。此外动物实验说明，灌药 14 天的小白鼠，体重增加，与对照组比较，有显著性差异，有一定的健胃作用，这是抗菌素所不及的。

3. 清肺注射液在治疗婴幼儿肺炎过程中，退热作用逊于抗菌素，这是不足之处，其原因有二：一为复方，成分复杂，有效地杀、抑致病菌的力量稍差；二是药液浓度低，治疗量偏小，有待进一步改革制剂，提高有效浓度，增加治疗量。另外，清肺注射液属苦寒清热解毒之品，过量有伤脾胃之弊，故脾胃虚弱患者应慎用。

五、小结

清肺注射液与抗菌素（青霉素或红霉素和庆大霉素）在可比的条件下，分别治疗婴幼儿肺炎 44 例，总的疗效经统计学处理，除退热时间外，无显著性差异，说明清肺注射液具有较强的广谱抗菌作用；其毒性低、副作用小，不致菌群紊乱和霉菌感染更是其长，故有广泛实用价值；但退烧作用较抗菌素差，是其不足之处，有必要进一步改进、提高。

（原载于《山东中医杂志》1981 年第 1 期）

清肺注射液治疗小儿肺炎总结

我科自 1976 年起，应用清肺注射液治疗小儿肺炎，取得一定的疗效。现将 1976~1981 年以清肺注射液治疗为主的 237 例小儿肺炎总结如下：

一、一般资料

（一）病例选择

1. 本组选择应用清肺注射液治疗 3 天以上，静脉给药为主，可同时配用中药。
2. 具有肺炎的症状，体征和 X 线检查的改变。
3. 重危患儿入院同时加用抗菌素者，未列入分析，故本组病儿中无死亡。

（二）性别与年龄

237 例中，男性 131 例，女性 106 例。6 个月以下小婴儿 31 例，占 13.1%；3 岁以下 157 例，占 66.2%。

（三）症状与体征

1. 体温

入院前发热最短 1 天，最长 15 天，平均入院前发热为 3.7 天。有 3 例不发热。

入院后最高体温 38°C 以下 27 例，占 11.4%；38~39°C 158 例，占 66.7%；40°C 以上 52 例，占 21.9%。

2. 咳嗽与喘

入院患儿 237 例。除 8 例外，均有程度不同的咳嗽，占 98.7%；伴有喘憋者 144 例，占 60.8%。

3. 肺部啰音

237 例中，肺内具有中小细湿啰音 203 例，占 85.7%。

4. 并存症

佝偻病 34 例，贫血 55 例，营养不良 116 例，消化不良 2 例，先天性心脏病 6 例，肠炎 2 例，疝肿 3 例，粒细胞减少症 1 例，胸腺肥大 3 例，慢性中耳炎 2 例，肠系膜淋巴结炎 1 例，中毒性肾炎 1 例，过敏性皮炎 2 例。

5. 并发症

呼吸衰竭 1 例，心力衰竭 25 例，肺气肿 14 例，肺不张 1 例，高热惊厥 3 例。

6. 类型

重型 81 例，轻型 156 例。

（四）X 线检查

237 例均于入院时做了胸透或胸片检查，237 例中均有肺内炎性改变。单侧肺炎改变 107 例（包括大叶性肺炎），双侧肺内炎变者 130 例。其中大片状阴影或阶段性肺炎 11 例，间质性肺炎 21 例，合并肺气肿 14 例，肺不张 1 例，其余均为肺纹理模糊及小点片、斑片状阴影等改变。

（五）实验室检查

1. 白细胞计数

237 例患儿中全部做了白细胞计数及分类。其中计数每立方毫米 1 万以下 81 例，1 万～2 万 106 例，2 万以上 36 例，3 万以上 14 例。

中性粒细胞在 50% 以下占 42.1%，50%～80% 占 48.6%，80% 以上占 9.3%。

2. 咽试子培养

237 例患儿均做了咽试子培养，其中培养出金黄色葡萄球菌 7 例，白色葡萄球菌 18 例，大肠杆菌 10 例，乙型链球菌 13 例，流感杆菌 3 例，白色念珠菌 1 例，其他为非致病菌或培养阴性。

3. 咽拭子病毒分离

其中分离出腺病毒 II 型 6 例，VII 型 3 例（均有恢复期血清补体结合试验 4 倍以上增高），可疑腺病毒 III、VII 型 2 例（仅有荧光检查结果），副流感病毒 1 例。

二、治疗方法

1. 清肺注射液组成：黄芩、栀子、大黄。

2. 功用：清热解毒，肃肺通腑。

3. 主治：肺胃热盛之喘咳。

4. 用法及用量：本组患儿均为小儿急性肺炎。入院后以清肺注射液静脉点滴三天以上，并可根据兼证配服其他中药汤方或丸、散等。

3 天后加用抗菌素者均列入无效病历。

用量：清肺注射液以每日 4～10 毫升/千克计算，每日静脉点滴一次。以 10% 葡萄糖或含钠维持液稀释静脉点滴。

三、疗效分析

（一）疗效评定标准

1. 经治疗至出院时肺炎症状、体征消失或基本消失，X 线检查肺部炎症全部吸收或仅有纹理稍厚者，为治愈。

2. 经治疗至出院时，肺炎症状明显好转，体征减轻。X 线检查部分吸收或未吸收，或症状好转未予 X 线复查者，均为有效。

3. 经清肺注射液治疗 3 天以上，症状、体征不减，而加用抗菌素治疗，出院时无论病情痊愈、好转均列为对清肺注射液无效病例。

（二）治疗结果

1.症状与体征消失情况

（1）体温：体温降至正常，最短 1 天，最长 12 天，平均 3.4 天退热。其中高热退后有 37.5℃以下低热 3 例，发热及症状有不同程度减轻，而体温未降至正常即出院者 5 例，未计算在内。

（2）咳嗽：于出院时咳嗽基本消失 230 例，占 97.0%。平均 7.49 天消失。出院时咳嗽未减 7 例，占 3.0%。

（3）喘憋：具有喘憋者 144 例，最短于入院当天消失，最长 9 天消失，未止喘 2 例。平均喘 2.5 天消失。

（4）啰音：出院时 197 例啰音消失，占 203 例有啰音患儿的 97.0%，除啰音未消 6 例外，平均 5 天肺内啰音消失。

2.X 线复查结果

237 例中出院前复查 218 例，19 例未复查。平均复查天数为 8 天。全部吸收：128 例，占 58.7%；部分吸收：77 例，占 35.3%；未吸收：13 例，占 6.0%。

3. 住院天数

平均为 9.4 天。

4. 疗效

治愈：119 例，占 50.2%；有效：95 例，占 40.1%；无效：23 例，占 9.7%。总有效率为 90.3%。

四、体会

1.本组小儿肺炎病例，包括诊断为大叶性肺炎、支气管肺炎、间质性肺炎的患儿。其病源学方面：有咽培养为致病菌（包括金黄色葡萄球菌、乙型链球菌等），咽拭子分离为腺病毒Ⅲ、Ⅶ或流感病毒等，经用清肺注射液治愈为 50.2%，总有效率为 90.3%。说明清肺注射液对各种小儿肺炎的治疗有一定效果。

2. 清肺注射液中含有黄芩、栀子、大黄三种药。由中药研究所及我院化验室的工作证明，这三种药对病毒、细菌等病原体有一定的抑菌、抑毒作用。

本组病例中，白血球总数在 3 万 /mm³ 以上者 14 例，其中仅有 2 例加用抗菌素。通过临床应用体会到清肺注射液对小儿肺炎及感染性疾患确有一定的疗效。几年来清肺注射液已在我科广泛应用，初步取得代替抗菌素的作用。

3. 经我科实验室的工作证明，应用清肺注射液对肝、肾功能及血液系统均无损害，长期应用此药试验动物体重还有所增加（与对照组统计学处理有显著差异）。致死量、半致死量表明清肺注射液的毒性低，安全度大。因此在一定程度上可以说，应用清肺注射液优于应用目前常用的一些抗菌素。

总之，8 年来的临床实践使我们感到，清肺注射液是一种有发展前途的中药。

（本文未公开发表）

中医为主治疗 25 例腺病毒肺炎分析

我科在 59175 部队和我院病毒室配合下，1975 年冬天开始进行腺病毒肺炎的临床研究，3 年来共收治腺病毒肺炎 64 例，死亡 2 例，死亡率为 3.1%。

为了客观、准确探讨中医中药对腺病毒肺炎的疗效，我们选择了咽拭子腺病毒分离阳性、双份血清腺病毒抗体 4 倍以上增高、X 线检查有炎性改变、临床症状和体征典型的病例（不符合上述条件均除外）25 例进行分析。

一、临床资料分析

1. 性别：男 19 例，女 6 例。

2. 年龄：1 岁以下 2 例，1 ~ 2 岁 5 例，2 ~ 3 岁 4 例，3 岁以上 14 例。

3. 入院前病程日：1 日内 8 例，1 ~ 5 日 12 例，5 ~ 10 日 5 例，平均 2.34 日。

4. 临床主要症状及体征：体温：38.9℃ 1 例，39 ~ 39.9℃ 6 例，40 ~ 40.9℃ 14 例，41℃以上 4 例。咳嗽：25 例。喘：19 例。憋：17 例。鼻扇：18 例。三凹征：16 例。青紫：18 例。啰音：23 例。叩浊：7 例。面色青灰：21 例。皮疹：7 例。肢冷：9 例。心音钝：12 例。心率 180/ 分以上：10 例。肝三厘米以上：13 例。嗜睡：17 例。烦躁：12 例。嗜睡烦躁交替：6 例。抽搐：6 例。腹胀：20 例。呕吐：16 例。纳差：25 例。

5. 并存症：营养不良 5 例，贫血 5 例，佝偻病 9 例，支气管哮喘 1 例，脑炎后遗症 1 例。

6. 合并症：心力衰竭 16 例，脑水肿 3 例，肺气肿 2 例，弥漫性血管内凝血 3 例。

7. 实验室资料分析：

（1）白血球总数：5000/mm^3 以下：2 例；5000 ~ 7000/mm^3：6 例；7000 ~ 10000/mm^3：6 例；10000 ~ 20000/mm^3：10 例；30000/mm^3 以上：1 例。

（2）白细胞碱性磷酸酶积分，共查 18 例：50 单位以下：12 例；50 ~ 100 单位：2 例；101 ~ 150 单位：3 例；151 ~ 200 单位：1 例。积分在 100 以下者为 14 例，占 3/4 以上，说明腺病毒肺炎白细胞碱性磷酸酶积分降低。

（3）咽拭子腺病毒分离：Ⅲ型 19 例，Ⅶ型 4 例，非Ⅲ、Ⅶ型 2 例，25 例双份血清腺病毒抗体均有 4 倍以上增高。

8. X 线检查：①单侧：左侧大片状阴影：1 例；右侧小点片阴影：7 例；右侧大片阴影：5 例。②双侧：小点片阴影：7 例；大片状阴影：3 例；网状阴影：1 例；纹理粗：1 例。

二、治疗方法

1. 常规治疗

轻型：静脉点滴"肺1号"或"清肺液"，每日每千克体重4～6毫升；重型："肺1号""清肺液"交替静脉点滴，每日每千克体重各4～6毫升，同时加用"生脉散注射液"，每日每千克体重2毫升。

2. 对症处理

高热稽留40℃以上者，可用温水或50%酒精擦浴，头部枕冰袋或冷敷，清开灵滴鼻和肌注，口服羚羊退热散或紫雪散。兼见烦躁不安者可酌加西药镇静剂，一般不用西药退热剂；突然寒战、体温升高者，要注意发生惊厥，在用镇静剂的同时加用少量西药退热剂。一旦发生惊厥，要加大镇静剂的用量，并配用平肝息风、清心开窍汤剂口服。

喘憋严重者，可用"肺1号"或"清肺液"或两者交替超声雾吸，每日2～4次，每次半小时。根据病情变化可以延长或持续雾吸，直到喘憋缓解。

心功能不全者，生脉散的用量加大，1次5～10毫升，每隔3～4小时静点1次，直到心衰控制；少数病人不能有效控制者，可酌加西地兰。

呼吸、循环功能不好者，在重用生脉散的同时加服独参汤或参附汤以及活血化瘀药物等，不能口服者可用鼻饲或静点。

有血管内弥漫性凝血表现者，要在用活血化瘀药的同时加重补气之品，川芎嗪或丹参注射液与生脉散或独参汤并用。

3. 随症加减

在常规治疗和对症处理的同时还可以按照温热病辨证施治原则，随证配用口服汤药。

恢复期的治疗要注意分辨余邪不尽或邪退正虚或两者兼见，灵活采用养阴清热、润燥生津、活血化瘀、止咳化痰、调和脾胃等治法，防止疾病反复和促进患儿早日恢复健康。

三、治疗结果

（一）疗效标准

1. 痊愈：体温恢复正常，肺部啰音完全吸收，X线检查阴影完全吸收。

2. 临床痊愈：体温正常，肺部啰音基本吸收，X线检查肺部阴影大部分吸收。

3. 好转：肺部啰音未完全吸收，X线检查肺部阴影少部分吸收或未复查。

（二）治疗后发热变化情况

1. 治疗后开始热退时间：3日内，10例；3～6日内，7例；6～10日内，7例；10以上，1例。

2. 体温开始正常时间：3日内，6例；3～6日内，9例；6～10日内，8例；10以上，2例。平均6.36日。

3. 热退病程时间：4～6日内，6例；6～10日内，9例；10以上，8例。平均8.7天。

4. 主要症状和体征消失时间：咳嗽，10.4天；喘，4.2天；憋，4.0天；纳差，6.4天；三凹征，4.0天；鼻扇，5.3天；青紫，4.7天。心力衰竭平均3日内控制，其他症状与体征随着体温下降而消失。

5. 住院日：最短 4 天，最长 29 天，平均 13 天。

6. 出院时复查 X 线结果：完全吸收者 13 例，部分吸收者 11 例，未复查 1 例。出院后对 12 例肺部阴影为吸收者进行了随访，结果 9 例先后在两周至 3 个月内完全吸收。

四、讨论

1. 关于治疗原则

腺病毒肺炎多发于冬春，相当中医学的"冬温""春温"。临床以持续高热为特点，带来机体一系列变化，所以治疗腺病毒肺炎一定要以温病学理论为指导，结合西医"辨病"，掌握"热邪"的变化和"气阴"的存亡，"清热解毒"要贯穿治疗的始终，"益气养阴"要不失时机地早用。疾病初期、极期，证实体实，气阴未伤，要抓紧这个机会大清大解，清热解毒为主的清肺液、"肺 1 号"用量可以增加常用量的一半或一倍。

2. 生脉散的应用和作用机理

腺病毒肺炎持续高热，势必伤津耗气，气阴一伤，就能导致热邪逆传内陷。根据"正气内存，邪不可干""留得一分津液，便有一分生机"的理论，在气阴未受到明显损伤的时候，及早用上益气养阴法。大量的实验研究表明，生脉散对于休克有保护、强心、升压作用，其强心效应是通过兴奋心肌的 β 受体，改善缺血心肌的合成代谢，提高心肌对缺氧的耐受性，使缺血心肌以最省力的方式工作。生脉散并能抑制心肌细胞膜三磷酸腺苷酶的活性，改变心肌细胞膜对某些阳离子的主动运输。所以说生脉散是一个相当完善的"强心合剂"，早期应用生脉散是提高腺病毒肺炎疗效的重要环节。

3. 关于活血化瘀法的应用

我们常在疾病的中、后期用川芎嗪、丹参注射液及活血化瘀的汤药，此类药物能抑制二磷酸腺苷，阻止血小板凝集，防止和治疗弥漫性血管内凝血，改善微循环，减少病变组织的缺血、缺氧。指趾青紫，有吐血及便血，凝血项检查不正常，诊断为弥漫性血管内凝血，在用独参汤、生脉散的同时用川芎嗪静脉点滴而获愈。腺病毒肺炎后期肺部组织破坏严重者，要重用活血化瘀药物，对预防和治疗血管内弥漫性凝血，以及提高纤维蛋白溶解酶活性，促进对坏死组织的纤维蛋白的溶解，增加血管的通透性，有利于白细胞及巨噬细胞的活动，同时对坏死组织的吸收及修复，都有重要作用。

（以摘要形式载于《北京医学》1980 年第 1 期）

银马解毒冲剂治疗疮疡临床疗效小结

我们按照《中药新药临床研究指导原则》，讨论确定了银马解毒冲剂治疗疮疡的临床观察方案，于 1998 年 3~5 月观察了共 22 例病人用该药的治疗效果，现将结果报告如下。

一、资料和方法

1. 一般资料

共 22 例，其中男性 13 例，女性 9 例。年龄：18 ~ 58 岁，平均 36 岁。病程 1 ~ 6 天，平均 3 天。病种：丹毒 5 例，疖 10 例，其他软组织感染 7 例。

2. 诊断标准

局部有红肿热痛的皮肤及软组织急性化脓感染。病情程度：轻度：病变直径 < 3cm；中度：病变直径 3.1 ~ 4.9cm；重度：病变直径 > 5cm。

3. 纳入标准

（1）符合上述诊断标准。

（2）年龄 18 ~ 65 岁。

（3）不存在下述排除标准所列情况者。

（4）完成预定疗程。

4. 排除标准

（1）合并严重全身性疾病（糖尿病、血液病、精神病及肝、肾功能严重受损者）。

（2）不能排除特异性感染者。

（3）未能按规定用药，无法判定疗效；或资料不全影响疗效及安全性判断者。

5. 治疗方法

银马解毒冲剂，开水冲服，1 次 1 袋，1 日 3 次，首日倍量。疗程 7 天。服药前已破溃者（2 例），局部常规换药。

二、治疗结果

1. 疗效标准

（1）痊愈：服药 7 天，症状、体征消失。

（2）显效：服药 7 天，全身症状、体征消失，局部病灶基本恢复正常。

（3）有效：服药 7 天，全身症状、体征消失，局部病灶明显减轻。

（4）无效：服药 7 天，局部病灶无明显好转或已化脓。

2. 治疗结果

（1）总疗效：总治愈、显效占 54.54%，总有效率 95.45%。见表 15。

表 15　银马解毒冲剂治疗疮疡总疗效

	痊愈	显效	有效	无效
例数	7	5	9	1
（%）	31.82	22.72	40.91	4.55

（2）疗效与病情的关系：银马解毒冲剂对轻、中度感染的疗效较好。见表 16。

表 16　银马解毒冲剂治疗疮疡疗效与病情的关系

病情	痊愈		显效		有效		无效		合计
	n	%	n	%	n	%	n	%	n
轻度	4	28.57	5	35.71	5	35.71			14
中度	3	60.00			2	40.00			5
重度					2	66.67	1	33.33	3
合计	7	31.82	5	22.73	9	40.90	1	4.55	22

（3）疗效与病种的关系：见表 17。

表 17　银马解毒冲剂治疗疮疡疗效与病种的关系

病种	痊愈		显效		有效		无效		合计
	n	%	n	%	n	%	n	%	n
疖	5	50.00	1	10.00	4	40.00			10
丹毒			3	60.00	1	20.00	1	20.00	5
其他	2	28.58	1	14.29	4	57.14			7
合计	7	31.82	5	22.72	9	40.90	1	4.54	22

3. 安全性观察

部分病人治疗前后做血、尿、便常规及肝、肾功能检查，无异常改变。服药期间，未发现不良反应。

三、小结

1. 银马解毒冲剂对轻度、中度皮肤及软组织感染有较好的疗效，总有效率 95.46%。对重度感染力量尚显不足。

2. 在治疗病例中，未发现任何不良反应。

3. 在个别同时伴有痤疮病例中，本药显示了较好的疗效。

（本文未公开发表）

银马解毒冲剂治疗咳嗽临床疗效总结

1998 年 4 ~ 6 月，我科应用银马解毒冲剂对咳嗽患者进行了临床疗效观察，总有效率为 90%，总控显率为 60%，经统计学处理，治疗前后有非常显著性差异（$P < 0.001$），现将其结果总结如下。

一、一般资料

1. 病例来源：全部病例皆在病房观察。
2. 性别：男性 16 例，女性 14 例。
3. 年龄：最大者 65 岁，最小者 16 岁。
4. 病情：重者 7 例，轻者 7 例，中度者 16 例。

二、病例选择

1. 西医病例诊断标准

（1）急性气管炎，支气管炎。

（2）慢性气管炎，急性发作期。

（3）感冒以咳嗽为主者。

2. 中医病例选择标准

中医病名根据"全国高等院校统一教材"咳嗽中的风热型列为观察范围。

症见咳嗽频剧，气粗，咳声嘶哑，喉噪咽痛，咳痰不爽，痰黏稠或稠黄，咳时汗出，常伴口渴，头痛，恶风身热，舌尖薄黄，脉浮数或滑。

三、治疗方法

银马解毒冲剂，开水冲服，1 次 1 袋，1 日 3 次，首日倍量。7 天为 1 疗程，疗程结束后统计疗效。

四、疗效评定标准

1. 单项症状疗效判断标准

咳嗽：

轻度（+）：白天间断咳嗽，不影响正常生活工作，记 1 分。

中度（++）：症状介于轻度及重度之间，记 3 分。

重度（+++）：昼夜咳嗽频繁或阵咳，影响工作或睡眠，记 5 分。

咯痰：

少（+）：昼夜咯痰 10 ~ 50mL 或夜间及清晨咯痰 5 ~ 25mL，记 1 分。

中度（++）：昼夜咯痰 51 ~ 100mL 或夜间及清晨咯痰 25 ~ 50mL，记 3 分。

多（++）：昼夜咯痰 100mL 或夜间及清晨咯痰 50mL 以上，记 5 分。

2. 综合疗效判断

临床控制：咳嗽症状消失，或不足轻度者，症状治疗后改善在 90% 以上者。

显效：咳嗽症状明显好转，症状积分改善在 70% ~ 90%。

有效：咳嗽症状有好转，症状积分改善在 30% ~ 70%。

无效：咳嗽症状无好转或加重，症状积分改善 < 30% 者。

五、治疗结果

1. 总疗效，见表 18。

表 18 治疗前后疗效比较表

例数	临控	显效	有效	无效	总有效率 / 例（%）	总控显率 / 例（%）	疗前积分 $\bar{x} \pm SD$	疗后积分 $\bar{x} \pm SD$	差值 $\bar{x} \pm SD$
n=30	4	14	9	3	27	18	9.767	3	6.8
%	13.3	46.7	30.0	10.0	90.0	60.0	± 3.530	± 2.334	± 2.953

治疗前后积分比较，t=12.61，$P < 0.001$，有非常显著性差异。

2. 两组主要症状治疗前后疗效分析：见表 19。

表 19 两组主要症状疗效比较

证候	例数（n）	临控（例）	显效（例）	有效（例）	无效（例）	有效率 / 例（%）	控显率 / 例（%）	差值 $\bar{x} \pm SD$
咳嗽	n=30	4	9	13	4	26（86.67）	13（43.33）	2.067 ± 1.187
咯痰	n=28	5	5	14	4	24（85.71）	10（35.71）	1.589 ± 1.123

咳嗽治疗前后比较，t=9.539，$P < 0.001$。

咯痰治疗前后比较，t=7.488，$P < 0.001$。

3. 舌象相比较：见表 20。

表 20 治疗前后舌象分析表

	舌质					舌苔				
	淡红	红	χ^2	P	复常率（例）	黄	白	χ^2	P	复常率（例）
治疗前	1	29				29	1			
治疗后	19	11	24.3	< 0.001	62.1%（18）	10	20	26.45	< 0.001	65.5%（19）

4. 脉象分析表：见表21。

表 21　脉象分析表

	滑数	浮滑	弦	细	χ^2	P	复常率（例）
疗前	25	5					
疗后	11		9	10	27.8	P < 0.001	63.33%（19）

5. 治疗前后白细胞变化表比较：见表22。

表 22　治疗前后白细胞比较表

	正常	异常	χ^2	P	复常率（例）
疗前	12	18			
疗后	24	6	10	< 0.001	66.67%（12 例）

6. 对肝肾功能及心电图的影响：在治疗前后皆进行了肝功能、肾功能、尿常规、心电图测定，均未发现异常，说明银马解毒冲剂对肝肾功能及心血管系统无毒副作用。

六、总结

通过临床观察，银马解毒冲剂治疗咳嗽的临床总疗效经统计学处理，治疗前后积分比较 $t=12.61$、$P < 0.001$，有非常显著差异，其中总有效率为90%，总控显率为60%。主要单项症状疗效，咳嗽症状：治疗前后积分比较 $t=9.539$、$P < 0.001$，有非常显著性差异，其中总有效率为86.67%，总控显率为43.33%；咯痰症状：治疗前后积分比较 $t=7.488$、$P < 0.001$，有非常显著差异，其中总有效率为85.71%，总控显率为35.71%。

随着病情的好转，治疗后舌质、舌苔、脉象及白细胞均有明显改善，其中舌质的复常率为62.1%，舌苔的复常率为65.52%，脉象的复常率为63.33%，白细胞的复常率为66.62%，经统计学处理，治疗后均有显著性差异。

临床观察表明，银马解毒冲剂对肝肾功能、心脏等系统均无损害，少数病人服药后稍有恶心不适，不影响继续用药治疗，停药后自动消失。

（本文未公开发表）

五味解毒冲剂治疗急性支气管炎的临床疗效观察

急性支气管炎是因病毒、细菌以及物理化学刺激、过敏等原因引起的上呼吸道急性炎症，属于中医外感咳嗽范畴，是临床上尤其是在冬春季节的常见病、多发病。我院呼吸科在 1999 年 3~5 月，用五味解毒冲剂治疗急性气管炎、支气管炎 30 例，取得了良好的疗效，现报告如下：

一、资料和方法

1. 一般资料

本组病例全部来自病房，其中男性病人 16 例，女性病人 14 例。年龄最小者 16 岁，最大者 65 岁，平均年龄 35 岁。病程在 1~30 天，平均病程为 7 天。病情轻者 7 例，中度 16 例，重者 7 例。

2. 诊断标准

西医诊断为急性气管炎、急性支气管炎、慢性支气管炎急性发作期以及感冒以咳嗽为主者。症见咳嗽咳痰、咳嗽频剧、气粗、畏寒发热等，X 线胸片检查正常。中医诊断根据"全国高等院校统一教材""咳嗽"中的风热症列为治疗对象。症见咳嗽频剧，气粗，咳声嘶哑，咽喉肿痛，咳痰不爽，痰黏稠或稠黄，常伴有口渴、恶风发热，舌苔薄黄，脉浮数或滑。

3. 治疗方法

五味解毒冲剂由生甘草、马齿苋、金银花、车前草、生大黄组成。成药由西苑医院制剂室提供，每包 10 克，每次 2 包，每天 2 次，7 天为一疗程，疗程结束后统计疗效。

二、治疗结果

1. 疗效标准

单项症状疗效判断标准：①咳嗽：轻度（＋）：白天间断咳嗽，不影响正常生活工作者，记 1 分；中度（＋＋）：症状介于轻度和重度之间者，记 3 分；重度（＋＋＋）：昼夜咳嗽频繁或阵咳，影响工作和睡眠者，记 5 分。②咯痰：少（＋）：昼夜咯痰 10 ~ 50mL 或夜间及清晨咯痰 5 ~ 25mL 者，记 1 分；中度（＋＋）：昼夜咯痰 51 ~ 100mL 或夜间及清晨咯痰 25 ~ 50mL 者，记 3 分；多（＋＋＋）：昼夜咯痰 100mL 或夜间及清晨咯痰 50mL 以上者，记 5 分。综合疗效判断标准：临床控制：咳嗽症状消失，或症状治疗后改善在 90% 以上者；显效：咳嗽症状明显好转，症状积分改善在 70% ~ 90% 者；有效：咳嗽症状好转，症状积分改善在 30% ~ 70% 者；无效：咳嗽症状无好转或加重，症状积分改善＜ 30% 者。

2. 治疗结果

本组观察病人是以自身为对照，治疗 30 例病人观察一疗程的综合疗效结果：临床控制有 4 例，占 13.33%；显效有 14 例，占 46.67%；有效 9 例，占 30%；无效 3 例，占 10%。总有效率为 90%（表 23）。

表 23　治疗前后总疗效比较表

例数	临控	显效	有效	无效	总有效率/例（％）	总控显率/例（％）	疗前积分	疗后积分	差值
n=30	4（13.3）	14（46.67）	9（30）	3（10）	27（90）	18（60）	9.767±3.53	3±2.3	6.8±2.95

治疗前后积分比较 t=12.61，$P < 0.0001$，有非常显著性差异。

3.疗效分析

表 24　两组主要症状疗效比较

证候	例数（n）	临控（例）	显效（例）	有效（例）	无效（例）	控显率/例（％）	有效率/例（％）	差值
咳嗽	30	4	9	13	4	26（86.6）	13（43.3）	2.067±1.187
咯痰	28	5	5	14	4	24（85.7）	10（35.7）	1.589±1.123

急性支气管炎两组主要症状疗效比较见表 24。咳嗽治疗前后比较，t=9.539，$P < 0.001$。咯痰治疗前后比较，t=7.488，$P < 0.001$，均有显著性意义。

三、讨论

急性气管炎、支气管炎属中医学外感咳嗽范畴。外感咳嗽以风热壅肺为多，临床上症见咳嗽频剧、气粗、咳声嘶哑、咽喉肿痛、咳痰不爽、痰黏稠或稠黄，常伴有口渴、恶风发热、舌苔薄黄、脉浮数或滑等。本方以金银花清热解毒、祛风热泻肺，使肺热得祛，肺的宣发肃降功能得复，因而为君药。马齿苋清热解毒，车前草清热解毒、祛痰止咳，两者共用起清解肺热、祛痰止咳作用，加强主药的作用，为臣药。生大黄清热泻火，使肺热从大肠而出，生甘草祛痰止咳，调和诸药，同为佐使药。诸药合用，共起清解肺热、祛痰止咳之功。从以上治疗结果看，本方治疗急性气管、支气管炎引起的咳嗽有较好的疗效，在临床应用中无副作用，同时本药动物实验研究表明亦有较好的抑菌、止咳作用。

（原载于《光明中医》2001 年第 4 期）

"中国神方（甲）"胶囊治疗224例阳痿患者的临床治疗分析

阳痿是男性生殖系统、性功能障碍的常见多发病之一。其表现为阴茎完全不能勃起或举而不坚，或勃起持续时间短暂，不能完成正常房事者。阳痿的发病率常随年龄的增长而增高，近年在青壮年中发病率日趋升高。由于本病给患者的家庭生活及学习、工作带来严重影响，并能成为家庭与社会不安定和谐的因素。因此，迫切需求具有明确疗效且快速起效的药物，以满足临床需要，解决病人痛苦，维系其家庭的和谐与安定。

中国神方（甲）胶囊是广安门医院根据中医传统理论，结合现代科学研究成果，精心筛选有效药物，经科学提炼其有效成分而制成的复方剂型，用其治疗性功能低下、阳痿、早泄等症取得了显著疗效。现将其224例临床治疗结果报告如下。

一、一般资料

1. 年龄分布

224例阳痿患者年龄范围分布见表25。

表25　224例阳痿患者年龄分布

年龄范围	23～29岁	30～39岁	40～49岁	50～59岁	60～69岁	70～79岁
例数	30	70	61	51	11	1

224例中年龄最小者23岁，最长者76岁。

2. 病程分布

224例患者，阳痿病程时间连续存在1～5个月者，30例；6个月～1年者，47例；1.5年者8例；2年者39例；3年者20例；4年者6例；5年者13例；6年者3例；7年者3例；8年者20例；10年者17例；11年者1例；13年者3例；15年者3例；16～20年者8例，27年者2例，30年者1例。阳痿持续在半年以上者194例，占86.6%。

3. 阳痿病情程度分级

（1）顽固型阳痿：指阳痿持续超过一年或10余年；曾用多种中西药物治疗无效；在有性刺激的情况下，阴茎完全不能勃起者。224例中，本型占133例，高达59.4%。

（2）重型阳痿：指阳痿持续超过一年以上，阴茎勃起软弱无力，或勃起持续时间短暂不能同房者。本型59例，占26.3%。

（3）轻型阳痿：指阳痿病程短于一年，勃起程度不够，举而不坚，或持续时间短暂，不能同房或偶尔勉强同房者。本型32例，占14.3%。

二、治疗方法

224 例阳痿患者均服用中国神方（甲）胶囊剂，每日 3 次，每次 2 ~ 3 粒，饭后 15 分钟送服。

三、疗效标准

1. 治愈：指服药后，性欲明显增强，在有或无性刺激的情况下，阴茎勃起坚硬，持续时间长，或反应迅速，勃起频发，同房时夫妇双方满意。

2. 基本治愈：指服药后，在有或无性刺激的情况下，可阴茎勃起，可以同房，但不十分满意。

3. 好转：指服药后，阴茎已能勃起，但不坚硬，持续时间不够长，勉强同房或尚不能同房者。

4. 无效：服药后，仍不能勃起者或短暂勃起，无力，不能同房者。

四、治疗结果

1. 224 例阳痿患者经服用中国神方（甲）胶囊后治疗结果见表 26。

表 26　224 例阳痿治疗结果

结果例数	治愈（例）	基本治愈（例）	好转（例）	无效（例）	治愈（%）	基本治愈（%）	好转（%）	无效（%）	合计（%）
224	169	22	16	17	75.5	9.8	7.1	7.6	100

224 例阳痿患者经治疗后，治愈率和基本治愈率达 85.3%，总有效率达 92.4%。

2. 224 例阳痿患者中，分型治疗结果见表 27~ 表 29。

（1）224 例中，顽固型阳痿占 133 例，其治疗结果见表 27。

表 27　133 例顽固型阳痿治疗结果

结果例数	治愈（例）	基本治愈（例）	好转（例）	无效（例）	治愈（%）	基本治愈（%）	好转（%）	无效（%）	合计（%）
133	102	10	10	11	76.7	7.5	7.5	8.3	100

133 例顽固型阳痿患者经治疗后，治愈率和基本治愈率达 84.2%，总有效率达 91.7%。

（2）224 例中，重型阳痿占 59 例，其治疗结果见表 28。

表 28　59 例重型阳痿治疗结果

结果例数	治愈（例）	基本治愈（例）	好转（例）	无效（例）	治愈（%）	基本治愈（%）	好转（%）	无效（%）	合计（%）
59	41	9	5	4	69.5	15.2	8.5	6.8	100

59 例重型阳痿患者经治疗后，治愈率和基本治愈率达 84.7%，总有效率达 93.2%。

（3）224 例中，轻型阳痿占 32 例，其治疗结果见表 29。

表29　32例轻型阳痿治疗结果

结果例数	治愈（例）	基本治愈（例）	好转（例）	无效（例）	治愈（%）	基本治愈（%）	好转（%）	无效（%）	合计（%）
32	26	3	1	2	81.3	9.4	3.1	6.2	100

32例轻型阳痿患者经治疗后，治愈率和基本治愈率达90.7%，总有效率达93.8%。

（4）224例中，不同分型阳痿患者治疗结果比较见表30。

表30　不同分型阳痿患者治疗结果

阳痿分型	例数	治愈（例）	基本治愈（例）	好转（例）	无效（例）	治愈（%）	基本治愈（%）	好转（%）	无效（%）	合计（%）
顽固型	133	102	10	10	11	76.7	7.5	7.5	8.3	100
重型	59	41	9	5	4	69.5	15.2	8.5	6.8	100
轻型	32	26	3	1	2	81.3	9.4	3.1	6.2	100
合计	224	169	22	16	17	75.5	9.8	7.1	7.6	100

224例患者中，服药较多者为顽固型阳痿，服药最多的一例患者是阳痿病程30年，完全不能勃起，30年无性生活，精神与肉体极为痛苦，达到治愈时，满脸喜悦之色。该例所服最多药量为335粒胶囊，约合14盒。各型阳痿患者中均有无效和好转的病例，这些病例多系初诊或二诊者，因经济原因或他因而未能坚持服完疗程之故。

五、随访结果

治愈患者中，随访27例，目前性功能情况如下：

1. 治愈后，停服药物2～2.5个月后，性功能保持良好者5例。

2. 治愈后，停药3个月，占12例，其中性功能仍旺盛者8例。

3. 治愈后，停药4个月，占6例，其中性功能仍满意者3例。

4. 治愈后，停药7个月，占4例，性功能仍保持正常。

27例随访结果，其中20例在停药后2.5～7个月，仍能保持良好而满意的性功能，占74%。随访结果说明中国神方（甲）胶囊治疗阳痿是治本要药。

（本文未公开发表）

中医激光净血疗法的临床应用

一、中医激光净血的意义

1. 益气

当人体生物能量不足时（气虚），体内各种酶的活性降低，代谢能力减弱，能量不足，营养吸收障碍，脏腑功能衰弱。光子激活酶的活性，使代谢旺盛，能量充足，可视为益气也。

2. 解毒

人体内源性毒素中，最主要的是氧自由基和脂质过氧化物，是导致人体衰老和癌症及各种疾病的重要原因。抗氧化酶系统（如 SOD 酶、CAT 酶、GSH-PX 酶等）由于年老体弱、生物能量不足而活性降低，不能清除氧自由基等毒素，导致生物膜、蛋白质和酶、核酸和染色体损害和破坏。激光血疗能激活超氧化物歧化酶（SOD）、过氧化氢酶（CAT）、谷胱甘肽过氧化物酶（GSH-PX）等的活性，有力地清除过多的氧自由基和脂质过氧化物，达到解毒作用。

3. 活血化瘀

激光可激活纤溶酶原，提高机体血浆中的纤溶酶活性，从而降低血浆及全血黏度，有效地改善血液流变学特性，还能减轻血栓的形成。

4. 益智补脑

SPECT（单光子发射计算机断层仪）检测证实，激光鼻腔照射 20 分钟，前后对比，脑局部血流灌注明显增加，脑细胞功能改善。激光血疗治疗缺血性脑梗死的大量病例说明，治疗组比对比组的疗效明显增高。激光治疗可降低脑部脂质过氧化物（LPO）的含量，减少脂质过氧化造成的脑神经细胞损害。

二、主要适应证及临床应用

1. 缺血性脑血管病

短暂性脑缺血：若 45 岁以上有高血压、高血脂、糖尿病病史而出现短暂性脑功能缺失，多数在几分钟至 1 刻钟内恢复，无后遗重要功能缺陷，社区医护应考虑是脑缺血，应防止自发或人为再灌注引起严重的自由基对脑神经细胞的损伤。立即行 650nm 半导体激光 2.0 ～ 2.5mw 血管内照射，直接且快地提高 SOD 酶的活性，降低 LPO 水平。同时就地诊治或送上级医院诊治，这对脑组织有保护作用。这种激光血管内照射预防脑细胞损害的治疗方法，简单快捷、安全可靠，又能快速上静脉留置针，方便其他治疗措施的进行。

2. 缺血性脑梗死

在行常规治疗措施之前，首先迅速上静脉留置针，进行低强度激光血管内照射，2.0 ～ 2.5mw，照射 30 分钟，每日两次。恢复期改用激光鼻腔照射 5mw，每侧鼻腔照射 10 分钟。同时静脉滴注丹参注射液，每日 1～2 次。丹参素是超氧阴离子自由基清除剂，其清除氧自由基的作用优于超氧化物歧化酶（SOD）。

由于氧自由基的增多，致使：① LPO 损伤血管内皮，使血管内皮素增加，强烈收缩血管。② LPO 激活致血小板活性增高，加速血小板集聚。③ LPO 抑制红细胞 Na^+-K^+-ATP 酶的活性。④ LPO 损伤生物膜系统，使红细胞膜通透性改变，红细胞水肿，变形能力减弱。⑤神经细胞损坏。再灌注后，氧自由基的含量会进一步增加。临床已证实，低强度激光血管内照射能迅速提高 SOD 的水平和活性，能降低 LPO、MDA 的水平；能降低血管内皮素水平；能抑制血小板活性；能提高 Na^+-K^+-ATP 酶的活性；能增强红细胞的变形能力。均有利于缺血性脑梗死的康复。

缺血性脑梗死的综合性治疗是必要的，但往往由于转诊、检查、准备治疗的时间，方便了氧自由基对脑神经细胞的损害，由于氧自由基恶性循环地增多，致病理改变更复杂。所以低强度激光血管内照射应及早且优先于任何其他治疗手段。有人怀疑，还未弄清楚是脑出血抑或脑血栓形成，难以决定是否用激光血疗。不用疑虑，应该立刻使用。理由是：①高血压脑出血自由基的作用近年来逐渐引起重视。实验证明，脑出血后自由基反应增强，是脑出血后脑水肿的一个重要原因，对脑水肿的发展也有重要作用。因此，临床上如能积极预防高血压，并在脑出血早期应用自由基清除剂，则有助于阻断继发的病理损害，改善脑组织的功能恢复。②临床上不少单位报道，配合激光血疗治疗脑出血的效果优于对照组。③及早应用激光血疗，只是上一个静脉留置光纤针，配上一个比手掌还小的带干电池的半导体激光血疗仪，不影响检查和常规治疗，也可以作为一个静脉用药的通道。更主要的是，激光血疗只是先期的抗氧自由基的治疗手段，不妨碍综合治疗的其他手段。如果临床医师能认识到利用低强度激光血疗能降低死亡率和致残率，那么对于社区、边远地区防治老年性疾病，就争取到利用有效的治疗时窗，将是老年心血管病人的福音。

3. 预防老年痴呆、脑萎缩和防治帕金森病

老年人脑的老化都与氧自由基、脑神经元纤维缠结和机体抗氧化酶系统失调有关。所以防止脑的老化，除了保持愉悦的情绪、坚持学习和体育锻炼、良好的生活条件，以及避免有害因子对脑的损害，还要提高人群认识自由基损害机体的科学意识，用科学的方法来提高机体抗氧化酶系统的活性。青岛医学院（现青岛大学青岛医学院）神经内科李清美教授等用低强度激光照射鼻腔治疗帕金森病 43 例（所有病人在激光治疗期间不服用对症药物），输出药率 3.5～5mw，每次 30 分钟，每日 1 次，10 次为 1 疗程。结果总有效率 86%，其中 32 例分别于治疗前、后进行血浆 cck（脑肠肽）-8 放射免疫测定，治疗前平均量为（545.3±81.0）ng/L，治疗后为（378.0±138.2）ng/L，健康对照组平均量（379.2±99.00）ng/L。（中华神经科杂志，1999 年 12 月 32 卷第 6 期）。

脑部缺血缺氧、能量代谢障碍是脑老化的重要原因之一。用科学的保健方法，适当地增加中老年人脑血流灌注，是一个很迫切的课题。广州中医药大学岑烈芳教授总结全国各地的经验，创立了"30 分钟脑血多"的保健方法（图 3）。为了证实它的效果，2000 年 6 月 20 日，岑烈芳教授用自己的脑作 SPECT 检测，30 分钟前后对照，脑血流灌注明显增加。2000 年 6 月 28～29 日，广州医学会办学习班，3 名专家按上述操作，ECT 自身对照验证，也取得明显的效果。8 月 11～12 日，广州市各大医院神经科主任集中在深圳召开"30 分钟脑血多"高级研讨会，又有 2 名专家做脑 ECT验证同效（图 4）。

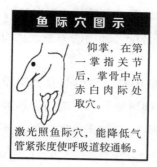

鱼际穴图示

仰掌，在第一掌指关节后，掌骨中点赤白肉际处取穴。

激光照鱼际穴，能降低气管紧张度使呼吸道较通畅。

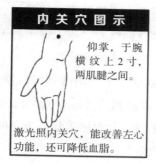

内关穴图示

仰掌，于腕横纹上2寸，两肌腱之间。

激光照内关穴，能改善左心功能，还可降低血脂。

圆唇深呼吸方法

端正坐位或平卧位，正常深吸气后，将咀唇圆起来，用咀深呼气，并把呼气时间稍延长。

加大呼气口阻力，能把气道较深层的残留气体呼出，减轻肺气肿。

操作简单：

（1）用3～4mw激光功率通过鼻腔光针进行鼻腔照射，每次每侧10分钟，每日1次。

（2）接着用3～4mw功率照射鱼际穴、内关穴各5分钟，同时进行圆唇深呼吸。

图3 "30分钟脑血多"保健方法

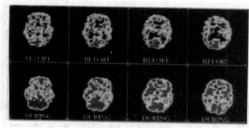

姓名：岑烈芳，男，62岁，检查号：C00097，经半导体激光鼻腔照射20分钟后，脑血流量灌注明显增强。

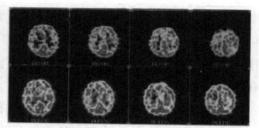

姓名：高某，男，52岁，医学会干部，检查号：C00101，检查日期：2000年6月30日，经半导体激光鼻腔照射20分钟后，脑血流量灌注明显增强。

图4 "30分钟脑血多"后脑SPECT的即时影像变化

4. 缺血性心血管疾病

（1）动脉粥样硬化 动脉粥样硬化的发生发展与自由基脂质过氧化损伤有关。

①常规药物治疗。

②低强度激光鼻腔照射，4mw功率，每次每侧鼻腔照射10分钟，每日1～2次。10月为1疗程，隔2天再做一疗程。总疗程一般3～6个月。坚持每日或隔日照射有保健作用。

（2）冠心病 冠心病时LPO升高和谷胱甘肽过氧化酶（GSH-PX）下降，已经在临床观察中得以证实。说明冠心病损伤的主要病理是脂质过氧化，多损伤以脂质为主要成分的生物膜，细胞肿胀破裂，血管内皮细胞损伤，使血小板聚集，这些改变加重了心肌缺血程度，造成心肌细胞广泛损伤。

（3）原发性高血压 高血压病的病因尚未完全明了，目前认为氧自由基致脂质过氧化损伤及其膜微环境改变可能是高血压病的基本病因，细胞膜ATP酶活性受抑制可能是发病机制的重要环节，细胞内Ca^{2+}浓度升高是发病的最终共同通路。所以在治疗方面除了一般治疗和药物治疗外，用3～4mw半导体激光照射鼻腔，每次每侧10分钟，每日1次，可激活SOD酶的活性，降低LPO水平，有利于外周血管平滑肌张力恢复正常。一般3个月血压较稳定，药物可减量。

5. 肺炎

确诊后，在应用抗生素和对症药物之前，首先用3～3.5mw激光进行血管内照射并用丹参注射液和双黄连注射液静脉滴注，能迅速提高机体抗氧化酶活性。避免因肺炎时，由于嗜中性粒细胞在对病原微生物进行吞噬时释放大量氧自由基，引起肺组织的破坏。这才是"预防为主"的医疗思路。

在此，顺带提一下氧自由基与阻塞性肺气肿、成人呼吸窘迫综合征、肺癌的关系，从而说明"激光净血"降低氧自由基的浓度对治疗这类疾病的重要性。

（1）阻塞性肺气肿　大气污染和吸烟造成的阻塞性肺气肿的原因是氧自由基及其脂质过氧化损害。每吸一口烟中就含有 2×10^{15} 个自由基到达肺泡空间，此外，烟增加了下呼吸道中性粒细胞的数量，释放引起细胞损伤的另外一些氧化剂，大大加重肺内蛋白的破坏，最终形成肺气肿。不能戒烟的人，更需要激光鼻腔照射进行"激光净血"。

（2）成人呼吸窘迫综合征　当出现缺氧及酸中毒时，中性粒细胞被激活，释放氧自由基、蛋白酶及各种炎性介质，直接损伤肺泡上皮及肺血管内皮细胞，导致肺血管痉挛，肺泡上皮细胞变性坏死，血浆及纤维蛋白从毛细血管渗到肺泡，诱发本病。所以在严重创伤、休克、严重感染、中毒、补液过量等情况时，首先预防性地提高机体抗氧化酶系统的活性，应用激光血管内照射，提高 SOD 活性，降低 LPO 水平，可以减少 ARDS 的发生率，或减轻其发病的严重性。常规治疗还是必要的。

（3）肺癌　肺癌患者血清中氧自由基明显高于肺良性病者，随着超氧化物致癌的新发现及抗氧化剂防治癌症的进展，对肺癌患者除必要的常规治疗方法外，增加激光血管内照射，提高抗氧化酶系统活性的配合治疗，是十分必要的。

6. 代谢内分泌疾病

（1）糖尿病合并症　自由基在糖尿病及其并发症的发生发展中起一定的作用。因此，在积极控制血糖的基础上，使用自由基清除剂，对于防止和延缓糖尿病慢性并发症的发生、发展应有一定的作用。临床上发现，低强度激光血管内照射治疗糖尿病合并症有显著效果，主要与提高机体抗氧化酶系统的活性、降低 LPO 的水平有关。常用 3.0 ~ 3.5mw 激光血管内照射，每次 1 小时，10 天为 1 疗程，停 2 天后，再激光血疗 1 个疗程；以后改为 4mw 激光鼻腔照射，每次 20 分钟，每天 1 次。

（2）类风湿关节炎　实验证实，活动期类风湿关节炎患者血中 SOD 含量下降，其清除氧自由基能力下降，可致机体免疫调节机制紊乱和全身多部位组织损伤，继而形成自身抗原，使机体的自身耐受性遭到破坏，引起淋巴系统的机能异常并导致自身免疫。自由基的损伤可加重病情及其发展，适当应用清除自由基的药物，或用 3.0 ~ 3.5mw 激光功率血管照射，每次 1 小时，每日 1 次，10 天为 1 疗程，停 2 日再做 1 个疗程，一般 2 ~ 3 个疗程。常规的治疗药物仍可使用。

（原载于《光明中医》2001 年第 6 期）

第四篇 实验研究

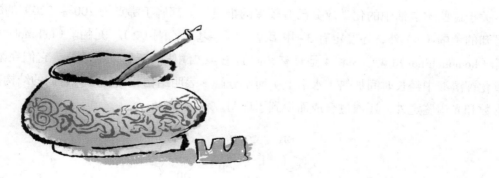

阎孝诚 李维贤 孔令诩 学术传承文集

焦油剂有效成分研究的概况

焦油剂用于治疗真菌所致的癣类皮肤病等，有杀菌消炎、止痒止痛、促进伤口愈合等疗效。应用量仅次于类固醇类药物，但无后者那样的耐药性和副作用。本文仅就近年来有关焦油剂的有效成分、药理等项研究的进展做一概要介绍。

焦油剂是植物、动物和矿物经干馏或加热分解而得的褐色或黑色的黏稠性油状物，因原料不同，其制备方法各异，但都必须经高温加热，才能生成色深有焦臭的油剂。常用的原料有鸡蛋、米糠、豆（黄豆或黑豆）、木质（松、杉、柏）和椰子果壳、沥青质页岩等。焦油剂的命名多以其原料来源而定，如"黑豆馏油""杉木馏油"等。关于焦油剂活性成分的研究，主要是以其抗炎症、抗变态反应和抗菌作用为指标来进行探索。抗炎症和抗变态反应的作用用豚鼠回肠的 Magunuse 法进行检定；抗菌作用采用对丝状菌（发癣菌 Trichophyton mentagrophytes 或者 T. interdigitale）抑制的纸片法来测定。现分述如下：

一、木焦油

木焦油多用松、柏、杉等的木质经干馏而制得。关于这些木焦油的临床应用，在《外科全书》曾记叙用松脂加乳香、没药焙出焦油后，用于治疗痈疽肿毒溃破、脓水淋沥、脓头不出等症，有拔脓散毒的功效。《本草纲目拾遗》等文献中详尽地记述了松、柏焦油的制取方法和治疗顽癣、疥疮的功效。《中国药典》1977 年版中收载了椰馏油用于治疗霉菌引起的皮肤病。日本药局方（药典）也收载了松柏类木焦油，作为湿疹、干癣、瘙痒症和寄生性皮肤病的治疗药物。

关于这些木焦油中的化学成分已有较多的报道，大都属于沸点为 200 ～ 220℃的酚类物质，其中除已知的苯酚（1）外，还鉴定有 3- 甲氧基 -4- 羟基苯乙酮（2），联醌醇（uchinol）（3），3- 甲基联醌醇（homouchinol）（4）。3 和 4 是具有共同的 β–二酮体的新型抗菌成分，它们在浓硫酸和 60% 的氢氧化钾溶液中经长时间加热（水浴上）而不分解，表明结构相当稳定。它们的结构除了用常规的物理常数和光谱鉴定外，还通过合成而得到了证明。

1　　2　　3R：H　4R：CH₃

白桦 *Betula plalgphylla* Suk．var．*japonica* 树干和树皮干馏得到的白桦焦油，在日本用于治疗疥癣和防腐。横田正突等人以白桦树皮甲醇提取物的己烷和苯溶性部分，分离出了 9 个抗丝状菌的活性成分，除一个成分尚待鉴定外，已鉴定了 8 个，分别为丹皮酚（paeonol）（5）、见血封喉醛（anljarolaldehyde）（6）、香草醛（vanillin）（7）、丁香醛（syringalde）（8）、2- 羟基 -5-（3- 羟基丁基苯甲醛（9）、丁香甲酯（methylsyringate）（10）、香兰甲酯（methylvanillale）（11）、2，6-二甲氧基-对苯醌（12），成分 5 尚待鉴定，其化学结构如下所示：

这些成分中以 2 和 6 的抗菌作用最强。

此外，横田正突等还从用于治疗疥癣、黄水脓疮皮肤病的木槿树皮中分离到抗丝状菌的直链脂肪酸（月桂酸、肉豆蔻酸、棕榈酸）和铁屎米 -6- 酮（canthin-6-one）（13），后者的结构如 13 所示。直链脂肪酸也是蛋焦油中抗菌的有效成分。

二、豆焦油剂

豆焦油的原料主要是大豆 Glycine max（L.）Merr.。黑豆和黄豆焦油剂的疗效相同，常用的是黑豆馏油（软膏和糊剂）。《本草纲目》中有豆焦油"涂疮疥，解发疽"的记载。西安医学院曾报道用黑豆馏油治疗 100 例婴儿湿疹，有效率达 97%，有明显的止痒、消炎及抑制渗出的作用。另外，对 51 例局限性神经皮炎的疗效达 98%；对其他各种类型的 443 例皮肤病疗效达 88.5%。并认为本品不仅疗效显著而且比其他焦油剂的副作用少，作用缓和。日本使用的豆焦油剂一般是用脱脂大豆在 400～500℃干馏而得。脂质中的一些脂肪酸及其酯本身就有抗炎症和杀菌作用，因此临床上常把豆焦油与植物油或动物油调和在一起使用，而日本用脱脂大豆制备的焦油，表明焦油中存在着比脂肪酸及其酯沸点更高的化合物或分解产物的有效成分，通过实验研究证实了这一推测。小菅卓夫用豚鼠回肠的 Mugunuse 法和抗发癣菌的纸片法，鉴定出了豆焦油中抗组织胺和抗菌性物质：去甲哈尔满（norharman）（14），哈尔满（harman）（15），3,5- 二苯并吡啶（phenansdine）（16），5,6-苯并喹啉（benzi quinoline）（17），其化学结构如下所示。

这四个含氮化合物是从微量的混合物中分离出来的，是初次从焦油剂中分离到的碱性化合物，引起了人们对焦油中碱性成分的注意和兴趣。

三、鸡蛋焦油剂

《本草纲目》《备急千金要方》和《日华子本草》中都有用鸡蛋焦油治疗脚上臭疮、头疮、小儿热疮的记载。近期临床观察，也证明对烧伤、静脉曲张性溃疡及湿疹，有减轻疼痛瘙痒、减少渗出、结痂块的作用，并且不留疤痕。

日本使用鸡蛋焦油的情况和我国类似，系将鸡蛋加热至 300℃左右熬炼蛋黄油来使用。这样高的温度正是高级脂肪酸及其酯的沸点温度，部分成分要分解，蛋中含的蛋白质和糖要碳化，"油"不一定变成"焦油"。经鉴定主要成分是油酸、亚油酸、亚麻酸、棕榈酸、棕榈油酸、硬脂酸、月桂酸、肉豆蔻酸及高级脂肪酸酰胺的混合物。这些成分不仅是蛋黄油中的主要成分，也是所谓"烧炭存性"后的"蛋炭"的主要成分。日本用蛋炭治病有着悠久的历史，并不局限于皮肤病的治疗，认为对于心脏病、裂痔、黄疸、淋病等都有显著的疗效。小菅卓夫曾用 $C_{14} \sim C_{18}$ 的饱和与不饱和脂肪酸对离体蛙心进行了实验，表明确有强心作用。

在探索鸡蛋"烧炭存性"物的强心成分时，发现其中还有抗菌的活性物质。采用减压蒸馏、色层法、向流分配技术等分离方法，终于分离到了 9 种抗丝状菌物质，其中除前面已谈到的哈尔满和去甲哈尔满以外，还有 3 种 β - 咔卟啉（carbolin）和四种芳杂环衍生物，即如下图所示的活性成分：1-异丁基 - β - 咔卟啉（18）、1- 异戊基 - β - 咔卟啉（19）、1,2- 甲丁基 - β - 咔卟啉（20）、苯并咪唑（benzimidzole）（21）、3- 烷基吡啶（22）、偶氮吲哚（azoinodole）（23）、2,3,4,5- 四氢化 -8- 壬基喹啉（nonyl quinoline）（24）。后经合成法和标准品比较鉴定，发现 21、22、23 都不是单体，21 是丁基和异戊基苯并咪唑的混合物，22 是 C_{11}、C_{12}、C_{13} 烷基吡啶的混合物；23 是异丙基和异丁基偶氮吲哚的混合物。这些抗丝状菌活性物质结构的阐明，对于阐明焦油剂作用机制和寻找抗菌新药有着一定的意义。

R:　　　　　　　　R:　　　　　　　　R:　　　　　　　R:
18—CH₂CH(CH₃)₂　21—CH₂CH₂CH₂CH₃　22—(CH)ₙCH₃　23—CH(CH₃)₂
19—CH₂ CH₂CH(CH₃)₂　—CH₂CH₂CH(CH₃)₂　n: 10, 11, 12　—CH₂CH（CH₃）₂
20—CH₂CH CH₂CH₃
　　　　CH₃

化合物 4 和 5 有抗丝状菌的作用，但它的同系物 2- 甲基苯并咪唑和 β - 皮考啉（picoline）却完全无活性，由此推测其活性主要在于烷基，于是合成了一系列烷基衍生物进行抗发癣菌的试验，其结果如表 31、表 32 所示。

从表中可以看出，化合物结构中的烷基侧链的长度与其抗发癣菌作用的大小有关，奇数碳烷基在 $C_3 \sim C_7$，偶数碳烷基在 $C_4 \sim C_{14}$ 都有活性，特别是 2- 异丁基苯并咪唑、3- 正辛基吡啶的抗菌作用最强；烷基在 C_3 以下或者链太长都无抗菌作用。值得注意的是，苯并咪唑衍生物还具有抗肿瘤和抗病毒作用。

表 31 2- 烷基苯并咪唑类抗菌作用

化合物	抑菌圈（mm）		最低抑菌浓度（μg/mL）
	0.2mg/每片	0.5mg/每片	
R：H	0	0	800
—CH_3	0	0	800
—CH_2CH_3	0	10	800
—$CH(CH_3)_2$	0	12	
—$CH_2CH_2CH_3$	12	21	800
—$CH_2CH(CH_3)_2$	8	12	800
—$(CH_2)_3CH_3$	20	21	400
—$(CH_2)CH(CH_3)_2$	21	22	400
—$(CH_2)_4CH_3$	14	18	100
—$CH_2CH(CH_3)CH_2CH_3$	17	18	
—$(CH_2)_6CH_3$	10	12	25
—$(CH_2)_8CH_3$	o	0	3
—$(CH_2)_{10}CH_3$	0	0	1.5
—$(CH_2)_{12}CH_3$	0	0	25
—$(CH_2)_{14}CH_3$	0	0	50
—$(CH_2)_{16}CH_3$	0	0	50

表 32 3- 烷基吡啶类的抗菌作用

化合物	抑菌圈（mm）0.5mg/每片	最低抑菌浓度（μg/mL）
R：		
—CH_3	0	
—$(CH_2)_3CH_3$	9	100
—$(CH_2)_5CH_3$	10	100
—$(CH_2)_7CH_3$	80	25
—$(CH_2)_9CH_3$	18	6
—$(CH_2)_{11}CH_3$	11	6
—$(CH_2)_{12}CH_3$	10	
—$(CH_2)_{13}CH_3$	10	400

四、糠焦油剂

糠是稻、麦、谷子的皮壳。糠馏油主要是用稻的皮壳经 350 ~ 400℃ 干馏而得到的褐黑色黏稠液体。民间用糠馏油治疗湿疹和白癣等皮肤病。《验方新编》中记载糠馏油可治鹅掌风、紫白斑点、白皮坚硬干燥、脱皮、癣等皮肤病，日本也有用本品治疗皮肤病的详尽报告。

1968 年小菅卓夫等对糠焦油进行了化学研究，分离并鉴定了糠焦油中的化学成分，主要有己酸（C_6，占总焦油量的 0.1%）、庚酸（C_7，3.9%）、正辛酸（C_8，14.5%）、壬酸（C_9，60.7%）、癸酸（C_{10}，1.0%），还有一部分未鉴定的脂肪酸。经抗丝状菌试验表明，C_7 ~ C_{10} 脂肪酸的抗菌作用最强。但是糠提取物却无糠焦油那样明显的抗菌作用，此似乎可以说明那些脂肪酸的生成很可能是糠油经加热后分解而成的，这对于阐明民间常把动植物体加热"烧炭存性"或者制取焦油来治疗多种疾病的机理很有意义。

此外，小菅卓夫等还从含蛋白质丰富的鱼粉分离到哈尔满、去甲哈尔满和 4- 偶氮粪臭素（azoskatole）等有抗丝状菌和抗组胺活性的成分。哈尔满和去甲哈尔满也是豆焦油和鸡蛋焦油中的共有成分。

上述各焦油剂化学成分研究的结果表明，凡是由含蛋白质丰富的鸡蛋、大豆、鱼粉等为原料制成的焦油的有效成分，主要是含氮的杂环化合物；用糠、木材制成的焦油的有效成分主要是烷烃化合物。可见有效成分与原料有着密切关系。人们不能不想到含氮杂环化合物很可能是蛋白质受热分解而来的。为了证实这一设想，小菅卓夫等将组成蛋白质的各种氨基酸分别在 400 ~ 450℃ 下干馏，将所得的焦油进行抗真菌试验，结果表明只有色氨酸、苯丙氨酸、酪氨酸、赖氨酸、精氨酸、酪朊干馏而成的焦油有活性，而组氨酸、天冬酰胺、蛋氨酸、脯氨酸的焦油却无活性。为了进一步弄清有效氨基酸受热分解后抗菌成分的结构，小菅卓夫等人还分别对这些氨基酸的干馏物进行了分离鉴定，结果分离到了与豆焦油、蛋焦油中相同的有效成分。

另外还从色氨酸焦油中分离到了 1- 乙基 -β- 咔卟啉，从苯丙氨酸和酪氨酸焦油中分离到了一系列吡啶和喹啉衍生物，结构已经明确，这对于阐明焦油剂的作用是很有意义的。

五、结语

焦油剂的化学和药理研究，在国外特别是日本已进行了大量的工作，这对于阐明焦油剂的作用机理和寻找新的治疗皮肤病的药物有着一定的意义。

焦油剂疗效显著，副作用少，原料丰富易得，制作简便，有很多优点，但是颜色太深，有特殊臭味，含有微量致癌物苯并 -α- 芘，影响了它的使用。关于致癌物的问题已有解决的办法，如日本专利文献特许昭 54-80402 中介绍用减压蒸馏或酰化（或者兼用这两种方法）可使原焦油中的苯并 -α- 芘大幅度降低，使细胞变异性降低到 1/90，基本上解决了诱发皮肤细胞癌变的问题。如何使焦油呈浅色，去掉其不愉快气味，这是有待药剂工作者解决的问题。

（原载于《药学通报》1982 年第 1 期，作者：刘应泉、阎孝诚）

第五篇 著作提要

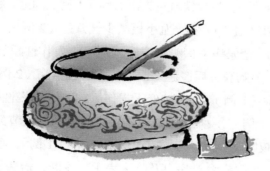

赵心波儿科临床经验选编

《赵心波临床经验选编》由中国中医研究院（现中国中医科学院）西苑医院儿科整理，1979年8月由人民卫生出版社出版。阎孝诚参与了该书的编写工作。

该书分为两个部分：

第一部分是常见疾病证治。主要论述了感冒（附伤暑、中暑）、麻疹和麻疹肺炎、水痘、百日咳、白喉、猩红热、流行性腮腺炎、流行性乙型脑炎、小儿麻痹、病毒性肝炎（附肝硬变）、痢疾、急慢性咽炎、急慢性喉炎、气管炎、支气管炎、肺炎、肺脓疡、哮喘（附肺原性心脏病）、疳积、消化不良、再生障碍性贫血、紫癜（附便血、衄血、咳血）、尿道炎、急性肾炎、慢性肾炎与肾病综合征、惊风（附慢惊风）、小儿遗尿症、风湿性关节炎与类风湿关节炎、病毒性心肌炎、糖尿病、癫痫、大脑发育不全、中毒性脑病和脑病后遗症、脑积水、脑囊虫病等34种疾病的证治规律。主要从临床表现、诊断、治法、辨证分型、方药、预后调护等几个方面进行论述。特别是对赵老的经验方，如清解丹、除痰化风丹、消积健脾片、肥儿杀虫丸、清热息风锭、泻痢分解丹、慢性哮喘丸、肃肺鹭咳丸、肾炎丹一号、肾炎丹二号、肝病复原丹、甲壬金散、痿痹通络丹等进行了重点介绍。每则处方对其主治、功能、处方组成、制法、用法等方面做了详细的介绍。

第二部分搜集了赵心波老中医近二十年来，在儿科病房、门诊治疗的部分病例，做了初步整理。包括麻疹合并肺炎（6例）、水痘（1例）、流行性感冒（1例）、脊髓灰质炎（9例）、流行性乙型脑炎（2例）、感染性多发性神经根炎（1例）、传染性肝炎（1例）、猩红热（2例）、百日咳（2例）、慢性痢疾（1例）、腮腺炎脑炎（1例）、蛔虫症（1例）、消化不良（5例）、营养不良（2例）、鹅口疮（1例）、上感（1例）、喘息（2例）、肺炎（6例）、肺含铁血黄素沉着症（1例）、心肌炎（1例）、急性肾炎（4例）、肾病综合征（1例）、地中海贫血（1例）、血小板减少性紫癜（2例）、过敏性紫癜（4例）、白血病（1例）、糖原累积症（1例）、糖尿病（1例）、癫痫（9例）、发作性睡眠（1例）、病毒性脑炎（1例）、病毒性脑炎后遗症（1例）、脑膜炎后遗症（1例）、中毒性脑病（2例）、智力发育不良（1例）、脑外伤（1例）、脑外伤后遗症（1例）、坐骨神经干损伤（1例）、弥漫性硬皮病（1例）、急性颌下淋巴结炎（1例）、肌营养不良（1例）、风湿性关节炎（4例）、类风湿关节炎（2例）、荨麻疹（1例）、湿疹（1例）、多汗（1例）、夜啼（1例）、头痛（1例）、眩晕（1例）、腹痛（1例）、便血（1例）等，共51种疾病，98则病案。每则病案对病史及临床表现、诊断、治法、方药、复诊过程等进行了详细的记载，最后还有按语，对赵老的辨证思路、立法要点、用药加减、临证经验进行了说明。

本书是对赵心波老师临证病案和临床经验的一次整理，反映了赵老注重临床实践，善于运用温病学理论指导治疗传染病及发热性疾病的学术特点。他在与西医长期合作过程中，能够把辨证施治与辨病施治紧密结合起来，既注意中医的辨证施治，因人而异，又致力于摸索疾病的治疗规律。对于神经系统疾病（如癫痫）的治疗有独到之处，且有较高的疗效。本书是对赵老儿科临床实践的全面总结，对儿科临床诊疗理论的发展有着重要的实践意义，对儿科医师和医学生的学习与临床具有指导意义。

赵心波神经系统疾病验案选（附全部验案）

《赵心波神经系统疾病验案选》，赵心波著，阎孝诚整理，朱文中审订。1981年9月由宁夏人民出版社出版。本书搜集了赵老近二十年在西苑医院儿科病房、门诊治疗的部分常见神经系统疾病31例。其中包括：流行性乙型脑炎（3例）、病毒性脑炎（1例）、脑炎脑病及后遗症（5例）、脊髓灰质炎（6例）、感染性多发性神经根炎（1例）、大脑发育不全（4例）、脑挫裂伤（1例）、脑外伤后遗症（1例）、坐骨神经干损伤（1例）、癫痫（8例）。这些病例西医诊断明确，病历资料记载较为完整，有观察结果，有些随访几年至十几年，疗效可靠。其中病毒性脑炎、感染性多发性神经根炎、脑挫裂伤、脑外伤后遗症、坐骨神经干损伤等5种疾病共5例，曾收入《赵心波儿科临床经验选编》一书中。每则医案详细记载了患儿病史、临床表现、诊断、辨证、治则、处方，并录有详细的治疗过程，案后有按语，详细介绍辨证思路、治疗要点、用药加减的规律。书末附有儿科神经系统疾病常用方18首，介绍其组成、功用，部分经验方尚有制法。另有《中医中药治疗40例癫痫初步分析》及《应用赵心波学术思想和经验方治疗90例癫痫初步报告》论文2篇。前一篇文章发表于《中级医刊》1979年第4期，后一篇未做公开发表，体现了阎孝诚在继承赵心波学术思想基础上对癫痫诊疗的进一步探索，这次一并收录于本文集中。

本书全面、系统继承赵心波老中医治疗神经系统疾病的经验，同时又有作者在继承中的探索，对儿科神经系统疾病的诊疗具有重要的临床价值与实验意义，对儿科医生与医学院校儿科专业学生具有重要的参考价值。

附：验案

阎孝诚搜集了赵心波老中医近二十年在西苑医院儿科病房、门诊治疗的部分常见神经系统疾病31例，编撰成《赵心波神经系统疾病验案选》一书，1982年由宁夏人民出版社出版。这些病例西医诊断明确，病历资料记载较为完整，有观察结果，有些随访几年至十几年，疗效可靠。鉴于该书年代久远，不易获得，为满足读者需要，把全部病案附录于此，供从医人员学习借鉴。

1. 流行性乙型脑炎

例1：陈某，男，8岁，住院号29149。1958年8月18日入院。

三天来持续高烧40℃以上，伴头痛、呕吐日十数次。昨日神昏谵语，今日昏迷不醒，颈项强直，数日未解大便，小便短赤，舌苔白、稍腻，脉濡数。

查体：颈有抵抗，巴彬斯基征、克尼格氏征、戈登征、奥本海姆征均为阳性，心肺腹未见异常。

脑脊液检查：蛋白（+），葡萄糖2~5管（+），细胞数186个/mm³。

补体结合试验：①1：8；②1：32。

诊断：流行性乙型脑炎（极重型）。

辨证：热入营血，内陷厥阴。

治则：清营开窍，凉血平肝。

处方：清营汤合犀角地黄汤加减。杭芍6克，玉竹9克，连翘3克，竹叶卷心6克，菊花6克，犀角（现已禁用）3克，牡丹皮3克，地龙3克。局方至宝丹1丸，分2次服。

治疗经过：此极重型患者，由蒲辅周、岳美中、赵心波三位老大夫会诊处理。当天下午高烧40℃以上，头剧痛，吐舌弄舌，烦躁如狂。暑邪深陷手足厥阴，继服上方，并加用活蚯蚓1团、皂矾2克共捣泥糊状，用胶布贴囟门处。两小时后渐安定，但仍高烧不退，神昏谵语，加服下方2剂：

犀角3克，牡丹皮3克，连翘3克，赤芍4.5克，郁金3克，鲜菖蒲6克，龙胆草3克。先用鲜芦根30克、鲜荷叶1张、灯心草1.2克、竹叶卷心3克煎汤代水，煎上诸药，并服安宫牛黄丸1丸。

第二日体温降至39℃左右，精神安定，但仍神识不清，困倦欲寐，脉沉滑数，舌苔薄黄腻。此暑湿郁伏，改用辛开苦降法分消湿热，通利三焦。方选黄芩滑石汤加减：

黄芩3克，黄连3克，滑石12克，杏仁6克，通草3克，竹叶6克，芦根15克，扁豆衣9克，川郁金6克，连翘6克，金银花9克。

连进两剂，体温降至38℃左右，脉较和缓，仍神识不清，躁扰不安，狂呼乱叫，舌苔黄。重用清心平肝安神之剂，处方：

犀角4.5克，元参心3克，竹叶卷心9克，连翘心6克，寸冬3克，金银花3克，鲜菖蒲6克，鲜荷叶1张。

并用局方至宝丹1丸、羚羊角粉0.9克，分2次服。

住院第4日神识完全清楚，第5日体温正常，又用养阴润燥之剂善后。住院半个月痊愈出院，经过随访，未留任何后遗症。

按：此案病情危重，由三位老大夫（蒲老、岳老、赵老）会诊处理。他们根据高烧神昏，烦躁如狂，吐舌弄舌，颈项强直，辨证为暑热深入营血、内陷手足厥阴。用至宝丹、清营汤开窍清营，犀角地黄汤凉血解毒；兼用活蚯蚓、皂矾外治，以增强息风镇惊之力；妙在加用鲜茅根、鲜荷叶、鲜芦根、灯心草、竹叶卷心煎汤代水，既入心清热，又分利暑湿。这些辨证施治方法继承、发扬了叶天士、吴鞠通等温病学的理论。叶天士《外感温热篇》云："营分受热，则血液受劫，心神不安，夜甚无寐，或斑点隐隐，即撤去气药。……如从湿热陷入者，犀角、花露之品，参入凉血清热方中。"鲜茅根、鲜荷叶等就是花露之品的运用和发挥。吴鞠通在《温病条辨》中强调"暑兼湿热"，并提出了证治原则。治疗的第三天，患者高烧渐退，精神安定，但仍神识不清，困倦欲寐，脉沉滑数，舌苔薄黄腻，一派暑湿之象。三位老大夫遵照吴氏的理论，马上改用辛开苦降法，用黄芩滑石汤分消湿热，通利三焦，使病情好转，获得了较好的临床效果。

例2：谢某，男，7岁，住院号8397。1965年8月28日入院。

发烧六天，伴头痛、倦怠、口渴喜饮、汗出不畅、大便不通、尿少，前天开始呕吐，呈喷射状。

入院当天体温高达40℃以上，神志清楚，颈软，克尼格氏征、布氏征阴性，心肺腹无异常。脉浮数，舌苔黄白相兼。

脑脊液检查：蛋白（+），葡萄糖3~5管（±），细胞数150个/mm³，单核细胞45%，多核细胞55%。

诊断：流行性乙型脑炎。

辨证：气分热炽，夹表湿。

治则：清气分热兼解表化湿。

处方：白虎汤合香薷饮加减。

生石膏60克，知母6克，六一散9克，金银花15克，花粉9克，连翘9克，大青叶15克，鲜藿香9克，鲜佩兰9克，香薷9克。

治疗经过：入院以后体温持续上升，高达 40.8℃，并抽风一次，神志不清，口吐涎，尿失禁。此系暑热逆传心包，引动肝风之险候。于上方中加入止痉散，并增服局方至宝丹一丸。经处理后未再抽搐，体温渐降，第二日降至 37.7℃。第五日正常，神志逐步清楚。后改用滋阴清热和胃法，处方：

南沙参 9 克，麦冬 9 克，花粉 9 克，生甘草 4.5 克，怀山药 9 克，金银花 9 克，大青叶 15 克，生稻芽 9 克，鲜生地黄 9 克，生石膏 15 克。

住院十日，唯语言稍欠流利，余均正常，出院调养。

按：高热、口渴喜饮、大便不通、尿少、呕吐、脉数，乃属暑邪入气分，胃热炽盛的证候表现；但兼有头痛、倦息、汗出不畅、脉浮、舌苔黄白相兼，为暑湿在表未解。吴鞠通曰："手太阴暑湿……但汗不出者，新加香薷饮主之。"赵老根据本例病人的具体情况，结合吴氏论述，用白虎汤合香薷饮加减治疗。方中重用生石膏、知母清热；金银花、连翘、大青叶解毒；香薷、鲜藿香、鲜佩兰、六一散芳香解表化浊，甘淡渗湿；佐花粉生津止渴，防阴液耗损。虽出现抽风、神志不清等逆传心包、引动肝风之险候，但赵老未改变治疗大法，仅于原方中加用开窍止痉之品，迅速防止了病情的恶化，使此重症在短期内获效。赵老的经验是：暑湿治疗的根本大法是清热解毒兼化湿浊，可以随证选用清透、息风、开窍、救阴等治法，但要分清主次，不要舍本求末，乱了根本。他常用的方剂是白虎汤合新加香薷饮。

例 3：程某，男，1 岁，住院号 8233。1968 年 9 月 15 日入院。

入院前一天发烧，当日中午抽风，四肢强直，角弓反张，经治疗缓解。

入院时呈昏睡状，面部及右上下肢抽动不止。血压为 124/60mmHg，心率 183 次 / 分，颈有抵抗，膝腱反射未引出，腹壁反射、提睾反射消失，布氏征阳性。

脑脊液检查：潘氏试验阳性，葡萄糖 1~5 管阳性，细胞数 28 个 /mm³。

赵老诊治：脉细数略浮，舌质微红，舌苔薄黄。

诊断：重型乙脑。

辨证：经西医抢救，抽搐虽止，但四肢强直，目呆痴，对光反射迟钝，嗜睡状，高烧 40℃，汗出不畅。辨证为气血两燔，热极生风。

治则：清热凉血，镇肝息风。

处方：银翘散合白虎汤加减。

生石膏 24 克，知母 15 克，金银花 6 克，连翘 6 克，芦根 12 克，荆芥穗 3 克，大青叶 9 克，粳米 9 克，桃仁 4.5 克，生地黄 9 克，全蝎 2.4 克，党参 6 克。

紫雪散每次 1.5 克，日服 3 次，冲服。

治疗经过：第一日持续高烧不解，昏睡状，有知觉，会吞咽，能哭，未抽搐，二便通畅，舌质红、无垢腻苔，脉细数。仍用前方治疗，加用安宫牛黄散 0.4 克，日 3 次，冲服。第三日体温降至 37.8℃，神志清楚，浅反射均可引出，克尼格氏征阴性。第四日体温正常，用滋阴润肺、清解余热、和胃法善后。

石斛 6 克，生地黄 9 克，麦冬 9 克，金银花 9 克，川贝母 8 克，桃仁 3 克，杏仁 3 克，杭菊花 6 克，台党参 9 克，焦麦芽 6 克，生甘草 3 克，炒枳壳 4.5 克。

按：此重型乙型脑炎病人，赵老根据高烧但汗出不畅，脉细数而略浮，舌苔薄黄而舌质仅微红，诊断为里热盛、表邪未解，抽风则因热极所致，故治疗以清热解毒为主，佐以活血息风法。方选白虎汤、紫雪散清气泄热、息风解痉。金银花、连翘、荆芥穗、大青叶、芦根诸药，既透邪于外，又解毒于内。略加桃仁、生地黄、全蝎活血、凉血、息风。吴鞠通有"暑温……脉芤甚者，白虎加人参汤主之"的立论。本案虽无脉芤甚，但见脉细。所以赵老在上述方中酌加党参，意在益气扶正。赵老十分强调温热病引起的抽风，主要是热毒引起，治疗必须以清热息风为主，平肝止痉、活血凉血等法可以随证选用。

2. 病毒性脑炎

韩某，5岁，女，病历号 183691。1976 年 7 月 12 日初诊。

患儿因右上、下肢震颤，头向左倾，口角向左歪斜，于 1976 年 6 月 28 日住北京某医院儿科。入院前两周曾有发烧、咳嗽、流涕，经治疗三天烧退，但较易疲乏。

入院后查体：右鼻唇沟浅，口角略向左歪，舌正中，右上肢肌张力高，伴不自主震颤，右侧腹壁反射消失，右侧巴彬斯基征阳性，踝阵挛阳性。

脑脊液检查：白细胞 2 个 /mm³，蛋白 65mg%，糖 65mg%，氯化物 655mg%。

血常规化验：血色素 13 克，白细胞总数 10550/mm³，中性粒细胞 68%，淋巴细胞 27%，单核细胞 5%，血沉 7mm/h。

超声波检查：中线波有移位。当即请另一医院神经外科会诊：根据曾有发烧、起病较快，目前表现右侧轻瘫，伴肢体震颤，复查超声波中线向右移位，考虑左半球深部病变，性质待定。经做脑同位素扫描发现，前后位、左侧位、右侧位均见在中线稍偏左部有明显的放射性浓集区。脑血管造影未提示占位性病变。

赵老诊视：舌质微红，无垢腻苔，脉沉缓。

诊断：病毒性脑炎。

辨证：风中经络，引动肝风。

治则：祛风活络，平肝息风。

处方：防风 6 克，羌活 3 克，蝉衣 4.5 克，桑枝 9 克，全蝎 3 克，地龙 6 克，丝瓜络 6 克，生石决明 12 克，天竺黄 9 克，南红花 4.5 克，生侧柏 9 克。

治疗经过：服上方 12 剂，病情稳定，未再恶化，精神、食纳较好。由于唐山、丰南一带地震，1976 年 7 月底治疗暂被中断。

1976 年 9 月 13 日再度前来诊治：神清，右上、下肢不全瘫，伴不自主震颤，眼底出现早期水肿。脉象沉数，舌质略红，仍系风中经络、肝风未息之候。治重平肝息风、活血通络，并佐人参益气生津，意在扶正祛邪。

处方：生石决明 9 克，僵蚕面 3 克（研末冲服），钩藤 6 克，地龙 6 克，橘络 4.5 克，桑枝 9 克，金银花藤 9 克，南红花 4.5 克，桃仁 3 克，生侧柏 9 克，当归 6 克，人参 1.5 克。

1976 年 10 月 8 日三诊：连服上方 20 余剂，右侧肢体活动恢复，震颤明显减轻，仅觉夜间右上肢发麻，搓揉则好转。风邪渐除，肝风渐平，但血脉不畅，经络失养，故见麻木。治重养血活血、通经活络，佐息风之品。

处方：当归 9 克，杭芍 6 克，大生地黄 12 克，桃仁 4.5 克，南红花 3 克，生侧柏叶 9 克，桑枝 12 克，橘络 6 克，伸筋草 9 克，地龙 6 克，淡竹叶 6 克，生甘草 3 克。

1976 年 10 月 15 日四诊：经以上处理麻木消失，已无明显自觉症状，仅右手在用力握物时略感颤动。脉沉缓，舌正常。用益气通络、调和营卫之法善后。

处方：生黄芪 12 克，党参 9 克，枸杞子 9 克，桂枝尖 4.5 克，杭白芍 4.5 克，炙甘草 3 克，钩藤 6 克，地龙 6 克，橘络 4.5 克，石决明 15 克，煅牡蛎 15 克，生侧柏叶 9 克。

1976 年 10 月 30 日五诊：患儿跑跳如常，无自觉症状。在北京某医院复查同位素脑扫描，结果前后位、左侧位、右侧位均未见到放射性异常浓聚。两年以后随访，患儿未留任何后遗症，智力发育良好，学习成绩优秀。

按：本案西医诊断为病毒性脑炎，因其有口角歪斜、半身不遂等证候特点，故属于中医的中风范畴。

有关中风的病因、病机，历代医家论述颇多，但众说不一。有主风，有主火，有主气，有主痰；

有分真中、类中；有分内风、外风。赵老认为，本例患儿中风主要是外感邪风，中于经络，引动肝风。为什么邪风能够中人？又为什么能够引动肝风？赵老责之为机体气血两虚。正如《灵枢·百病始生》记载："卒然逢疾风暴雨而不病者，盖无虚，故邪不能独伤人。此必因虚邪之风，与其身形，两虚相得，乃客其形。"由于气血虚，经络失养，易为邪风所中；由于肝藏血，血虚不能养肝，容易导致肝风内动。所以气血虚是内因，邪风是外因，内因是发病的根据，外因是发病的条件，外因通过内因而起作用。赵老根据这个认识，在治疗此类疾病过程中既注意祛外邪，又注意扶正气。一般情况下，早期以祛邪为主，中期在祛邪的同时佐以扶正，疾病恢复期以扶正为主。本例患儿的治疗，开始针对风邪，以治风为主，重用防风、羌活、蝉衣等散风药物，同时加用全蝎、地龙、钩藤、僵蚕、生石决明等平肝息风之品，佐红花、生侧柏叶活血，意在加强息风之力。赵老的经验是：有邪先祛邪，用药恰当不仅不伤正，相反可以起到"邪除正复"之效。实践证明，在邪盛、正未衰的情况下，祛邪愈彻底，疗效愈快，后遗症愈少；但到一定的阶段，邪势已减之后，就可加入扶正之品。本例在二诊加入人参、当归补气养血，即本此意。病到恢复期，邪去而正气未复，就重用扶正之品。赵老根据本病气血虚为内因的认识，在恢复期用黄芪、党参补气，当归、白芍养血，以巩固疗效。

3. 脑炎、脑病及后遗症

例1：张某，女，8岁，住院号2909。1959年4月21日入院。

发烧1天，伴轻咳、汗多、呕吐。今日频发抽风，1小时抽搐5次，共抽风15次，昏睡谵语。大便数日未行，小便少。

入院检查：体温38.4℃，嗜睡状，面色苍白，颈稍硬，肺叩诊右侧稍浊，可闻少许小水泡音，心腹未见异常。膝反射正常，右足跖反射阳性，克氏征阳性。

脑脊液检查：潘氏试验阳性，糖第2管以上阳性，白细胞数3个/mm³。未见细菌。

血常规化验：血色素14.9g/dL，红血球5370000/mm³，白细胞总数67500/mm³，中性粒细胞91%，淋巴细胞9%。

X线透视检查：右肺下野呈片状模糊阴影，两肺纹理普遍增厚。

赵老视诊：面色萎黄，无泽，口中恶臭，舌苔黄腻，两脉沉伏，左脉较弦细。

诊断：①大叶性肺炎；②中毒性脑炎。

辨证：热毒内壅肺胃，积滞不化。

治则：清热解毒，导滞化湿。

处方：香薷9克，扁豆花6克，厚朴花4.5克，金银花12克，连翘9克，杭菊12克，苏叶3克，龙胆草6克，姜黄连8克，广犀角8克，生石膏24克。紫雪散1克/次，日服2次，冲服。

西药：用青霉素10万单位/次，每日2次，肌注；并临时加用鲁米那0.1克/次，肌注。

治疗经过：第二天，抽搐明显减少，神志较前清楚；仍呕吐，灌肠通便（便色黑、恶臭），小便不利，舌苔黄腻，脉左弦右滑。肠胃积热较盛，于上方去掉苏叶、厚朴花、广犀角，酌加消导清热之品：焦山楂6克、焦槟榔6克、焦大黄6克、黄芩9克、鲜生地12克、淡竹叶3克。服1剂体温完全正常，神志清楚，可以坐起，不抽搐，未呕吐，能喝米汤，唯有大便闭结，小便短赤，口干，渴思凉饮，舌苔老黄厚腻，脉沉数。再予滋阴润肠、通腑导滞法：

鲜生地黄12克，鲜石斛9克，玄明粉3克，生大黄7.5克，炒枳壳6克，滑石块12克，焦山楂、焦槟榔各4.5克，黄芩6克，金银花9克，连翘6克，藿香9克。甲壬金散1克，分两次冲服。

仅服1剂，大便通下，小便通利，精神较好，纳食增加，偶有咳嗽，腻苔减，脉稍滑数。改用清解余热、消导积滞法善后。住院第7天，肺部啰音消失。第9天X线胸透仅右肺下野纹理增厚，血象检查正常，痊愈出院。

按：本案西医诊断为大叶性肺炎合并中毒性脑炎。赵老根据发烧、呕吐、口中恶臭、大便数日不行、小便少、舌苔黄腻、两脉沉伏等主要证候特点，辨证为热毒内壅肺胃，积滞不化；虽有抽风、昏睡、谵语等证，赵老都责之为热毒内壅所致，故治疗着重清热解毒、消积导滞。因积久必生湿，所以佐以化湿。方中广犀角、生石膏、黄连、龙胆草、金银花、连翘、紫雪散均为清热解毒之品，酌加香薷、苏叶、扁豆花、厚朴花等既能消积滞，又能化湿浊，但通降之力不够。所以在以后方中加入焦山楂、焦槟榔、焦大黄、生大黄、玄明粉等通下之品。处理过程中无一味止痉之品而抽止，随证选方而肺炎愈。说明了中医治病"必求其本"和"辨证施治"的重要性。

例2：刘某，男，3岁，门诊号161361。1966年10月22日初诊。

患儿8个月前患病毒性脑炎，使左下肢拘挛，不能站立，乃致左半身运动失灵，渐见失语，不会哭，右眼歪斜；但智力尚佳，曾在当地（黑龙江佳木斯市）和北京某医院诊疗未见效。来诊时检查：智力尚佳，不会言语，右眼歪斜，左上下肢肌张力增强，膝腱反射稍亢进。全身有散在性出血点，心肺腹未见异常。脉象沉数有力，舌无垢苔。

血象检查：血色素12.6g/dL，白细胞总数6700/mm³，中性粒细胞48%，淋巴细胞52%，出血时间7.5分钟，凝血时间9分钟，血小板4.8万/mm³。

诊断：①病毒性脑炎后遗症；②血小板减少性紫癜。

辨证：肝风内动，瘀痰阻络。

治则：平肝息风，活血化痰，舒筋活络。

处方：当归6克，生地黄9克，僵蚕6克，杭菊6克，天竺黄6克，伸筋草6克，连翘9克。降压1号丸，每次1丸，日服2次。

治疗经过：以上方为基础，后适当加入活血凉血药物：桃仁3克、牡丹皮4.5克、生侧柏9克；祛风止痉药物：天麻3克、钩藤4.5克、全蝎3克、蝉衣4.5克；强壮筋骨药物：川牛膝、杜仲。以及化风锭，每次1丸，日服2次；痿痹通络丹，每次1丸，日服2次。先后治疗近3个月，患儿逐渐能够说话、唱歌，右眼不斜视，并能够站立。全身出血点、斑明显减少，血小板数目增加至7.1万/mm³。收到较好的临床效果，带上方药返乡调养。

按：此案病情复杂，既有脑炎后遗症，又有血小板减少性紫癜。赵老从错综复杂的证候中，抓住左侧肢体拘挛、右眼歪斜、不会言语，兼见全身出血点，辨证为肝风内动、瘀痰阻络。"拘挛""斜视"是肝风内动的表现。《素问·至真要大论》中说："诸风掉眩，皆属于肝。"亦说："诸暴强直，皆属于风。"肝风属于内风，形成的原因很多。历代医家侧重于内脏的失调和肝脏本身的病变；赵老从临床实践出发，认为肝风与经络的通达、气血的流通有很密切的关系。临床表现为拘挛、震颤、抽动、强直、歪斜等症状，多有经络受阻、气血不通、筋骨失养，即所谓内风时起，乘颠袭络的现象。所以平肝息风一定要与活血化瘀、舒经通络、强壮筋骨诸法合用，以达相辅相成的治疗目的，改善新陈代谢，增强机体抗病机能。本案的治疗就是范例。处方中降压1号丸、化风锭、菊花、天麻、僵蚕、全蝎、钩藤、蝉衣，重在平肝息风；当归、生地黄、桃仁、牡丹皮、生侧柏叶，活血凉血，止血化瘀；天竺黄、连翘，清热化痰；川牛膝、杜仲、伸筋草、痿痹通络丹，舒经通络，强壮筋骨。配方时药物可以增加，但治法必不可少，这些是赵老多年积累的宝贵经验。

例3：陈某，男，4岁，病历号215373。1976年6月9日初诊。

患儿于6个月前高烧、呕吐。烧退、吐止之后，逐渐发现左眼视力丧失，左耳聋，左侧肢体活动不灵，不能自动前行。在当地（牡丹江市）和北京某医院诊断为病毒性脑炎后遗症，经治无效，转来我院治疗。诊视：舌质微红，无垢苔，脉沉弦。

诊断：脑炎后遗症。

辨证：风热伤肝，筋脉失养。

治则：清肝明目，活血散风，舒筋通脉。

处方：白蒺藜 9 克，生石决明 15 克，羌活 4.5 克，桑枝 12 克，钩藤 6 克，南红花 4.5 克，大生地黄 15 克，生侧柏叶 9 克，连翘 9 克，木瓜 9 克，川牛膝 9 克。

治疗经过：以上为基本方，后随证加用清肝明目之品谷精草 9 克、石斛 9 克、杭菊 9 克、羚羊角粉 1.2 克，以及祛风止痉、舒筋活络之品僵蚕 6 克、蜈蚣 1 条、伸筋草 9 克等，共治疗 1 个月。视力、听觉逐渐恢复，可以自动步行，达到临床明显好转，带下方返乡调养：

茺蔚子 6 克，白蒺藜 9 克，生石决明 12 克，磁石 12 克，生地黄、熟地黄各 9 克，杭芍 6 克，生侧柏 9 克，蜈蚣 1 条，南红花 3 克，杭菊 9 克，生甘草 3 克，银柴胡 3 克，羚羊粉 0.6 克（分 2 次冲服）。

按：此脑炎后遗症病人主要是左眼视觉、左耳听觉丧失，兼有左侧肢体运动障碍。赵老认证为风热伤肝，筋脉失养，治疗以清肝明目为主，选用白蒺藜、生石决明、谷精草、石斛、杭菊、羚羊角诸药，但也合用了祛风止痉、活血化瘀、舒筋通络等治疗原则。使此疑难之病，治疗一个月恢复了视力、听觉，并可自动行走。临床效果是明显的。

例 4：陈某，男，2 岁，病历号 115572。1963 年 6 月 22 日初诊。

患儿 6 个月前患百日咳、肺炎合并中毒性脑病。百日咳、肺炎治愈后，目不能视，失语，左侧上下肢瘫痪，右侧肢体抖动，颈项强直，烦急呻吟，夜寐不安。

检查：神志不清，颈硬，目斜视，仅有光感，左上下肢强直性痉挛，右上下肢肌肉紧张，腱反射减弱。唇红，舌质红，脉象沉涩。

诊断：脑病后遗症。

辨证：热毒深陷厥阴，瘀血内阻经络。

治则：祛风清热，平肝镇静，活血通络。

处方：钩藤 3 克，全蝎 3 克，天竺黄 6 克，玳瑁 6 克，南红花 3 克，鲜生地黄 9 克，僵蚕 6 克，化橘红 4.5 克，桃仁 3 克，伸筋草 6 克，金银花藤 9 克。甲壬金散，每服 0.6 克，日服 2 次，冲服。

治疗经过：在服上方的同时，加服降压 1 号丸（每服 1 丸，日服 2 次）、化风锭（每服 1 丸，日服 2 次），共治疗 1 个月。1963 年 7 月 24 日来诊：目无斜视，右上肢已能屈伸，右手能持物，已对刺激有反应，会笑，饮食、二便均正常，但仍无视觉，舌质红，有糜烂点，脉象沉涩。守上方加重清肝明目之品：

羚羊角粉 0.3 克（冲服），生石决明 12 克，白蒺藜 6 克，僵蚕 6 克，桃仁泥 4.5 克，全蝎 2.4 克，钩藤 3 克，蜈蚣 1 条，生地黄 9 克，黄芩 4.5 克，金银花藤 6 克，焦大黄 3.6 克。

再治疗 20 天，1963 年 8 月 16 日诊治，左半身肢体已可自主活动，虽有视觉但视物模糊，多烦急，智力仍差。舌质微红，脉象沉涩。守上法，酌加开窍醒脑之品：

菖蒲 6 克，川郁金 6 克，玳瑁 4.5 克，桃仁泥 4.5 克，龙胆草 3 克，银柴胡 4.5 克，生地黄 9 克，赤芍 3 克，生侧柏 6 克，僵蚕 6 克，全蝎 2.4 克。甲壬金散，每次 0.5 克冲服，日服 2 次。

连续治疗 3 个月，至 1963 年 12 月 4 日，患儿智力明显恢复，可以学挤眼，学羞人，四肢可以自由活动，视力明显好转，但不会行走。改用痿痹通络丹、降压 1 号丸、化风锭缓调，交替服用，每次 1 丸，一日 2 次。

先后治疗 13 个月。至 1964 年 7 月 24 日，患儿已能走路，眼睛完全复明，智力良好，临床基本治愈，随访 3 年，一切正常。

按：赵老认为形成脑炎后遗症的主要原因是热毒未能外解内清，深陷于足厥阴，侵犯脑髓，阻塞经络，影响气血之运行、筋骨之濡养，故产生呆痴、失语、失明、失聪、抽搐、瘫痪、癫狂等病证。治疗时可根据不同的表现用药。呆痴者要益智醒脑；失语者要活络通窍；失明者要清肝明目；失聪者要补肾养肝；抽搐者要平肝息风；瘫痪者要通经活络、强壮筋骨；癫狂者要镇静安神。同时要配合活血凉血、清热泻火的治疗法则。本案既有神识不清、失明失语，又有瘫痪、肢抽、烦急不寐，治疗颇为困难。赵老抓住热毒深陷厥阴、瘀血内阻经络的证候特点，用壬金散清热解毒透邪，用玳瑁、钩藤、全蝎、僵蚕等药平肝息风，佐用红花、桃仁、伸筋草、银花藤、生地黄、天竺黄、化橘红等活血通络化痰之品，使此顽固之疾治疗一个月而神识清，肢体活动转佳。由于仍无视觉，随即重用羚羊角、生石决明、白蒺藜等清肝明目的药物。最后终获治愈，并有较好的远期疗效。

例5：袁某，女，5 岁，病历号 134157。1965 年 1 月 18 日初诊。

患儿 1 岁时患重型中毒性痢疾，在北京某医院住院治疗。痢疾愈后而智力低下，不会言语，不懂话，表情呆痴，睡眠不安，大便干结。脉沉弦细，舌质微红，无垢苔。

诊断：中毒性脑病后遗症。

辨证：热伤脑髓，蒙闭心窍。

治则：清心醒脑，活血开窍。

处方：石菖蒲 6 克，玳瑁 6 克，生石决明 9 克，南红花 3 克，花粉 9 克，连翘 9 克，全蝎 3 克，天竺黄 6 克，蝉衣 4.5 克，莲子心 3 克，酒大黄 4.5 克，花粉 9 克。牛黄抱龙丸，每次服一丸半，日服 2 次。

治疗经过：以上方为主，后随证加入钩藤、远志、僵蚕、桃仁、玄参、生地黄、郁金、龙胆草等品，治疗两个半月。患儿可以喊爸爸、妈妈，并可以说简单的话，能听懂一般语言。再配合降压 1 号丸（每次 1 丸，日服 2 次）、牛黄清心丸（每次半丸，日服 2 次），治疗两个半月。至 1965 年 6 月 6 日，患儿已能回答问题，能与小朋友打闹，但语言不清楚，睡眠不安适，脉弦数有力，舌苔中心黄。继用清心醒脑、凉血活血、祛风安神法：

炒栀仁 4.5 克，白茅根 9 克，生地黄 9 克，莲子心 4.5 克，大蓟、小蓟各 9 克，僵蚕 6 克，全蝎 2.4 克，桃仁泥 4.5 克，金银花 9 克，朱茯神 9 克，朱远志 9 克。

牛黄镇惊丸，每次 1 丸，日服 2 次。

1965 年 11 月 12 日再诊：患儿生活已能自理，能与小朋友玩耍，但较同龄儿童智力仍是低下，继予醒神益智涤痰之剂常服：

石菖蒲 6 克，天竺黄 4.5 克，蝉衣 3 克，化橘红 3 克，僵蚕 6 克，杭菊 6 克。

经 3 年多随访，智力逐步恢复，一般情况均好。

按：本案主要症状为呆痴、失语，所以治疗重用清心醒脑、活血开窍法，选用牛黄抱龙丸、牛黄清心丸、石菖蒲、莲子心、连翘、红花、桃仁、生地黄、郁金等方药为主治疗，但也同时使用了平肝息风（生石决明、玳瑁、蝉衣、钩藤）、清热化痰（龙胆草、栀仁、白茅根、天竺黄）、镇静安神（远志、茯神、牛黄镇惊丸）等治法。赵老认为，治疗中毒性脑病后遗症这一类顽固、慢性病患要有方有守。清代吴鞠通吸取前人经验，创立大小定风珠、三甲复脉汤诸方，育阴潜阳之法始被广泛使用。赵老重用清心醒脑法外，又采用了活血行瘀开窍之法，推动血行，以清热息风，增强机体抗病机能，以达智力逐渐恢复。治疗中不宜随便改方，同时要坚持治疗。

4. 脊髓灰质炎

例1：刘某，女，1 岁 3 个月，病历号 134161。1965 年 1 月 18 日初诊。

患儿半月前发烧、咳嗽，经治 3 天烧退，3 天后左腿软瘫不能动，在北京某医院及中医院诊断为脊髓灰质炎，经针灸治疗未见效。现左侧下肢瘫痪，膝腱反射消失，肌张力低下，完全不能自主运动，右腿正常。舌尖微红，舌苔薄白，脉象数有力。

诊断：脊髓灰质炎（瘫痪期）。

辨证：时疫瘟邪深伏经络，筋脉失养。

治则：清热透邪，活血祛风，舒筋活络。

处方：嫩桑枝 9 克，独活 3 克，南红花 3 克，桃仁泥 3 克，川牛膝 9 克，秦艽 4.5 克，伸筋草 6 克，僵蚕6克，全蝎2.4克，宣木瓜6克，焦大黄3克。

化风锭每次1丸，日2次。

治疗过程：服上方4剂，左下肢已能自主活动，且能站立，扶物可以行走，但蹲下不能自己起立。唇红，舌质红，舌苔薄黄，脉象沉弦数。再守前法治疗：

嫩桑枝9克，桃仁泥3克，金银花藤6克，南红花3克，川牛膝9克，防风3克，僵蚕6克，全蝎2.4克，伸筋草6克，生侧柏6克。化风锭，每次1丸，日服2次。

以后又加用局方至宝丹，每次1/3丸，日服2次。共治20天能迈步行走，但不耐久，再服上方7剂，改用痿痹通络丹，每次1丸，日服2次。至1965年3月21日已可自动行走，先后治疗两月痊愈。

按：脊髓灰质炎（小儿麻痹）瘫痪期，属于中医学的痿证。《内经》有"诸痿喘呕，皆属于上"的论述，历代医家都信奉治痿"独取阳明"的理论。赵老根据西医学对脊髓灰质炎的认识和多年临床实践，认为此病主要是外感时疫瘟毒，毒热灼伤宗筋，邪气凝滞经络，阻塞气血畅通，使肢体失养而痿痹不用。防治此病一定要遵循温病学理论辨证施治。本案正值瘫痪期，辨证为时疫瘟邪深伏经络，筋脉失养，采用清热透邪、活血祛风、舒筋活络的治法。赵老的见解是：此阶段（发病四十天以内）透邪清热愈彻底，肢体恢复愈快，后遗症愈少。他常选用"三宝"之一的局方至宝丹，此乃清心开窍、解毒透邪之良药；若无此药可用化风锭、壬金散代之。同时要配合运用活血凉血祛风、舒筋活络法，既可以帮助排毒，又可以疏通气血，恢复肢体的活动。赵老常用的活血凉血药有桃仁、红花、生侧柏；祛风药有独活、防风、秦艽、全蝎、僵蚕；舒筋活络药有桑枝、牛膝、伸筋草、木瓜、痿痹通络丹。其中痿痹通络丹多用于恢复期的治疗。痿痹通络丹是赵老的经验方，有舒筋活血、疏风通络、通利关节、促进瘫痪恢复的功效。

例2：尤某，男，5岁，病历号128489。1964年7月24日初诊。

患儿于7月初先高烧，而后出现右下肢麻痹。经北京几个医院诊断为小儿麻痹，针灸治疗稍见好转。现仍不能站，不能行走。右膝腱反射未引出，左下肢正常。舌苔中心薄黄，脉象沉弦。

诊断：脊髓灰质炎（瘫痪期）。

辨证：温毒深伏经络，经脉失养。

治则：清热透邪，活血祛风，强壮筋骨。

处方：桑寄生9克，南红花3克，桃仁泥3克，独活3克，生侧柏6克，川续断6克，宣木瓜6克，秦艽4.5克，川牛膝9克，僵蚕6克，全蝎3克。化风锭，每次半丸，日服2次。

服上方6剂，右腿即可站立，并能行走，但不稳，也不耐久。舌苔中心薄黄，脉弦数。仍守上方加伸筋草6克，去化风锭，改用局方至宝丹，每次半丸，日服2次，连服3天。

共治疗1个月，患儿能站立行走，但仍耐力不够，改用加味金刚丸、痿痹通络丹，每服1丸，一日2次，交替服用善后。

按：此案处理原则与前案完全相同，所用方药基本一致。赵老十分强调中医的辨证一定要与西医的辨病紧密结合起来，探讨治病的规律。在同一个病、同一个阶段，主症相同，大法大方可不变。若因兼症不同，药物可以适当增加或减少。

例3：高某，男，7个月，住院号125356。1964年5月4日初诊。

患儿两周前高烧，烧退后出现腹部大包块，右下肢瘫痪，不能站，不能动，周身多汗。指纹淡紫，舌无垢苔。

诊断：脊髓灰质炎（瘫痪期）。

辨证：温邪深伏经络，筋脉失养，瘀血不化。

治则：消热透邪，舒筋活络，活血化瘀。

处方：防风 3 克，生侧柏 6 克，桑枝 6 克，川牛膝 6 克，南红花 3 克，伸筋草 6 克，桃仁泥 3 克，生地黄 6 克，羌活 2.4 克，僵蚕 4.5 克，全蝎 2.4 克，焦麦芽 6 克。局方至宝丹，每次 1/3 丸，日服 2 次。

治疗经过：服上方 6 剂，腹部包块缩小，能够站，但乏力。大便略频，为不消化之物，带黏液。指纹淡紫，舌苔中心白滑。守上法略加清热利湿之剂：

车前子 6 克，藿香 6 克，焦麦芽 6 克，金银花 6 克，川黄连 1 克，僵蚕 4.5 克，全蝎 2.4 克，川牛膝 6 克，伸筋草 6 克，宣木瓜 6 克，南红花 3 克。化风锭，每次 1 丸，日服 2 次。

再治 1 周，腹泻愈，能站立且较前有力，但右脚放不平，舌苔薄白，脉象沉滑。继用息风活血、舒筋通络之剂：

桑枝 9 克，生侧柏 6 克，川牛膝 9 克，伸筋草 6 克，独活 3 克，南红花 3 克，川续断 6 克，全蝎 2.4 克，秦艽 4.5 克，僵蚕 6 克，防风 2.4 克。

至 1964 年 6 月 22 日，患儿腹部包块消失，右下肢活动自如，临床无自觉症状。先后治疗 48 天而获痊愈。以后改用痿痹通络丹，每次 1 丸，日服 2 次巩固之。

按：本案因治疗中间有大便频、带黏液、内有不消化之物及舌苔中心白滑等一派肠胃病的征象，考虑构成以上证候的原因，均系肠胃湿热，所以治疗中略加清热利湿之品（车前草、藿香、川黄连、焦麦芽等），其他仍按前案治疗原则处理。

例 4：李某，女，1 岁，病历号 125134。1964 年 4 月 27 日初诊。

六天前发烧、嗜睡、多汗、纳差，近两日烧退而左腿瘫痪，不能翻身，不能站立，肌肉松弛，膝腱反射消失。舌质边红，脉细数。

诊断：脊髓灰质炎（瘫痪期）。

辨证：热灼宗筋，经络不通，瘀血内停。

治则：清热通络，活血舒筋。

处方：秦艽 6 克，防风 4.5 克，金银花 9 克，连翘 9 克，僵蚕 6 克，生侧柏叶 9 克，南红花 3 克，当归 4.5 克，桑枝 9 克，木瓜 9 克，丝瓜络 9 克，伸筋草 9 克。化风锭，每次 1 丸，日服 3 次。

治疗经过：服 3 剂可以翻身，可以站，但无力，不能迈步。再守上方，化风锭改用局方至宝丹，每次 1/3 丸，日服 3 次。再治 3 天，左下肢功能基本恢复，可以扶物行走，与病前无异。再用前法巩固之，观察一月半，一切正常，改用加味金刚丸，每次 1 丸，日服 2 次善后。

按：加味金刚丸是赵锡武老中医的经验方，有温肾壮阳、强壮筋骨、活络祛风的功效。赵心波老师在治疗小儿麻痹症时，常把痿痹通络丹用于瘫痪期和恢复期，把加味金刚丸用于后遗症。但也不是绝对的，有时也合用或交替使用。

例 5：付某，女，10 月，病历号 128331。1964 年 7 月 21 日初诊。

16 日前发高烧，烧 6 日渐退，乃发现右腿全瘫，不能动，对任何刺激无反应，皮肤发凉，肌肉略见萎缩，膝腱反射消失。在北京某医院诊断为小儿麻痹，用针灸治疗未见明显效果。脉略数，舌无垢苔。

诊断：脊髓灰质炎（瘫痪期）。

辨证：风温之邪入络，筋骨失养，瘀血内停。

治则：清热祛风，舒筋通络，活血化瘀。

处方：嫩桑枝 9 克，南红花 3 克，川牛膝 9 克，僵蚕 6 克，宣木瓜 6 克，桃仁 3 克，生侧柏叶 6 克，全蝎 2.4 克，秦艽 4.5 克，金银花藤 6 克。化风锭，每次 1 丸，日服 2 次。

治疗经过：经上方治疗 10 日，足趾可以活动，膝关节可以屈伸，能爬，但仍无力，不能站，脉弦数，舌无垢苔。守上方治疗，化风锭改用局方至宝丹，每次 1/3 丸，日服 2 次。再治 20 天可以扶物站立，但不耐久，亦不能行走，改用加味金刚丸、痿痹通络丹治疗。至1964年11月2日可以行走，坚持治疗1年，左下肢功能完全恢复，慢步行走正常，快跑时略见跛状。

按：脊髓灰质炎的治疗贵在及时和坚持，这样才能减少后遗症，提高治愈率。本案治疗20天即能站立，但肢体运动功能基本恢复用了1年的时间。最后快跑时仍略见跛状，可见其根治之难。

例6：单某，女，2岁，住院号3572。1959年12月24日入院。

患儿8个月前高烧，汗多，烧退后右腿瘫痪。在北京某医院诊断为小儿麻痹，经用针灸、穴位注射、梅花针、组织疗法治疗，已能行走，但软弱无力，易摔跤，并见明显外翻。

检查：右下肢肌肉萎缩、力弱，膝腱反射未引出。心肺腹未见异常。脉沉、舌苔白。

诊断：脊髓灰质炎后遗症。

辨证：瘀血不化，经络不通，筋骨失养。

治则：活血通络，强壮筋骨。

处方：桑寄生12克，独活4.5克，当归6克，赤芍6克，川牛膝9克，宣木瓜6克，桃仁4.5克，生侧柏叶9克，伸筋草9克，生地黄9克，橘络4.5克。加味金刚丸，每次1丸，一日2次。

治疗经过：以上汤剂和加味金刚丸为主，并配合针灸疗法，共治疗四个半月。两下肢功能基本恢复正常，走路姿态良好，于1960年4月12日出院。

按：小儿麻痹后遗症由于病程长，往往出现畸形，肌肉萎缩和行走无力，所以治疗难度比较大。赵老认为后遗症阶段主要是瘀血阻络，气血不通，筋骨失养，治疗要抓住活血化瘀、舒筋通络、强壮筋骨等治法，针药并用，综合治疗。其中加味金刚丸是主要而有效的药方。

5. 感染性多发性冲经根炎

梁某，女，3岁半，病历号198876。1975年10月8日初诊。

发病时间与原因不明，病情呈渐进发展，从走路跌跤到不能站立，上肢不能抬举，乃至不能坐，约1个月的时间。在某医院检查：神志清楚，两侧软瘫，腱反射消失，感觉障碍。脑脊液细胞数正常，蛋白稍增高。诊断为感染性多发性神经根炎。治疗2周，效果不明显，仍不能站，不能坐，上肢不能动，脉微数，舌无垢苔。

诊断：感染性多发性神经根炎。

辨证：风中经络，筋骨失养。

治则：息风通络，强壮筋骨，佐活血法。

处方：天麻4.5克，钩藤6克，防风4.5克，秦艽6克，僵蚕6克，伸筋草9克，川牛膝9克，川续断6克，金银花藤9克，生侧柏叶9克，南红花3克，生地黄9克。

服上方6剂，四肢已能活动，可以坐，但不能站，上肢不能抬举，脉缓，舌质正常，无垢苔。仍依上方加减：

全蝎3克，僵蚕6克，乌梢蛇6克，地龙6克，伸筋草9克，络石藤9克，川续断9克，南星4.5克，南红花3克，桃仁4.5克，生侧柏叶9克，当归3克。

再治半个月，两上肢已能抬举到头部，两下肢可以自由活动，但不能持久，脉沉缓，舌正常。风邪渐除，气血未复，应加重补气活血、强壮筋骨之品以巩固疗效。

处方：黄芪9克，当归6克，川续断9克，川牛膝6克，伸筋草9克，钩藤4.5克，僵蚕6克，全蝎3克，地龙6克，桃仁4.5克，红花3克，生侧柏叶6克，南星4.5克。

共治疗55天，至同年12月2日，患儿四肢活动良好，行动如常，达到临床治愈。

按：此案西医诊断为感染性多发性神经根炎。因其主要症状是瘫痪，所以属于中医痿证一类。历代医家在治疗"痿证"时都信奉"独取阳明"，赵老则不然。他认为该病成因是机体气血不足，风邪乘虚而入，客于经络，阻塞气血畅达，导致肌肤不仁、筋骨失养、四肢痿痹不用。"气血虚"是本，

"风邪入"是标。赵老根据"急则治其标""有邪先祛邪"的原则，以治风为主。选用防风、秦艽等祛风药，天麻、钩藤、僵蚕、全蝎等息风药，乌梢蛇、地龙等搜风药，同时加用桃仁、红花、侧柏叶等活血药物，取其"治风先治血，血行风自灭"之理，用药6剂收到明显的效果。三诊，患儿就可以行走，两上肢能够抬举到头部，但活动尚不能持久，脉沉缓。此时赵老认为风邪渐除，气血未复，随即转用黄芪、当归补养气血，兼用川续断、川牛膝强壮筋骨，从本根治，以巩固疗效，防止复发。

6. 大脑发育不全

例1：郑某，男，12岁，病历号215378。1975年11月26日初诊。

其母妊娠期间患甲状腺肿，加上年高体弱、营养差，全身浮肿比较明显，曾服多种药物治疗。产后逐渐发现患儿智力低下，坐立、说话、行走都较迟，至7岁还发音不清。现已12岁，生活尚不能自理，好歹不分，打人毁物，乱跑乱动，不避危险，说话不清楚，更不会数数，脉沉弦，舌苔薄黄。

诊断：大脑发育不全。

辨证：肝火炽盛，痰阻包络。

治则：清肝泻火，清心化痰。

处方：磁石12克，通草8克，红花4.5克，石菖蒲9克，莲子心6克，桃仁4.5克，蝉衣6克，龙胆草6克，炒山栀4.5克，生地黄12克，生甘草8克，神曲6克。

治疗经过：以上方为主治疗3个月，患儿智力略见恢复，开始知道好坏，会说简单话（如"我要吃饭""把东西给我"），并能回答一般问题，稍安静，但仍好动多言，而言语不清。继用平肝镇惊、清心醒脑之剂，处方：

石菖蒲9克，莲子心6克，麦冬心6克，玳瑁6克，茯神12克，桃仁4.5克，天花粉9克，连翘9克，益智仁9克，龙胆草6克，生甘草8克。化风锭，每次1丸，一日2次。

至1976年9月1日，经治9个月，患儿智力又有所好转，能认、写简单的字，精神较前安定，可帮助家庭做点小事（如扫地、擦桌子），生活基本能够自理，但仍时而多言好动，夜寐肢体抽动。守上法治疗：

益智仁9克，石菖蒲9克，茯神9克，远志9克，当归9克，莲子心3克，麦冬9克，生石决明30克，代赭石30克，磁石30克，僵蚕9克，珍珠母30克。

连续治疗两年，患儿智力明显进步，语言较前清楚，对话明白，能认、写一些字，并能算简单算术和上街买菜。但此病究系先天疾患，智力仍十分低下。现继续用上方加减治疗，并加用头针疗法。1979年8月31日随访，患儿已能拿着妈妈写的纸条到商店选购东西，看完电影能说出某些片段内容，说话也稍有逻辑性。

按：大脑发育不全以智力低下为主，也兼有精神异常、癫痫发作、运动障碍或失语失明等。中医儿科学称之为"五软""五迟"，一般按虚证处理。赵老根据"心主神明""肝主风"和"诸风掉眩，皆属于肝"的理论，结合多年临床实践，认为此病主要原因是心神受损和肝风内动，也兼有肾气不足、脾气虚弱的因素。所以，他常用清心开窍、安神醒脑、平肝息风的治法。

本例患儿智力低下兼有精神异常。赵老辨证为肝火炽盛、痰阻包络。用磁石、龙胆草、玳瑁、生石决明等清肝平肝；用莲子心、山栀子、麦冬、连翘清心泻火；用石菖蒲、茯神、远志等安神醒脑、化痰开窍；用桃仁、红花、生地黄活血凉血，取其"治风先治血，血行风自灭"之意，目的是加强平肝息风之力；用化风锭、蝉衣镇惊息风；佐益智仁，既益脾胃又理元气，赵老认为有增强益智安神的作用。连续治疗两年，取得一定的效果。

例2：胡某，女，8岁，病历号137401。1966年6月16日初诊。

患儿为难产，出生后不会吮奶，不会哭，4岁才开始学走路，至今8岁仍走路不稳，经常跌倒，两手拿东西不灵活，不能端水碗，说话不清楚，只能讲简单的话，不能回答提问。表情如2~3岁儿

阎孝诚学术传承文集 第五篇 著作提要

童。经多方治疗未见明显效果。脉象沉弦，舌质正常，无苔。

诊断：大脑发育不全。

辨证：心肾两虚，筋骨失养，经络不通。

治则：首重滋益心肾，继用舒经通络、强壮筋骨之品。

处方：黄精9克，朱茯神9克，鹿角霜6克，杭白芍9克，枸杞子6克，石菖蒲4.5克，生地黄、熟地黄9克，益智仁6克，潼蒺藜6克，银柴胡4.5克，龙胆草4.5克。

治疗经过：上方治疗一个月以后，改用丸药治疗：

痿痹通络丹，每次1丸，一日2次；降压1号丸，每次半丸，日服2次。痿痹通络丹是赵老的经验方，有舒筋活血、疏风通络、通利关节的功效。

用上两种丸药坚持治疗7个月，行路稳，已不跌倒，说话清楚，一般话能讲，但较慢，手持物较前进步，但欠灵活。再继续服用上述两种丸药半年，至1967年8月8日，患儿一般情况好，智力明显进步，上肢活动也灵活，改用益肾补肾、强壮筋骨之剂常服：

熟地黄60克，怀山药60克，茯苓60克，泽泻30克，山萸肉30克，川牛膝30克，鸡血藤30克，虎胫骨15克，石菖蒲15克，菟丝子60克，鹿角胶15克，龟板30克。

共研细末，蜜为丸，每丸重6克，每次服1丸，日服2次。

按：此案智力低下兼肢体软弱无力，为心肾两虚、筋骨失养、经络不通的证候。赵老先后采用滋益心肾、舒经通络、强壮筋骨的治疗原则，用黄精、潼蒺藜、鹿角霜、枸杞子、熟地黄等补精益肾，用朱茯神、石菖蒲、益智仁等益心醒脑，用痿痹通络丹舒经活络、通利关节。此方专治下肢痿软无力，步履艰难，是赵老多年临床经验的结晶。另外，本案方中还加用了龙胆草、银柴胡、生地黄、白芍和降压1号丸（此丸药有清肝降火的功用）等清肝平肝凉血清热之品。可见，赵老治疗此类疾病是十分注意清火平肝抑木的，用意是防"肝风内动"。这个临床经验是以小儿"肝常有余"理论为指导的。

例3：李某，男，3岁，病历号139473。1965年6月11日初诊。

患儿出生时难产，加用产钳致使颅内出血，影响大脑发育而智力低下，现已3岁，还不会说话，不会走路，双目活动不灵活，口斜多涎。脉偏弦滑，舌苔白。

诊断：大脑发育不全。

辨证：肝经风热，筋骨失养。

治则：平肝息风，强壮筋骨兼通经活络。

处方：石菖蒲6克，木瓜6克，牛膝9克，红花3克，伸筋草6克，僵蚕6克，全蝎2.4克，蝉衣8克。降压1号丸，每次服半丸，日服2次；痿痹通络丹，每次服1丸，日服2次。

治疗经过：用以上方药治疗5个月，至1965年11月17日，患儿双目活动已灵活，口斜多涎消失，可以喊叫，但吐字不清，已能单独行走几步。脉沉涩，舌质红，白苔。单用丸药治疗：

降压1号丸，每次半丸，日服2次；礞石滚痰丸，每次2克，日服2次。

再治四个月，患儿已能独自行走，听觉、视觉均好，能讲简单话，但不清楚。继续用上述丸药治疗。

按：赵老抓住本案口斜多涎、双目活动不灵和脉弦偏滑的证候特点，辨证为肝经风热；又根据不会走路、不会说话的特点，辨证为筋骨失养，经络不通。所以赵老用降压1号丸、全蝎、僵蚕、蝉衣清热平肝息风；用牛膝、木瓜、伸筋草和痿痹通络丹等舒经活络、强壮筋骨；略佐红花活血，石菖蒲开窍，并在以后的治疗中加用礞石滚痰丸清热坠痰。所用药物并无补益之品，而以"清、消"两法为主。治疗9个月而获一定效果，可见治疗大脑发育不全，并非一定要用"补"法。

例 4：史某，男，半岁，病历号 126519。1964 年 6 月 1 日初诊。

出生后即抽风，一日发作 4~5 次，犯病时两眼上翻，口吐白沫，四肢抽动，持续 8~15 分钟始缓解。患儿表情呆痴，对任何刺激无反应。指纹隐紫，舌苔厚腻剥脱。

诊断：①脑发育不全；②癫痫。

辨证：肝风内动，痰蒙心窍。

治则：平肝息风，活血化痰，佐以消导。

处方：钩藤 3 克，僵蚕 6 克，桃仁 4.5 克，南红花 2.4 克，全蝎 3 克，天麻 3 克，龙胆草 4.5 克，生侧柏 6 克，化橘红 3 克，天竺黄 6 克，焦大黄 3 克，焦麦芽 6 克。牛黄镇惊丸，每次半丸，日服 2 次。

经治两个月，抽搐由每日 4~5 次减少到 1 次，持续时间明显缩短，两眼较前灵活，已知事，想玩。再治 3 个月，1 个月内未见抽搐，下肢时有震颤，大便带黏液，小便黄，脉略数，舌苔薄黄可见剥脱。仍守上方加减治疗：

钩藤 3 克，生龙骨、生牡蛎各 6 克，南红花 3 克，桃仁泥 6 克，僵蚕 6 克，化橘红 4.5 克，全蝎 3 克，天竺黄 6 克，黄芩 3 克，焦大黄 3 克，生甘草 3 克。牛黄镇惊丸，每次半丸，日服 2 次。

至 1966 年 3 月 9 日，患儿一直未再抽搐，智力亦有所进步，能够玩耍。

按：此案为脑发育不全，兼有癫痫发作。赵老辨证为肝风内动，痰蒙心窍，用平肝息风、活血化痰法为主治疗，目的是止抽搐。坚持治疗三个月而抽搐止，智力也因此有所进步，可见治疗此类病人并非要补肾为主，可以考虑怪病多痰瘀的治疗规律。

7. 脑挫裂伤

赵某，男，1 岁半，病历号 63968。1958 年 4 月 18 日入院。

4 天前患儿自车上跌下，头部着地，当即昏迷不啼，急送某医院抢救两个多小时稍见好转。继而出现左上下肢抽动不止，右上肢瘫痪不能活动，颈向后背，双目凝视斜右侧，频吐不止，神志不清。查脑脊液"有血球"，诊为"脑挫裂伤"。住院治疗 4 日，仍高烧不退，并出现口眼歪斜，遂转来我院，由赵老治疗。

当时检查：体温 38~39℃，神志昏迷，右上肢完全性强直性瘫痪，右下肢不完全性强直性瘫痪，左上下肢时有抽动，目斜视，口眼歪向左侧，右眼不闭。膝腱反射亢进，无病理反射，心肺腹未见异常。舌苔中心薄黄，两脉细数。

诊断：脑挫裂伤。

辨证：惊热伤肝，瘀血内阻。

治则：清热镇惊，平肝息风，活血化瘀。

处方：金银花 9 克，天麻 3 克，生地黄 9 克，木瓜 6 克，桑枝 9 克，牡丹皮 6 克，南红花 3 克，生侧柏 6 克，朱寸冬 6 克，菊花 6 克，羚羊粉（每次 0.2 克，日服 3 次）。

治疗经过：服药 1 剂，当日神志清醒，再未呕吐，仍抽搐不止，喉有痰鸣，守原法治疗。

处方：僵蚕 3 克，南红花 3 克，生地黄 9 克，天竺黄 4.5 克，清水蝎 2.4 克，金银花 9 克，大蓟、小蓟各 9 克，桃仁、杏仁各 3 克，焦大黄 4 克，汉三七 2.5 克。局方至宝丹，每次 1/4 丸，日服 4 次。

次日神志清楚，能识人，未见抽搐，右上下肢可以自由活动；但仍见两眼凝视，精神烦急，体温尚有波动。于住院第 5 日，重用清热平肝之剂：

生石膏 18 克，龙胆草 3 克，青蒿 9 克，金银花 9 克，桃仁 3 克，生地黄 9 克，桑枝 9 克，莲子心 3 克，僵蚕 4.5 克，焦大黄 2.4 克。紫雪散，每次半瓶，日服 3 次。

住院第 9 日，口眼歪斜、两眼凝视消失，右下肢运动良好，右上肢肩关节活动稍差，体温稍有波动。再治疗 2 日，体温正常，精神、食纳均好，改用祛风活血、舒筋通络之剂：

当归 6 克，金银花藤 9 克，嫩桑枝 9 克，干生地黄 9 克，宣木瓜 6 克，僵蚕 6 克，清水蝎 2.5 克，桃仁 8 克，大麦冬 9 克，蜈蚣 1 条，鲜藿香 9 克。并配合针灸、按摩。

住院第 20 天，除右肩活动稍差外，其他肢体运动良好，一切正常，出院调治。随访 10 余年，患者智力良好。1976 年因唐山强烈地震受惊而致癫痫小发作。

按：此脑挫裂伤患儿，来势急，病情重，既有昏迷、发烧，又有抽搐、偏瘫、口眼歪斜。赵老根据病因（外伤）和证候特点，辨证为惊热伤肝、瘀血内阻，用清热镇惊、平肝息风、活血化瘀法治疗。选用了羚羊角、局方至宝丹、紫雪散等清热解毒、开窍醒脑重剂，以及生地黄、牡丹皮、红花、生侧柏、桃仁、大蓟、小蓟、汉三七等多味凉血活血药物。赵老认为，此类疾病，非及时清热解毒、透邪外出、活血凉血、化瘀通络不可；否则深陷经络，灼伤脑髓，而产生后遗症。由于赵老采用上述原则处理，患儿当日神清，次日抽止，20 日基本痊愈出院。

8. 脑外伤后遗症

柴某，女，21 岁，病历号 203045。1973 年 2 月 19 日初诊。

两年半前因跌仆头部受伤，当时昏迷约有 10 分钟，苏醒后头痛剧烈，伴呕吐、发烧。曾在某医院治疗无效，又转入北京某部队总医院住院，诊断为脑挫伤，治疗两月余，病情稳定后出院。10 天后体温突然升高，给用抗生素无效，停药后自动退热；1 个月后再度发热达 39℃，并出现哭笑无常，打人毁物，幻听幻视，二便失禁，伴有抽风。两月后又住该院治疗无效而自动出院。当时检查脑电图为低中幅度波及快波，过度换气时尤甚，中额部出现较多中高幅阵发慢波。全血象减低（血红蛋白 8.5g/dL，白细胞总数 3200/mm³，血小板 6 万 /mm³），谷丙转氨酶 210 单位。

后经北京各大医院神经科会诊，用过各种亲神经药、镇静药、抗癫痫药、神经营养药、退烧药、抗生素、激素、中药等，均无明显疗效。1972 年 7 月 26 日复查脑电图：额、颞、枕部均有慢波，左侧较显，且左额有阵发性棘波。到我院就诊时，神志昏沉，痴呆不语，右侧不全瘫痪，抽搐频发，高烧不退，不能坐立，生活不能自理。脉细弦数，苔微黄。

诊断：脑外伤后遗症（脑萎缩、癫痫、右侧不全瘫痪、中枢性发热），继发全血降低。

辨证：毒热攻心，劫动肝风，瘀血阻络。

治则：清心解毒，平肝息风，活血通络。

处方：钩藤 6 克，莲子心 6 克，紫花地丁 9 克，全蝎 3 克，连翘 12 克，玳瑁 9 克，南红花 3 克，煅牡蛎 12 克，党参 9 克，蝉衣 4.5 克，麦冬 12 克，熊胆 3 克。降压 1 号丸，每次 1.5 丸，日服 2 次。

1973 年 4 月 27 日二诊：服上方 3 剂抽搐即止，发烧减退，纳食增加。服药 20 剂后停用一切西药，仍神志不清，大小便不能自主，不能坐立。再守上方加减：

钩藤 6 克，石菖蒲 9 克，南红花 6 克，蒲公英 12 克，蝉衣 6 克，僵蚕 9 克，玳瑁 9 克，金银花 12 克，麦冬 12 克，天竺黄 9 克，竹叶 6 克，党参 9 克。熊胆粉 1.5 克（分冲兑服）。

1973 年 6 月 1 日三诊：经上处理，体温完全正常，抽搐未再发作，人扶着可以站立，二便已能控制，神志稍见好转；但仍不能言语，右侧肢体活动不灵活。仍守前法治疗：

石菖蒲 9 克，莲子心 4.5 克，败酱草 9 克，煅牡蛎 12 克，南红花 4.5 克，玳瑁 9 克，全蝎 4.5 克，天竺黄 12 克，龙胆草 6 克，花粉 9 克，生石决明 12 克，竹叶 6 克，桃仁 4.5 克，炒山栀 4.5 克。熊胆末（每次 0.6 克，日 2 次，冲服）。

1973 年 7 月 12 日四诊：体温正常，无波动，大抽搐一直未发作，可以扶着走几步，已能说话，但吐字不清楚，颜面时有小抽动。守前法不变：

石菖蒲 9 克，制鳖甲 9 克，天竺黄 9 克，全蝎 4.5 克，桃仁 4.5 克，莲子心 6 克，生石决明 12 克，南红花 4.5 克，龙胆草 6 克，玳瑁 9 克，蝉衣 6 克，天麻 6 克，金银花 12 克，蒲公英 12 克，生石膏 30 克。熊胆末（每次 0.6 克，每日 2 次，冲服）。

1973 年 9 月 27 日五诊：扶着能步行 100 多米，右侧肢体活动良好，右手已能握物，能够说话，但不十分清楚，答非所问，颜面偶见小抽动。血象化验：血红蛋白 12g/dL，血小板 13 万 /mm³。此毒热渐解，肝风渐平，气血未复，心失所养，在清余热平肝风的同时，重用醒神开窍、补气活血之品。

石菖蒲6克，莲子心4.5克，党参9克，当归6克，天麻4.5克，蝉衣4.5克，地龙5克，橘络6克，川牛膝9克，玳瑁9克，生石膏24克，黄芩6克。熊胆末（每次0.6克，日服2次）。

1973年11月29日复查脑电图：轻度不正常。

1974年5月28日六诊：自己步行来诊治，面色红润，精神好，说话清楚，可以正确回答问题；但仍体倦乏力，记忆力差，易烦急，面目轻度浮肿，脉象缓细，薄黄苔。以补气养血为主善后调理。

黄芪12克，党参9克，茯苓12克，炒苡仁9克，泽泻9克，熟地黄12克，生侧柏9克，地龙6克，玳瑁6克，莲子心3克，煅牡蛎12克，竹叶6克。

1975年6月22日随访，病人发育、营养良好，精神饱满，言语行动均与常人无异，饮食、二便、月经均正常。各项化验检查均正常。

按：本案经北京各大医院诊断为脑外伤后遗症。西医多方治疗无效，反而日益发展，形成脑萎缩、癫痫、偏瘫、中枢性发热、全血降低，病情十分严重。经赵老治疗7月余而获全效，两年身体基本恢复正常，取得了很好的疗效，值得好好总结。

赵老从分析本病的起因（外伤）、发展和证候特点（神志昏沉、痴呆不语、高烧不退、抽搐频发、左侧偏瘫、脉细弦数、苔微黄），辨证为毒热攻心，劫动肝风，瘀血阻络。治疗重用清热解毒、平肝息风、清心脑的治法，略佐活血以助息风，益气帮助祛邪。从1973年2月19日至1973年9月27日共7个月余，赵老先后5次处方，用药34味。其中，清热解毒的药物有熊胆、紫花地丁、连翘、蒲公英、金银花、龙胆草、生石膏、黄芩8味；平肝息风的药物有钩藤、全蝎、玳瑁、牡蛎、蝉衣、僵蚕、生石决明、天麻、地龙9味；清心开窍的药物有莲子心、麦冬心、竹叶卷心、石菖蒲4味；活血的药物有当归、红花；益气的药物有党参。另有天竺黄、橘络、川牛膝化凝通络、壮筋骨，是辅助药物。熊胆和玳瑁是主药中的主药，每次必用。熊胆大苦大寒，入心肝胆三经，有清心肝毒热之功，专治热盛抽搐之症；玳瑁甘寒，入心肝二经，有消热解毒、平肝定惊之效，对于热病烦躁、神昏谵语、惊痫抽搐均适宜。

从本案的临床实践可以看出，赵老治疗神经系统疾病的基本理论来源于《素问·至真要大论》所论述的"诸风掉眩，皆属于肝""诸热瞀瘛，皆属于火""诸躁狂越，皆属于火""诸暴强直，皆属于风"。他认为抽搐、昏迷、震颤、痴呆等精神症状的主要病因是火热攻心、肝风内动，所以治疗首重清热泻火、解毒辟邪、平肝息风，并佐用活血法，活血也是息风。在治疗过程中，赵老也十分注意正气。在初期以祛邪为主，有时根据情况略加益气之品；到了恢复阶段，赵老强调要益气养血善后，本案的治疗过程就是范例。

9. 坐骨神经干损伤

江某，女，4岁，病历号215339。1976年5月28日初诊。

患儿于1个月前因感冒发烧注射"百尔定"后，立即下肢不能动，左腿不能站立，不能蹲，不能走，足面浮肿，注射部位疼痛，1~2周后软瘫，在北京某医院诊断为左侧坐骨神经干损伤。1个月来，左下肢肌肉萎缩。脉平，舌苔中心黄厚。

诊断：左侧坐骨神经干损伤。

辨证：瘀血内阻，经络不通，筋骨失养。

治则：活血化瘀，舒筋活络，强壮筋骨。

处方：桃仁3克，南红花3克，生侧柏9克，伸筋草9克，宣木瓜6克，川牛膝9克，橘络4.5克，川续断6克，金银花藤6克，黄芩6克，神曲9克。水煎服，日一剂。兼用下方外洗：

蕲艾12克，防风6克，透骨草9克，羌活4.5克，南红花6克，地龙6克，肉桂3克，乳香6克。

治疗经过：以上方为基本方，治疗1个月能站，能蹲，也能行走，但不能久立。左膝上及足腕部肌肉轻度萎缩，注射部位稍有痛感。继用上方治疗3个月。至1976年10月8日，患儿局部疼痛消失，已行走如常，但不耐劳，午后稍感膝关节不适，面色萎黄，脉沉缓。此气血未复，脾肾两虚之候，用下方善后处理：

当归身 12 克，杭芍 9 克，阿胶珠 9 克，党参 12 克，生侧柏 9 克，桑枝 9 克，菟丝子 9 克，茯苓 12 克，川牛膝 9 克，南红花 4.5 克，鹿角霜 6 克，杜仲 9 克，枸杞子 9 克，黄芪 12 克。河车大造丸，每次 1 丸，日服 2 次。

按：本案因注射而损伤坐骨神经干，赵老认为属于外伤。由于瘀血内阻导致经络不通、筋骨失养，形成肢体活动障碍。开始用活血化瘀、舒筋活络、强壮筋骨法治疗，以桃仁、红花、生侧柏、伸筋草、宣木瓜、川牛膝、川续断为主，兼用外洗方；待到疼痛消失并能行走之后，表现出不耐劳、面色萎黄、脉沉缓等气血不足、脾肾两虚之证候，则改用补气血、益脾肾法善后，获得较为理想的疗效。

10. 癫痫

例 1：孙某，女，1 岁，病历号 1331。1965 年 12 月 27 日初诊。

患儿一个半月前的一个夜晚突然哭醒，随即两眼上翻，四肢抽动，面色发青，持续 10 多分钟方止，抽前无感冒、发烧等病史。8 天后又在夜间抽搐，曾在北京某医院诊断为癫痫，治疗中，昨日又犯病。平素睡眠不安，时有惊悸，舌质微红，无垢苔，脉象沉数。

诊断：癫痫（大发作型）。

辨证：肝风夹惊。

治则：平肝息风，清热镇惊。

处方：牛黄镇惊丸，每次半丸，日服 2 次；降压 1 号丸，每次半丸，日服 2 次。

治疗经过：用上两种丸药治疗，至 1967 年 9 月 21 日止，共 21 个月未犯病，达到临床缓解。

按：赵老根据中医基本理论和多年临床经验，将癫痫分为三个证型：肝风偏盛、痰火偏盛、正气偏虚，并总结了息风止痉、活血凉血、平肝镇惊、行气化痰、清热泻火、益气补血几种治疗法及治痫 1 号方、治痫 2 号方、降压 1 号丸、化风锭、化痫饼 5 个主方。本案属于肝风夹惊症，用平肝息风、清热镇惊法处理，选用成方降压 1 号丸、牛黄镇惊丸，共观察 21 个月未犯病，收到了一定的效果。

降压 1 号丸是赵老与郭士魁老大夫合订的经验方，原来用于治疗高血压患者，因其有清肝降火、活血化瘀、祛风通络等作用，所以赵老用来治疗癫痫和其他神经系统疾病，只要对症，往往收到较好的疗效。

例 2：喻某，男，6 岁半，病历号 167005。1967 年 3 月 6 日初诊。

患儿数月前开始局部抽动，逐渐加重，10 天或半月抽动 1 次，抽时流涎，牙关紧闭，不能吞咽，持续数秒钟，发作前有先兆，发作中无意识丧失，经解放军总医院、宣武医院诊断为局限性运动性癫痫。脉弦细数，舌质淡红、无垢苔。

诊断：局限性运动性癫痫。

辨证：肝风内扰。

治则：平肝息风，活血通络。

处方：僵蚕 6 克，桃仁 3 克，全蝎 2.4 克，南红花 3 克，天麻 3 克，生地黄 9 克，钩藤 3 克。

治疗经过：服上方 6 剂，月余未发作，后加青礞石 6 克、天竺黄 6 克、秦艽 4.5 克、威灵仙 4.5 克；配用化风锭，每次 1 丸，日服 2 次；降压一号丸，每次 1 丸，日服 2 次。治疗 1 年多未犯病，达到临床缓解。

按：本案西医诊断为局限性运动性癫痫，赵老根据面部抽动、牙关紧闭、流涎、不能吞咽，但无意识丧失等证候特点，认为证属肝风内扰，用平肝息风法为主，佐以活血通络。选用天麻、全蝎、钩藤、僵蚕为主药，辅助桃仁、红花等其他药物，并长期服用降压 1 号丸、化风锭，使此疾病获效。化风锭有散风镇惊、清热化痰的功效，是赵老治疗癫痫和痰热惊风最常用的成药。

例 3：陈某，男，1 岁半，住院号 8772。1960 年 3 月 23 日入院。

患儿 10 个月前突然高烧 40℃，抽风 1 次，经治疗烧退，抽风未犯。4 日后不烧，两目凝视，双手握拳，神志不清，四肢抽搐，持续约 2 分钟缓解。以后逐渐频发，每日 7~8 次。在山东某部队医院检查，确诊为癫痫，用苯妥英钠、鲁米那治疗两天，未能控制发作，转来我院住院。

查体：发育营养好，神志清楚，心肺腹无异常，颈软，无病理性神经反射，脉滑，苔白。

诊断：癫痫（大发作型）。

辨证：肝风内动，痰火内扰。

治则：平肝息风，清火化痰，活血化瘀。

处方：天麻 2.4 克，钩藤 3 克，僵蚕 6 克，全蝎 2.4 克，天竺黄 4.5 克，南红花 2.4 克，生地黄 6 克，桃仁 3 克，法半夏 3 克，焦大黄 3 克。牛黄镇惊丸，每服半丸，日服 2 次；化风锭，每服 1 丸，日服 2 次。

治疗经过：经以上处理，抽搐由每日 7~8 次减少到 3~4 次，但持续时间长（约 4 分钟）。口吐白沫，面色青紫，四肢抽搐。共服汤药 9 剂，改用降压 1 号丸治疗，每次服 1 丸，一日服 2 次。第 2 天抽搐即止，10 天未再抽，出院一直服用降压 1 号丸，至 1967 年 8 月 25 日未犯病，回原籍调养。

按：此案西医诊断为大发作型癫痫，发作时既有抽搐又有神志不清，辨证为肝风夹痰火，用平肝息风、清火化痰、活血化瘀法治疗。除选用天麻、钩藤、僵蚕、全蝎、天竺黄、桃仁、红花、生地黄、法半夏等药物外，加用了牛黄镇惊丸和化风锭。牛黄镇惊丸来源于《古今医鉴》抱龙丸加减，有息风镇惊、解毒清热、化痰开窍的功效，用于肝风夹痰火证型较宜。

例 4：邢某，男，2 岁半，病历号：208795。1975 年 12 月 2 日初诊。

月余前高烧 39.8℃，经治疗渐退；同年 11 月 2 日，发现患儿口角、眼角抽动，两眼发直，日十数次至数十次，伴烦急，睡时易惊，手足抖动。指纹淡紫，舌无垢苔。

诊断：癫痫（小发作型）。

辨证：肝风内扰。

治则：平肝息风，佐以清热镇惊。

处方：磁石 9 克，钩藤 4.5 克，南红花 3 克，生石决明 12 克，桃仁 3 克，蝉衣 4.5 克，全蝎 3 克，地龙 4.5 克，青礞石 9 克，茯苓 9 克，远志 4.5 克。化风锭，每次 1 丸，一日 2 次。

治疗经过：以上方为主，连续治疗 3 个多月，颜面抽搐由频发逐渐减少，至 1976 年 3 月完全不抽，停药观察 1 年半未复发，达到临床缓解。1978 年 8 月随访，患儿病情稳定，无反复。

按：此案西医诊断为小发作型癫痫，以颜面抽动为主症，属肝风内动证型，用平肝息风、清热镇惊法治疗，3 月余即控制了发作，停药观察 1 年半未复发。经过随访，远期疗效也较好。

例 5：杨某，男，11 岁，病历号 105110。1965 年 10 月 4 日初诊。

患儿 1962 年底患病毒性肝炎后即发抽搐，每月 1 次，多在夜晚发作。曾到西医院经脑电图检查确诊为癫痫，长期服用苯妥英钠、鲁米那，曾一度控制了发作，但停药后病情加重。发病时突然晕倒，四肢抽搐，口吐痰沫，持续 10 多分钟，连续两日大发作，且每日嘴角抽动。再服苯妥英钠、鲁米那治疗，但无效。

赵老诊视：脉沉弦，舌质边红，无垢苔。

诊断：癫痫（大发作型）。

辨证：痰热内蕴，中焦阻滞。

治则：清热化痰，通里导滞。

处方：用验方化痫饼治疗。

礞石 18 克，法半夏 24 克，天南星 21 克，海浮石 18 克，沉香 9 克，生、熟二丑各 45 克，炒建曲 120 克。共研细末，每用 250 克细末加 625 克面粉，用水调拌，烙成 30 张薄饼，每日早晨空腹 1 张。

治疗经过：连续服用化痫饼半年，癫痫一直未发作，随诊 21 个月无反复。

按：此病发生于痰热内蕴、脾胃不和（病毒性肝炎）之后。临床表现为突然晕倒，口吐痰沫，四肢抽搐，脉沉弦，舌质边红，无垢苔。辨证为痰热内蕴，中焦阻滞，用验方化痫饼治疗。方中青礞石坠痰清热，专治积痰惊痫，与半夏、南星、海浮石、沉香配伍，其内外之痰皆可荡涤；兼有生、熟二丑、炒建曲通里消导，断痰之源。用面粉相拌烙饼既便于服用，又能理中，所以空腹服无副作用。用药半年，使此顽固之痰获得临床缓解。

例 6：李某，男，8 岁，病历号 121917。1964 年 6 月 20 日初诊。

患儿于 1958 年冬从二楼跌下，经抢救脱险。1960 年 4 月开始抽搐，周期性发作，一日 10 多次跌倒，四肢抽搐，口吐痰沫，每次发作 3～10 日乃止。每间隔两到三个月又发，已病 4 年，经服鲁米那、苯妥英钠等抗癫痫药物无效，专程由外省来京请赵老医治。脉弦，无垢苔。

诊断：癫痫（大发作型）。

辨证：惊风伤肝，痰热上扰。

治则：平肝镇惊，息风止痉，兼清痰火。

处方：降压 1 号丸，每服 1 丸，日服 2 次；化风锭，每服 1 丸，日服 2 次。

治疗经过：用上两种丸药，坚持治疗 31 个月。鲁米那、苯妥英钠在半年内逐渐停用，只一次因服山道年驱虫诱发抽搐数次外，一直未犯病。

按：此大发作型癫痫，单用降压 1 号丸、化风锭治疗 31 个月，基本控制了抽搐的发作，疗效显著。赵老强调癫痫病人如长期服用西药治疗，效果不够理想，增服中药时，切不可骤停西药，否则恐其抽搐加剧，必须逐步减量。本例采用丸剂治疗，乃因久病宜缓法调理。

例 7：王某，男，11 岁，病历号 199884。1973 年 1 月 22 日初诊。

患癫痫 8 年，经多方治疗未愈。初时每年发作 1~3 次，犯病时四肢抽搐，牙关紧闭，口吐白沫，不省人事；近日发作较频，抽搐时间较长，注射鲁米那方能缓解。发作后感觉头痛，睡眠不安，时有烦急。脉偏弦缓，舌质边红，无垢苔。

诊断：癫痫（大发作型）。

辨证：肝风内动，痰火扰心。

治则：息风止痉，清热化痰，活血镇惊。

处方：全蝎 3 克，钩藤 4.5 克，地龙 6 克，青礞石 6 克，天竺黄 6 克，橘红 6 克，磁石 9 克，龙胆草 6 克，桃仁 4.5 克，生侧柏 9 克，红花 3 克，焦山楂 9 克。化风锭，每次 1 丸，日服 2 次。

治疗经过：以上方为主，后随证加入黄芩、生地黄、代赭石、胆南星、法半夏，先后服用汤药 44 剂，化风锭 80 丸，癫痫一直未发作。以后守方治疗，至 1973 年 5 月 22 日改用医痫无双丸（每次 1 丸，日服 2 次）、礞石滚痰丸（每次 1.5 克，日服 2 次）常服，坚持治疗 1 年。1978 年 5 月随访，患者已 6 年多未犯病，智力良好。

按：此大发作型癫痫，病程长，西药抗癫痫药物控制不理想。赵老根据犯病时四肢抽搐、牙关紧闭、不省人事、口吐白沫，发作后头痛、睡眠不安、烦急、脉弦缓、舌质边红，辨证为肝风夹痰火。用息风止痉、清热化痰、活血镇惊诸法治疗，很快控制了发作。后改用医痫无双丸、礞石滚痰丸常服，使此顽固之疾获愈，至今已六年未犯病，而且智力良好。医痫无双丸见于《沈氏尊生书》中，有息风化痰、安神定搐之效，对各类癫痫均有一定效果。礞石滚痰丸来源于《景岳全书》，有降气坠痰、清热泻火的功效，对痰火证型癫痫有较高的疗效。

例8：陈某，男，3岁半，病历号116217。1963年6月15日初诊。

患儿1962年12月开始因发烧抽风，逐渐加重，以后不烧亦抽，每日数次至十数次。每次发作时左侧上下肢抖动，握拳，口眼歪斜，持续3~5分钟，先后在原籍治疗4次，病情不见好转。1963年6月来京，经某医院脑电图等检查，发现脑广泛病变，结合病史（生后11个月开始智力低下，不能言语，不能站立）、家族史（其姐有同类病史），初步诊断为退行性脑病与癫痫，介绍到我院由赵老治疗。因抽搐严重，于1963年7月17日收住入院。

入院时不会说话，不能坐立，左侧肢体抽搐明显。查体：发育迟缓，表情痴呆，右鼻唇沟稍浅，心肺腹无特殊，腱反射存在，腹壁及提睾反射消失，布氏征（±），巴彬斯基征（-），脉左弦右数，舌苔薄黄。

诊断：①退行性脑病；②癫痫。

辨证：痰热蒙闭清窍，肝风内动抽搐。

治则：息风止痉，清心开窍，化痰清热。

处方：石菖蒲6克，天竺黄4.5克，桃仁、杏仁各4.5克，全蝎2.4克，钩藤3克，生石决明9克，化橘红6克，知母4.5克，蝉衣4.5克，僵蚕6克，藕节6克。化风锭，每服1丸，日2次。

治疗经过：以上方为主，共治疗半个月，抽搐止，病情有所好转，出院。出院后服降压1号丸（每服1丸，日2次）、化风锭（每次1丸，日2次），坚持治疗7个月。患儿一直未抽搐，并能叫"爸爸""妈妈"，会坐，扶着能站立和走路。后改用滋养肝肾、清心开窍法善后。

处方：熟地黄9克，怀山药9克，粉丹皮3克，泽泻6克，山萸肉9克，枸杞子6克，石菖蒲3克，菊花6克，化橘红3克，桃仁3克，忍冬藤15克，络石藤6克。

按：此案病情复杂，既有抽搐，又有运动障碍、进行性智力减退，治疗难度较大。赵老根据证候特点，辨证为痰热蒙闭清窍，兼有肝风内动，用息风止痉、清心开窍、化痰清热诸法治疗。选用降压1号丸、化风锭为主方，坚持治疗7个月而获显效，后改用滋养肝肾、清心开窍法巩固之。因系外地患者，未能追访远期效果，但近期效果是肯定的。

（宁夏人民出版社1982年出版，除附录外全文收录于本书）

小儿癫痫证治

《小儿癫痫证治》，阎孝诚著，1984 年由人民卫生出版社出版。该书从历代中医对小儿癫痫的认识、病因、病机、诊断、辨证治疗、有效方药选介、合并运用抗癫痫西药原则与方法、护理要点、预防要点、预后等十个方面对癫痫的诊疗理论进行了全面的总结。

概述部分主要论述了中西医学对癫痫的一般认识。历代中医对小儿癫痫的认识部分主要梳理了癫痫中医诊疗理论的发展源流，总结了历代医家对癫痫病因病机、治则治法的认识。病因部分提出有先天性病因和后天性病因。先天性病因包括孕妇失于调养和胎儿发育不全。后天性病因则分外源性与内源性。外源性因素有产伤、颅脑外伤、惊吓等。诊断部分主要包括诊断依据、四诊要点、鉴别诊断等内容。辨证论治部分，他结合历代医学典籍所论以及自己的实践经验，将癫痫分作胎痫、风痫、惊痫、痰痫、热痫、食痫、瘀痫、狂痫、虫痫、虚痫十类，分别从病因病机、辨证要点、治法方药、病案举例几个方面阐述其辨治规律。有效方药选介部分介绍了止痫片、白石丸等全国各地治疗癫痫的验方、成药，共 30 种，详论其组成、制法、用法和功效说明。另有治疗癫痫的单味中药介绍，共 30 种，涉及本草记载、自己的使用经验及相关的中药药理研究。合并运用抗癫痫西药原则与方法部分介绍了癫痫西药的种类和功用，特别是与中药治疗合并运用时的注意事项。护理部分论述了癫痫患儿在发作期、休止期、缓解期护理注意事项。预防部分从注意妊娠期保健、防止分娩意外、勿受惊吓、节制饮食、慎防惊风、严防颅脑外伤、注意生活规律等 7 个方面，对癫痫的预防要点进行了论述。预后部分提出了三早、两坚持的原则，三早是早预防、早诊断、早治疗，两坚持是坚持长期治疗、坚持规律性治疗，这是癫痫预后良好的重要保障。在书末还附有《中医中药治疗 68 例小儿癫痫报告》《化痫止抽二号方治疗 75 例癫痫小结》《化痫止抽二号方抗癫痫作用的实验研究》等 3 篇论文，反映了开展癫痫临床与基础实验研究的成果。

这本书系统地架构了癫痫的诊疗理论，体现了阎孝诚在继承赵心波学术思想基础上，对癫痫诊疗理论的发展与成就，是其在癫痫临床研究过程中的一部代表作。

防治癫痫 20 个须知

　　《防治癫痫 20 个须知》，阎孝诚著，2009 年由中医古籍出版社出版。该书是一部癫痫的科普著作，作者在临床工作中感到病人、病人家属缺乏对癫痫病的正确认识和对待：一是"怕"，怕是终生疾病，无药可治；二是"乱"，有病乱投医、乱服药，不接受正规的诊断与治疗。为了消除病人及其家属的"怕"和"乱"，让更多的人能够正确认识癫痫病，所以编写了这本书，目的是普及防治癫痫知识，使医患能够沟通，齐心协力，为战胜顽癫痫而共同努力。

　　该书主要包括癫痫是什么病、癫痫是怎样产生的、癫痫的类型和临床表现、怎样诊断癫痫、中医怎样认识癫痫、癫痫可以预防吗、治疗癫痫必须遵循哪些原则、如何选择西药治疗癫痫、中医如何辨证治疗癫痫、怎样正确选择其他中医治疗方法、中西医结合治疗癫痫的原则和方法是什么、什么类型的癫痫适用手术治疗、难治性癫痫怎么诊治、癫痫持续状态如何诊治、热性惊厥如何防治、癫痫伴脑性瘫痪怎么办、癫痫伴智力低下怎么办、癫痫的饮食要求是什么、癫痫病人的护理要求是什么、癫痫预后如何共 20 个问题的解答与阐述，涉及了癫痫的病因、临床表现、诊断、辨证、治疗、护理、预后等方面的问题。

　　该书以简明扼要的语言，将癫痫的中西医诊疗理论以问答的形式呈现出来，浅显易懂，而又不失严谨的科学性和理论性，对于病人了解癫痫、消除恐惧、积极配合医生的诊疗工作大有裨益，是作者在宣传、科普癫痫工作中的一项重要成果和代表作。

阎孝诚癫痫临证经验集

　　《阎孝诚癫痫临证经验集》，阎孝诚著，2017 年由中医古籍出版社出版。该书是作者晚年癫痫诊治的病案著作。全书共八个部分，第一至第六部分是其诊治儿童良性癫痫等 6 类癫痫的案例分析，第七部分是中医治疗癫痫病的理、法、方、药探讨，第八部分是结束语：一封给政府未寄出的建议书。

　　2007 年，阎孝诚在中国中医科学院中医门诊部又开始进行中医药治疗癫痫的临床研究，至 2017 年 10 年共完成了 600 余例病案。从中选择 100 例诊断明确、有客观检查依据、资料记录完整、连续治疗观察 1 年以上的进行总结分析。其中有儿童良性癫痫 9 例、热性惊厥致癫痫 13 例、颅脑外伤致癫痫 11 例、儿童失神癫痫 4 例，另有特发性癫痫 35 例、继发性癫痫 28 例。书中对上述不同案例进行分析总结，重点是诊断依据、中医辨证要点、处方用药规律以及预防和预后须知。

　　本书最后一部分对中医治疗癫痫病的理、法、方、药进行了全面探讨。该部分以癫痫的主症抽搐与神昏为切入点，分析了癫痫的病机。认为抽搐主要责之肝与风两个病机因素。肝藏血，肝血虚，则肝阳易亢，肝风易动。肝气喜调达恶抑郁，肝气郁，郁久化火，火盛阳亢而动风。肝气郁结，日久及血，多伴血瘀。所以肝血虚、肝气郁、肝血瘀是癫痫抽搐的主要病机。神昏主要责之心神被扰，一为火热之邪，一为痰蒙心窍。而心主血脉，热邪煎熬心血、痰浊阻滞血脉，又会形成血瘀之病机。基于此，确立了平肝息风、养血活血、清热泻火、豁痰开窍等一系列癫痫治疗大法。方从法出，所以临证多从柴胡加龙骨牡蛎汤、桃红四物汤、黄连解毒汤、温胆汤等一系列方剂基础上，化裁出入。文末还对天麻钩藤饮、旋覆代赭汤、礞石滚痰丸等方剂的功效、组成、主治、使用心得、现代研究做了说明，同时对石决明、珍珠母等 47 味药的药性、功效、主治、现代研究进行了总结阐述。

　　本书结束语是一封给政府未寄出的建议书。文中指出了癫痫临床中的三大问题。一是癫痫除了影响儿童的身心健康，同时也带来严重的社会问题。二是癫痫目前病因不明、病情复杂、至今无特效疗法。三是社会对于癫痫患儿有歧视，卫生部门对于癫痫缺少防治体系，不够重视。文章提出了在普查的基础上开展合理规范的治疗、政府加大经费投入、医疗部门设立三级防治网、广泛开展癫痫科普宣传等一系列建议，表达了呼吁政府重视防治癫痫工作的迫切愿望。

　　该书是作者晚年积四十余年研究功力，在继承赵老学术思想基础上，对于癫痫诊疗理论的总结与创新。文中案例记载详实准确，效果真实可靠，对于从事儿科癫痫诊疗研究的医生、研究者可谓一笔宝贵的财富与资源，对于推进癫痫诊疗研究大有裨益。

实用中医脑病学

　　《实用中医脑病学》，1993 年由学苑出版社出版，由中国中医科学院广安门医院集体编写，阎孝诚担任编辑委员会主编。中医脑病学是 20 世纪 90 年代逐步发展的一门科学，是中医内科学的一个重要分支。它的诞生、成长乃至发展，不仅说明了中医药学是一个伟大宝库，而且也象征着中医药走向世界、走向未来的必然趋势。所以编写这部著作，其理论意义和实践价值十分重大。

　　全书共分上、中、下三篇。上篇是总论，阐述中医脑髓理论的源流和发展、脑的生理、脑病的定义、脑病分类及病因病理、诊断、治疗、养脑在养生中的意义、脑髓理论研究展望等问题。中篇是常见中医脑病证治，阐述中医脑病的辨证论治，共介绍了中风、眩晕、头痛、昏迷、厥证、脱证、闭证、癫证、狂证、癫痫、痉证、颤证、痿证、外感性脑病、外伤性脑病、痴呆、奔豚、梅核气、郁证、惊证、恐证、百合病、卑愢、太息、脏躁、烦躁、谵语、健忘、多梦、梦游、不寐、嗜寐、滑精、梦遗、阳痿、麻木、脑病汗证、热入血室、子烦、郁冒、急惊风、慢惊风、五软、五迟、小儿夜啼、客忤、解颅、脑病失音、耳聋、耳鸣、脑漏、脑病视盲、脑病瞳神散大、脑病瞳神紧小、脑病瞳神干缺、脑疽、脑痈、弄舌等 59 种疾病的辨证论治。每一病分为概述、病因病机、诊断要点、诊断与鉴别诊断、辨证论治、临床权变、其他疗法、预防与调护、预后、文献辑要进行编写。编写中突出了"辨证论治"和"临床权变"，意在开阔视野，抓要点、重点、难点，以便指导临床。下篇介绍现代医学神经精神疾病辨证论治，共论述了面神经炎、三叉神经痛、海绵窦血栓形成、前庭神经元炎、美尼尔病、视神经炎、血管性头痛、颅内低压性头痛、肌收缩性头痛、颅内高压性头痛、外伤性头痛、脑血管意外、中毒性脑病、流行性脑脊髓性膜炎、化脓性脑膜炎、脑蛛网膜炎、流行性乙型脑炎、结核性脑膜炎、遗传性共济失调、儿童多动综合征、小舞蹈病、脊髓灰质炎、急性多发性神经根炎、急性脊髓炎、脊髓空洞症、多发性神经炎、臂丛神经痛、坐骨神经痛、扭转痉挛、震颤麻痹、周期性麻痹、重症肌无力、进行性肌营养不良、肝豆状核变性、运动神经元病、多发性硬化、老年性痴呆、脑萎缩、脑性瘫痪、脑积水、侏儒症、破伤风、脑囊虫病、脑震荡、颅内肿瘤、神经官能症、恐怖性神经症、更年期精神病、癔病、脑动脉硬化性精神病、精神发育不全、躁狂抑郁性精神病、精神分裂症 53 种疾病的诊疗内容。每篇分为概述、病因病理、临床表现、理化检查、诊断与鉴别诊断、主证分析、辨证论治、西医治疗、预防、现代研究进展 10 项内容。既全面介绍中西医研究成果，启迪读者思路，指导临床运用，也可为科研、教学提供借鉴。

　　就理论意义而言，这部著作为挖掘、整理、继承中医脑髓理论这份宝贵文化遗产，奠定了理论基础，开辟了一个新的探索领域，繁荣了中医学术，填补了中医学科上的一个空白。从实践价值来讲，有利于临床医生在脑髓理论的指导下开展脑病的防治工作，其中包括脑病的确切定义、脑病的诊断及鉴别诊断、脑病的辨证论治等，从而把握脑病的防治规律，提高疗效，造福人民。该书体现了 20 世纪 90 年代中医脑病诊疗领域的最新研究成果，是对中医脑病诊疗理论的一次总结，具有较高的水平，获国家中医药管理局科技进步三等奖。

中国历代名医学术经验荟萃丛书

《中国历代名医学术经验荟萃丛书》，1988 年由中国科学技术出版社出版。该书是阎孝诚在广安门医院主持工作期间，主持编写的一套历代名医学术经验整理和研究丛书。主要包括《博极医源的孙思邈》《宋代名医许叔微》《儿科宗师钱仲阳》《倡火热论的刘元素》《易水学派宗师张元素》《脾胃学说大师李东垣》《倡导养阴的朱丹溪》《首创温补的薛己》《正传医学的虞搏》《倡命门太极说的孙一奎》《崇尚温补的赵献可》《明代针灸学家杨继洲》《医药并精的李时珍》《重订伤寒的临床家喻嘉言》《金针拨障术大师黄庭镜》《精于辨证的徐灵胎》《典要仲景学说的尤怡》《普及中医的陈修园》《活血化瘀名家王清任》《外科名医王维德与高秉钧》《荟萃温病学说的王世雄》《衷中参西的张锡纯》等 40 部著作。丛书作者主要由广安门医院当时的中青年学术骨干担任，中医科学院其他单位的相关学者也参加了部分编写工作。

中医药学历史悠久，代有传人。远自战国秦汉，近迄清末民初，垂 2000 余年历史，积 19000 余卷宝籍，其间名医辈出，各自成家，以其传世之作和宝贵的学术经验而蔚成中医学之壮观，为世界医林所瞩目。历代名医的学术经验，都是中医理论指导下的智慧结晶。他们各自创立的学说，丰富了中医药学宝库，促进了中医学术的发展。为了继承、整理、研究这份宝贵的医药遗产，提高现代中医的学术水平，推动中医事业的发展，所以组织编写了这套《中国历代名医学术经验荟萃丛书》。由于历代名医众多，学术经验丰富，鉴于力量有限，不能一一编写。因此，初步选择了在学派中具有代表性、理论造诣和临床经验丰富、对当前中医临床有指导意义的医家，作为整理、研究的对象，首先进行编写出版。包括孙思邈、许叔微等 40 位医家，时间跨度从唐宋至明清。

本套丛书的编写，贯彻四点原则：①以"系统学习，全面掌握，整理提高"为指导思想；②贯彻"百花齐放，百家争鸣"的方针；③从"史识"的观点出发，坚持独创性和实践性的标准评价医家；④注意"四性"，即科学性、实用性、真实性、历史连续性。

由于名医的学术经验随着医学的发展而趋向丰富，而每一代名医既形成了各自不同的学说，又都有明显的继承性，故丛书的编写采取：①以名医为主的编写方法，既介绍其生平业绩，又重点阐述其独创性的理论见解和临证经验；②类编整理名医著述，把各家原著的主要内容重新归类整理，删繁就简，释古为今，使读者易学易懂，以便为深入研究打下基础。每本书编写体例包括生平与著述、时代背景和历史渊源、学术思想特点、临证经验、对后世的影响、主要制方举隅、医论选粹、医案选评、附引用方剂一览表、跋等几个部分。丛书编写采用了以个人执笔，集体审查的方式进行。聘请学术造诣较深，并有一定临床经验的中年学者执笔，由丛书顾问和编委修改审定。

本套丛书出版之际，薄一波、朱任穷、彭冲、崔月犁等领导同志题词，给予作者极大的鼓舞；在编写过程中，原卫生部胡熙明副部长十分关怀，担任名誉主编并写序；原中国中医研究院院长陈绍武亦写序；18 位著名中医专家担任顾问，并为丛书做技术性指导和审稿工作；中医科学院的兄弟单位大力协助支持了编写工作。本丛书是一套较全面、系统，有分析、有见解地总结和整理历代名医学术经验的书籍，对继承和发扬祖国的医学遗产，具有十分重要的意义。

中医药理论与实验研究

《中医药理论与实验研究》，1993 年由中医古籍出版社出版。该书是阎孝诚在中医基础理论研究所主持工作期间，主持编写的一部所内专家的中医理论研究论文集。本书收入《论中医学理论体系》《中医药学研究的前景》《免疫学在中医药学中的研究和应用》等文章 40 篇，从中医学原理研究、临床诊治的基础理论研究和实验研究三个方面全面展示了中医基础理论研究所在 20 世纪 90 年代所取得的科研成绩。

基础理论是中医学的一个重要组成部分，其研究目标在于认识生命和疾病规律，以及探索防治疾病的方法和理论。内容包括中医学原理、临床诊治的基础理论和实验研究三方面。当代中医学基础理论已经成为中医学的带头学科。

中医学原理研究主要是从《内经》《伤寒论》等经典著作的命题出发，运用文献学方法、哲学和逻辑学方法、自然科学方法等多学科方法和临床相结合，阐发其理论之深蕴，包括人与天地相应、藏象经络、阴阳五行、五运六气、病因病机、四诊八纲、治则治法等。通过这方面的研究，将不断发展和完善中医学中的基本概念，提出关于疾病的新理论和防治法则，其研究成果将为医学进步提供新的路向和视界，对传统医学各学科的发展有普遍指导意义。临床疾病诊治的基础理论研究，是以诊治疾病为应用背景，研究各种疾病和证的辨证论治的理论和技术，属于应用基础研究。它的成果能直接提高临床诊治水平，具有社会效益和经济效益。

中医学实验研究是 20 世纪 70 年代以来逐渐发展起来的，主要通过建立动物模型等方法进行各种有关实验研究，用来模拟、验证理论和方药，进而认识疾病诊治规律。中医学实验研究的崛起，是中医学研究方法变革的重要标志之一。这一方法的运用，不仅拓展了实践的新领域，开阔中医认识的新视野，也改变了以往依靠注疏经典和总结经验来发展理论的动力机制，实验研究的发展使中医学步入了一个新时代。

中医学基础理论研究有创新性、带动性（或超前性）、不可预测性和国际共享性等特征，尤其需要学术方面的信息交流，为此汇编了《中医药理论与实验研究》一书。鉴于中医学有理、法、方、药的一体性以及方和药也都有相应的理论，故在本文集中，也有方药的理论探索。这本文集展示了当代中医学理论与实验研究的成绩，为之后的中医基础理论研究提供了良好的借鉴与范例。

实用中医（激光）血疗学

《实用中医（激光）血疗学》，1999年由中医古籍出版社出版。该书由阎孝诚、刘保延主编。该书分为上、中、下三编，包括基础研究、临床应用、学术交流三个部分。基础研究部分包括激光概论、低强度激光血管内照射的实验和临床研究、中医（激光）血疗理论三个部分；临床应用部分包括激光治疗呼吸系统、循环系统、神经系统、消化系统、泌尿内分泌系统疾病及其他疾病的诊断与治疗方法。下编主要是全国各地医疗单位应用中医激光血疗的临床观察报道。

低能量（亦称低强度）激光血管内照射（英文缩写ILIB）疗法，是20世纪80年代以来，广泛应用于临床并取得显著疗效的治疗方法。早在1960年美国学者研制成第一台红宝石激光器，70年代多种医用激光器问世，但主要用于体外照射，80年代初，苏联学者在"紫外线照射自体血回输疗法"（BUIO）的启发下，于1984年将体外血液照射疗法创新试用于静脉血管内照射治疗闭塞性血管病，改善了患者的循环障碍，取得了满意的治疗效果。此后进行了一系列基础和临床研究，证明了ILIB可改变血液流变学性质，调节体内的免疫状态并改善全身的中毒症状等，具有广泛的研究意义和临床应用前景。90年代初，我国学者成功地研制了国内第一台用于临床治疗的激光血管内照射治疗仪。1991年广东武警总队医院使用该仪器治疗一名昏睡130天的脑外伤病人，使其恢复了思维、语言和行动功能，诸多新闻媒体报道后，在全国特别是医务界引起了较大反响。此后，北京、上海、天津、广东、吉林等省市举办学术研讨和应用推广班，使这一疗法很快在全国诸多医院开展并形成了临床治疗科研协作网络。但同时也有很多医院没有能很好地开展研究和治疗工作。

为了针对实际病情，运用中医辨证理论去使用这一疗法，作者提出了中医（激光）血疗这一崭新的称谓，旨在中医药理论指导下，遵循整体观念和辨证论治思想，对ILIB的中医属性即临床作用大胆地进行归纳，试图从更深层次揭示ILIB机理并指导治疗。通过全国近200家单位在三年多时间的系统观察和研究，初步探索了一些常见病症的中医激光血疗量化标准，以指导今后的临床治疗工作。其他的系列研究、学术探讨或者治疗经验以论文的形式收录在本书下篇，以促进相互之间的交流。本书反映了中医激光血疗在20世纪90年代应用的成果与理论建设情况，对之后的中医血疗研究逐渐发展并更加系统化、客观化起到积极的作用。

第六篇 | 其他

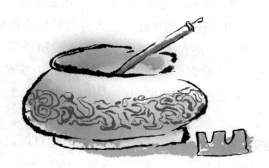

需要改进的几个问题

为了把《赤脚医生杂志》办好，我谈几点不成熟的意见。

总的来说，五年多来，《赤脚医生杂志》是越办越好，好在内容丰富，形式多样，赤脚医生看得懂，用得上。但也有美中不足，主要有下列几方面：

1. 关于严密的科学性问题，我认为这是办技术性杂志的首要问题，也是贵刊存在的突出问题。有些防病治病经验交流文章，疾病的诊断依据不足，疗效判定不够准确，典型病例不够典型，看后让人不可信。鉴于此，我建议编辑部要认真把好质量关，注意严密的科学性，坚持实事求是精神，加强调查研究，有计划、有目的地组稿。对于来稿，既要满腔热情支持，又要严肃认真修改。

2. 《赤脚医生杂志》应以普及医药卫生知识为主，在普及的基础上逐步提高。所谓普及，就是要让广大赤脚医生看得懂，用得上，但不等于简单。贵刊在这方面做了大量的工作，取得了很好的成绩，但还不够，不少文章临床经验介绍得不错，而道理讲得不清不楚，不明不白，特别是中医，没有突出辨证施治精神，没有讲清理法方药，例如《救急散治疗婴幼儿腹泻》《百咳宁丸治疗百日咳》等。希望今后组稿在这方面多下功夫，尽量用深入浅出的方法把道理说清。

3. 为了推广"简、便、验、廉"的治疗方法，对于农村常用的中成药应该进行专题介绍，特别是散剂，制作方便，用药量少，服用方便，要大力提倡。我曾在河南采风学习，有一位八十五岁的老中医王瑞五，他制作了二十六种散剂，用药很简单，疗效亦很高，深受广大群众欢迎。大力推广这些方法，有利于合作医疗的巩固。

4. 我自 1964～1974 年曾先后四次随医疗队，到过北京房山、山西稷山、河南扶沟、西藏阿里，我了解到农村赤脚医生和基层卫生人员滥用药物的情况相当严重，特别是针剂，不管什么病都得打针，给病人造成很大痛苦。有关合理用药，贵刊还要反复介绍。农村常见病按我调查了解的次序是——肠寄生虫病、胃肠道疾病、感冒、气管炎、关节炎、五官科疾病、软组织损伤、小儿消化不良、肺炎。另外，肾炎、肾病、哮喘、高血压、心肌病、癫痫等也不少见，其中肠寄生虫病发病率最高，差不多无一幸免，希望给予专题介绍。上述常见病望在明年组稿中重点安排，其中要多介绍预防知识。

5. 要把《赤脚医生杂志》办活跃，就要破除"医八股"，不要老一套。题材可以新颖，形式可以多样。如讲座，不要搞成讲书，让人看了乏味，不如来一点理论联系实际的专题小讨论，如《风病的证候特点与风药的选用》《甘温除大热与反治法》等，还可以引导学术争鸣，活跃学术空气。

（原载于《赤脚医生杂志》1978 年第 11 期）

陈若孔医案

陈若孔老师，现年七旬有余，积四十余年临床经验，精通医理，尤其擅长儿科，今将其临床医案整理数则，供同道参考。

1. 暴发型痢疾合并脑炎案

周某，男，19个月，1959年4月18日下午6时入广州市第二人民医院治疗。

病史：入院前一天晚上从托儿所回家，才觉患儿大便次数增多，每晚七八次，黄色稀烂，有黏液，未见脓血，曾呕吐一次，并高热。入院当天早上因抽搐而来急诊留医。

西医检验与检查（略），确诊为暴发型痢疾合并脑炎，即行急救治疗四天，症状未见好转，高热未退，神志不清，常有抽搐。于4月22日延陈医师诊治。

初诊时牙关紧闭，手足发痉，足冷，神昏目瞪，大便胶潞有脓血，壮热，尿少，舌质深绛，脉弦数。此春温下痢，热邪已达血分，深入下焦，手足厥阴同病。遂拟息风镇痉、凉血解毒、宣窍通络法，仿仲景白头翁汤意，适当加入生地黄、金银花、白芍、象牙丝、钩藤，以清热镇痉、平肝息风，配合安宫牛黄丸直达手厥阴以宣窍透邪，兼治手足厥阴。

一服抽搐略减，热稍退。乃依方加入人参、羚羊角、龙胆草、竹叶、郁金、菖蒲等以固正、清肝、宣窍，出入加减治疗六日，抽搐减少，唯大便每日六七次，夹有脓血、里急状。仍于前方中加熟大黄钱半。三服后牙关松弛，复用羚羊角、贝母、知母、天麻、川黄连、白芍、生地黄、丝瓜络、石决明、钩藤、至宝丹等一派清热息风柔肝药物出入加减治疗。

直至5月12日，牙关全开，抽搐已减过半，危象消失，间有不规则热度，足屈伸不能自如，但大便已好转。再拟桑叶、炙甘草、玉竹、杭菊、沙参、石斛、旱莲草、白芍、钩藤、牡丹皮等，养营柔筋。

至5月18日，因微感外邪，热度复高，牙龈溃烂，曾转用轻清之剂一服而愈。最后，用大剂养阴、滋液、柔筋、活络药，如二地、二冬、石斛、宽筋藤、茅根、丝瓜络、地龙、桃仁、桑寄生、沙参、玉竹、旱莲草等加减治疗，至6月6日共治疗46天而痊愈出院。

2. 细菌性痢疾合并第三度营养不良、体血素贫血、支气管炎案

戴某，女，3岁，1960年11月5日入广州市中医院治疗。住院号22497。

病史：患儿入院前十多天见有腹泻，日十余次，米糊样便，含有小量红白色黏液，精神疲倦，胃口差，渴饮七天。曾到广州市北区医疗站诊治数次，经服药打针后下痢次数减少，无黏液，转为水样便。两下肢、足面及踝关节渐见少许浮肿，精神极度疲倦，活动甚少，且伴有嗜睡、食欲不振、渴饮。又到北区医疗站诊治，服药无效，下痢反增，下肢浮肿加重，腹、面也见浮肿，遂转来广州市中医院治疗。

入院后经西医检查与检验（略），诊断为细菌性痢疾合并第三度营养不良、体血素贫血、支气管

炎。治疗五天，症状未见改善，1960年11月10日由陈医师诊治。

久痢，舌白润，脉弦弱，手足浮肿，胃不纳食，昨天仍下痢十余次，有胶瘀和里急后重。断为脾胃两伤，噤口痢重症。急用大补脾胃之剂，主四君子汤，佐用调和气血与止痢之品加减化裁。

处方：党参、炙甘草、茯苓、怀山药、厚朴、槟榔、白芍、川连炭。后又随症加入黄芪、当归、陈皮等药，共治疗五天。

胃纳略佳，但大便仍带胶瘀，足微肿，此久痢正虚邪退，仿真人养脏汤意处方治疗，党参、煨木香、炙甘草、白术、黄芪、茯苓、当归、炒扁豆、煨诃子、陈皮。共服二剂，各项均见好转，唯痰多气促。此脾虚痰泛，土病及金，用五味异功散大补中州，佐用二陈汤顺气除痰。服一剂，症状无明显改善，改用苏子降气汤一服，暂图治标。后再用六君子汤培本，随症加用黄芪、浮小麦固表止汗，生龙骨、牡蛎敛阴止汗，厚朴、北杏降气定喘，治疗14天，至1960年11月24日痊愈出院。

按：此例病情复杂，兼症颇多，加之患儿病久体弱，治愈并非易事。由于陈老医师辨证正确，治疗方法中肯，始终以大补脾胃为主，中途虽曾另改方剂，但亦未离培土一法，遂使这一错综复杂的病儿在半月内而获痊愈。

3. 肾炎水肿案

李某，男，9岁，1960年12月3日入广州市中医院治疗。住院号22881。

病史：两月前开始水肿，但大小便正常，食欲亦佳，只发觉患儿上午头面稍肿，下午下肢浮肿，伴有手足、腹胁流走性疼痛。近一月来肿胀加剧。现今全身浮肿发亮，浑身疼痛，不能转侧，中脘部尤剧，不欲食，小便极少，彻夜难眠。

经西医检查与检验（略），诊断为急性肾炎水肿，治疗12天，其效不显，于1960年12月15日由陈医师诊治。

全身浮肿，腹部尤甚，体疼不能转侧，尿少，不欲食，口渴，气微促，唇红，舌干，脉濡细。此脾肺气机不化，蓄湿成肿，主五皮饮通里达表，合开肺、行气、利尿以开上导下之剂图治。

处方：茯苓皮、川加皮、陈皮、北杏仁、厚朴、知母、槟榔、泽泻、猪苓。

二诊：加用莱菔子通利三焦气分，鸡内金消肠胃积湿，绵茵陈清热去湿，瞿麦穗通利小便。

后几诊又随症加用木香、砂仁、防己、苏叶等药，尿量虽增，肿势不消。故于上述方中酌加党参、熟附子健脾温肾，连服五剂，精神转佳，食欲转好，小便增多，肿势稍消，口不渴，舌边红润，中心色红，四边有苔，津少，脉结。于上述行气、导水剂中，重加附子、党参等扶脾温肾之品。服后肿消很快，症状好转。

到1961年1月16日，肿势消除过半，转用平补脾肾、强壮元阳之剂，如熟地黄、怀山药、茯苓、党参、黄芪、归身、巴戟、芡实、玉茸等，出入加减为治，至1961年3月20日，经西医化验检查确定痊愈而出院。

按：陈医师治疗水肿颇有法度，善从肺、脾、肾三脏图治，且能把握临床症状，灵活变通，因势利导。初时水肿较重期，不用峻攻水邪之品，而善用行气、开提肺气、通利三焦气滞、导水轻剂以轮转气机，缓缓消肿。俟水肿渐消，即转用健脾、温肾，兼用行气导水，以加速水肿消退。水肿消退后，即转入平补肝肾、强壮元阳善后处理，防其复发。若峻攻之剂，虽有一时显效，但不能根除水邪，反伤正气，常令水肿复发，更为难治。上述乃吾师治疗水肿大法也。

4. 麻疹合并肺炎案

病例一

邓某，男，1岁，住院号22388。1960年10月30日入院，1960年11月2日初诊。

发热已七天，自汗，口渴，咳嗽气促，鼻干，大便溏泻，尿少，目喜闭，舌深红，脉弦而无力。前医曾用千金苇茎汤加味合紫雪丹治疗无效。

诊断：①会发麻疹，根据高热不退，起伏发作，西医多次强行退热枉效，兼有咳嗽不止而判定。②此症上焦紧闭又兼气弱液亏，上医不知清肃肺热而未固正，所以病反加剧。现立微苦辛凉法，轻宣肺气，兼固津液。

处方：桔梗钱半，苇茎三钱，连翘三钱，牛子二钱，花粉四钱，生地黄四钱，枇杷叶二钱，葶苈子二钱。

下午二诊：服前药立竿见影，气已稍顺，舌较前润。大便多溏泄，其余情况如前。处方：桔梗二钱，枇杷叶三钱，北杏二钱，白前三钱，生薏苡仁二钱，生地黄三钱，紫菀三钱，葶苈子钱半，大枣二枚，川连一钱。

方中加川连乃为厚肠胃而止泻更可坚阴，加大枣缓葶苈下达之性。

11月3日上午三诊：热度退薄，气较前顺，仍多痰，大便减少，舌质红略见薄苔，脉较前有力，情况确实好转。照上方减川连一味。

11月3日下午四诊：热已退至常度。但仍咳喘痰多，目喜闭思睡。邪退正虚，攻下之品可除。处方：桔梗二钱，北杏二钱，茯苓三钱，白前二钱，厚朴一钱，紫菀二钱，川贝钱半，扁豆衣二钱半。

11月4日五诊：热退气顺，舌红润有微苔，脉不数而弦滑，指纹淡红，大便日六七行。上焦痰甚，中土失健运之职，用微苦辛平甘淡之品调之。处方：桔梗二钱，北杏二钱，炒扁豆四钱，炙甘草一钱，紫菀三钱，厚朴钱半，白前三钱，炒薏苡仁五钱，谷芽三钱。

11月5日六诊，各项情况好转，已达善后阶段。处方：炙甘草钱半，北杏二钱，厚朴钱半，怀山药四钱，茯苓四钱，法半夏二钱，炒扁豆四钱，桔梗二钱。

以后三诊均为调理善后之品。11月10日痊愈出院。

病例二

潘某，女，8个月，1960年12月5日入院，住院号22904。

12月5日初诊：高热40℃，有汗，咳嗽气促，鼻扇，精神疲倦，目喜闭，面部微肿，大便溏，泡沫状。麻疹已出，不多，背较密，腹稀少，舌苔黄厚兼时吐舌。平素多咳嗽。

诊断：冬温皮疹并发肺炎喘咳。

治法：患儿平素体虚气弱，而致麻毒不能透皮，蕴炽肺胃而致成喘咳，所以治疗必须清轻宣肺透疹，佐清热凉血之品（微苦辛凉法）。

处方：桔梗二钱，连翘三钱，牛子三钱，蝉蜕十只，金银花三钱，苇茎二钱，北杏二钱，牡丹皮二钱，生地黄三钱。

12月6日二诊：热退到38℃，面肿稍消，大便溏泄，小便少，口渴，气促，疹点密，舌苔白干。外热虽减，营血热炽，疹点稠密已见峰头。清透之中务要重用凉血解毒之品。桔梗二钱半，连翘三钱，北杏二钱，苇茎三钱，牛子三钱，知母二钱，生地黄三钱，牡丹皮二钱，西藏红花七分。

12月7日三诊：口渴，睡眠烦躁不安，咳嗽，气微促，麻疹稠密色红，大便多。正气本虚，麻毒又重，虽出稠密，终难透发，营血热炽，"清透"双管齐下。

处方：桔梗二钱半，连翘三钱，金银花三钱，牡丹皮二钱，生地黄三钱，玄参三钱，西藏红花七分，北杏二钱，牛子二钱半。

12月8日四诊：气顺、热退、口渴，睡眠不安，疹稠密，色鲜红，苔微黄，脉数，指纹粗紫。麻疹渐收，无需透发，营血热炽必损阴液，凉血解毒之中务必兼固阴液。处方：桔梗二钱半，花粉三钱，石斛四钱，北杏二钱，生地黄三钱，牡丹皮二钱，红条紫草三钱，连翘二钱，甘草一钱。

12月9日五诊：麻疹渐收，稍有咳嗽，余症均减，可转方清理肺气，养阴为主。处方：桔梗二钱，花粉三钱，石斛四钱，炙草一钱，北杏二钱，生地黄三钱，紫菀三钱，枇杷叶三钱。

12月10日六诊：麻收，微咳，其余好转。养阴和胃善后。处方：桔梗二钱，北杏二钱，石斛四钱，沙参三钱，炙甘草一钱，谷芽四钱，百合三钱。

病例三

余某，男，1岁2个月，1961年1月6日入院，住院号23366。

1月6日初诊：发热9天，兼有泄泻，麻疹已出三天，背密面疏，下肢未见疹点。小便短少，大便日三四行。高热，气促，鼻扇，咳嗽，口干多饮，眼眶微微下陷，目喜闭，舌质干绛，脉弦弱。

诊断：冬温发疹，邪盛正虚，伤阴重症致肺炎喘咳。

治法：疹出三日下肢未达，邪盛正虚，阴液大伤，非大剂养阴清热不能挽回沉疴，甘寒之中稍佐辛凉透发之品。

处方：生地黄四钱，玄参三钱，麦冬二钱半，石斛四钱，花粉三钱，炙甘草一钱，煨葛根三钱，桔梗二钱半，连翘三钱，扁豆衣四钱，川黄连一钱。

1月7日二诊：小便增多，大便频下，气促稍减，下肢疹已见。舌干绛，脉弦弱。下肢疹已见，其疹出透；小便增多为阴液渐复之征。气促稍减，病确有转机。守前法不变。处方：生地黄四钱，玄参三钱，麦冬二钱半，花粉四钱，牡丹皮二钱，桔梗二钱半，杭菊二钱半，川贝二钱，连翘三钱，川黄连一钱。

1月9日三诊：食上方两剂，症状均已好转，疹收，热退，咳少，泻减，已可善后。处方：桔梗二钱，北杏二钱，紫菀二钱，炙甘草一钱，谷芽四钱，石斛四钱，玉竹三钱，枇杷叶三钱。

病例四

肖某，女，14个月，1960年12月25日入院，住院号23164。

1960年12月27日初诊：西医急救两天，其病不见好转。现高热，气促，鼻扇，咳声不扬，痰声辘辘，鼻干无泪，躁扰不安，尿少便溏，口舌糜烂，舌面起胶涎，指纹粗紫，脉数大（因麻疹没收五天，其热不退并发此症）。

诊断：麻后并发肺炎喘咳（肺液消烁，有化源欲绝之势）。

治法：急开肺闭治其标，用大剂清肺、泻肺、润肺之品，千金苇茎汤合葶苈大枣泻肺汤加味。

处方：苇茎四钱，北杏二钱，桃仁二钱，冬瓜仁四钱，葶苈二钱半，大枣二枚，紫菀三钱，枇杷叶三钱，贝母二钱。

12月28日二诊：前症不减，气促，鼻扇，胸高，烦渴，热不退，舌绛稍干，舌面有胶状物，脉数大。正气本虚，其邪嚣张，补正有内闭之危，守前法稍变，且看转机。处方：苇茎四钱，北杏二钱，冬瓜仁四钱，紫菀三钱，枇杷叶四钱，贝母二钱，知母二钱半，牛子三钱，花粉四钱，玄参三钱。

12月30日三诊：进上方两剂，热退到37℃，诸症渐平，唯痰多阻喉，辘辘有声，且多小便。理肺除痰，化饮为治。处方：桔梗二钱，北杏二钱，茯苓四钱，白前二钱，炙甘草一钱，厚朴钱半，法半夏二钱半。

12月31日四诊：邪退正虚，精神疲乏，不思食，痰还很多。除痰之中要兼顾中州。处方：桔梗二钱，法半夏三钱，茯苓四钱，炙甘草一钱，厚朴钱半，杏仁二钱，怀山药三钱，党参三钱，谷芽四钱。

1961年1月2日五诊：精神疲乏，面色㿠白，痰多，气不顺，舌质润薄苔，脉弱。纯因脾虚痰泛，大补中州佐于祛痰。处方：党参三钱，怀山药四钱，茯苓四钱，炙甘草一钱，陈皮一钱，法半夏三钱，北杏钱半，海石粉三钱。

食上方三剂，精神转佳，1月5日痊愈出院。

病例五

潘某，女，3岁6个月，1961年1月26日入院，住院号23601。

1月27日初诊：患儿发热十天，五天前开始发疹，腹背密，头面疏，现渐没收，热仍不退，咳剧，气促，鼻扇，舌质中心光剥无苔，全舌红绛而干，但口不渴。

诊断：麻收并发肺炎喘咳（肺热伤阴重症）。

治法：清肺生津为主。

处方：桔梗二钱半，苇茎三钱，北杏二钱，紫菀三钱，枇杷叶二钱，贝母二钱，花粉四钱，生地黄三钱，石斛四钱。

1月28日二诊：症状如前，舌质略润，中心光剥依然。照上方去生地黄，加知母二钱。

1月30日三诊：食上方两剂，气较顺，热已退，咳嗽不减，舌光绛。津伤难复，肺气不宣，失清肃下达之性，守前法养阴生津，清宣肺气。处方：桔梗二钱半，北杏二钱，紫菀三钱，枇杷叶三钱，花粉四钱，石斛四钱，生地黄三钱，玉竹四钱，川贝二钱，甘草一钱。

1月31日四诊：气顺，咳嗽，睡不宁，舌中心光绛。阴伤根深蒂固，非重用养阴之品不可。处方：沙参四钱，玉竹四钱，石斛四钱，芦根四钱，炙甘草钱半，熟枣仁三钱，枇杷叶三钱，北杏二钱。

2月1日五诊：咳减，舌中心略略有红润象，此津复佳兆，坚守前法。处方：花粉四钱，石斛四钱，玉竹四钱，生地黄三钱，炙甘草一钱，紫菀三钱，北杏二钱半，桔梗二钱半。

2月2日六诊：咳嗽未止，舌质转润，白苔渐生。胃津渐复，肺气失降，可转方清宣肺气善后。

处方：桔梗二钱半，苇茎三钱，北杏三钱，枇杷叶二钱，白前三钱，知母三钱，贝母三钱，连翘三钱，牛子三钱。

病例六

黄某，男，8个月，1961年1月14日入院，住院号23462。

1月16日初诊：发热十余天，未发热曾腹泻一周，6号始见疹点，麻收后其热不退。现在高热，气促，口渴，多尿，目闭不开，面部浮肿，舌苔灰厚而干，指纹沉紫，脉数无力。

诊断：麻后正虚邪实，合并肺炎喘咳危症。

治法：正虚邪实，补正恋邪，能致肺闭，有鞭长莫虞之虑，只能先用"清、宣、润"三法，以止咳平喘，防止肺闭为急务，再图扶正。用千金苇茎汤加味治疗。

处方：苇茎三钱，桃仁二钱，杏仁二钱，生薏苡仁四钱，紫菀三钱，枇杷叶三钱，贝母三钱，杏

阎孝诚学术传承文集　第六篇　其他

241

仁二钱，神曲二钱，花粉三钱。

1月17日二诊：今早热度稍低，气促仍然，大便胶溏，日五六行，舌干而苔灰厚，脉数。高热泄泻津伤可知，救肺闭方中酌加花粉生津、玄参增液、川黄连止下泻而坚阴。处方：桔梗二钱半，苇茎四钱，川贝二钱，枇杷叶二钱，北杏二钱，甘草一钱，玄参三钱，花粉三钱，川黄连八分。

1月18日三诊：热度突然下降，口渴，舌苔灰黄而干，小便少、色不黄，气促，鼻扇依然。理肺、养阴生津图治。处方：桔梗二钱半，贝母二钱，北杏二钱，枇杷叶三钱，紫菀三钱，苇茎四钱，花粉四钱，石斛四钱，玉竹四钱。

1月19日四诊：热退正常，鼻扇，气促，痰壅有声，唇色淡白，大便次数减少，小便少，色不黄，精神不振，舌苔灰厚，脉数大。上焦痰涎壅盛，中土大虚，先暂用除痰、降气、平喘之剂治其标，以解上焦痰涎壅盛之危。处方：葶苈子二钱，大枣二枚，莱菔子二钱半，厚朴钱半，北杏二钱，紫菀三钱，白前三钱。

1月20日五诊：热退，二便正常，舌苔厚，气仍促，鼻扇，唇白，痰多，脉数无力。上焦痰涎未除，降气治痰为先。处方：苏子三钱，法半夏三钱，陈皮一钱，厚朴钱半，炙甘草钱半，归身三钱，白前四钱，茯苓四钱，怀山药四钱。

1月21日六诊：气仍不顺，鼻扇，痰盛，舌质转淡，舌苔灰白。守前法，照上方加北杏二钱。

1月23日七诊：症状仍不见改善，气促，鼻扇，便溏，尿清，舌白苔，唇青，脉大无力，头汗如珠。上焦痰涎虽未解除，但强势已折；正虚有不支之征，大补元气以防虚脱。

处方：党参四钱，白术三钱，茯苓四钱，甘草钱半，归身三钱，黄芪五钱，桂枝三钱，陈皮钱半，法半夏三钱。

1月24日八诊：大剂补气之品药到功显。气促稍减，痰涎减少，症属好转。可守前法。照上方加厚朴钱半，杏仁二钱。

1月25日九诊：精神颇佳，汗出很多，足有微肿，舌苔仍厚。脾肺气虚，症症显见，补气固表，健脾和胃确为正治。处方：党参四钱，白术三钱，茯苓四钱，黄芪五钱，桂枝三钱，法半夏三钱，厚朴钱半，陈皮钱半，归身三钱，神曲二钱，鸡内金三钱。

1月26日十诊：症续好转，唯多汗出，大便次数稍增，舌苔厚。处方：党参四钱，炙甘草钱半，茯苓四钱，怀山药三钱，黄芪五钱，生龙骨四钱，生牡蛎四钱，陈皮一钱，法半夏三钱，神曲二钱。

以后连续五诊，均守前法略有加减，1月30日痊愈出院。共治疗15天。

（原载于《广东医学（祖国医学版）》1964年第5期）

老中医赵心波抱病著书立说

　　全国有名的中医儿科专家，中国中医研究院研究员赵心波，身患癌症，抱病著书立说，指导徒弟完成了三篇中医著作，共约二十万字，为继承、发扬中医药学遗产做出了宝贵的贡献。

　　一九七七年春节，赵老因严重的血尿和肺部感染卧床不起，住院治疗。治疗期间，他在病床上，一面向徒弟传授经验，一面修改《赵心波医案》，并动手写作《儿科常见病证治疗》。经师徒共同努力，仅用三个月的时间，写出了一本包括"医案""病证治疗"的《赵心波儿科临床经验选编》初稿。

　　赵老的病后来确诊为膀胱癌，做了肿瘤切除术。他说："我的生命是党给的，没有党的关怀，我早就不在人世了。我要珍惜这有限的生命，为党多做工作。"出院不到一周，他还站不稳，坐不住，就躺在病床上着手修改《赵心波儿科临床经验选编》，并指导徒弟增写了小儿肺炎、病毒性心肌炎、水痘等常见疾病治疗经验，丰富了选编的内容。

　　赵老治疗神经系统疾病有丰富的经验，治愈了不少疑难重症。他从几十年的临床经验中，积累了不少有效病案。徒弟们在赵老指导下，从十多万份的病历中，搜集到二百二十五份资料记载较完整、有观察结果的常见神经系统疾病的病历，其中包括癫痫、乙型脑炎等病例。他们对这些病例逐个进行分析，又完成了《中医中药治疗四十例癫痫分析》《常见神经系统疾病验案选》两篇著作，初步摸索到中医对癫痫的辨证分型和处方用药规律。

（原载于《人民日报》1979 年 8 月 9 日第 2 版）

为冠心病人造福

——记著名老中医郭士魁

全国劳动模范、著名老中医郭士魁，从事中医中药治疗心血管疾病的研究二十多年，研制了冠心片、宽胸丸、宽胸气雾剂等新药，为我国防治冠心病闯出了一条新路。

20 世纪 50 年代末，刚 40 出头的郭士魁大夫，决心突破"中医不能治疗急性病"的说法，钻研严重威胁人们生命安全的"心绞痛"病的治疗。1959 年冬天，某医院病房收治了一例重型冠心病病人，用了很多中西药物也没有控制住心绞痛的发作，请郭士魁大夫会诊。郭大夫在细细诊查之后，开了一个"活血化瘀"的方子——通窍活血汤。在他精心治疗下，病人不久控制了心绞痛，短期内出院疗养。

郭士魁从此开始有目的地应用"活血化瘀"的治则进行临床实践，逐步地组成了冠通汤、冠心一号方、冠心二号方等方剂。

为了进一步检验疗效，郭士魁与中国医学科学院阜外医院协作，设立了几张中医病床，与西药组进行对照。三年中，他用活血化瘀为主的汤方治疗三十多例病人，获得了较好的效果。

前进的道路并不平坦。中医中药治冠心病虽然取得了疗效，但人们反映这种治疗一是慢，二是繁，三是贵。急性病人还非得用西药不可。

郭士魁觉得这些意见有道理。他决心闯"三关"：变慢为快，变繁为简，变贵为贱。在那一段时间里，他吃不下，睡不着，白天看病，晚上翻资料，终于从一个治疗牙痛的验方中得到启发，制成了宽胸丸，粗制品每丸才九厘钱，效果也好，一般病人服药后三五分钟就能止痛。

在"十年动乱"中，研究工作受到破坏。但郭士魁力排干扰，埋头治病，积累了更多的临床经验，学术思想和技术水平有了进一步的提高。

1971 年，他联络了各兄弟单位，组成了北京地区防治冠心病协作组，探明活血化瘀的机理。当时，科研条件十分困难。为了不耽误试验的进展，郭士魁决定先在自己身上做试验。他曾因服药反应而头晕眼花，恶心呕吐。

在他的带动下，中国中医研究院西苑医院心血管研究小组的同志们，从生化、药理、药化、剂型等不同的方面进行深入研究。1977 年，冠心二号方已在全国范围内进行了鉴定，获得全国科学大会奖和中医研究院二等科研成果奖。

（原载于《人民日报》1981 年 8 月 11 日第 2 版）

青松不老春常在

——记著名老中医钱伯煊

　　全国政协委员、著名老中医钱伯煊，虽然银须白发、步履蹒跚，但为了发展中医学，他仍在不倦地工作着。

　　东方未晓，他已经伏案写书了。他要将自己七十年的临床经验总结出来留给后人。几年的时间，编著了《女科证治》《妇科方剂学》《中药学》《脉学》，并审改了《钱伯煊妇科医案》等书，约有五十余万字。其《女科证治》《钱伯煊妇科医案》已经出版发行，畅销国内外。这些著作是他一生心血的结晶，也是中医学的一份宝贵财富。

　　钱老曾为不少国际友人治过病，而且疗效显著。1978年8月《人民画报》刊登了钱老的消息和照片之后，国内群众、海外同胞投信问病或赴京求医的与日俱增。无论什么人，钱老均一视同仁，做到了"有信必回，有问必答，有求必应，有病必医"。据不完全统计，近三年他亲笔回答了全国各地人民来信三百余封，接诊了四面八方的病人近千人，受到各界人士的好评。

　　钱伯煊把培养中医事业接班人当作党和人民交给的一项政治任务来完成。新中国成立三十多年来，他培养了不少学生，分布在祖国各地，现在很多已是业务骨干了。钱老要求学员从难从严，一丝不苟；教育学员不厌其烦，诲人不倦；传授经验推心置腹，毫不保留。凡是学员写的心得或论文，无论多长，他都仔细阅读，认真修改，甚至连字句和标点符号的错误也不放过。去年下半年，他带的三个研究生写了三篇学术论文，总共近五万字。钱老反复为他们修改三遍。那时正值盛暑季节，他不顾炎热，常常一连批改几个小时。由于过度紧张，血压忽高忽低，经常头晕眼花。学员和家属一再劝他休息，他怎么也不肯，直到研究生的毕业论文改得满意了，他才松了一口气。由于师生的共同努力，三篇毕业论文均以优良成绩通过。也是在同一个时间，钱老的大儿子不幸逝世了，他很想立即返回故乡苏州；但当他知道研究生的毕业论文答辩需要指导老师在场时，他强忍了个人的悲痛，一直坚持到学员毕业。

　　钱老出生在中医世家，父亲是江浙有名的外科医生，他十五岁跟父学习，十七岁又拜一位内科名医为师，经过六年的刻苦钻研，二十一岁正式行医，至今六十四年，积累了极为丰富的临床经验。党和人民对他的经验十分重视，今年初决定应用电子计算机将他的诊病经验储存起来，流传下去，为更多的病人服务。当时他正在苏州陪伴身患重病的老伴，钱老从工作出发，主动劝慰老伴，毅然回到北京。现在，钱老与同志们一道，编完了有关月经病的诊疗程序。当有人劝他多多休息时，他含笑地说："谢谢！我已经八十五岁了。要抓紧时间为党、为人民多做一些工作。"

（原载于《人民日报》1981年2月17日第2版）

《实用中医（激光）血疗学》前言

　　低能量（亦称低强度）激光血管内照射（英文缩写 ILIB）疗法，是近十年来广泛应用于临床并取得显著疗效的治疗方法。早在 1960 年美国学者研制成第一台红宝石激光器，70 年代多种医用激光器问世，但主要用于体外照射，80 年代初，苏联学者在"紫外线照射自体血回输疗法"（BUIO）的启发下，于 1984 年将体外血液照射疗法创新试用于静脉血管内照射治疗闭塞性血管病，改善了病人的循环障碍，取得了满意的治疗效果。此后进行了一系列基础和临床研究，证明了 ILIB 可改变血液流变学性质，调节体内的免疫状态并改善全身的中毒症状等，具有广泛的研究意义和临床应用前景。90 年代初，我国学者成功地研制了国内第一台用于临床治疗的激光血管内照射治疗仪。1991 年广东武警总队医院使用该仪器治疗一名昏睡 130 天的脑外伤病人，使其恢复了思维、语言和行动功能，诸多新闻媒体报道后，在全国特别是医务界引起了较大反响。此后，北京、上海、天津、广东、吉林等省市举办学术研讨和应用推广班，使这一疗法很快在全国诸多医院开展并形成了临床治疗科研协作网络。但我们也同时看到很多医院没有能很好地开展研究和治疗工作，甚至把激光仪当成一般理疗仪器使用，无论什么病症、病人体质怎样，几乎都应用一个恒定的照射时间、剂量……为了针对实际病情，应该辨证去使用，于是我们提出了中医（激光）血疗这一崭新的称谓，旨在中医药理论指导下，遵循整体观念和辨证论治思想，对 ILIB 的中医属性即临床作用大胆地进行归纳，试图更深层次揭示ILIB 机理并指导治疗。中国人体健康科技促进会、中国中医研究院科技合作中心 1995 年 7 月 21~24日在北京举办全国第一期"中医血疗"学习班，并将 ILIB 的功效用中医理论概括为：活血化瘀、扶正固本、清热解毒、益智补脑、醒神开窍等。结合临床，对不同病症而选用不同的静脉穿刺部位、治疗时限、时间、频率、强度等，以适应和符合辨证施治原则，并配合中药，提高临床疗效，受到学员代表的高度评价和重视。《脉络与中医血疗》一文在《健康报》1995 年 7 月 28 日第二版报道后，在全国引起了强烈的反响。1995、1996 年在全国相继举办了八期学习班，培养学员近 400 人，建立科研协作网点 100 多家，并成立了中国人体健康科技促进会全国中医血疗科技专业委员会，普及推广并深入研究"中医血疗"。1996 年 6 月，中国人体健康促进会全国中医血疗科技专业委员会召开了全国第一届中医血疗学术研讨会，收到学术论文 150 多篇，涉及范围广泛，其中以心血管、脑血管病为主，其他如糖尿病、脑瘫、脉管炎、理论探讨、机理研究、操作方法、护理要求、病案报道等十三大类，从不同角度阐述了 ILIB 在中医理论指导下的治疗范围和临床疗效。并于同年进行了全国范围内的科研课题投标，制订并确立了在心血管、脑血管、糖尿病、痴呆、肿瘤、机理研究等方面十大科研课题，分别被中国中医研究院西苑医院、广安门医院及哈尔滨铁路中心医院等单位中标，并给予了科研启动资金。1997 年 10 月召开第二届中医血疗学术大会，经过大会交流，确定中医（激光）血疗研究工作由过去的临床广泛验证，转而加强了针对性疗效病种的研究，同时也重视了基础理论研究，重点突出了心脑血管病的研究，并于 1998 年 5 月在山东进行了阶段性总结，普及推广了先进单位的医疗经验，同期对《实用中医激光血疗学》一书组稿，对该书体例、收录内容等进行了广泛的讨论。

近年来，在学会顾问及领导的指导下，全体协作组、定点科协单位同心协力，取得了较为满意的效果。其中有些课题和研究取得了地、市级科研成果奖。如大连市第五人民医院刘国升等采用中西医结合方法治疗急性脑出血，激光与药物结合，提高了效果，该项研究已获大连市科委新成果奖。另外湖北宜昌市中医院丁淑明等采用中医血疗配合中药治疗冠心病，该项研究亦获市级评审。唐山市二十二冶医院等单位对高脂血症进行了较系统的研究，其课题"中医血疗治疗高脂血症研究"参加了唐山市的科研评审，被认为是国内较高水平。河南商丘地区人民医院一直从事肿瘤放化疗副作用的中医血疗防治工作，亦取得可喜成就。值得一提的是深圳市人民医院的肖学长等，从事中医血疗的基础实验和临床观察，通过老年肾虚病人阳气虚弱等病症来阐述中医激光血疗的属性，对今后指导临床确有实际意义。中医（激光）血疗被国家中医药管理局列为1999年度国家级中医药继续教育项目，通过全国近200家单位在三年多时间的系统观察和研究，初步探索了一些常见病症的中医激光血疗量化标准，将收录本书中篇以指导今后的临床治疗工作。其他的系列研究、学术探讨或者治疗经验以论文的形式收录在本书下篇，以促进相互之间的交流。相信在今后的中医血疗研究中将起到积极的作用。

中医（激光）血疗是一个新的学科，从其理念的提出，到如今全国近200家协作单位共同攻关，付出了艰辛的努力，得到了众多同行的支持和帮助，同时也得到了中国人体健康科技促进会、中国中医研究院领导和同志们的支持，也得到了全国中医血疗科技专业委员会顾问施奠邦、陆广莘、李经纬、周超凡等老一辈专家学者的支持，在该书出版之际，对他们的工作表示衷心的感谢。中医（激光）血疗经过几年来的努力，逐渐发展并更加系统化、客观化。相信中医血疗在我们的同心协力下，将在全国范围内得到更广泛的推广。让我们一起努力，让中医（激光）血疗为人类健康做出更大贡献。

（原载于中医古籍出版社《实用中医（激光）血疗学》，1999年）

身患重疾一线坚守 以身作则不忘初心

为了响应毛主席 6.26 指示，我于 1975 年赴西藏阿里医疗队为藏民服务。由于阿里地区地处高原，平均海拔在 4000 米以上，高原缺氧使我在工作一年多回家之后患上了心律不齐，虽经多方治疗，未能有效控制，反而逐渐加重，1998 年发展为房颤。2000 年我退休后，又在光明中医学院任职，至 2011 年 9 月，因劳累引起房颤栓子脱落而突发脑梗，虽经西苑医院神经科、心血管科专家急救，挽救了我的生命，但还是留下了一些后遗症——左半身不遂、流口水，所幸是头脑还清楚。

在这之前，也就是 2007 年，我在北京同仁堂王府井中医院开设了癫痫专病门诊，5 年间我接诊了 500 多位病人。出于病人希望我能再为他们诊治，在病人的信任和强烈要求之下，加上我的病情日趋稳定，我决定恢复出诊，每周半天，在中国中医科学院中医门诊部特需门诊，专看癫痫，现已坚持了 5 年。至 2017 年先后 10 年，共接诊了来自全国 31 个省市 1000 余人，积累了完整病案 600 余例。在此基础上我编著了《阎孝诚癫痫临证经验集》一书。

开始治疗癫痫病是继承我的老师赵心波的经验，之后，随着我自己临床实践的积累，又不断发展了治疗癫痫的理法方药。我这是根据习近平总书记在中国中医科学院成立 60 周年发来的贺信中指示的"切实把中医药这一祖先留给我们的宝贵财富继承好、发展好、利用好"的精神，先把赵老的经验继承下来，通过实践进行发展，并利用其为癫痫病人服务。根据统计，在我治疗的病人中 90% 有效，治愈率达到 20%，不少病人因此获得新生，给家庭带来了幸福，给社会带来了安宁、和谐。

一位吉林的 16 岁病人王洋，患癫痫数年，多方治疗无效。2007 年专程来京找我诊治，当时他还在读高二，其母非常着急，希望我能治好他的病，让他考大学。我尽力而为，仅用了半年时间，就控制了他的病情。随后他努力学习，顺利考上了航空大学，现已毕业工作三年，全家无比高兴。我也为挽救了一个人才感到欣慰。

一位在甘肃兰州大学的在读研究生孙洄，突发癫痫，经当地用药治疗无效，由其父带来北京找我诊治。其父心急如焚，再三请求我好好治疗，说他儿子考上研究生不容易，还有一年半毕业。我尽心为他治疗，减掉原用的西药，后智力良好，顺利毕业，分配回老家河北廊坊从事管理工作，正为京津冀建设出力。全家喜出望外，万分赞扬中医的神奇。湖南煤矿工人张小平，2009 年 8 月在挖煤作业中头颅严重受伤，导致失明、抽搐，虽经抢救保住了生命，但遗留严重的癫痫发作并出现精神症状，打人毁物，家人苦不堪言，来京求医。宣武医院用西药治疗，未能控制发作，后转诊来我院门诊部。2015 年 9 月起由我治疗，经一年半的调治，病情得到控制，生活可以自理，家庭安宁了，全家人恢复了正常生活。

在患脑梗后，我仍以一个共产党员的标准要求自己，在中医继承和为癫痫病人服务方面做了我应做的工作。

（原载于中医古籍出版社《阎孝诚癫痫临证经验集》，2017 年）

谈谈《红楼梦》中理、法、方、药的运用

我国伟大的现实主义作家曹雪芹，不仅具有深厚的文化修养和卓越的艺术才能，而且具有很丰富的中医中药知识。他在巨著《红楼梦》中，结合表现主题和塑造人物的需要，通过艺术的描写，深刻地阐述了中医药理论，正确地运用辨证论治的方法，介绍了许多药物和方剂的用法，这对普及中医药知识无疑产生很好的影响。

（一）

阴阳理论是中医理论的基础，两千多年前的《黄帝内经》一书中有较系统记载。后世医家"遵经"发挥，形成了完整的学说指导医疗实践。但很多古籍在论述阴阳时或牵强附会，或掺入玄学的内容，搞得不少学者莫衷一是。

《红楼梦》第三十一回用史湘云与翠缕对话的方式，深入浅出地说明了阴阳的道理。

1.阴阳是宇宙万物变化之根本。《红楼梦》通过史湘云的口说："天地间都赋阴阳二气所生，或正或邪，或奇或怪，千变万化，都是阴阳顺逆；就是一生出来，人人罕见的，究竟道理还是一样。"这是对《素问·阴阳应象大论》所说的"阴阳者，天地之道也，万物之纲纪，变化之父母，生杀之本始，神明之府也"经文通俗的解释。

2.阴阳互根，就是相辅相成，互相转化。这个关系较难理解。曹雪芹一语道破："'阴''阳'两个字，还只是一个字：阳尽了，就是阴；阴尽了，就是阳；不是阴尽了又有一个阳生出来，阳尽了又有一个阴生出来。"这种"一分为二"的观点，即对立统一的观点，是对阴阳学说正确的见解。

3.阴阳的物质属性，自古来有唯心、唯物两种见解，其焦点就是有否物质性。《红楼梦》书中肯定地说："这阴阳不过是个气罢了。器物赋了，才成形质。"这与中医的"气化"理论也是一致的。

4.阴阳的复杂性。《红楼梦》中有一段形象、生动的描写："翠缕道：'这些东西（指水、火、日、月）有阴阳也罢了，难道那些蚊子、虼蚤、蠓虫儿、花儿、草儿、瓦片儿、砖头儿，也有阴阳不成？'湘云道：'怎么没有呢！比如那一个树叶儿，还分阴阳呢：向上朝阳的就是阳，背阴复下的就是阴了。'翠缕听了，点头笑道：'原来这么着，我可明白了——只是咱们这手里的扇子，怎么是阴，怎么是阳呢？'湘云道：'这边正面就为阳，那反面就为阴。'"

深奥莫测的阴阳学说在曹雪芹的笔下变得通俗易懂。这既反映了他唯物主义思想，又说明了他为普及中医基本理论——阴阳学说所做的贡献。

（二）

中医治病的特点是"辨证论治"，这在《红楼梦》中有充分的体现。曹雪芹既写了辨证正确、论治恰当的一面，又写了辨证不对、论治错误的一面，这在一般医书上是难以见到的。

例如，第五十七回写贾宝玉得了病，"两个眼珠儿直直的"，"口角边津液流出，皆不知觉"，"给他个枕头，他便睡下，扶他起来，他便坐着；倒了茶来，他便吃茶"……王太医诊断之后说："世兄（指贾宝玉）这症，乃是急痛迷心，古人曾云：'痰迷有别：有气血亏柔饮食不能熔化痰迷者，有怒脑中痰急而迷者，有急痛壅塞者。'此亦痰迷之症，系急痛所致，不过时壅蔽，较别的似轻些。"处方之后，"服下，果觉比先安静"，这是证对方对，用药就见效。

第六十九回写尤二姐闭经三个月，"又常呕酸"，一个名叫胡君荣的太医诊视之后误认为"瘀血凝结"，用"下瘀通经"之方治疗。结果"将一个已成形的男胎打下来了"，造成了严重的医疗事故。

又第十回"张太医论病细穷源"一节，说的是秦可卿之病，她因思虑太过，造成了月经不通（干血痨）。一个名叫张友士的医生，号脉之后说："左寸沉数，左关沉伏；右寸细而无力，左关虚而无神。其左寸沉数者乃心气虚而生火，左关沉伏者，乃肝家气滞血亏。右寸细而无力者，乃肺经气分太虚，右关虚而无神者，乃脾土被肝木克制。心气虚而生火者，应现今经期不调，夜间不寐。肝家血亏气滞者，应胁下胀痛，月信过期，心中发热。肺经气分太虚者，头目不时眩晕，寅卯间必然自汗，如坐舟中。脾土被肝木克制者，必定不思饮食，精神倦怠，四肢酸软。——据我看这脉，当有这些证候才对。或以这个为喜脉，则小弟不敢闻命矣。"这一段精辟的分析，充分说明了曹雪芹的医学造诣是很深的，他擅长脉诊，并通晓五脏辨证的规律。

在论治上，曹雪芹既注意"因证施治"，又注意个体的差异。例如处理秦可卿"月经不通"是根据"水亏火旺""肝郁脾虚"的证候特点，选用"益气养荣补脾和肝汤"。方中以黄芪、四君子汤益气补脾为君；以阿胶、四物汤养血和肝为臣；并用香附、柴胡、延胡索、怀山药、建莲子、大枣舒肝实脾之品为佐、使。理法方药丝丝入扣。不仅如此，他还注意"因人而异"，第五十一回"胡庸医乱用虎狼药"一节中，贾宝玉的丫鬟晴雯因受寒得了感冒，一个姓胡的太医开了一个药方，其中有麻黄、枳实。曹雪芹借贾宝玉之口说："该死，该死！他拿着女孩儿们也像我们一样的治法，如何使得？凭他有什么内滞，这枳实、麻黄如何禁得？"结果另请一个王太医诊治，去掉了枳实、麻黄，加用了当归、白芍、陈皮。而且其他药物的分量也减了些。这时宝玉才高兴地说："这才是女孩儿们的药。"从中，我们可以看到作者"辨证论治"的认识何等高明。

《红楼梦》中介绍的治法多种多样，有内服，有外敷法。内服又分汤剂、丸、散、锭、丹；外敷又分散剂调敷和膏药贴敷。特别是贴膏药，曹雪芹在第八十回中论述颇详。书中谈到一个姓王的老道士，"丸散膏药，色色俱备"，特别"膏药灵验，一贴病除"，所及诨号"王一贴"。他的膏药："共药一百二十味，君臣相际，温凉兼用。内则调元补气，养荣卫，开胃口，宁神定魂，去寒去暑，化食化痰；外则和血脉，舒筋络，去死生新，祛风散毒。"较详尽地介绍了贴膏药疗法的长处和适宜证，这对发展中药的外治法无疑是有好处的。

（三）

《红楼梦》书中介绍的方剂和中草药也是很有趣味和价值的，海上仙方——冷香丸是其代表。此方见于第七回，说是宝钗得了一种怪病，"请了多少大夫，吃了多少药，花了多少钱"也治不好，说犯就犯，犯时喘嗽。现在看来可能是哮喘病。曹雪芹认为是"胎里带来的一股热毒"，此见解很对，"胎里带来的"用现在的话讲就是遗传性；"热毒"含有感染的因素，这与哮喘病的发病机理很相近。曹雪芹借一个和尚之名，拟了一个海上仙方——冷香丸。此丸由白牡丹花蕊、白荷花蕊、白芙蓉花蕊、白梅花蕊各十二两晒干，用天落水、露水、霜、雪各十二钱将上述花蕊调匀了，丸成龙眼大的丸子。盛在瓷坛里，埋在花根底下。患病时吃一丸，用一钱二分黄柏煎汤送下。《红楼梦》书中写的冷香丸配法只能视为艺术的夸张，但此方的配伍和作用有进一步研究的必要。根据《中药大辞典》综合记载，白牡丹花、白荷花、白芙蓉花、白梅花入肺经，有解先天胎毒、润肺、生津、止嗽的功用；黄柏更是泻相火、清热解毒之良药，对于因感染而引起的哮喘，无疑是对症的。

另第八十回中记载的"妒妇方"，"极好的秋梨一个，二钱冰糖，一钱陈皮，水三碗，梨熟为度，每日清晨吃这一个梨"，制方配伍简单，制法特别，服法方便，功能润肺开胃，对久咳不愈、纳谷不香确有疗效。目前我们在临床上还用此法治疗，深受病人欢迎。

《红楼梦》书中记载了数十种中草药，其中对人参的认识有独到之处。他在第七十七回里写道："那一包人参，固然是上好的，只是年代太陈。这东西比别的却不同，凭是怎么好的，只过一百年后，就自己成了灰了。如今这个虽未成灰，然已成了糟朽烂木，也没有力量的了。"人参的这种特性，一般中药书中是没有记载的，因为任何医药家都无此经历和经验。曹家是"赫赫百年的荣华富贵"，家中存有数十年乃至百年的人参。曹雪芹有此感性认识，所以能够写出人参的这个特性。

关于"生金"，中医书中虽有"有毒""重坠伤中"之说，但无临床报道。曹雪芹通过尤二姐吞金自杀证实生金的毒性。

（四）

《红楼梦》中记载了内、外、妇、儿等近二十种疾病的病因证治。曹雪芹所记录的"病案"不仅有真实性，还有趣味性，让人喜看、愿听。例如贾宝玉"癫痴"、林黛玉的"痨病"、王熙凤的"崩漏"、花袭人的"外伤"、凤姐儿的"出天花"等，起病原因、发展变化、治疗经过和结局，均交代得详细、具体。

举林黛玉"病案"为例，曹雪芹自第三回开始写她"自会吃饭时便吃药，到如今了，经过多少名医，总未见效"，所以身体表现"弱不胜衣"。以后，在第二十八回、第二十九回、第三十二回、第三十五回、第五十七回、第十四回、第七十六回多处提到她"先天性的弱"，"禁不住一点儿风寒"，"神思恍惚"，"心血不足，常常不眠"，"哑声大嗽"，"目肿筋浮"，"喘的抬不起头"……在治疗上除了用人参养荣丸、左归丸、右归丸、八味地黄丸、天王补心丹等多种药物外，还特别注意食物疗法，长期吃"燕窝"等有丰富营养之品；如果有感冒症状，还本着"急则治其标"的原则服用"香薷饮"。这虽然是文艺创作，但曹雪芹所写的医学内容是真实可信的。这种文学与医学紧密结合，既加强了艺术效果，又宣传了医药知识。所以说，曹雪芹对医学是有贡献的。

（原载于《中医研究院通讯》1982 年 31 期第 3 版）

李维贤

学术传承文集

医家小传

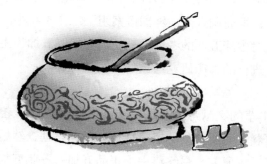

李维贤（1937—），男，汉族，吉林省四平市人，出身于中医世家，主任医师，研究员，中国共产党党员。1992 年始，享受国务院政府特殊津贴。长期担任中国中医研究院（现中国中医科学院）学位委员会基础分会评委委员。为第三、四批全国老中医药专家学术经验继承工作指导老师。

一、学术历程与主要工作成绩

李老的学术历程可以分为三个阶段：第一阶段是从幼年承继家学，到进入高等中医院校学习。通过这一阶段的学习，既打下坚实的传统中医根底，又受到了中西医学的系统教育。第二阶段是大学毕业以后，在黑龙江省中医研究院（现黑龙江省中医药科学院）工作的 22 年。期间主要围绕中医妇科领域开展临床与科研工作，取得了多项成果。第三阶段是从 1986 年调入中国中医研究院中医基础理论研究所至今，一直从事中医基础理论的科研与临床工作，在脑髓理论研究和中药考证两方面取得了可喜的成绩，在临床学术经验继承方面也培养了多名学术继承人。

（一）幼承家学，大学深造

李老的祖父原是清朝军队里一位医官，后在吉林四平挂牌行医。李老自幼便受到家庭的熏陶，耳濡目染，便对中医产生了浓厚的兴趣。父亲也时常向他讲授中医理法方药的理论和一些临证心得，并令其背诵汤头歌诀，由此为他打下了坚实的中医根底。但当他高中毕业后要学中医时，却受到父亲的强烈反对。虽然他在 1957 年被沈阳体育学院和吉林自动化电器学院录取，他却都没有去报到，坚持要考取中医院校。在等待来年高考的时间里，他背熟了《医宗金鉴》中的"杂病心法要诀""妇科心法要诀"和《伤寒论》。1958 年，李老以优异的成绩考取了北京中医学院（现北京中医药大学），接受了大学 6 年的中西医学系统教育，大学期间又深受任应秋、刘渡舟等老先生的学术影响，这段学习经历为他日后临床和科研工作打下坚实的基础。

（二）植根黑土，精究妇科

1964 年，李老从北京中医学院毕业，同年分配至黑龙江省中医研究院（原祖国医药研究所）工作。这期间，他主要从事中医妇科领域的临床与科研工作，曾任妇科研究室主任，黑龙江省中医妇科学术专家委员会主任。曾被评为黑龙江省哈尔滨市香坊区人民代表、黑龙江省劳动模范。1972 年在中国中医研究院广安门医院内科进修 1 年，继而调入"蒲辅周医案组"工作 1 年半。在黑龙江省中医研究院期间最重要的成果有两方面：一是对中药五加的考证，进而研究了以五加为主的系列方剂；二是针对人工流产所出现的一系列临床病症进行的临床研究与药物开发。

1. 五加的考证及相关研究

李老重视中医经典理论，善于通过本草的文献考证来解决实践中的问题。李老的第一个科研课题就是五加正品的考证。李老广泛收集资料，对所搜集的资料进行分类、整理，然后按文献学的研究方法，从小入手进行考据，对五加进行了系统研究，最终将中国正品五加——刺五加梳理清晰，并且写入《中国药典》，使沉寂在书中几千年的药复活。通过这项科研课题的研究，使李老坚信中医药的科学研究不同于其他学科，其必须从文献学研究入手，找到原始正面的资料，才能进行其他研究，这是中医科研的正途。他主持研究的"五加正品的考证"项目，荣获原卫生部乙级成果奖（排名第一）。通过研究五加，同时研究了以五加为主的系列方剂，从中选取了命名为"更年女宝"的古方，经过系统的药物学研究和临床研究，开发研制出（准）字号中成药"更年女宝"，1986 年获全国（部级）中医药重大科技成果乙级奖（排名第一）。而另一刺五加方剂——"太乙育真酒"，获得（健）字号中成药批文。这些药物均投产并获得较好社会经济效益。李老在《中国药典》刺五加条目的编写、刺五加第二代产品研制、中药汤剂固体化剂改三个方面，为中医事业做出了突出贡献。

2. 人流后病证的临床研究与药物开发

李老基于其从事妇科疾病的诊疗实践，对治疗人工流产所出现的一系列病症进行了研究，并开发出"产后复元胶囊"。其科研课题"固脱口服液防治人流综合征的研究"，1988年获黑龙江省中医研究院阶段成果一等奖（第一作者）；"复元胶囊防治人流手术后并发症的研究"，1988年荣获黑龙江省中医研究院阶段成果一等奖（第一作者）。

（三）砥砺中研，成就斐然

因学识出众，1986年5月李老被调至中国中医研究院工作。曾担任中国中医研究院中医基础理论研究所第一副所长，中国中医研究院中医基础理论研究所藏象研究室、脑研究室主任，中国中医研究院学位委员会基础分会评委委员，国家自然科学基金会生命科学部借聘专家。在基础所工作期间，他主要从事多项中医基础理论的研究工作，同时紧密结合临床实践，积累了丰富的临床经验。特别是在主持基础所工作期间，在科研管理和中医基础科研选题方面，做了深入的思考。

1. 中医志意学说研究

李老在担任中医基础理论研究所藏象研究室、脑研究室主任期间，对《内经》的脑髓理论与志意学说进行了深入研究。在《内经》志意学说研究中，他提出"志意通，内连骨髓而成身形五脏"（《素问·调经论》）为志意的形态学特征，构成了人体的最高主宰系统；"志意者，所以御精神，收魂魄，适寒温，和喜怒者也"（《灵枢·本脏》）为其生理学特征，志意协调机体内外阴阳匀平的功能表现在御、收、适、和四个方面；志意发病在于劳神过度与房事不节；"凡治病必察其下，适其脉，观其志意与其病也"（《素问·五脏别论》），提示志意对诊断具有重要意义；而白芝、五加、人参等中药具有强志意的药理作用，神使与不使、精神进与不进、志意治与不治，成为针、石等刺激疗法能否取得疗效的关键。

2. 中药夏台的考证

在基础所工作期间，李老延续了他对本草文献考证的研究。他善于通过文献考证与临证验证，解决本草记载的疑难问题，以提高临证效验。如夏台载于《名医别录》，陶弘景因其药效神奇但不复识而抱恨。据李老考证，李时珍《本草纲目》错误地认为冰台（艾）即夏台，属一物重出，夏台主百疾、济绝气，实为莎草（香附），既可补益气馁，又可疏解气滞，兼通十二经气分，生则上行胸膈，外达皮肤，熟则下走肝肾，外彻腰足。香附堪当临床主帅之药，李老在临证运用之时颇多独到的经验。

3. 科研管理与基础研究的建言

李老曾经主持中医基础理论研究所的工作，曾是国家自然科学基金会生命科学部借聘专家，所以他对中医基础理论的科研工作也有很多精深的思考。他曾经发表论文《谈谈中医科研的选题》，在这篇文章中，他从"突出特色，恪守中医科研大方向""加强中医科技队伍的素养建设，提高选题能力""科学研究的类型""中医科研选题的基本要求""中医选题的基本程序""中医科研选题的几项注意"等几个方面，对中医科研选题问题进行了详细的解读。他认为中医科研课题集中地体现了选题者的科学思维、理论认识、临床实践、实验方法及要达到的预期结果和目的，是贯穿于整个科研程序的中心环节，是指导科研工作各项安排的主线，对以后研究工作效果的大小、成功与失败，起着决定性的作用。

由于在基础所从事科研、临床工作期间业绩突出，李老也获得许多社会荣誉和兼职。1988 年获得国务院人事部颁发的"国家级有突出贡献的中年中医专家"称号。1992 年始，享受国务院颁发的政府特殊津贴。2003 年、2008 年分别被国家人事部、卫生部、国家中医药管理局确定为第三、四批全国老中医药专家学术经验继承工作指导老师。2004 年被广东省中医院聘为第二批名师带高徒专家。曾担任中国传统医学医疗教育中心副理事长兼教授（深圳大学），被台湾财团法人中医药发展基金会聘为首席顾问，被香港国际传统医学研究会聘为名誉会长，被香港中华中医药学院聘为客座教授。崔月犁主编的《当代医学家荟萃》有其传略，《全国中医名人志》亦有条目介绍。

二、主要学术观点

李老中医科研与临床辛勤耕耘 50 余年，形成了独特的学术风格和学术主张。李老学贯各家，主张兼收并蓄、为我所用；他熟谙经典，善于运用中医理论解决疑难、急危重症；他精于本草文献的考证，建立了药、方、法、理的研究次序；他治学严谨，在中医内科、妇科、儿科疾病的治疗上有很深的造诣，主张诊病先察其源，疗病注重整体，治病则重视古方，常以套方出奇制胜，每获佳效。

（一）兼收各家之长，为我所用

李老经常教导学生，中医虽有伤寒、温病学派，金元四大家学说，然诸家各有所长，故学医之人不可囿于门户之见，学术上要"百家兼收""有效为用"。他推崇清代王堉《醉花窗医案·自序》中有感于门户之弊所言："因思《金匮玉函》而后，医书已汗牛充栋，其中专门名家者，因各有心得之妙，即兼收综蓄，分门别类诸书，虽著书者不必皆其自得，而阐发先圣之微言奥旨，亦有足备流览者。无如学者挟一家之说，懒于收罗，宗仲景者薄河间，喜东垣者辟丹溪，依门傍户，施而不效，乃归咎于命，噫！岂足与语此道哉。"他认为，只要有用，狂飙为我从天落，无论是哪一个学派，包括西医的理论都可以拿来为我所用。他不同意在学术上偏于某一学派，主张在学术上要有主见，而不应该有偏见，胸怀要宽广，海纳百川。他认为自己是"杂家"。所以李老临证常用之方，既有经方，又有时方，也有地方名医所传之经验方。

李老认为中医搞流派不可取，医术不是艺术，专长、专论不应冠以流派，称先哲为某某专家还是比较贴切的。流派最易发展为门派，误己更误人。他喜读临床医家撰写的小薄书，因其中的真实阐述，常能受到启迪或引发共鸣。如李老非常推崇《蠢子医》，此书虽传播不广，然因所载多为不传之秘、经验之言，论理浅直易明，载方效如桴鼓，读之爱不释手。李老临床治疗妇科疾病喜用《傅青主女科》方，药味平淡，组方合理，然平淡见神奇，常能获得疗效。《医林改错》中的几首活血化瘀方剂，亦是李老的杀手锏。

（二）重视经典理论，熟读活用

李老认为，《黄帝内经》《伤寒论》《金匮要略》《神农本草经》这四部中医经典，不仅要读而且还要背诵下来。因为这几部典籍，是中医理论的准绳，是中医理论的主体。李老坦言："学习中医没有巧招，首先要背，要做到烂熟于心，时时揣摩，这样才能加深理解。背诵中医经典理论和方书，不仅是一个基本功的问题，同时也是能不能成为一个合格中医医生的关键，在这方面必须得下点苦功夫和笨工夫。"

李老常说："我在几十年的医疗实践中丝毫没有脱离中医理论，成绩都是熟记中医经典著作，通过自己的临床实践再体会、再认识而取得的。作为一名中医，天天要运用中医的基本概念和方药，药的功用、主治、性味、归经必须时刻牢记，容不得分毫马虎，有关君臣佐使的配伍用量也必须要清清楚楚，这样才能做到合理化裁。要达到这样的水平，没有捷径，就是背。在会背的基础上用心揣摩，才能用药如神。过去有一句谚语，说中医的不传之秘在于量。这话一点不差，但药方子都没有背会何谈准确地掌握量？古人给我们留下了丰富的知识遗产，我们要揣摩、分析、研究，结合现代人出现的疾病，辨证论治，遣方用药，再总结临床所得，庶几才可站在前贤的肩膀上取得一些进展，否则绝无成就可言。"

（三）从药入手，建立药、方、法、理的研究次序

李老根据自己的科研经历认为，中医理论研究可以从药入手，研究一味药，通过药再研究方剂，通过方剂最终落实到法、理上。李老常举研究刺五加的例子说明。通过刺五加的文献研究，使刺五加这味宝贵的中药从沉寂在书中复活了，并且进入《中国药典》；通过研究刺五加，研究了系列方剂，开发了刺五加的二代产品，解决了临床治疗问题；通过刺五加系列方剂的研究，又对其"阳人使阴，阴人使阳"的药理机制进行现代研究；最终又从中医志意学说圆满地完成了理论升华。因此，通过这些研究可以看出，中医理论研究还应从实际出发，让理论来自临床，又回到实践中去。李老常常告诫学生，不能仅仅口中念念有词，而对临床问题束手无策。

（四）诊病重视病因，先察其源

李老非常重视病因，他常引述《素问·上古天真论》的"必伏其所主，而先其所因"。他推崇《神农本草经·序例》中的一段格言，即："欲疗病，先察其源，先候病机。五脏未虚，六腑未竭，血脉未乱，精神未散，服药必活。若病势已成，可得半愈。病势已过，命将难全。"李老曾给学生讲起，在黑龙江工作时，一位同事的小女儿突患肾小球肾炎，情势危急，多方治之无效，求治于李老，李老详细询问病情，得知在患病之前，病儿吃了大量的爆米花，继而又饮了很多水。李老根据这个信息，开出了消食化积的处方，结果很快治愈。

（五）疗病注重整体，最忌顾此失彼

李老认为治疗疾病要站在人体生命全过程的角度去考虑。他平时反复讲："救死是在不妨生的基础上而为之。"最忌顾此失彼，治一经损一经。《黄帝内经》就有"大毒治病十去其六，常毒治病十去其七，小毒治病十去其八，无毒治病十去其九"，剩下一成靠食疗或食养。又告诫："大积、大聚衰其大半而止，过者死。"这在治疗上是非常有现实意义的。临床上要衡量生与死的关系，不能为了达到治病目的，而把人治死。

李老强调，中医看病是在整体基础上，调理局部，不应头痛医头，脚痛医脚。中医学认为，人体是一个有机整体，部分与部分之间有联系，机体内部与外部之间有联系，心理活动与机体功能也有联系。所以对于一个具体的病人而言，要考虑到他所处的自然环境、社会环境，要考虑到体质特征、心理特征，治疗时要因人制宜、因地制宜、因时制宜。只有通过整体调理，才能解决局部问题。西医注重局部病变，强调病理改变和诊察证据，治疗偏重共性，辨病论治，较少考虑个体差异，实施规范

化、程序化治疗；中医注重整体状态，注重病因与病机分析，治疗偏重个性，辨证论治，实施个体化治疗。西医的检测手段可以提供局部的病变信息，如 B 超可见子宫肌瘤、卵巢囊肿、输卵管阻塞等，但是，这些检查结果需要运用中医理论进行分析，才能遣方用药。而不能盲从于西医诊疗常规，单纯以西医用药之法指导中药组方，或从于微观局部指标而"头痛医头、脚痛医脚"。

李老常说："中医主张立足于整体调理局部，用时兴的语言来表述就是宏观调控、微观治理。"如头疼的治疗，症结可能并不在头部，必须考虑其脾胃、肝肾等有否不适，睡眠是否正常，女性患者还要顾及其月经是否正常，通常解决了这些问题，头疼也就自然好了。他认为这些在《内经》中早已明确记载，即"病在上取之下，病在下取之上，病在中旁取之"。

（六）治病重视古方，常以套方出奇

李老非常重视古方，他认为古方是经过前人不断的实践而流传下来的有效方剂，临床有确效，这样的方剂我们要继承，要使用。所以，他非常强调要背诵古方，研究古方。他精研仲景方，在临床上大胆应用。他认为，仲景方要注意用量比例，主药对主症，其他的药物等比例下降，疗效卓著。对于药味较多的方剂，李老将同类的药物进行分类，对药群进行配伍分析，临床应用亦是出手不凡。例如，李老应用二十四味流气饮，就是从虚实角度分出主药群和辅药群、补虚药群和祛邪药群，这样既有利于记忆，又分析出其中的配伍奥妙。

李老在临床上善于应用古方化裁，常方中套方，善于使用药对。李老常说，这样处方，心中明了。既能准确针对病机，又能对药效有个预期。方中套方，既能针对主证，又能解决兼证；使用药对，在治疗主证时，有画龙点睛之效，有时还会有意想不到的疗效。这样的方剂，既能达到临床疗效，又能从中医理论上解释明白，同时也符合方剂配伍原理。这样在临床应诊时，就可以从容应对各种复杂的疾病了。

三、临证经验简述

李老从事科研及临床工作 50 余年，在这漫长的岁月中，他始终坚持中医理论指导中医临床，中医临床验证中医理论，取得了卓越的成绩。李老在多年的工作中，为自己制定了一个原则，即填补空白、钻研冷门、创出自己的优势，一定要做别人没做过的，写别人没写过的，决不拾人牙慧。因此，无论是在科研工作，还是临床工作，都时时以此要求自己。

（一）出奇制胜，治危急疑难症

在李老下乡巡回医疗时，常能遇到危急重症和疑难病症，他都能出奇招，取得可喜的疗效。曾遇一位产后大出血的病人，情势危急，病人面如白纸，急处上好高丽参一两、党参二两，一剂起死回生。另外又治一因食发霉豆腐干中毒而休克的病人，用上好的霍石斛一两、川萆薢一两，一剂即有小便排出，起死回生。治疗此类病症很多，调到北京工作之后，亦常治疗危急疑难杂症。一位 13 岁女孩，高烧已月余，西医诊断是脑膜炎，请李老出诊，李老通过询问病情，得知已用过抗生素等药，病人昏迷不醒，根据治疗过程，李老认为此为闭证，因用抗生素过多，戕伤正气，为阴闭，故以《温病条辨》之清营汤送服苏合香丸半丸。病人苏醒，然不识人，李老认为此时阳气已回，证情已转顺，可用安宫牛黄丸，即投以清营汤送服安宫牛黄丸 1 丸半，结果病人不仅苏醒，且能识人。苏醒之后，目不能正视，李老又处以通窍活血汤一剂，目视转正。自此，病人转危为安，后经调理半年而痊愈。多

年之后病人结婚生子，生活如常人。另治一偏头痛，伴出荨麻疹的病人，因疟疾常服奎宁，通过查资料得知奎宁的副作用就是收缩子宫。李老根据西医病理，结合中医理论，用保产无忧散治愈了头痛，且荨麻疹亦随之而愈。

此外，在妇科方面，也多次救治险症。一位怀孕 4 个月的孕妇，高烧、尿频、尿急、肉眼血尿，西药治疗均不应，李老处柴白汤加竹叶、茵陈、芦根，两剂，烧退尿通，再服以保产无忧散善后，痊愈，足月产一男婴。一位张姓孕妇，怀孕已 5 个月，患过敏性紫癜，血小板仅为 9000/mm^3，常出现鼻衄、牙龈出血，若不及时治疗，情势甚危。李老治以祛火安胎为主，兼以止衄之味。处以生晒参、白术、茯苓、陈皮、砂仁、生地黄、玄参、牡丹皮、白茅根、藕节、黄芩、竹茹、黑芥穗等。之后复诊以此方加减出入，血小板值逐渐升高，衄血之状亦逐步缓解。最后以保产无忧散善后。为防不测，嘱其自备阿胶 4 两，临产前烊化顿服之。临产时，孕妇按医嘱服下阿胶 4 两，生一女婴，母女双安。产后查血小板已达 10.1 万 /mm^3。本案中李老大胆用了妊娠禁忌药白茅根，白茅根在胞胎火旺时可用，但要中病即止。因病人鼻窍有出血，此乃胞胎火旺之征，故用之，待衄止则去之。这个医案体现了李老高超的医术和过人的胆识。另一吴姓孕妇，怀孕 40 天，发烧伴舌肿痛，李老诊其脉滑细数，体温在 37.8℃左右，认为胎火旺，处以金银花、连翘、黄芩、防风、莲子心、栀子（炒）、败酱草、竹茹、陈皮、沙参、麦冬，两剂服之。先后治疗五次，热退肿消。本案属奇案，李老紧紧抓住胎火，又以舌为心之苗为据，胎火引动心火，治疗视其邪势盛，急以解毒清热为主，辅以保胎清热之黄芩，又顾念热盛伤阴，以沙参、麦冬佐之，两剂频服，待其邪势削弱，再以安胎为主，清热解毒为辅，方以治妊娠恶阻之陈皮竹茹生姜汤为主，益气护阴。待肿退七八分，则以安胎善后。治疗可谓轻重有别，抓住时机，大人胎儿两顾。若一味清热解毒，必伤及胎儿，反过来，若一味保胎，毒亦难去，终将波及胎儿。

李老之所以能够治危症出奇制胜，这与他长期的理论学习和临床积累是分不开的。他读书善于思考，不放过一个字，常能读出言外之意，且善于临床实践。李老博闻强记，不仅读书常能成诵，而且常常把和老专家、老前辈的谈话及教诲铭刻在心，当遇危急情况时，所学所听常能及时复现，所以，常能在棘手的病症处理上别开生面，出奇招，而见奇效。

（二）精研五运六气，治疗时令病外感病

李老常说：时令病必须重视五运六气。五运六气学说是中医基础理论的重要组成部分，金时张元素曾说："四时之变，五行化生，各顺其道，违则病生。"明确指出自然界的运气变化与人体发病之间的密切关系。每年冬至之时，李老便根据五运六气推算第二年的运气，预测第二年的发病规律，再从历史记载中查找发生了哪些疫疠，然后再拟定来年时令病的治疗策略和方药。2009 年，李老根据五运六气推算，此年为太乙天符之年，在这样的年份，气候异常，常会发生较为严重的传染性疾病。据此，李老初步拟定了用十神汤治疗外感病的策略。2009 年入冬之后，气候异常寒冷，流感大暴发，李老用十神汤治愈了许多流感病人，效如桴鼓。

（三）子病治母，治幼儿病

李老认为，小儿之病，大人之过也。对乳儿的疾病常从乳母身上找原因，诊治乳儿疾病他十分推崇薛铠父子。《保婴撮要》云："乳下婴儿有病，必调其母，母病子病，母安子安，儿难服药，当令其母服之，药从乳传，其效便捷。"凡因乳母的饮食、疾病等因素所引起的小儿病，通过治疗乳母而达

到"母安子安"的目的。他认为药物的有效成分通过乳汁可以对小儿起治疗作用，对喂药困难的乳儿令其母服药，通过"药从乳传"起治疗作用。小儿为稚阴稚阳之体，脾常不足，易为药物所伤，药物通过乳汁再进入乳儿体内，药害可明显减少，而乳母身体健壮，一般的中药对其身体并无损伤作用。李老说目前西医学研究也证实多种药物可经母乳作用于小儿，我们祖先在700年前已经创造了这个办法，我们为什么不用呢？李老善于用子病治母、药从乳传的方法，取得了不凡的疗效，这在现代中医界可以说是独到的。

（四）关注现代女性的特点，重气血顾肾虚

现代的妇科疾病，与古代妇科疾病相比已发生了很大变化。譬如无论冬夏，恣食生冷；或工作紧张，生活不规律；或减肥而过长时间节食；或频服减肥药；或频做人流、药流，频服避孕药，特别是长效组织包埋避孕药……这些都是新的历史时期所出现的新问题，必须在临床中进行摸索。照搬古方，往往多不奏效。临床必须要有清醒的头脑，给予认真的研究才行。

通过长期的观察和治疗探索，李老认为，当前女性发病有几个倾向，即不食主食而致脾胃生化乏源，气血不足，形成了营养不良的体质状态，导致月经病、带下病、不孕症及产后诸疾；因频做人流、药流伤及冲任、胞脉，而致肾虚，从而带来诸多病症，尤其是因此导致的不孕症常常不易治疗；现代女性因工作、生活的压力，常常在大龄时求子未果，且由于气血不足，加之肾虚，不仅怀孕困难，即使怀孕，亦常在怀孕初期出现胎停育的现象。针对这种现状，李老总结了15种不孕症的治疗方药，且常常在治疗时要求病人恪守医嘱，必须食够足量的主食，方能有希望怀孕生产。李老重新制定不孕症的疗效判定标准，即不仅要成功怀孕，还要以诞下婴儿方为治愈。

另外，目前临床常见因子宫肌瘤或其他子宫疾病，行子宫及附件切除术后而形成的人工更年期综合征，根据中医理论，认为此类女性，年龄虽未至七七，然因生殖器官已不存在，与中医所谓的"天癸竭，地道不通"的病理生理状态是一致的，故按经断前后诸症治疗此类病人，调补肝肾，临床常获显著疗效。

（五）善用单方、验方解决临床疑难

李老重视中医理论，每遇临床问题均从理论上进行探索，理法方药常丝丝入扣，但李老也非常重视有效的单方、验方，对民间民族医药的成果也非常重视。他认为，只要有效，就要研究它、去使用它。他常在辨证论治的方药中配入有奇特效果的药，如他根据父亲治疗乳癌的经验，曾治愈一例输尿管癌，即用土豆地里生长的菟丝草煎服；曾用车前子炒炭一味治疗水泻无度；曾用全瓜蒌一味治愈急性乳腺炎，这样的案例很多。

（六）跟踪西医学研究进展，西为中用

李老重视中医经典理论，但不排斥西医学的研究成果。比如他从临床角度客观地分析糖尿病的发病。他认为现代人因工作关系应酬多，常饮酒过量，伤及脾胃，脾虚生湿，湿壅中州，导致湿热互结。对于这样的病人，要从解酒角度考虑治疗。因此，在治疗此类病人时，李老常于辨证处方的基础上，加入枳椇子以解酒，且嘱病人不再饮酒，如果其能遵医嘱，服药一段时间之后，大部分病人的血糖值均能恢复正常，这为临床治疗糖尿病开辟了一个思路。

四、医德高尚，广受赞誉

李老以解除病痛为己任，在调入中国中医研究院后主要从事研究和管理工作，并没有临床任务，却在退休前坚持了 16 年义诊。他对病人耐心细致，对于病情复杂的病人，常常仔细询问发病的经过、治疗的经过，然后进行综合分析，辨明寒热虚寒，确立治疗方法，处方用药。病人常能在复诊时多有所好转。诊治过程中遇到较为特殊的病例，李老总会及时翻阅查找资料，找出相应的办法和对策。李老常感慨地说：做医生要活到老学到老！

李老常常接待疑难重症病人，这些病人常有厚厚的诊治资料和方子，李老总是详细地看，尤其是前医所开之方，但他从不贬低。李老常说，看前医所开之方，如果病人未见好，我们就不必走这个路子了，因为前医已经替我们走了，这充分体现了一个医者的职业操守。他时常说，同行之间要互相尊重，要团结，不能互相排挤，互相贬斥。李老从医 50 余年，不仅受到病患的欢迎，亦受业内同行的尊敬。

五、论文论著发表与带徒情况

李老在科研、临床的同时，笔耕不辍，参与编撰了《中医症状鉴别诊断学》，此书 1988 年荣获国家中医药管理局科技进步三等奖；点校了《蠡子医》，此书 1994 年荣获黑龙江省中医药科技进步三等奖；参与《蒲辅周医疗经验》的整理，此书亦荣获全国科技大会奖。审订了《女科秘诀大全》。同时撰写发表《论脑髓与志意》《论药对学的发展与应用》《论刺五加临床应用的研究方向》等 50 余篇学术论文。学生培养情况：李老躬耕于中医科研与临床一线，作为第三、四批全国名老中医药专家学术经验继承工作指导老师，先后培养学术传承人 4 名。主要传承人及培养的学生有金香兰、武晓冬、李睿、冉青珍等。

第一篇　理论阐发

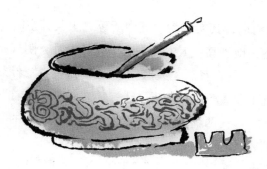

论脑髓与志意

脑髓是脏还是腑的问题，《内经》中并没有得到解决。《素问·五脏别论》虽称其为"奇恒之府"但又说其"藏而不泻"，既然符合五脏的定义，那么，不名奇恒之"脏"，却名奇恒之"府"，按篇中"敢问更相反，皆自谓是"推断，显然主"脑髓为脏"论者是绝对不能同意的。

关于何脏最贵的问题，《内经》中有两段记载。一是《素问·灵兰秘典论》中："愿闻十二脏相使，贵贱何如？……心者，君主之官，神明出焉。"二是《素问·阴阳类论》载："阴阳之类，经脉之道，五中所主，何脏最贵？雷公对曰：春，甲乙青，中主肝，治七十二日，是脉之主时，臣以其脏最贵。帝曰：却念上下经，阴阳从容，子所言贵，最其下也。"究竟何脏最贵呢？

一、脑髓为人体最高主宰

论列人形，取类比象，从《灵枢·邪客》"天圆地方，人头圆足方以应之"和《素问·阴阳应象大论》"上配天以养头，下象地以养足，中傍人事以养五脏"能够知道，人体的"头"是属天阳之位。

端络经脉，看其循行，《素问·阴阳类论》有"三阳为经"与"三阳为父……阴为独使"的记载。"三阳为经"，张氏《类经》注曰："周身之脉惟足太阳为巨，通巅下背，独统阳分，故曰经。""三阳为父……一阴为独使。"张氏《类经》又注曰："此详明六经之贵贱也，太阳总领诸经，独为尊大，故称乎父。……雷公以肝为最贵，而不知肝属一阴，为阴之尽，帝谓最其下者以此。"《灵枢·经脉》载："膀胱足太阳之脉，起于目内眦，上额交巅……其直者，从巅入络脑，还出别下项，循肩髆内，挟脊抵腰中，入循膂，络肾属膀胱……"十二经脉中，其直行而有"两络"者，唯有足太阳经。因此，足太阳经又是脑与肾的直接联络者。

"五中所主"，一般注家皆以五脏主时为训，其实释为"五中所尊之主及其主时"方为切当。《素问·诊要经终论》说："五月六月，天气盛，地气高，人气在头……九月十月，阴气始冰，地气始闭，人气在心；十一月十二月，冰复，地气合，人气在肾。"《灵枢·九针论》又说："身形之应九野也……膺喉首头（刘衡如按：《甲乙》卷十一第九下及《千金翼》卷二十三第二均作"头首"，可据改）应夏至，其丙丁日……腰尻下窍应冬至，其壬子日。"两篇均把"头"配到了阳气最旺的"上天宫"离位，而把腰尻下窍则配到阴气最盛的"叶蛰宫"坎位上。

综上所述，我们再依"阴阳之类，经脉之道，五中所主"归纳一下，"头"居上天宫离位，属天阳之至颠；足太阳（三阳）起于头，通颠下背，六经中处属父位；头首应夏至，其日丙午，正位正时。因此可以得出"头"是最贵之脏。

《素问遗篇·本病论》载："神游上丹田，在帝太乙帝君泥丸宫下。"张氏《类经》注云："人之脑为髓海，是谓上丹田，太乙帝君所居。"谢观《中国医学大辞典》训（太乙）为"至尊无上之义"，训（太乙帝君）为："脑髓也，脑为人体之所最尊，犹神明中之太乙帝君。"《颅囟经·序》中说："太乙元真在头，曰泥丸，总众神也。得诸百灵，以御邪气；陶甄万类，以静为源。"

程杏轩《医述》引《会心录》又说："夫六腑清阳之气，五脏精华之血，皆会于头，为至清至高之处，故谓之元首，至尊而不可犯也。……盖脑为神藏，谓之泥丸宫，而精髓藏焉。人生精气实于下，则髓海满于上，精神内守，病安从来。……脑脏伤，则神志失守。"

脑与肾，在表通过足太阳经相联络，在里又通过肾主骨，骨主髓，脑为髓海相贯通。据身形应九野，则肾与脑恰好构成了人体的"子午线"。肾藏五脏六腑之精，而脑总众神，这里不仅为《素问遗篇·刺法论》所说的"补神固根，精气不散，神守不分；然既神守而虽不去，亦能全真；人神不守，非达至真；至真之要，在乎天玄"的养生之道，提供了理论依据，而且为"精神内守，病安从来"的防病之道，也提供了"正气存内"的可靠保证。

《难经》《中藏经》皆认为"肾者精神之舍，性命之根"就是立足于这条"子午线"而得出来的深刻道理。

《内经》的"太乙帝君"说，对后世影响极大，吐纳、导引、针灸、中药……都在不断地实践着它。

从脑髓的损伤角度，也能看出脑髓是人体最为要害的脏器。《素问·刺禁论》说："脏有要害，不可不察……刺中心，一日死……刺中肝，五日死……刺中肾，六日死……刺中肺，三日死……刺中脾，十日死……刺中胆，一日半死……刺头，中脑户，入脑立死。"按死亡时间顺序列表如下：

次序 项目	1	2	3	4	5	6	7	8
损伤脏器	刺头入脑	刺中心	刺中胆	刺中肺	刺中肝	刺中肾	刺中脾	刺中鬲 《诊要经终》
死亡时间	立死	一日死	一日半死	三日死	五日死	六日死	十日死	一年必死

由此可见，对人类生命影响最大的第一是脑，第二才是心。

二、志意是人体的最高调节系统

《内经》中，有关志意学说的论述是很全面的。《灵枢·经脉》说："人始生，先成精，精成而脑髓生。骨为干，脉为营，筋为刚，肉为墙，皮肤坚而毛发长。"《素问·调经论》又说："志意通，内连骨髓，而成身形五脏。"所谓"通"，《周易·系辞》曰："往来不穷谓之通。"所谓"连"，段氏《说文解字注》引桂馥说："凡训连者，皆有连贯之意。"所谓"骨髓"，《素问·脉要精微论》说："骨者，髓之府。"《素问·解精微论》又说："髓者，骨之充。"《素问·奇病论》说："髓者，以脑为主。"《素问·五脏生成论》又说："诸髓者，皆属于脑。"

可见，志意内连骨髓而主属于脑，外又连贯于身形、五脏，往来不穷，从而构成了人体的最高主宰系统。

针刺与灸法，通过对十二经络与奇经八脉的研究，在此是否可以找到线索？

志意学说的主要内容，《灵枢·本脏》说："志意者，所以御精神，收魂魄，适寒温，和喜怒者也。"又说："志意和，则精神专直，魂魄不散，悔怒不起，五脏不受邪矣。"并说这是"人之常平也"。

"御"，只有太乙帝君才有资格使用它，包涵统率、支配与协调的意思。精神，《医宗金鉴·杂病心法要诀》谓："体是精兮用是神。"御精神，就是脑髓通过志意来统率、支配并协调机体（身形五脏）及其生理功能而使之"专直"的系统，也包括全部精神活动在内。从而使骨节、皮肤、腠理坚固，气血皆从，五脏皆坚，升、降、出、入而贵常守，去故就新，持满御神，耳目聪明，身体轻强。

"收"，含有接收、受纳的意思。魂魄，《左传·昭公七年》曰："人生始化曰魄，既生魄，阳曰魂。""附形之灵为魄，附气之神为魂。附形之灵者，谓初生之时，耳目心识；手足运动，啼呼为声，是魄之灵也。附气之神者，为精神性识渐有所知，则附气之神也。"《类经》引朱子曰："生则魂载于魄，而魄检其魂。……魄盛则耳目聪明，能记忆。老人目昏耳聩记事不得者，魄衰也。……阴主藏受，故魄能记忆在内；阳主运用，故魂能发用出来。"张景岳说："魄之为用，能动能作，痛痒由之而觉也。"

上述可以看出，"魂魄装置"也是构成人体的一个重要组成部分，所以《灵枢·天年》说："魂魄毕具，乃成为人。"一般地说，魂魄装置多镶嵌在身形与五脏（包括六腑和所谓奇恒之府），特别是肺所主的皮毛部位与大肠等管道的内腔部位，它是多种感受体的总称。不同的魄，有不同的魂，即所谓"魂载于魄，而魄检其魂"。

《灵枢·大惑论》说："目者，五脏六腑之精也，营卫魂魄所常营也，神气之所生也。"说明"目"是人体最大的魂魄装置。目魄的全部机能活动（即魂），可以看作是人体神气的总代表。其他如耳之听、鼻之嗅、舌之味，身之痛痒、觉冷热、觉平衡、觉姿势……还有由刺激而立刻发生的喷嚏、咳嗽、呕吐哕等，皆是魂魄的机能反映。魄还有另外一种重要作用，就是脑髓中的记忆系统属于魄。它是"所以任物"及"有所忆"的物质基础，也是提供意识与思维的大本营。记忆的活动方式也是"魂载于魄，而魄检其魂"，其神机活动也是有陶（综合）有甄（分析），但都必须"以静为源"。淫邪发梦就是这一部分的非正常活动。《灵枢·淫邪发梦》云："正邪从外袭内，而未有定舍，反淫于脏，不得定处，与营卫俱行，而与魂魄飞扬，使人卧不得安而喜梦。"

魂魄表现于机体，还包括各种本能动作，如初生时的手足运动，啼呼为声……成人的无意识动作等。御精神所表现出来的各种支配动作，就是志意驾驭魂魄而行使的变本能动作为支配动作，变感觉为察觉，变记忆在内为志记在外，变啼呼为声为语言吟咏……在整个人体的生命活动过程中，这种从低级到高级、从简单到复杂的神机活动，也是从无到有，由弱而强，又由强变弱，自聚而散。如果把这部分魂魄理解为效应器，那么在效应器中也存在有感受体，如觉姿势、觉平衡等。

所谓收魂魄，就是把魄所感受的一切刺激，以魂的方式，通过志意的收而把信息传递到太乙元真脑髓内，然后即出现感觉或感应。《内经》中有肾心痛、胃心痛、脾心痛、肝心痛、肺心痛、真心痛的记载，其过程如下：

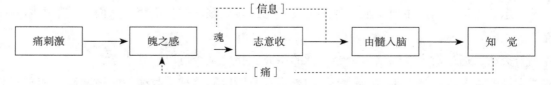

当然也有感而不觉者，这种情况叫感应。这样的感受体（魂魄）多分布于内脏，与知觉受体同样重要，唯吐纳功深者能够部分掌握它。

上述功能都得靠气血、营卫、津液的支持，方能得以实现。《素问·五脏生成》说："肝受血而能视，足受血而能步，掌受血而能握，指受血而能摄。"《素问·逆调论》也说："营气虚则不仁，卫气虚则不用，营卫俱虚则不仁且不用。"《素问·六节藏象论》亦谓："津液相成，神乃自生。"说明了不同的精气物质，都是完成这些"神机"活动的可靠保证。

最后，需要进一步强调指出的是，有的魂魄能够感应，但不一定全能感觉；也能记忆，但不一定全能意识；能够发用出来，但不一定都能知其态势。

总之，收魂魄就是把魂魄的各种感觉、印象，通过脑魄的记忆给予接收与受纳，使之清晰准确而不模糊散乱。

志意的御精神与收魂魄，是人体最高主宰（脑髓）统率机体的可靠保证。没有志意的御和收，太乙帝君也就无法行使其所特有的生理作用了。

适，含有调和、适应的意思。寒温，一是指人体的温度，二是指环境中的温度。适寒温，就是《灵枢·本脏》所说"卫气者，所以温分肉，充皮肤，肥腠理，司开阖"，而使"寒温和则六腑化谷，风痹不作，经脉通利，肢节得安矣"。

和，含有调和之意。喜怒，《灵枢·行针》说："多阳者多喜，多阴者多怒。"和喜怒，即调和阴阳而使"阴平阳秘，精神乃治"，故悔怒不起。

志意的适寒温与和喜怒，是人体最高主宰（脑髓）适应自然环境与社会环境变化的可靠保证。没有志意的适与和，太乙帝君也就无法去适应外界环境的不断变化。

御、收、适、和，是志意学说的主要内容。我们再从《名医别录》载五加皮"强志意"，《雷公炮炙论》又说它能"阳人使阴，阴人使阳"。不难看出，志意还含有调节人体阴阳平衡的作用。因此，志意又是人体的最高调节系统。它的生理活动方式就是御、收、适、和四大方面。

志意外连贯于"身形五脏"，但《灵枢·本脏》只谈"志意和……五脏不受邪"而不谈"身形"，说明成身形的志意与成五脏的志意是有区别的。志意构成身形，其收魂魄，则多为"感觉"；其御精神则包括神志活动的复杂表情、语言及思维活动在处物中带有强烈目的性的支配动作等（生活、劳动、工作、学习……），这些都是"随意"的。志意构成五脏，其收魂魄则多表现为"感应"；其御精神则是"不随意"的。

但是，随意与不随意，不是生理学上的简单划分，界限也不是那样的泾渭分明。通过特殊锻炼（吐纳、导引等），不随意也可以直接或间接、部分或大部分地随意。这并不是什么玄学，而是人类长期与早衰做斗争中，通过具有随意与不随意的双重生理特点的器官，运用一套特殊方法进行锻炼，最后作用到志意上即可实现，从而得以却病延年。

得诸百灵，以御邪气。首先通过诸百灵（附形之灵魄也）而有所感，然后由志意把信息（魂）收贮于脑魄内，经过陶甄，最后由志意对机体各种形态机能与气化的调节，而来适应自然环境的各种反常变化，及调和人事环境的诸般情志致病因素，从而达到调动内因（正气）以抵御各种邪气的目的。

我们祖先不仅知道"得诸百灵，以御邪气"，而且还能够"能动地"利用这诸百灵来治疗各种疾病，这里脑髓与志意为它提供了可靠的理论基础。做模式图如下：

阎孝诚 李维贤 孔令诩 学术传承文集

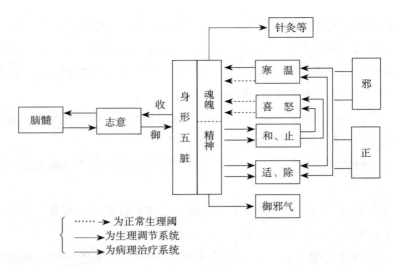

《灵枢·本神》说："是故用针者，察病人之态，以知精神魂魄之存亡得失之意，五者以伤；针不可以治也。"《灵枢·杂病》又载："哕，以草刺鼻，嚏而已；无息而疾迎引之，立已；大惊之，亦可已。"此针刺与治哕（景岳谓"呃逆"）三法，很有探讨价值。它会给一切刺激疗法的治疗原理指示出一条新的思路。

《素问·汤液醪醴论》有："形弊血尽功不立者何？……神不使也。……何谓神不使？……针石，道也。精神不进，志意不治，故病不可愈。今精坏神去，营卫不可复收。何者？嗜欲无穷，而忧患不止，精气弛坏，荣泣卫除，故神去之而病不愈也。"说明一切刺激疗法，总的说来都是治实而不治虚的。一旦虚到丧失了这"诸百灵"——神不使，"针石道"也就不灵验了。所以《灵枢·官能》说："用针之要，勿忘其神。"《灵枢·本神》亦说："凡治之法，必先本于神。"因此，神使与不使，精神进与不进，志意治与不治，是针石等刺激疗法能否取得疗效的三个关键方面，也是对"精神魂魄之存亡得失之意，五者以伤，针不可以治"的进一步说明。

从至大而无外的宏观到至小而无内的微观，人类能在天枢之下，水地之上，气交这个生命圈层中，法于阴阳，和于术数而生气不竭，没有脑髓与志意的协调内外，简直是无法思议的。

因此，脑髓与志意不但是自然科学的一部分，而且也是中医学很重要的组成部分。科研、教学、临床都应给予足够的重视。

本人水平所限，谬误之处，欢迎同道批评指正。

（原载于《新中医》1983 年第 3 期，作者：李维贤）

谈谈《内经》志意学说

《内经》中，关于志意学说的论述是很全面的。

就其形态学而言，《素问·调经论》说："志意通，内连骨髓而成身形五脏。"通，《周易·系辞》曰："往来不穷谓之通。"连，段氏《说文解字注》引桂馥说："凡训连者，皆有连贯之意。"骨髓，《素问·脉要精微论》说："骨者，髓之府。"《素问·解精微论》又说："髓者，骨之充也。"另据《素问·奇病论》载："髓者，以脑为主。"《灵枢·海论》又谓："脑为髓之海。"所以，这里的骨髓理解为脊髓与脑，还是比较确切的。

中医对脑的认识由来已久，《素问遗篇·本病论》就有"神游上丹田，在帝太乙帝君泥丸宫下"的记载，张氏《类经》注云："人之脑为髓海，是谓上丹田，太乙帝君所居。"谢观《中国医学大辞典》训【太乙】为"至尊无尚之义"，训【太乙帝君】为"脑髓也，脑为人体之所最尊，犹神明中之太乙帝君。"《颅囟经·序》又进一步指出："太乙元真在头，曰泥丸，总众神也。得诸百灵，以御邪气。陶甄万类，以静为源。"

可见，志意内连脊髓而主属于脑，外又连贯身形、五脏，往来不穷，从而构成了人体的最高主宰系统。

就其生理学而言，《灵枢·本脏》说："志意者，所以御精神，收魂魄，适寒温，和喜怒者也。"又说："志意和，则精神专直，魂魄不散，悔怒不起，五脏不受邪矣。"并谓这是"人之常平也"。

御，只有太乙帝君才有资格使用它，包涵统率、支配与协调的意思。精神，《医宗金鉴·杂病心法要诀》谓："体是精兮用是神。"御精神，就是志意通过脑髓来统率、支配与协调机体及其生理功能而使之"专直"的系统，也包括脑内的全部精神、意识活动在内。从而使骨节、皮肤、腠理坚固，气血皆从，五脏皆坚，升、降、出、入而贵常守，去故就新，持满御神，耳目聪明，身体轻强。

收，含有接收、受纳的意思。魂魄，《大戴礼·曾子天圆》谓："阳之精气曰神，阴之精气曰录。神灵者，品物之本也。"孔广森《补注》曰："神为魂，灵为魄。"《左传·昭公七年》又说："人生始化曰魄，既生魄，阳曰魂。""附形之灵为魄，附气之神为魂。附形之灵者，谓初生之时，耳目心识，手足运动，啼呼为声，是魄之灵也。附气之神者，为精神性识渐有所知，是魂之神也。"《类经》引朱子曰："生则魂载于魄，而魄检其魂……魄盛则耳目聪明，能记忆。老人目昏耳聩记事不得者，魄衰也。……阴主藏受，故魄能记忆在内；阳主运用，故魂能发用出来。"张景岳又说："魄之为用，能动能作，痛痒由之而觉也。"

上述可以看出，"魂魄装置"也是构成机体的一个重要组成部分，所以《灵枢·天年》说："魂魄毕具，乃成为人。"其生理活动方式，正如《灵枢·本神》所说的"随神往来谓之魂，并精出入谓之魄"。亦即志意御与收的协调为用。一般说来，"魂魄装置"除各种感官外，多镶嵌在身形五脏（包括六腑与奇恒之府），特别是肺所主的皮毛部位与大肠等管道的内腔部位，它是多种感受体与效应器的总称。不同的魄，有不同的魂，即所谓"魂载于魄，而魄检其魂。"

收魂魄，就是把魄所感受的一切刺激，以魂的方式，通过志意的收而把信息传递到太乙元真脑髓内，然后即出现感觉或感应。感而不觉者谓之感应，这样的感受体多分布于内脏，与知觉受体同样重要。唯吐纳功深者能够部分地掌握它。

上述功能都得靠气血、营卫、津液的支持，方能得以实现。《素问·五脏生成》说："肝受血而能视，足受血而能步，掌受血而能握，指受血而能摄。"《素问·逆调论》也说："营气虚则不仁，卫气虚则不用，营卫俱虚则不仁且不用。"《素问·六节藏象论》又说："津液相成，神乃自生。"说明不同的精气物质，都是完成这些"神机"活动的可靠保证。

最后，需要进一步强调指出的是，有的魂魄能够感应，但不一定全能感觉；也能记忆，但是不一定全能意识；能够发用出来，但不一定都能知其态势。

总之，收魂魄就是把魂魄的各种感觉、印象，通过志意的收，由髓入脑，再通过脑魄的记忆，给予接收、受纳，使之清晰准确而不模糊散乱。

志意的御与收，是最高主宰（脑髓）统率机体的可靠保证，没有志意的御与收，脑髓也无法行使其所特有的功能了。

适，含有适应的意思。寒温，一是指人体的温度，二是指环境中的温度。适寒温，就是《灵枢·本脏》所说的："卫气者，所以温分肉，充皮肤，肥腠理，司开阖者也。"从而使"寒温和，则六腑化谷，风痹不作，经脉通利，肢节得安矣。"《灵枢·本脏》)

和，含有调和之意。喜怒，《灵枢·行针》说："多阳者多喜，多阴者多怒。"《别录》五加有"强志意"的功效，《证类本草》引雷公说它能"阳人使阴，阴人使阳"。和喜怒，即使阴阳调和，偏者使之匀平，达到"阴平阳秘，精神乃治"。故悔怒不起，五脏不受邪矣。

志意的适寒温与和喜怒，是人体最高主宰脑髓，适应自然环境与社会环境变化的可靠保证。没有志意的适与和，太乙帝君也就无法适应外界环境的不断变化了。

志意协调机体内外，使阴阳匀平，其主要的功能表现就是御、收、适、和四大方面。

就其病理学而言，《灵枢·大惑论》说："神劳，则魂魄散，志意乱。"《灵枢·本神》又说："淫泆离脏则精失，魂魄飞扬，志意恍乱，智虑去身。"说明劳神过度，房室不节，是志意发病的两大重要原因。志意乱与志意恍乱，则是其病理后果。《素问·上古天真论》"恬淡虚无，真气从之，精神内守，病安从来"，真乃回味无穷。

就其诊断学而言，《素问·五脏别论》说："凡治病必察其下，适其脉，观其志意与其病也。"《素问·疏五过论》又说："论裁志意，必有法则。"这些都是我们今天所应努力发掘的内容。

就其治疗学而言，《本经》载：白芷"强志意"，《别录》又载：五加"强志意"。《本经》虽未载人参有强志意的功效，但《本经》却说人参有"安精神，定魂魄，止惊悸，除邪气"的作用，用志意理论衡量一下，人参决不失为治疗"志意乱与志意恍乱"的一味"将军药"。

《灵枢·杂病》有："哕，以草刺鼻，嚏，嚏而已；无息，而疾迎引之，立已；大惊之，亦可已。"此治哕（景岳谓呃逆）三法，很有探讨价值，它会给某些刺激疗法的治疗原理指出一条新的思路。

我们祖先不仅知道"得诸百灵，以御邪气，"而且还知道"能动地"利用这诸百灵治疗各种疾病，这里志意学说为它提供了可靠的理论依据。

《灵枢·本神》说："是故用针者，察观病人之态，以知精神魂魄之存亡得失之意，五者以伤，针不可以治之也。"《素问·汤液醪醴论》又说："帝曰：形弊血尽而功不立者何？岐伯曰：神不使也。

帝曰：何谓神不使？岐伯曰：针石，道也。精神不进、志意不治，故病不可愈。"说明一切刺激疗法，总的说来都是治实而不治虚的。一旦虚到丧失了这"诸百灵"——神不使，针石道也就不灵验了。因此，神使与不使，精神进与不进，志意治与不治，是针石等一切刺激疗法能否取得疗效的三个关键方面，也是对"精神魂魄之存亡得失之意，五者以伤，针不可以治之也"的进一步说明。

总之，志意学说是中医基础理论中的一个重要组成部分，科研、教学、临床都应给予足够的重视。

（原载于《中国中医基础医学杂志》1999 年第 7 期，作者：李维贤）

阎孝诚 李维贤 孔令诩 学术传承文集

中医脑髓理论初探

脑髓理论，属于藏象学说，长期以来，未引起足够的重视，即使是提出"灵机记性不在心在脑"的王清任，也同时怀有"本不当说，纵然能说，必不能行"的疑虑。鉴于目前脑髓学说仍为中医理论体系的一大缺陷，笔者拟做以下探讨。

一、脑髓的形成与解剖

脑的生成始于胚胎，由先天之精化生而成，如《灵枢·经脉》所云："人始生，先成精，精成而脑髓生。"脑髓生成以后，补养来源又分为三：其一，后天肾精的不断转化。"精汁之清者，化而为髓，由脊骨上行于脑。"（《医林改错·脑髓说》）其二，后天水谷之精气不断补充。"五谷之精液，和合而为膏者，内渗于骨空，补益脑髓。"（《灵枢·五癃津液别》）其三，后天水谷化生的液。"谷入气满，淖泽注于骨，骨属曲伸、泄泽，补益脑髓，皮肤润泽，是谓液。"（《灵枢·决气》）一旦水谷所化的液严重缺乏，必致"色夭脑髓消"。由上可知，脑髓是由先天之精所化生，又得后天水谷的补充和肾精的转化以保持其充满。

脑的解剖，在《黄庭内景经·至道章》记载"泥丸百节皆有神""头有九宫，脑有九瓣"，说明古人早已看到脑的沟回。明代《医学入门》曾云："脑者髓之海，诸髓皆属于脑，故上至脑，下至尾骶皆精髓之相通道路也。"这与西医学的大脑与脊髓、骶神经相通显然是一致的。根据《灵枢·经筋》所记载的"左络于右，故伤左角，右足不用，命曰维筋相交"和《医林改错》的"人左半身经络上头面从右行，右半身经络上头面从左行，有左右交叉之义"可看出，中医早已认识到神经系统"椎体交叉"的客观事实。总之，古人对脑的解剖早有认识，虽然不够深入细致，但远比西方医学的认识为早。

二、脑主神明

脑主藏神，在《素问·脉要精微论》早已指出："头者，精明之府。"《素问·本病论》又云："神失守位，即神游上丹田，在太乙帝君泥丸宫下，神既失守，神光不聚。"《类经》注曰："人之脑为髓海、是为上丹田，太乙帝君所居。""太乙帝君"即为脑神，泥丸宫即为脑神所居之地。程杏轩《医述》曰："盖脑为神脏，谓之泥丸宫，而精髓藏焉。"更加明确指出脑藏神明的作用。《东医宝鉴》认为"头为天谷以藏神"，又说脑的作用在于"灵性所存"。后世喻嘉言之"脑之上为天门，身中万神集会之所"与李时珍的"脑为元神之府"等，均证明人们已逐渐认识到主藏神明的器官在于脑。

中医学在论述脑主神明的同时，又强调心中神明。那么，应该如何看待这种矛盾呢？我们认为，所谓"心主神明"，其实不过是把脑的功能归属于心。如隋代杨上善便明确指出："头是心神所居。"李梴在《医学入门》中将中医学的心分为血肉之心与神明之心："有血肉之心，形如未开莲花，居肺下膈上是也。有神明之心，神者，气血所化，生之本也……主宰万事万物。"可见，心理的实质是脑的机能，脑为神明之心。

三、脑神与"五神脏"

中医学把人的精神活动分属五脏，称作"五神脏"。《素问·宣明五气论》曰："心藏神，肺藏魄，肝藏魂，脾藏意，肾藏志。"五脏虽然各有所藏之神，而魂魄志意等不过是脑神在各脏腑的具体表现，诸神又必须总统于脑。如《颅囟经·序》所云："太乙元真在头，曰泥丸，总众神也。"脑的功能分属五脏，脑与五神脏将人体精神活动统一成为一个有机的整体。其中，以脑为中心，"五神脏"为隶属。

四、脑主记忆、感觉和运动

人的记忆活动归脑所主。清代汪昂在《本草备要》中云："吾乡金正希先生尝语余曰：人之记性，皆在脑中。小儿善忘者，脑未满也；老人渐忘者，脑渐空也。凡人外见一物，必有一形影留下脑中。"汪昂又进一步指出："今人每忆往事，必闭目上瞪而思索之，此即凝神于脑之意也。"脑主记忆是通过髓实现的，髓海充足则记忆牢固，不足则反之。

大脑是接受感觉、分析判断、主管运动的最高中枢。人在清醒状态时，五官能不断地接受外界的声、光、气味、食物等刺激，并把这些刺激传入大脑，产生相应的感觉和运动。正如《医林改错》所说："灵机记性在脑者……两耳通于脑，所听之声归于脑；两目系如线长于脑，所见之物归于脑……"《医学原始》也说："耳、目、口、鼻聚于首，最显最高，便于接物，耳、目、口、鼻之所导入，最近于脑，必先以脑受其象而觉之，而寄之，而存之也。"

此外，人体的皮肤、肌肉、筋骨、内脏均可接受触、痛、温度、化学等性质的刺激而传入大脑，产生相应的感觉和运动。正如《图书篇》所说："心者，身之主宰，万事由之应酬。"这就是说，人体的各种感觉和运动，都是在大脑的控制指挥下产生的。

五、脑为人身之大主

《素问·灵兰秘典论》曰："主明则下安，主不明则十二官危。"这里的"十二官"，明显指脏腑而言，其中心也必然包括在内。脑在人体居于各脏腑之上，位置最高，因此，"主"就是指大脑而言。赵献可在《医贯》中也指出："玩内经十二官之文，即以心为主，愚谓人身别有一主，非心也。谓之君主之官，当与十二官平等，不得独尊心之官为主。若以心之官为主，则下文主不明则十二官危，当云十一官矣，此理甚明，何注内经者昧此耶！盖此一主者，气血之根，生死之关，十二经之纲维。"明确提出心不是十二官之主，而脑为神机的发源地，所以脑为十二官之主。近代医家冉雪峰也曾说："是十二官皆秉承于无上玉清的脑，十二官不能相失，十二官与脑更不得相失。"

《素问·刺禁论》阐述"脏有要害，不可不察"，在针刺时必须禁忌，指出"刺中心，一日死……刺中肝，五日死……刺中头，中脑户，立死。"吴昆注曰："脑户，穴名，在枕骨上，通于脑中。脑为髓海，宜封闭，不宜疏泄，泄则真阳漏矣，故立死。"从刺中各脏器死亡时间有顺序来看，脑是极为重要的器官，关系生命重大，不可有丝毫损伤。

六、脑髓与经络的联系

脑髓为人体最高主宰，它与全身经络联系密切。唐容川曾明确指出："脏腑经脉，皆交于脑，源流出入，岂无其路。"《灵枢·邪气脏腑病形》云："十二经脉，三百六十五络，其血气皆上于面而走空窍，其精阳气上走于目而为睛，其别气走于耳而为听，其宗气上出于鼻而为臭，其浊气出于胃，走唇舌而为味。"此语说明人身十二经脉及与其相通的三百六十五络所有的气血运行都上达于头面部，而分别入于各个孔窍之中，从而使人体中的经气集中于头、脑、颅、面及五官部位，也就是脑与五官相连，脑神是通过经络的传导而发挥其感官作用的。我们可以对所有的经脉做一统计，其中直通脑者有督脉、足太阳膀胱经脉；从目系入脑者有足太阳、足阳明、手少阴、足厥阴经，经别方面有足少阳、足阳明、手少阴之别络；从目周围孔窍组织抵脑的有跷脉、任脉、足太阳经筋、足阳明、足少阳、手少阳、手太阳经筋等。脑髓与经络系统的联系广泛如此。

中医脑髓理论除以上论述的以外，其他如《素问遗篇·刺法论》的"气出于脑，即不邪干"和《道藏》的"欲要不老，还精补脑"等，均需要我们继续进行广泛深入的探讨。至于脑的病理和脑病的治疗，更需要长期而系统完整的研究。

（原载于《浙江中医学院学报》1991 年第 4 期，作者：张雪亮，指导：李维贤）

第二篇 中药考证研究

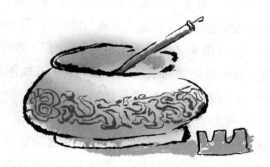

古代药用五加品种的探讨（一）

——豺漆、豺节之名的考证

中药五加具有补益强壮作用，近些年来颇受国内外专家、学者的重视，特别是刺五加的研究更引起医药学界的广泛兴趣。那么，我国古代药用五加究竟包括哪些现代药用植物，刺五加又应是古代药用五加的哪个品种，这些问题不能不令人思索。《素问》说："善言近者，必知其远。"又说："善言古者，必验于今。"因而，探讨古代药用五加的品种，对目前"五加"的研究或能有些裨益。

中国药用五加，品种较为混乱。早在宋朝，苏颂就曾指出："五加皮……今所用乃有数种，京师北地者，大片类秦皮、黄柏辈，平直如板而色白，绝无气味，疗风痛颇效，余不入用。吴中乃剥野椿根皮为五加皮，柔韧而无味，殊为乖失。"近代又发现萝摩科植物杠柳 Periploca sepium Bge. 之根皮也混了进来。就连真品药用五加，古代本草所载也包括了现代五加科五加属（Acanthopanax Miq.）的几个品种，故引用文献时不能混为一谈，更不该张冠李戴。本文将着重探讨真品五加（豺漆五加与豺节五加）的品种问题。

五加之名，明·李时珍《本草纲目》（下称《纲目》）解释说："此药以五叶交加者良，故名五加。"根、茎、叶皆入药，但最早记载的入药部分，则是其根、茎之皮，故亦称之为五加皮。

五加皮，《神农本草经》（下称《本经》）载："味辛温……一名豺漆。"《名医别录》（下称《别录》）载："苦微寒……一名豺节。"从性味及别名上看，《本经》五加皮与《别录》五加皮并非一种，实是两种。

豺漆、豺节之名，《纲目》又说："不知取何义也？"历代本草均无注释。

豺，《正字通》云："豺，长尾，白颊，色黄。"杜亚泉等编《动物学大辞典》云："豺，毛色茶褐带微红，或黄灰……颊有小白点。"说明豺有两种毛色，一种是"茶褐带微红"，另一种则是"黄灰"。

漆，黑也，亲密也。《周礼·巾车》云："漆车藩蔽（注：黑车也）。"《史记·蔡泽传》云："与有道之士为胶漆。"喻交谊之坚也。所谓豺漆，就是借助豺的毛色与形态，喻示五加体茎密生着"茶褐带微红"酷似"豺毛"那样的针状刺。实际上，是取其茎态的形象比喻而命名。

节，体也，准也。《国语·周语》说："昭明大节而已矣。"此节训体也。《荀子·性恶》说："善言古者必有节于今。"此节则训准也。《别录》回避《本经》的"漆"字，名之为豺节，就是借助豺毛的另一种颜色，喻示五加体茎还有密生着"黄灰"色的针状刺者。实际上，是取其茎态的形象比喻而命名。

《本经》《别录》以这种形象比喻而命名的药并不少见，如牛膝、狗脊等皆是。

综上，识别与认定古代药用五加，除了掌握叶的特点外，还必须掌握茎的特点。为此，建议采用茎、叶双名标注法，即分别称为豺漆五加与豺节五加，或能有所帮助。

豺漆五加与豺节五加，究竟为现代何种药用植物？

黑龙江省祖国医药研究所（现黑龙江省中医研究院）编辑的《中国刺五加研究》认为："我国古代本草所载五加皮的原植物，主要是五加科、五加属 Acanthopanax 的多种植物。"

从中国科学院中国植物志编辑委员会所编《中国植物志》第五十四卷，可以看到中国五加科、五加属（Acanthopanax）分六组，共有二十六种植物。按小叶数、刺型特点的比较见表1。

表中说明，茎间无刺者五种（2、4、19、23、26），仅节上有刺者五种（11、14、17、18、20），非"豺毛"状刺者十三种（1、3、6、7、8、9、10、15、16、21、22、24、25），类似"豺毛"状刺者只有三种，即组Ⅰ、五加组的红毛五加（5）与组Ⅱ、刺五加组的尾叶五加（12）和刺五加（13）。

尾叶五加与刺五加虽较相像，但刺五加之刺，脱落后遗留有圆形刺痕，恰似豺"颊有小白点"状，尾叶五加则没有。另外，尾叶五加的叶较窄长，又为直立灌木，与刺五加的"五叶交加"、多分枝（多杈丫）的生态特点不相符，故尾叶五加可以除外。

红毛五加茎刺色灰棕；刺五加茎刺色黄灰。二者之叶，都是五叶交加。故可得出，《本经》中豺漆五加，就是今之红毛五加；《别录》中的豺节五加，就是今之刺五加。前者味辛温，后者味苦微寒。

表1　五加属植物小叶数和刺型特点的比较

别组	组名	编号	名称	小叶数	刺型特点
Ⅰ	五加组	1	乌蔹莓五加 *A. cissifolius*（Griff.）Harms	5 稀4~3	小枝疏生短刺，或无刺
		2	离柱五加 *A. eleutheristylus* Hoo	3~5	无刺
		3	云南五加 *A. yui* Li	3~5	枝上密生下向刺，刺直，粗短，基部略膨大
		4	太白五加 *A. stenophyllus* Harms	5~3	无刺
		5	红毛五加 *A. giraldii* Harms	5 稀3	密生直刺，稀无刺；刺下向，细长针状
		6	细刺五加 *A. setulosus* Franch	5	节上通常有倒钩状刺1~3个，茎间密生红棕色刚毛或无毛，有刺或无刺
		7	狭叶五加 *A. wilsonii* Harms	3~5	节上常生细长、下向、直刺，有节间，有毛状刺
		8	匙叶五加 *A. rehderianus* Harms	5 稀4~3	疏生下向刺，叶柄基部通常有刺一个
		9	异株五加 *A. sieboldianus* Nakino	5 稀7	无刺或疏生扁平刺
		10	轮伞五加 *A. verticillatus* Hoo	3~5	有短刺，刺1.5~3毫米长，基部下延，先端钩状刺

别组	组名	编号	名称	小叶数	刺型特点
II	刺五加组	11	蜀五加 *A. setchuenesis* Harms ex Diels	3 稀 4~5	枝无刺，节上一至数个刺，刺细长，针状，基部不膨大
		12	尾叶五加 *A.cuspidatus* Hoo	3~5	小枝密生或疏生细长，下向、直刺
		13	刺五加 *A.senticpsus*（Rupr.& Maxim）Harms	5 稀 3	一二年生通常密生刺，稀仅节上生刺或无刺，刺直而细长，针状、下向，基部不膨大，脱落遗留圆形刺痕
		14	藤五加 *A. leucorrhizus*（Oliv.）Harms	5 稀 3~4	节上有刺一至数个，或无刺；稀节间生多数倒刺，刺细长，基部不膨大，下向
		15	糙叶五加 *A. honryi*（Oliv.）.Harms	5 稀 3	疏生下曲、粗刺
		16	刚毛五加 *A. simonii* Schneid.	5 稀 3~4	通常有下弯粗刺
		17	倒卵叶五加 *A. obovatus* Hoo	5	节上有刺 1~2 个，刺细长，下弯，基部不膨大
		18	短柄五加 *A. brachy pus* Harms	3~5	枝无刺，节上有刺，刺短而尖，下向
III	吴茱萸五加组	19	吴茱萸五加 *A. evodiaefolius* Franch.	3	无刺
IV	花椒五加组	20	五加 *A. gracilistylus* W.W.Smith	5 稀 3~4	节上通常疏生反曲扁刺
		21	康定五加 *A. lasiogyne* Harms	3	疏生扁刺，刺基部膨大，先端钩曲
		22	白簕 *A. trifoliatus*（Linn）Merr.	3 稀 4~5	疏生下向刺，刺茎部扁平，先端钩曲
		23	匍匐五加 *A. scandens* Hoo	3 稀 2	无刺
V	头序五加组	24	两歧五加 *A. divaricatus*（Sieb. &Zucc.）Seem	5	无刺或疏生下向刺，刺粗壮，基部膨大略扁
		25	无梗五加 *A. sessiliflorus*（Ru pr.&Maxim.）Seem.	3~5	无刺或疏生刺，刺粗壮，直或弯曲
VI	短轴组	26	中华五加 *A. sinensis* Hoo	3~5	无刺

豺漆五加，虽以朱书而被首载于《本经》，但对后世影响较大的则是以墨书而被次载于《别录》的豺节五加。

可是，现在一些较有权威性的植物学、药物学著作，如《中国植物图鉴》《中国植物志》却把细柱五加标注为"神农本草经"。《中草药大辞典》及《中华人民共和国药典》（1977 年版）的五加皮条下亦都注为细柱五加，也就是均将细柱五加认作是《本经》的正品五加。

上述结论，稽考中药文献，其演变过程大致如下：

唐朝：虽然《新修本草》的（药图）、（图经）两部分均已亡佚，但从《重修政和证类本草》（下称《证类》）之臣禹锡等谨按《蜀本图经》的内容里，尚可辗转看到《新修本草·图经》的部分佚文，其载五加皮的生态如下："树生小丛，赤蔓，茎间有刺，五叶生枝端，根若荆根，皮黄黑，肉白，骨硬。"由于对"茎间有刺"描写的不详细，故很难判断是今之何种五加。

宋朝：苏颂《（嘉佑）图经本草》做了详细的描述："春生苗、茎、叶俱青，作丛，赤茎，又似藤蔓，高三五尺，上有黑刺，叶生五钗，作簇者良，三叶四叶者最多，为次。每一叶下生一刺。三四月开白花，结细青子，至六月渐黑色。根若荆根，皮黄黑，肉白，骨坚硬。"

明朝：《纲目》中转引了上述内容，并重新绘制了较为形象的插图，又在五加皮右下角用小字标注为"《本经》上品"。

清朝：吴其濬《植物名实图考》一书中则一脉相承，插图更为逼真。

这就是今天把细柱五加 *A.gracilistylus* W.W. Smith 认作是《本经》正品五加的由来和依据。

经查，细柱五加为五加科、五加属、组Ⅳ、花椒五加组的五加。其刺型特点是"仅节间有疏生反曲扁刺"，叶柄基部所生之刺，亦属花椒刺状。体茎根本无密生"豺毛"状针刺，所以它不是《本经》所载之豺漆五加。刬近还有因过用细柱五加而引起中毒性视神经乳头炎及多发性神经炎的病例报道。因此，它不能充作"《本经》上品"。如果古代药用五加也包括细柱五加的话，那只能是中品五加，即《药性论》所载"有小毒"者是。

因水平所限，不当之处，敬请中医、中药及药用植物专家们指正。

（本文承蒙高奎滨所长审阅，特此致谢！）

（原载于《自然资源研究》1983 年第 2 期，作者：李维贤、曹先兰）

古代药用五加品种的探讨（二）

——对《神农本草经》五加皮的文献研究

《神农本草经》（下称《本经》）的成书年代及编修过程，目前尚无定论。近人马继兴认为："《本经》并非一人一代的产物，其中包括了夏、商、周各代初期简帛医籍中广大人民在医疗实践中所累积的药学成果，而其基本定稿至少不晚于战国末期。至于其后本书多种形式传本中为后人羼入的各种文字与药物，乃是历史发展过程中的一种必然现象，决不能与本书的著作年代混为一谈。"

现在所能见到的《本经》，都是后世的辑出本。一般比较常见的有三种，即清·孙星衍、孙冯翼的辑出本，简称"孙本"。清·顾观光的辑出本，简称"顾本"。还有日本人森立之的辑出本，简称"森本"。

三种辑本，"孙本"称五加皮为"上品"，"顾本"则列为"中品"，唯"森本"把五加皮打入"下品"。究竟哪个辑本的说法可信呢？

"孙本"据龙伯坚《现存本草书录》（下称《书录》）载："是根据《大观证类本草》上的白字辑出的。按上、中、下三品，药分为三卷，序例附在第三卷后。又根据《太平御览》将本文和后人羼入的文字分别出来，每一条经文下附以注说，所引的书，除《名医别录》外，再据《说文》《尔雅》《广雅》《淮南子》《抱朴子》等书详加考证。这一辑本引证翔实富赡，在所有各辑本中是比较好的一个辑本，所以清末周学海刻《周氏医学丛书》时，即采用此本。"

"顾本"据《书录》载："书分序录、上品、中品、下品，共计四卷。药品次序是依照李时珍《本草纲目》卷二所载《神农本草经》目录排列的，经文均依《证类本草》，唐、宋类书所引有出于《证类本草》之外的，也一并辑入。"

周学海在《新刻神农本草经》序中说："孙、顾二书，同出大观，而三品互殊，几于十二……"其原因就在于"孙本"是根据《大观证类本草》，把药分为三品，而"顾本"则是依照《本草纲目》卷二所载《神农本草经》目录，把药分为三品，所以三品互殊。对于《本草纲目》卷二所载宋时《神农本草经》目录，李时珍在小注里说："旧目不录可也，录之所以存古迹也。"该目录虽列五加皮为"中品"，但李时珍在《本草纲目》卷三十六五加条下仍载："《本经》上品。"说明李时珍对此目录早就持有异议。

为了判明问题，姑且舍掉《大观证类本草》所载五加为"上品"，及《本草纲目》所转引宋时《神农本草经》目录列五加为"中品"而不论，再翻检一下两书之前的我国第一部药典——唐朝官颁《新修本草》是怎样记载的。刘衡如在《本草纲目》校点说明中说："《千金翼方》，唐·孙思邈著。它完全转载了《新修本草》的正文。"经查，《新修本草》的五加皮，即《本经》与《名医别录》两书正文的相加，其药就镂板刻在"木，上品"药之中，说明"孙本"据《证类》称五加为"上品"是可信的，"顾本"依照《本草纲目》所转载的宋时《神农本草经》目录列五加为"中品"是不可靠的。

"森本"据《书录》载："书分序录、上药、中药、下药，共四卷。每卷各药次序，是根据真本《千金方》及《医心方》所载七情条例，将草木混同，虫兽合并。凡无七情的，则依《新修本草》及《本草和名》次序，每条体例都依《太平御览》，药品下先列一名，次列气味，出处，主治，经文都依《证类本草》。大观、政和二本彼此有些出入，唐、宋诸类书所引也有异同，都一一校勘，别作考异，附在后面。"

就是说"森本"的上药、中药、下药，是依据真本《备急千金要方》与《医心方》所载七情条例来判明的。

我们核查原版翻刻《备急千金要方》日本版，卷一、十五页所载七情条例，五加皮则刻列于"木药上部"，说明五加皮是上品而不是下品。

而《医心方》所载七情条例，确将草木混同，虫兽合并。在首刻石药的眉批上用小字别注"石上"，以后均用小字正文于空隙中标注，如"木上""木中""木下"等，五加皮即出"木下"。统观板面，从眉批之"石上"小字别注，到"木下"等小字标注，均属板成后加，可见《医心方》这部分内容，实属杂乱无章而不可信。

既然"森本"置真本《备急千金要方》而不据，只尊《医心方》，而《医心方》又多是收载隋唐以前的医药文献。那么，隋唐以前有关药物七情方面的文献，以五加皮为例，都有哪些记载呢？北齐·徐之才《药对》载："五加皮……主恶疮，使。"又载："五加皮……主阴痿下湿，使。"上品为君，中品为臣，下品为佐使，故不难得出五加皮应属"下品"。

其实，徐氏《药对》的君、臣、使，虽与《本经》大同，但亦有不尽同者。譬如，《本经》载薏苡仁为"上品"，属君药。徐氏《药对》除了肯定薏苡仁"主风，筋挛急，屈伸不得"与"治中风，湿痹，筋挛"两处为君外，又在肺痿条下称薏苡仁"微寒，臣"。再如，麦冬，《本经》列为"上品"，而徐氏《药对》竟在"大腹水肿""泄精""肺痿"三处均载其为"微寒，臣"。说明徐氏《药对》的君、臣、使，不能作《本经》三品药的依据，就是所谓《本经》的相使，亦不能因其有"使"的字样，就依此而与三品相联系，如"牛黄，人参为使""五加皮，远志为使"，均不能说人参、远志就是下品药。《本经》的三品，有《本经》三品的定义，又有三品的显明标属。而《药对》的君、臣、使，则以《药对》所列"主治证"为前提，所指不同。"森本"据《医心方》所载七情条例，或据其祖本《药对》的部分内容，作为判定五加皮是所谓"下品"，是欠斟酌的。

五加皮，《本经》列为"木，上品二十种"之一，它应属于"上药，一百二十种为君，主养命以应天；无毒，多服久服不伤人；欲轻身益气，不老延年者本上经"。《本经》的正文载："五加皮，味辛温，主心腹疝气，腹痛，益气，疗躄，小儿不能行，疽创，阴蚀。一名豺漆"。

现把《本经》的五加皮文献整理如下：

五加皮 [上品]

[形态] 木质。体茎密生茶褐带微红色的针状刺，酷似黑棕色的豺兽之毛，故名豺漆。其叶为五叶。

[性味] 辛温，无毒。

[功用] 益气，疗躄；不老延年。

[主治] 1. 主心腹疝气，腹痛；2. 小儿不能行；3. 疽创，阴蚀。

《本经》之豺漆五加即为今之红毛五加，在《古代药用五加品种的探讨（一）》一文中已经论述。现仅就红毛五加的药材形态，特别是功用，再加以进一步印证。《四川中药志》载红毛五加："皮面呈棕色，表面密生毛刺，有少数突起的芽痕，刺是红棕色，坚硬刺手……刺毛多向一边顺倒……"并说是四川"特产药材，除销省内及全国各地外，亦出口外销"；说明红毛五加是有悠久历史的传统药材。《四川中药志》又说其："性温，味辛，无毒。"此与《本经》完全吻合。其载功用说："能祛风湿，通关节，坚筋骨。"所载的主治大致包括三个方面：即：①拘挛疼痛；②治痿痹，足膝无力；③皮肤风湿，阴痿，囊湿。与《本经》亦基本相符。《蒲辅周医疗经验》又说："红毛五加，不臭，祛风湿，兼补。"

以上均表明，红毛五加的药材形态、性味、功用、主治，与《本经》之豺漆五加，都是基本兑现的。

（原载于《自然资源研究》1984 年第 4 期，作者：李维贤、曹先兰）

《名医别录》五加皮的文献研究

我们在《古代药用五加品种的探讨》一文中，曾将中国古代药用五加豺漆和豺节的别名破译出来，并从植物分类学角度，从茎皮颜色和刺型特点，考证出《名医别录》（下称《别录》）所载豺节五加，即为今之刺五加。

《别录》是现存最早的一部《神农本草经》（下称《本经》）补注书。它不仅在《本经》的基础上增加了一倍数量的药物，而且对《本经》所收载的药物在性味与功用上都做了补充。它的成书，可以认为是先秦至两汉时期"名医们"在传抄《本经》一书时，陆续补注与添增，最后经梁·陶弘景的重订与增注，《别录》一书才总算得以传诸于世。

目前，能够看到的《别录》，亦皆是后世的辑出本。为了更加准确地核查《别录》有关五加皮的文献，兹从《证类本草》剔出其黑底白字的《本经》文字，再以《千金翼方》所收载《新修本草》五加皮的内容（亦剔出《本经》文字）相对校，就可完整无误地把《别录》有关五加皮的文献辑录出来。其载文如下："五加皮：苦，微寒，无毒。男子阴萎，囊下湿，小便余沥；女人阴痒及腰脊痛，两脚痛痹，风弱，五缓，虚羸。补中益精，坚筋骨，强志意，久服轻身耐老。一名豺节。五叶者良。生汉中及冤句。五月、七月采茎，十月采根，阴干。

把上述文献做如下整理：

五加皮〔上品〕

〔形态〕木质，体茎密生着黄灰色的针状刺，并有小白点，看上去酷似该色"豺"体之毛，及"豺"颊之有小白点状，故一名豺节。五叶者良。

〔产地〕生汉中及冤句。

〔采集〕五月、七月采茎，十月采根。阴干。

〔性味〕苦，微寒，无毒。

〔功用〕补中益精，坚筋骨，强志意，久服轻身耐老。

〔主治〕1. 男子阴痿，囊下湿，小便余沥；

2. 女子阴痒及腰脊痛，两脚痛痹；

3. 风弱，五缓，虚羸。

关于汉中及冤句，汉中为秦代始设地名（秦置汉中郡），即今之陕西省汉中市一带。冤句是前汉始设地名（句，音劬，县名，古山东曹洲），即今之山东省菏泽县。说明豺节五加，远在秦、汉之前，就早已为人们所应用，距今至少有2200多年，汉中至菏泽相连线的地理位置，正相当于北纬30°~40°的北温带。刺五加的现代自然资源地域，还要向北推移。

所谓补中益精，就是说它有补后天之本——脾，与益先天之本——肾的作用，脾、肾受到补益，则五脏、六腑、血脉、营卫、津液、筋骨、肌肉、皮肤都能得到充实。这不仅为轻身耐老提供了可靠的保证，而且对各种病邪的干犯也都能给予有效的抵御。《灵枢·天年》说："五脏坚固，血脉和调，肌肉解利，皮肤致密；营卫之行，不失其常；呼吸微徐，气以度行；六腑化谷，津液布扬；各如其常，故能长久。"《灵枢·本脏》又说："五脏皆坚者，无病；五脏皆脆者，不离于病。"《难经·七十五难》云："不能治其虚，安问其余？"说明《别录》之豺节五加的补益功效是不能轻估的。有关这方面的应用，后世也有许多著名的代表方剂，内、外、妇、儿、骨伤科都有记载，尤其是抗衰老方面的记载更为突出。既能看到广度，也能看到深度。

所谓坚骨，表明它能使人体的筋骨得到坚固。《灵枢·五变》说："骨节、皮肤、腠理不坚固者，邪之所舍也，故常为病也。"豺节五加之所以能治筋骨病，也正是从扶正角度而言的。后世认为它有"祛风湿"作用，恐不合"坚筋骨"的本意。

所谓强志意，即表明它有强壮"志意"的功效。《灵枢·本脏》说："志意者，所以御精神，收魂魄，适寒温，和喜怒者也。"又说："志意和，则精神专直，魂魄不散，悔怒不起，五脏不受邪矣。"并谓这是"人之常平也"。关于志意的形态学，《素问·调经论》说："志意通，内连骨髓而成身形五脏。"通，《周易·系辞》曰："往来不穷谓之通。"连，段氏《说文解字注》引桂馥说："凡训连者，皆有连贯之意。"骨髓，《素问·脉要精微论》云："骨者，髓之府。"《素问·五脏生成论》又云："诸髓者，皆属于脑。"可见，志意内连骨髓而主属于脑，外又连贯于身形、五脏，往来不穷，从而构成了人体的最高主宰系统。它的生理活动方式则是：对精神给予御，对魂魄给予收，对寒温给予适，对喜怒给予和，如果这种御、收、适、和的功能衰弱了，那么治疗就需要"强志意"，而使其能够维持"人之常平"。总之，豺节五加有加强支配与协调人体各种形态与机能（精神）的作用，可使人体的各种感受装置（魂魄）所收得到的信息，准确地传送到脑魄中去。对寒温变化能给予适应，对喜怒不节能给予调和。详见作者的《论脑髓与志意》一文。

豺节五加，自《别录》出典后，一直广泛地流传在养生家与医学家当中。实践证明，它是非常值得推崇的保健药，因为它有很好的补益作用；又是特别难得的调节治疗药，因为它有强志意功效。所以，从古至今人们都非常重视它。

豺节五加即为今之刺五加，国内外在近二三十年内已经进行了大量的化学、生理化学、实验药理和临床药理的研究，证明刺五加能增强机体免疫功能，提高机体的免疫力，能明显增强炎性渗出细胞吞噬机能，对网状内皮细胞的吞噬能力也有一定的增强作用，能促进家兔和豚鼠产生抗体，有增强骨髓造血功能，对正常大鼠有升高红细胞及血红蛋白的作用，亦可使由理化及其他原因引起的白细胞减少有不同的升高作用。

它还能调节各器官的生理功能并使其恢复正常，增强体力及脑力活动的效率。

它的提取物能促进肝脏的再生，提高核酸和蛋白质的生物合成，有降低基础代谢以及促性腺作用等。

由此看来，现代医药学对刺五加的研究完全印证了古代临床药理学的研究记述及结论。

本文承蒙副研究员高奎滨同志审阅，特致谢。

（原载于《黑龙江中医药》1984 年第 5 期，作者：李维贤、曹先兰）

名贵中药夏台的考证

夏台，最早见于《名医别录》，属有名未用药。其载曰："夏台，味甘，主百疾，济绝气。"陶弘景注曰："此药乃尔神奇，而不复识用，可恨。"后世《新修本草》《千金翼方》《证类本草》均转载之，仍属有名未用药。至明·李时珍《本草纲目》则附录在【艾】药之后，并云："艾名冰台，此名夏台，艾灸百病能回绝气，此主百疾，济绝气，恐是一物重出也。"此后400多年一直无人问津。

夏台到底是什么药？李时珍的猜测究竟对不对？陶弘景的遗恨何时能够了结？这就是本文所要考证的缘起。

一、名实考辨

冰台、夏台，台字虽同，冰、夏有殊。冰台是艾，夏台也是艾，名理不通。

艾，又名冰台，最早见于《尔雅·释草》："艾，冰台。"其〈疏〉曰："即今之艾蒿也。"《说文·埤雅》引张华《博物志》云："削冰令园，举以向日，干艾于后承其影，则得火，故名冰台。"艾，为削冰取火之基物。台者，《广雅·释言》云："台，支也。"艾茎直生，高三五尺，状如蒿，蒿茎支也，故取名冰台。

台，尚有另外名义，《诗·小雅》云："南山有台。"其〈传〉谓："台，夫须也。"其〈疏〉曰："夫须，莎草也。可为蓑笠。"《诗·小雅·无羊》云："何蓑何笠？"其〈传〉曰："蓑所以备雨，笠所以御暑。"

台即莎草，其所以名夏者：①莎草可为蓑笠，丈夫所须故名夫须，夏令既能防雨又能防暑。②台者，支也，莎草夏天抽茎（5~6月），三棱而中空，长二三尺，茎端复出数叶，开青花成穗如黍，中有细子。此棱茎即谓支也。生于夏令，用于夏令，故取名夏台。

二、功效考辨

冰台（艾）能灸百病，回绝气。夏台主百疾，济绝气。这里的灸与主用法不同，回与济功效有别。

1. 灸百病与主百疾用法不同

冰台，《别录》云"灸百病"；夏台，《别录》云"主百疾"。灸，《说文解字》谓："灼也。"《玉篇》谓："也。"《增韵》谓：灼体疗病也。艾虽然亦可内服，但这里所指仅是做"灸"用。主，《孟子·万章上》说"使之主事而事治"，此主训"治"也。莎草治疾可内服亦可外用，唐、宋、元、明之后，实际应用则多以内服为主。

百病与百疾差异不大，这里只能说明两药能疗、治的病谱颇广而已。

2.回绝气与济绝气功效有别

回，《说文解字》云："从口中象回转之形。"徐锴《说文解字·系传》谓："浑天之气，天地相承，天周地外，阴阳五行，回转其中也。"《洪武正韵》谓回曰："返也。"

济，《左传·桓十一年》载："莫敖曰盍请济师于王。"此济，益也。《周易·系辞》亦载："知周乎万物而道济于天下。"此济，救也。（按：《玉篇》："给也，赡也，收也。"）

绝，《礼记·月令》有"振乏绝"之句，其〈疏〉云："不续曰绝。"

回绝气，即使不续或欲绝之元阳，返回而运转也。

济绝气，即使不续或欲绝之元气，得以补益与救者也。

冰台回绝气，乃时珍语，《别录》无载，时珍在《纲目》【艾】中云："可以取太阳真火，可以回垂绝元阳。"并介绍经验说："老人丹田气弱，脐腹畏冷者，以熟艾入布袋兜其腹，妙不可言。"此属老衰，元阳不足。又举：《妇人良方》妊娠风寒，卒中，不省人事，状如中风，用熟艾三两，米醋炒极热，以绢布熨脐下，良久即苏。"此为外寒中身，阳遏不运。

总之，病因离不开寒（内、外），病机是阳衰或阳遏，病证是脐腹畏冷或不省人事，治疗用熟艾或兜其腹或熨其脐，效果则妙不可言或良久即苏，药理即取其味辛与生温熟热之性，再附以热熨或灸灼之法，以回返其元阳，借以达到"阴阳相得，其气乃行"之目的。

夏台能济绝气，《别录》虽有载，但无进一步说明。《别录》在［莎草］条下说："除胸中热。充皮毛，久服利人，益气，长须眉。"从补益角度看，它之益气、充皮毛、长须眉、久服利人的功效，可以为夏台之济绝气做一佐证。此后唐玄宗《天宝单方图》载［莎草·苗及花］时，亦言治"饮食不多，日渐瘦损……心松少气等证"，又可为济绝气打下另一注脚。

王好古说："香附治……心松少气，是能益气……本草不言治崩漏，而方中用治崩漏，是能益气而止血也。"朱震亨说："香附……本草不言补，而方家言于老人有益，意有存焉。"韩飞霞云："香附能推陈致新，故诸书皆云益气。"而俗有耗气之说，宜于女人不宜于男子者，非矣。盖妇人以血用事，气行则无疾。老人精枯血闭，唯气是资。小儿气日充，则形乃日固。大凡病则气滞而馁（按：馁，《玉篇》曰"饿也"，《国语·楚语》曰，嬴馁，日日已甚，犹饥也。）故香附于气分为君药，世所罕知，臣以参、芪，佐以甘草，治虚怯甚速也。

许学士《本事方》曰："治下血血崩，或五色漏下，并宜常服。滋血调气，乃妇人之仙药也。香附子去毛炒焦为末，极热酒服二钱，立愈。昏迷甚者三钱，米饮下。"此所治"昏迷甚者"，为血脱气陷。唐容川云：有形之血不能速生，无形之气首当急固。是以知香附子能益气而固脱也。

《新本草纲目》载："积气晕倒，用香附子末，白汤服下，此为类中风之"气中"，治以疏气解郁而醒神也。

总之，香附所济之绝气，病因、病机是气馁或气滞；病证是昏迷或晕倒，治疗用香附子末内服，前者炒焦，后者生用；效果昏迷者立愈，晕倒者移时可苏。药理作用，李时珍云："气平而不寒，香而能窜，其味多辛能散，微苦能降，微甘能和，兼通十二经气分，生则上行胸膈，外达皮肤，熟则下走肝肾，外彻腰足。"再巧夺炮炙之天工，故可救绝气于平时或顷刻也。

济绝气，一为补益气馁，一为疏解气滞。与回绝气之治阳虚、阳遏迥然有别。

冰台、夏台名实已清，功效已辨。

《本草纲目·莎草、香附子》条云："《别录》止云莎草，不言用其根，后世皆用其根，名香附子，而不知莎草之名也。……此乃近时日用要药，而陶氏不识，诸注亦略，乃知古今药物兴废不同，如此本草诸药，亦不可以今不识，便废弃不收，安知异时不为要药如香附者乎！"

时珍谓"陶氏不识"，可能是受历史条件所限，一未能走万里路，二没有深入考究，但陶氏却忠实地把所收集的资料全都保存了下来，功不可没。可恨就恨在他自己失考，故构成一物而重出。莎草根是否能用于临床？陶氏不知，不知者不怪也。

时珍虽然亦非常重视夏台之药，但疑夏台即冰台，并猜测"恐是一物重出也"，索性把夏台附属在艾药条后，实为张冠李戴。时珍不仅是药物学家，而且更是临床大家，不该有此乖失。然时珍［莎草、香附子］条引述的功用，为《别录》莎草内容，其苗及花则用的是《天宝单方图》内容，可谓真知灼见。

稽考莎草一名，《别录》《医心方》《本草和名》一直沿用，至《千金翼方》改用莎草根，《品汇精要》作香附子，《纲目》作莎草、香附子，其他各本均作莎草根。

夏台、莎草所以如此而称名者，均指药用植物而言，仅从记载文献看，全草均入药，其苗及花《天宝单方图》谓治"皮肤瘙痒瘾疹"，专作洗浴药外用。其根则多为内服，功效雷同《别录》夏台与莎草之所载内容。

至此，陶氏之恨可解，时珍之猜亦可澄清。

望海内外中医同道批评指正。

（原载于《中国中医基础医学杂志》1998 年第 11 期，作者：李维贤）

阎孝诚 李维贤 孔令诩 学术传承文集

关于药对学的探讨

　　药对学和中医学的其他学科一样，有着自己发展的历史，又有着自己独特的组成原则。因为它在临床运用上，有着较高的实用价值，所以它在中医学体系中，占有一定的地位。因此，它是从事中医学工作的同志不可少知的一门学问。

　　什么叫作"药对"？

　　对者，《说文解字》谓："应无方也。"《尔雅·释言》谓："对，遂也。"《诗经·大雅》又云："帝作帮作对。"其《注》曰："言择其可当此国而君之也。"故对者又谓配也。《汉书·外戚传》又说："宫人自相与为夫妇，谓之对食。"《左传疏证》云："少姜是妾，非敌身对偶之人也。"故可知，此对又谓双也。

　　药对，就是药物相互配伍。在药物的相互配伍中，以两味药最为基本，所以药对在很大程度上含有双药互相搭配的意义。

　　又何以称为"药对学"呢？

　　药对学，就是研究药物间相互配伍与其使用规律的一门学问。药对学不同于药物学，因为有简单的配伍性；它也不同于药方学，因为不具有药方学那样配伍的完整性。但是，从药物学上升到药方学，不去研究药对学，那么自己就不会处方，也绝对处不好方。

　　在中医学体系中，以药物作为治疗手段，就特别重视药物间的相互配伍这一点，它独树一帜地屹立于人类医学的东方，它必将为人类的保健事业，而贡献出自己将近两千年的独特经验与理论。

一、药对文献源流考

1.《雷公药对》

　　药对之书，《汉书·艺文志》无有记载，至梁《七录》才有了最早的文献根据。在梁《七录》中，所载《本经集注》陶弘景序中说："至于桐、雷，乃著在编简——《药对》四卷，论其佐使相须。"于《药总诀》陶氏序中又说："雷公、桐君，更增衍本草，二家《药对》，广其主治，繁其类族。"

　　但是，从目录学上，从未见到《桐君药对》之书，有的倒是《桐君药录》一书。《隋书·经籍志》子部医方，《旧唐书·经籍志》医术，《唐书·艺文志》医术，与《玉海》卷六十三，均载《桐君药录》三卷，而《日本国见在书目录》医方家，《通志·艺文略》医方类，《本草纲目》卷一，及《汉书·艺文志拾补》经方，均谓《桐君药录》二卷。上述不难推断，二卷本的《雷公药对》与这个二卷本的《桐君药录》，合订而名之为《药对》四卷，桐、雷合著，是说得通的。然就其内容，一是"论其佐使相须"，一是"说其花叶形色"，显然是订而不合，故后世给予拆卷，分为《雷公药对》二卷与《桐君药录》二卷（或三卷），作为单行本流传，也是很自然的事。如果这种假设能够成立，那么陶氏序，与目录学载有的书目及卷数，通过编年推史基本上是兑现的，相互吻合的。

2.《徐之才雷公药对》

《唐书·艺文志》又载有"《徐之才雷公药对》二卷"，《崇文总目辑释》也有"《药对》二卷，徐之才撰"的记载（按：原《释》阙，见天一阁抄本）。在《补注本草》所引书传中，又说其内容："以众药名品，君臣佐使，性毒相反，及所主疾病分类而记之。凡二卷，旧本多引以为据，其言治病用药最详。"

我们把《雷公药对》与《徐之才雷公药对》进行一下比较，就可以看出，徐氏药对是在《雷公药对》的基础上，在药对的组成法则上，多了一项"性毒相反"；而在其应用上则"所主疾病分类记之……其言治病用药最详"。说明徐氏药对在形式与内容上，都把《雷公药对》向前发展了一步，李时珍用"之才增饰之尔"的话，便对徐氏药对做出了恰到好处的评价。

3.《雷公药对》的成篇与亡佚年代及著者

《雷公药对》的著成年代，应在《汉志》以后，《徐之才雷公药对》成篇以前（公元9~479年）。著者约为后汉至刘宋时人。一般认为雷公与黄帝、神农，一并理解为托名，还是比较客观的。《雷公药对》从目录学上考，应是在《旧唐书》成篇以后亡佚的。

4.《新广药对》

宋朝，在《崇文总目辑释》卷三，又出现宗令琪撰《新广药对》三卷（按：原《释》阙，见天一阁抄本）。《宋史·艺文志》卷六，又载有《徐玉药对》二卷，《古今书目》子六并载《徐之才雷公药对》宋·徐玉，而不标撰，这时的《玉海》仅载《雷公药对》无著者名氏，说明同为宋时人《玉海》的著者王应麟，对《徐玉药对》就持有怀疑态度。余认为《古今书目》的写法是可靠的，徐玉最多不过是《徐之才雷公药对》的"发行者"而已。

元以后，从目录学上就再也看不到有关药对的文献了，即使是以前记载的，如《徐之才雷公药对》《新广药对》，也都亡佚了。

5. 施今墨药对

新中国成立以后，在党的中医政策感召下，最早在《山西中医研究通讯》曾连载过《施今墨临床常用药物配伍经验集》，以后又改称《施今墨药对》，三十二开油印本一册，广为流传，颇受欢迎。

从上述资料不难看出：

（1）关于成书：《药对》四卷的书，是桐君、雷公把散在于简册里边有关药对方面的记述，通过"编简"，并加进了他们自己的东西，乃著作成的。因此，它是编著书。

（2）关于内容：药对的内容，主要是"论其佐使相须"，对药物则起到了"广其主治，繁其类族"的作用。因此，对后世影响很大。

下边通过仅存的五首珍贵的《雷公药对》，一方面做为驳"《药对》与《素问》一样，是有关本草问答书"的这一没有根据的说法，同时亦可窥见《雷公药对》内容的一斑。

"立冬之日，菊、卷柏先生，为阳起石、桑螵蛸使。凡十物使，主二百草为之长。立春之日，木兰、射干先生，为柴胡、半夏使，主头痛四十五节。立夏之日，蜚蠊先生，为人参、茯苓使，主腹中七节，保神守中。夏至之日，豕首、茱萸先生，为牡蛎、乌喙使，主四肢三十二节。立秋之日，白芷、防风先生，为细辛、蜀漆使，主胸背二十四节。"

掌禹锡曰："五条出《药对》中……是主统之本。"李时珍则谓："出上古《雷公药对》中。"杨慎《丹铅卮言》云："此五条，文近《素问》，绝非后世医所能为也。"

此五首药对，以立冬之日始，故可断定它是汉以前的史料，因汉以建寅为始。按历法"三正"说为据，时珍谓"出上古"，则可推到舜、禹时；但《春秋感应篇》曰："十一月建子……周以为正。"所以又认为是春秋时人所为，亦不无道理。

就其内容，禹锡谓："义旨渊深，非俗所究。"时珍亦曰"义不传"，并猜之为"岁物之意"，确实值得玩味。它很可能为我们今天在研究药物互相间的配伍上指出一条崭新的路子来。

③关于卷数：陶氏所说的《药对》四卷，从目录学上稽考，它可能是"雷公、桐君，二家《药对》"的合订本。

《隋志》卷三《桐君药录》注下载"梁有《药性》《药对》各二卷"，这个二卷本的《药对》，虽未标明著者，但较易于确认是"二家《药对》"其中某一家的单行本，决不似缩写本。

至于《旧唐书·经籍志》便出现了"《雷公药对》二卷"的书，说明在这时《雷公药对》二卷的单行本，已经广泛流传于世。

如果陶氏"二家《药对》"的说法可靠的话，那么所谓的《桐君药对》二卷，至少是在隋以后就已经亡佚了。

宋以前的"药对"是否真的失传了呢？从手头文献索辑，尚可复旧百分之六十，约一卷有余。但若组织人力，广泛深入地占据资料，复旧百分之七十至八十，还是有可能的。

二、药对的组成法则

根据《雷公药对》之"佐使相须"，《徐之才雷公药对》之"君臣佐使，性毒相反"及《神农本草经·名例》之"药有阴阳配合，子母兄弟；根茎花实，苗皮骨肉……有相须者，有相使者，有相畏者，有相恶者，有相反者，有相杀者"的记载，归纳药对组成法则如下。

1. 一般组成法则

（1）相须　功用相同，配合后加强疗效。一般可区别为4种类型：

①君臣相配：两味功用相同之品，以其中一味药为主，另一味药为辅，而进行的配伍。如人参、甘草之类是也。

②子母相配：两味功用相近之品，其主要药反为次要药服务，而来表现其功用者。如当归与黄芪相配即是，数倍于当归剂量之黄芪，竟为当归补血而来发挥作用，实寓"阳生阴长"之意，即子母相配也。

③兄弟相配：两味阳药相伍，协力为用。如附子、肉桂是也。

④姊妹相配：两味阴药相伍，协力而为用者。如黄柏与知母即是。《本草求真》谓"黄柏无知母犹水母之无虾"，亦即"将军之无马"也。

（2）相使　功用不相同者，配合后互相促进，而提高疗效，亦分4种类型：

①互相沟通：两药伍用，取其有互相沟通作用，而各展其长。如治肾虚腰酸的熟地黄配细辛，治肾虚头痛的生地黄配细辛，即取其归经同入足少阴而互相沟通也。起利膈作用的桔梗与枳壳相配，亦是取其有互相沟通之意。

②彼此矫味：两药相配，彼此矫味，取其有共同保护胃气、调和诸药的搭配作用。如生姜之配大枣是也。

③生态配伍、协同作用：根据一物或两物的生长部位，互相搭配，增强效能，如大腹皮子、枳实壳、苏藿梗、茅苇根等皆是。

④品味不同、相得益彰：性、气、味相反，伍用后作用相须或生新。如黄连与肉桂的寒与热，茅

苍术与白芝麻之燥与润，细辛与五味之散与收，枳实与白术的消与补，苍术与元参的燥润生新等皆是也。

（3）相佐　对主药起监制作用而相配者，谓之相佐。往往监制药在效能上不发挥作用，抑或发挥亦很微。一般表现为，主药为热者，少佐以寒药；主药为寒者，少佐以热药。虚实、升降、浮沉、阴阳……而相佐，皆法此。仅就4个特殊者，以次分述之。

（4）相畏　一种药物能够减低或消除另一种药物的毒性或烈性者，即受彼之制也，谓之相畏。如半夏之畏生姜，为单相畏也。人参之畏五灵脂，则为交相畏也。鞠通化症回生丹则用之，取五灵脂之化症、人参之回生也。相畏而相须是方中配伍曲折之妙也。

十九畏应是这一经验的总结。

（5）相恶　两药相伍，一药能牵制另一种药的性能，即夺我之能也，谓之相恶。如牛黄之恶龙骨，而龙骨之得牛黄更良，此单相恶也。黄芩之恶生姜，则谓交相恶也，不可不辨。

（6）相杀　一种药能消除另一种药的中毒反应为相杀。如防风杀砒毒，绿豆杀巴豆毒等皆是。

（7）相反　两不相合，合用即发生中毒反应，亦即彼此交仇之意，故称相反。如十八反即指此。服药食忌，杂有上述四种内容。

《神农本草经·名例》曰："古方多有相须、相使者良，勿用相恶、相反者，若有毒宜制，可用相畏、相杀者，不尔勿合用也。"

时珍则曰："古方多有相恶、相反者，盖相须、相使同用者，帝道也。相畏、相杀同用者，王道也。相恶、相反同用者，霸道也。有经有权，在用者识悟尔。"

2. 特殊组成法则

所谓特殊法则，就是不按药物一般的性、气、味、归经的原则相互搭配。如果说上述原则仅仅概括了药物的物理特性与化学特性的话，那么，特殊法则，就是专门探讨药物的生物学特性而去配伍的。

（1）按生物固有的遗传特性去配伍　如鹿角与龟板相配则大补阴阳。时珍谓："龟鹿皆灵而寿，龟首常藏向腹，能通其任脉。故取其甲，以补心、补肾、补血，以养阴也。鹿首常返向尾，能通督脉，故取其角，以补命门、补精、补气，以养阳也。"

又如许宣治引黄席有先生云："犀角羚羊，皆能入阳明，清胃热，方书用之，未详其义。人之上齿属足阳明，凡角兽皆无上齿。盖阳明之血脉，贯于角而不及齿也。斑狂失血之证，皆属阳明，故为对证之药，此真发前人之所未发。"

（2）按生物的应时（生物钟）特性配伍　如半夏、夏枯草之治失眠，乃取交通季节，顺应阴阳之意。《冷庐医话》引《医学秘旨》谓："余尝治一人患不眠，心肾兼补之药，遍尝不效，诊其脉，知为阴阳违和，二气不交。以半夏三钱，夏枯草三钱，浓煎服之，即得安眠，仍投补心等药而愈。盖半夏得至阴而生，夏枯草得至阳而长，是阴阳配合之妙也。"

五首雷公药对之精髓，李时珍虽猜之为"岁物之意"，然考《素问》关于岁物食养只有"食岁谷以全其真，食间谷以保其精"，还不如曹操"四季服其旺食"说得深刻。经过十余年揣摩，我认为五首雷公药对，第一是说立冬、立春、立夏，夏至之日某某药先生，恰好表明该药是最应时之生物，即是说这种生物钟药的一萌动，节气即交相应。第二是暗涵人的相应脏器之生发之气，则亦应时而始旺矣。第三为某某药使，就是某药在治疗所对应的某脏病时，没有这种"生物钟药"做触酶，就唤不起来该脏的生发之气，因此外因就不能很好地通过内因起作用。若会使用这种生物钟药，五脏的生机，则随时可以调动起来，所以外因就能够更好地通过内因起作用。因此，开首即云："凡十物使，主二百草为之长。"足可见其重大意义，这个重大发明权，应首先归功于中华民族。

三、药对的使用法则

张仲景不但是方中之祖，也是使用药对的大师。下边就仲景是怎样使用药对的，说"法"于下：

1. 掌握以药对为君进行组方的原则

药方是为了"凡治病必伏其所主，而先其所因"（见《素问·至真要大论》），及《神农本草经》所谓"欲疗病先察其源，先候病机"而设。

君药在选不出一味较为理想的药物时，就得求救于两味药相互配伍，来使用之。如治疗"心下痞，噫气不除"的旋复花代赭石汤，即属此例。

2. 掌握在成方的基础上加药对的原则

既然药方是为病因、病机而设，如果病情夹杂的话，就可以在药方的基础上（在没有所谓特效药物"将军药"的情况下），即加入药对解决之。如桂枝加厚朴、杏子，以治喘家作；柴胡加龙骨、牡蛎，以治烦惊；黄芩加半夏、生姜，以治呕吐；当归四逆汤加茱萸、生姜，以治久寒等，均属此例。

3. 掌握有的药对亦是药方的原则

如心下悸、欲得按的桂枝甘草汤；虚烦懊憹的栀子豉汤等，均属此例。

4. 以药组为君进行组方，及在成方的基础上加药组，法亦同上

如桂枝芍药知母汤及桂枝加芍药、生姜、人参汤等皆是。药组不是药方，属药对范畴，因为它只能解决夹杂证，而不能解决病因、病机。

5. 后世有君臣佐使皆使用药对进行组方者

如施今墨先生的处方即是。仲景在《伤寒论》序中说："撰用《素问》……《胎胪》《药录》……"余谓此《药录》一是《桐君药录》二卷与《雷公药对》二卷合订成四卷，而以《药录》名书者；另一是《药录》即《药对》之误。因为遍察《伤寒论》《金匮要略》诸方，无一处谈采药时令及说花叶形色者。相反，以药对为君进行组方及在成方基础上加药对，甚或药对也就是药方的条文，比比皆是，数量之多不次于"将军药"。故谓张仲景参考的可能是《药对》的推断，其根据还是比较充分的。

四、药对学应占的地位

药对的应用有以下几个特点：

1. 因为它有简单的配伍性，如果拿它当单味药来使用，则有利而无弊。它是寻找代替"将军药"的最好方式。由于有"生新"及"生物钟"激发作用，因此扩大了药物的使用范围，并能进一步提高药物的疗效。

2. 它有很强的原则性，又有很高的灵活性。就其组成法则，它原则而不刻舟求剑，就其使用法则，它灵活而又不无的放矢。因此，它也是扩大方剂的使用范围，进而提高方剂疗效的很关键的一环。

3. 因为药对学（包括药组）是药物学上升到药方学，属于中间的一种"复合"形式，又处在关键的地位上，所以它是医者自己根据病因病机去制方，必须熟谙的一门很重要的学问。

五、评施今墨药对

施氏药对，共212个，从施氏医案中还可辑出21个，总共可见到233个（其中包括有9个药组）。

共分12个大类，其前言"编者识"说："有为前贤已用者，有为施氏特创者。"据笔者初步查对，从仲景金元四家、一奎、石顽、吴谦、叶桂、吴瑭及时贤著作，能够清点出出处的约占85%。属施氏特创的不超过10%，还有约5%尚不能言确。

施氏药对之富，可见一斑。京津有人誉为施氏治学于药对，是"起八代之衰"，还是有些道理的。

施氏由于继承发扬并重，故施氏药对是有根据的。譬如：晚蚕砂单味功用为去风、除湿、防腐，皂角子为润便、破坚癥、疗肤痛，二药配伍后功用为软便，主治腹痛、大便硬结、初硬后溏，常用量为二药各9g。

《温病条辨·下焦篇》宣清导浊汤条下鞠通云："晚蚕砂化浊中清气。大凡肉体有死而不腐者，蚕则僵而不腐，得清气纯粹者也。故其粪不臭不变色，得蚕之纯清。虽走浊道而清气独全，既能下走少腹之浊部，又能化浊湿使之归清……用晚者，本年再生之蚕，取其生化最速也。皂夹辛咸性燥，入肺与大肠。金能退暑、燥能除湿、辛能通上下关窍，子更直达下焦，通大便而一齐解散也。"

鞠通用此药对，以导湿浊从大便出，固具巧思。施氏用以治疗腹痛、便结或初硬后溏，更有它进一步的妙处。

再如：茅苍术单味功用为健脾燥湿止漏浊，润元参为滋肾养阴，二者配伍后功用为敛脾精、止漏浊，以元参之润制苍术之燥，二药伍用健中更强，主治为降低糖尿病人之血糖，用量为苍术6~9g，元参9~15g。

此为施氏所特创。燥润相配，有害方面互相抵消，有利方面互相助长。此是"生新作用"的一个典范。

施氏特创药对的组成法则是：①相互协助以增药力；②相互制约而展其长；③两药合用另生其他作用；④有为沟通之作用。

施氏药对的使用法则是，以药对做药看，君、臣、佐、使进行组方，抑或在该方中复加药对或药组。药味之繁，京津亦有贬责者，但每剂药总量，并不见得重，药量之轻固可知。

龙之章先生在《蠢子医·杂货汤歌》曰："世人用药不精良，动云医者杂货汤；岂知医道精良亦如此，药不杂兮不成方；但是药杂心不杂，总要病上去着忙。不似盲医无主见，恶滥杂碎一锅汤。或补上而泻下，或补下而泻上，必须细推详；或补左而泻右，或补右而泻左，必须细酌量；既欲用参芪，又要用硝黄；既欲用连柏，又要用桂姜。不是仙人好奇异，实是脉理生光芒。不唯一身之证有不同，即是一经亦分张。此中自具阴阳补泻理，曲曲折折莫荒唐。看似杂兮实不杂，百万雄兵拥韩王。我今专为杂证言，岂是寻常小文章。"通过此歌，大凡对施氏处方，就能有所理解了。

施氏药对，没有相畏、相反并用者，张隐庵说："聿考伤寒、金匮、千金诸方，相畏、相反者多并用。有云相畏者，如将之畏帅，勇往直前，不敢退却。相反者，彼此相忌，能各立其功。圆机之士，又何必胶执于时袭之固陋乎？"（见《本经三家合注》）

查《金匮要略·痰饮》，治疗痰饮留结的甘遂半夏汤，即甘遂、甘草同用，这是借相对抗作用而激发其猛烈性能，使之达到相反相成的目的。

就是说，从研究药对学这个角度，施氏药对在这方面，尚有进一步充实的必要。

新中国成立后使用，有很大的发展。施今墨先生所总结的，只不过临床惯用的一部分，如果仔细挖掘，尚大有作为。

六、结束语

孙思邈在《备急千金要方》中说："凡欲为大医者，必须谙《素问》《甲乙》《黄帝针经》……《本草》《药对》，张仲景、王叔和……乃得为大医。"说明药对学是从事中医工作的同志不可忽视的一门基本功"，更是"欲为大医者"的必修课。

病人不可能按成方得成病，所谓成方只是匠人示人以规矩，而不能为之划方圆也。故临证必须医者自己辨别病因、病机，然后自己组方遣药，才能够丝丝入扣，于此不熟谙药对是绝对组不好方的，刘完素曰："方不对症非方也。"可见临证不创造性地去劳动，而为古人当"收发室"，只能当庸医而永远当不了大医，也永远不能为人民服好务。限于水平，谬误之处，敬请同道不吝示教。

（原载于《中国中医药信息杂志》2000年第9期，作者：李维贤）

第三篇 中药药理研究

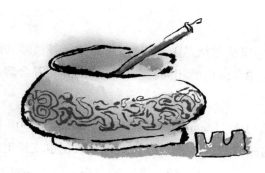

中药地榆化学成分的研究

提要： 从中药地榆中分得四个化合物。利用化学和光谱等理化方法鉴定了其中的三个化合物，分别为 β－谷甾醇（β–sitosterol）、坡模醇酸（pomolic acid）及 suavissimoside F_1。其中 suavissimoside F_1 为首次从地榆属植物中分离得到的已知化合物。应用 2D–NMR 技术对 suavissimoside F_1 的 ^{1}H–NME 和 ^{13}C–NMR 信号进行了确切归属，纠正了文献中某些碳信号归属的错误。

地榆（*Sanguisorba officinalis* L.）：蔷薇科地榆属植物，在我国分布广泛，资源丰富。中医用它来止血，治疗烫伤。药理学研究结果表明地榆炭或粉对实验性烫伤作用效果良好。在抗菌作用方面，对多种致病菌具有抑制作用，特别是对绿脓杆菌、脑膜炎双球菌、亚洲甲型流感病毒等都有较强的抑制作用。为了进一步开发利用这一有多种生理活性的中药，为研究地榆化学成分与活性间的关系提供化学基础研究资料，我们对其化学成分进行了系统研究，分离了四个化合物，确定了其中的三个化合物之结构。

一、实验部分

1. 仪器 显微熔点测定仪，日本 yanaco Mp–S_3；红外分光亮度仪，日本岛津 IR–27G；核磁共振仪；Varian XL–400 TMS 为内标准（^{1}H–NMR 400Hz，^{13}C–NMR 100.6MHz）。

2. 材料 地榆采自黑龙江省松花江地区；薄层层析用硅胶及柱层析用硅胶均系青岛海洋化工厂生产；溶剂均为分析纯。

3. 提取与分离 取地榆 1.2kg，用 70% 的工业乙醇冷浸，过滤得冷浸液，减压回收乙醇得浸膏 18.2g。取该浸膏 9.0g 经硅胶柱层析，用氯仿、甲醇为溶剂进行梯度洗脱，得到化合物 S_1、S_2 和 S_3。

二、结果与讨论

S_1 为白色针状结晶，熔点 142~143℃（氯仿重结晶）。经与对照品 β－谷甾醇共薄层层析，两者的 R_f 值及斑点颜色完全一致；红外光谱与 β－谷甾醇相同；与 β－谷甾醇的混合熔点不下降。故可确定 S_1 为 β－谷甾醇（β–sitosterol）。

S_2 为白色粉末，Liebermann 反应阳性，IR_{max}^{KBr} cm^{-1}：3400（OH），2920、2860（饱和 CH），1740（$-\overset{|}{\underset{O}{C}}-$ 或 $-\overset{|}{\underset{O}{C}}-OH$），表明该化合物为含羰基的三萜类化合物。其 ^{13}C–NMR 数据也支持上述推测。该化合物的 IR、^{13}C–NMR 数据与文献报道的 pomolic acid 一致，故可将 S_2 确定为 pomolic acid（3β，19α–二羟基乌索酸）。

S_3 为白色簇状结晶（甲醇重结晶），熔点 254~256℃，Liebermann 反应阳性，IR_{max}^{KBr} cm^{-1}：3410（OH），2940、2860（饱和 CH），1730（$-\overset{|}{\underset{O}{C}}-OH$），1704（$-\overset{|}{\underset{O}{C}}-$ 或 $\overset{|}{\underset{O}{C}}-OH$）。经薄层酸水解检出有葡萄糖。^{13}C–NMR（Pyridine–d5， δ ppm）96.1（C_1^1），74.2（C_2^1），79.1（C_3^1），71.5（C_4^1），79.5（C_5^1），62.6

（C_6^1）。表明该糖为 β-D-吡喃葡萄糖。除糖的信号外还有 30 个碳信号，结合 Liebermann 反应阳性，可推测该化合物为三萜类化合物。根据 ^{13}C-NMR 化学位移数值可推测该化合物是有羟基和 - 羧基取代的 pomolic acid（3β，19α-二羟基-乌索酸）的衍生物。另外通过 ^{1}H-^{1}Hcosy 谱 3 位质子 4.49 与 2 位质子 4.18 相关，据此可确定羟基取代在 pomolic acid 的 2 位上。又根据 ^{1}H-^{13}C 远程相关谱可确定 β-D-葡萄糖与 28 位羧基结合成苷。根据以上分析，确定 S₃ 为 2α，3β，19α-三羟基-乌索-12 烯 -23,28-三羧酸 -28-β-D 葡萄吡喃糖基酯，即 Suavissi-mosiole F₁。化合物结构如附图。

在研究 S₃ 的 2D-NMR 谱中时 S₃ 的各个碳信号进行了确切地归属。具体归属结果见表 2。化合物 S₃ 的绝对结构研究工作正在进行。

表2　S₃ 的 ^{13}C-NMR 数据

碳位置	g（ppm）	碳位置	g（ppm）	28 - O - glc	
1	48.8	16	37.9	1'	95.6
2	68.9	17	48.5	2'	73.9
3	81.2	18	54.6	3'	78.9
4	55.0	19	72.9	4'	71.2
5	52.5	20	42.3	5'	78.9
6	21.7	21	26.3	6'	62.3
7	33.5	22	26.9		
8	40.9	23	13.7		
9	48.4	24	180.4		
10	38.8	25	17.7		
11	24.4	26	17.6		
12	128.4	27	24.7		
13	139.5	28	177.2		
14	42.3	29	27.2		
15	29.4	30	16.9		

（原载于《西北药学杂志》1993 年第 1 期，作者：姜云梅、杨五禧、吴立军等）

矿物中药鉴定的新方法

——红外光谱法的应用

提要：红外光谱法鉴定矿物中药是一种新的方法。本文通过实验证明：不同品种的矿物中药，其红外图谱具有不同特征的吸收峰及谱带。应用红外光谱法可鉴别不同品种的矿物药及矿物药炮制品，还可鉴别矿物药的真伪、优劣。此方法简单快速准确，有很好的应用价值。

矿物中药具有功用确切、作用迅速、疗效显著的特点，但现有的鉴定方法可靠性较差。

我们经过 2 年多对 95 种矿物药 280 多个样品的红外光谱的测定，认为红外光谱法可作为一种新的矿物药鉴定方法而加以推广。

一、仪器和试剂

1. 仪器：日本日立 250 — 60 型红外光谱仪（扫描范围：4000~250cm^{-1}，扫描时间：2.5min）。
2. 试剂：KBr 优级纯，北京化工厂产。研磨过 200 目筛，干燥待用。
3. 样品：实地采集或各省、市药材公司提供。经矿物、理化鉴定或经验鉴别，研磨过 200 目筛。

二、实验方法

样品 1mg 加 KBr100mg 研匀，压制成透明薄片，绘制红外光谱图。

三、实验结果

1. 不同品种矿物药的红外光谱图比较：见图 1~ 图 13。

由此可见，不同品种的矿物药具有不同特征吸收峰或谱带的红外光谱图。我们经过对 200 多个样品的红外图谱分析，充分肯定了这一结论。但也有个别主成分相同的矿物药，如龙骨与龙齿，石燕与石蟹，金礞石与青礞石等，其红外图谱也呈现很大的相似性，还需结合其他方法进一步鉴定。

2. 不同产地、同一品种矿物药的红外光谱图比较：

（1）样品麦饭石。产地：内蒙古哲盟、黑龙江呼中、河南嵩山、山东泰山、山东邹平、内蒙古赤峰、河北蓟县。样品号（58–1）~（58–7），见图 14。

（2）样品白石英。产地：山西代县云雾村、河南新县、安徽凤阳、山东泰安化马弯。样品号 14–3、14–4、14–5、14–9，见图 15。

实验结果表明，同一品种的矿物药，虽然来源于不同产地，外观也不尽相同，但其红外光谱图呈现出很大的相似性。谱带轮廓和主要吸收峰的相对强度，重现性均好。

3. 矿物药炮制前后的红外光谱比较

（1）样品明矾。样品号 11–1，收集地黑龙江；样品枯矾，样品号 11–1–2，为上述明矾经过

200℃烘制 4h。

枯矾红外图谱上没有 3100cm^{-1}、1390cm^{-1} 等羟基峰，说明明矾炮制后脱去了水。见图 16。

（2）样品炉甘石。样品号 50-1，收集地上海；样品煅炉甘石，样品号 50-1-2，为上述炉甘石置马福炉 400℃煅烧 4h。

从红外光谱图上可以看到，炉甘石煅制后已成为氧化锌。见图 17。

实验结果表明，红外光谱可利用于鉴别矿物药的炮制品和炮制效果。

4. 矿物药真伪品的鉴别

（1）黑龙江、长春、河北、河南、甘肃等地将甲香称为云母或云母石。甲香实为软体动物蝾螺科蝾螺 *Turbo cornutus* Solander 的厴（样品号 8-2）。而真品云母为矿物 Muscovite（样品号 8-1）。两者粉碎后均为白色，但红外光谱图却有明显区别。见图 18。

（2）中药紫石英。目前市场通用的为矿物萤石（样品号 13-2），山西省将粉红色的方解石（样品号 13-3）作习惯用药，近年来学术上很多人认为紫色石英（样品号 13-4）应为正品，我们通过红外光谱分析可区别其真伪。见图 19。

（3）炉甘石。自 1936 年伊博思定其为菱锌矿起，至今我国各药学专著均以此为据。但我们收集的全国 10 多个省市销售的炉甘石，经红外光谱分析表明，炉甘石的原矿物为水锌矿而不是菱锌矿。再根据《本草纲目》"状似羊脑，松如石脂，亦粘舌"和《本草品汇精要》"惟以纯白而细腻者佳，余色粗砺为劣"的记载，进行矿物的颜色、比重和硬度的分析，即可确认水锌矿为炉甘石的正品，菱锌矿起码是劣品，而决不是红锌矿，见图 20、图 21。

（4）中药滑石。目前药用有 2 个品种。硬滑石（样品号 12-1），主成分为硅酸镁；软滑石（样品号 12-3），又称高岭土，主要含硅酸铝。红外光谱图比较，可说明它们的区别。见图 22。

5. 矿物药优劣品的鉴别

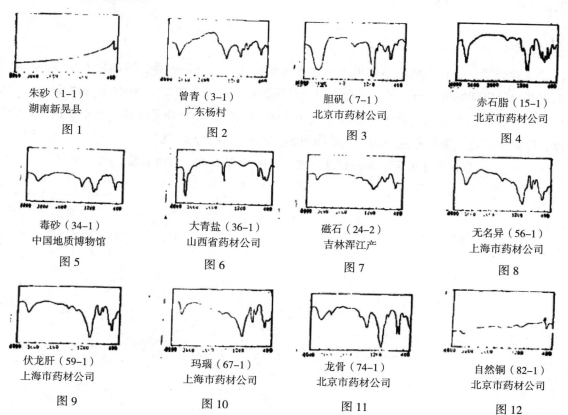

朱砂（1-1）
湖南新晃县
图 1

曾青（3-1）
广东杨村
图 2

胆矾（7-1）
北京市药材公司
图 3

赤石脂（15-1）
北京市药材公司
图 4

毒砂（34-1）
中国地质博物馆
图 5

大青盐（36-1）
山西省药材公司
图 6

磁石（24-2）
吉林浑江产
图 7

无名异（56-1）
上海市药材公司
图 8

伏龙肝（59-1）
上海市药材公司
图 9

玛瑙（67-1）
上海市药材公司
图 10

龙骨（74-1）
北京市药材公司
图 11

自然铜（82-1）
北京市药材公司
图 12

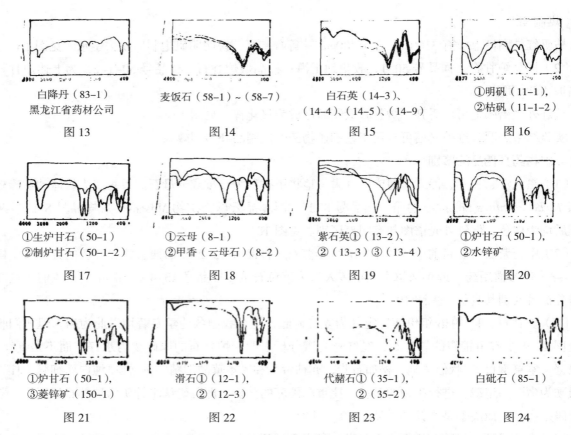

白降丹（83-1）
黑龙江省药材公司
图13

麦饭石（58-1）~（58-7）
图14

白石英（14-3）、
（14-4）、（14-5）、（14-9）
图15

①明矾（11-1），
②枯矾（11-1-2）
图16

①生炉甘石（50-1）
②制炉甘石（50-1-2）
图17

①云母（8-1）
②甲香（云母石）（8-2）
图18

紫石英①（13-2）、
②（13-3）③（13-4）
图19

①炉甘石（50-1），
②水锌矿
图20

①炉甘石（50-1），
③菱锌矿（150-1）
图21

滑石①（12-1）、
②（12-3）
图22

代赭石①（35-1），
②（35-2）
图23

白砒石（85-1）
图24

代赭石以"其上文头有如浮沤丁者为胜，谓之丁头代赭"，而无丁头赭石不入药。我们采集了山西代县牛大沟的无丁头赭石（样品号35-1）与宣化产的丁头赭石（样品号35-2）进行红外光谱比较，两者图谱不同，可加以区别。见图23。

四、小结

通过实验表明，红外光谱法不仅可以鉴定各种矿物药，还可以快速、准确地鉴别样品的真伪优劣。本文开始所提到的滑石与白砒，完全可用红外图谱加以区分（图22，图24），从而避免中毒事故的发生。鉴于我国目前常用矿物中药品种不太多（50~70种），而红外光谱仪已在中医药界广泛应用之特点，建议推广这一新的鉴定方法，使矿物药的鉴定更加科学化、现代化。

（原载于《中国中医药信息杂志》2000年第9期，作者：曹先兰、李维贤、李菲等）

第四篇 临证思考

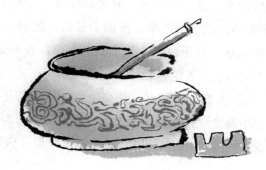

大温经汤治疗睡眠障碍之探讨

睡眠障碍（不寐）是指睡眠时间不足，或睡得不深、不熟，症见入寐艰难，或寐而不酣，或时寐时醒，或醒后不能再寐，或整夜不能入寐。一般认为，本病多因情志内伤，郁火上扰；思虑劳倦，心脾暗耗；体弱久病，心肾不交；饮食伤胃，痰热上扰；惊恐伤神等所致。

中国中医研究院基础理论研究所李维贤教授擅治妇科疾病，长期从事中医妇科临床与科研工作。在临床实践中发现，一些月经病或求嗣调经的女性患者，证属冲任虚寒夹瘀的，予大温经汤后，不仅月经状况改善，而且长期失眠、多梦不寐的毛病也豁然而解。作者有幸随诊，经师指点后，临床观察十余病例，均为女性，亦取得满意疗效，故撰文抛砖引玉，以享同道，以期探究其疗效机制。

一、大温经汤功效关键在调补冲任

大温经汤，即张仲景之温经汤。《金匮要略·妇人杂病脉证并治》第九条载："问：妇人年五十所，病下利数十日不止，暮即发热，少腹里急，腹满，手掌烦热，唇口干燥，何也？师曰：此病属带下。何以故？曾经半产，瘀血在少腹不去。何以知之？其证唇口干燥，故知之。当以温经汤主之。"

温经汤方：吴茱萸三两，当归二两，芎䓖二两，芍药二两，人参二两，桂枝二两，阿胶二两，生姜二两，牡丹皮（去心）二两，甘草二两，半夏半升，麦门冬一升（去心）。

上十二味，以水一斗，煮取三升，分温三服。亦主妇人少腹寒，久不受胎，兼取崩中去血，或月水来过多，及至期不来。"

后世医家宗此，以温经汤为治疗妇科调经之方祖，代有发挥。如《备急千金翼方》云此方："治崩中下血，出血一斛，服之即断。或月经来过多，及过期不来，服之亦佳方。"《太平惠民和剂局方》载本方："治冲任虚损，月候不调，或来多为断，或过期不来，或崩中去血，过多不止，又治曾经损娠，瘀血停留，少腹急痛，发热下利，手掌烦热，唇干口燥，及治少腹有寒，久不受胎。"自《医学入门》始，称其为大温经汤，以区别《妇人大全良方》的温经汤。

大温经汤功能温养血脉，温经行瘀，"生新去瘀，暖子宫，补冲任也"（《医宗金鉴·妇人杂病心法要诀》），用治冲任虚寒兼有瘀血所致月经不调诸证，以及血瘀发渴、虚寒性腹痛、慢性阑尾炎、血吸虫性肝病、手部皮肤病、遗尿、新生儿硬肿症等。但未见以之治疗睡眠障碍（失眠）的专题文献报道。

二、大温经汤治疗睡眠障碍的临床验案

作者临床观察，睡眠障碍的女性病人中，确有一些病人在睡眠障碍的同时伴有月经不调的各种表现，二者的先后、主次之别并不明确，但女性生理特点以阴（血）为主，冲、任二脉至关重要，而睡眠亦是阴气所主，故在运用大温经汤调补冲任的同时，睡眠质量也得以明显改善，兹附验案二则

如下。

验案 1:

张某,女,25 岁。1999 年 3 月 24 日初诊。月经后期,少则 4 天,多则 20 天,经来少腹疼痛,经色红,有血块,量中等。纳差,偶有反酸。长期睡眠质量不佳,入睡困难,多梦,每日睡眠 6～7 小时,晨醒仍感疲乏,虽经多方治疗均不能改善。舌质淡红,苔薄白,脉沉缓。辨证属冲任虚寒夹瘀,治以大温经汤。处方为:当归 5g,川芎 4g,赤芍 3g,甘草 2g,生晒参 5g,桂枝 5g,吴茱萸 9g,牡丹皮 4g,清阿胶(烊化)5g,半夏 5g,麦冬 15g,生姜 3 片。水煎服,7 剂。7 日后复诊,睡眠明显好转,夜夜安卧,晨起精神振奋,后仍随证调经。

验案 2:

刘某,女,44 岁。初诊日期:2003 年 3 月 3 日。睡眠不实,噩梦纷纭,早醒,难再入睡;日间身倦乏力,背部怕冷,食纳一般,偶有轰热汗出。月经或先或后,月经周期 20～40 天,行经 4～7 天,经色淡红,有小血块,经来腹胀满不适。舌质淡红,苔薄白,脉沉细。辨证属冲任虚寒夹瘀,治以大温经汤。处方为:当归 6g,川芎 6g,赤芍 6g,甘草 3g,生晒参 5g,桂枝 6g,吴茱萸 9g,牡丹皮 6g,清阿胶(烊化)6g,半夏 5g,麦冬 15g,生姜 3 片。水煎服,7 剂。7 日后复诊,言药后睡眠改善,白天困乏减轻,背冷、轰热汗出症亦见改善。效不更方,继以 7 剂巩固疗效。

临床治疗发现,大温经汤取效的关键在于药物用量比例,用一般临床常用剂量效果不佳,而遵从仲景之意,取原方用量比例,虽药量较小,而举重若轻,疗效反佳。

三、大温经汤治疗冲任失调型睡眠障碍的机理探讨

大温经汤虽有温经、养血、健脾、清虚热、降胃气等功效,但其所治睡眠障碍(不寐)的辨证与一般辨证分型之间存在差异,拟辨其为冲任失调型睡眠障碍。

冲为血海,任主胞胎,冲、任二脉皆起于小腹胞宫之位,而上至头目或胸中,"任脉者,起于中极之下,而上毛际,循腹里,上关元,至咽喉,上颐循面入目。冲脉者,起于气街,并少阴之经,夹脐上行,至胸中而散。"(《素问·骨空论》)冲、任二脉调节人体十二经脉、五脏六腑之气血阴阳,任脉与六阴经相联系,为"阴经之海",冲脉总领诸经气血之要冲,上灌诸阳,下渗诸阴,为"十二经之海",尤擅降抑冲逆之气。而睡眠是阴阳交替行令的过程之一,《灵枢·口问》论言:"阳气尽,阴气盛而目瞑,阴气尽而阳气盛而寤矣。"睡眠为阴气所主,而阴(血)、阳(气)任何一方的偏差或二者的失衡均会影响阴阳行令的交替,从而导致睡眠状况的下降,出现睡眠障碍。

女性生理特点以阴(血)为主,冲、任二脉至关重要,而睡眠亦是阴气所主,阴分功能失调,尤其有逆上之气时,即可表现为睡眠障碍;而大温经汤从冲、任阴分入手调节气血,调和阴阳,故其具有安眠的效果。

大温经汤方中以吴茱萸为君,王好古认为:吴茱萸"辛、苦、热,气味俱厚,阳中阴也。半浮半沉,入足太阴经血分,少阴、厥阴经气分。""冲脉为病,逆气里急,宜此主之。"吴茱萸温经散寒,又降抑逆气。其配人参为人参汤(《圣济总录》卷五十五),又有气帅血行、温补心阳之功。当归、川芎、阿胶、赤芍养血活血;人参、甘草益气健脾;桂枝、赤芍、甘草为桂枝汤之主药,可调和营卫,调和阴阳;生姜、半夏亦降冲逆之气,使"扬者抑之";牡丹皮凉血清热,专清血中伏火;麦冬入手太阴经气分,而陈藏器言其"治五劳七伤,安魂定魄"。诸药相合,气、血、阴、阳各有所主,共奏补虚泻实、调整阴阳之效,虽方中没有过多一般习用之安眠类药物,但仍能对睡眠障碍(不寐)产生

一定疗效。

现代研究大温经汤具有一定的中枢神经、内分泌调节作用，但其与睡眠的关系尚缺乏相关实验验证，临床观察也需要进一步的严密设计与科学数据分析。对于大温经汤睡眠调节机制的研究将对解除睡眠障碍病人的病痛具有现实的意义。

（原载于《陕西中医学院学报》2006年第6期，作者：杨威，指导：李维贤）

第五篇　中医科研管理

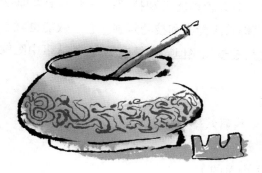

阎孝诚 李维贤 孔令诩 学术传承文集

谈谈中医科研选题

选定中医科研课题，是每项中医科研工作严格程序中的第一个环节，是工作的起点。中医科研课题虽然表面上只是字数不多的一个标题，但它却集中地体现了选题者的科学思维、理论认识、临床实践、实验方法以及要达到的预期结果和目的。所以，中医科研课题是贯穿整个科研程序的中心环节，是指导科研工作各项安排的主线，对以后研究工作效果的大小、成功与失败，起着决定性的作用。如果选题不准确、不科学、不切合实际，会使科研工作半途而废，造成人力物力上的浪费，甚至多年反复换题，终无一成。

一、突出特色，恪守中医科研大方向

中医科研，选题一定要是中医的，否则就不叫中医科研。

中医科研工作者，搞软科学的，从行政上要严格掌握大方向；搞硬科学的，从学术上更要认真恪守大方向。前者是执法，后者是守法。只有这样做才符合我国宪法关于"发展我国传统医药学"的规定。

列宁说过："工人阶级的统治地位表现在宪法中，表现在所有制中，而且还表现在正是我们推动事物前进这一点上面。而管理则是另一回事，是有关能力的事，有关技巧的事。"（《列宁全集》36卷544页）列宁的意思是，管理效能就是能力和技巧，但必须是以我们所要推动的事物为前提，这是符合现代管理科学论断的。现代管理学者把管理效能归结为如下的公式：

$$目标方向 \times 工作效率＝管理效能$$

工作效率就是管理能力和技巧的总和。但有管理能力和技巧，并不等于管理效能，如果目标方向错了，也就成了负数。那么工作效率越高即管理能力和技巧越强，管理效能也就越差。英国著名哲学家培根说得好："跛足而不迷路，能赶过虽健步如飞但误入歧途的人。"从事中医软科学的科技工作者，其头等大事就是控制目标和方向。

上述公式也同样适用于中医学术研究：

$$目标方向 \times 科研效率＝中医学术发展$$
$$\downarrow$$
（选题、成果都必须是中医的）

这里的科研效率也是科研能力和技巧的总和。同样，有科研能力和技巧，并不等于能推动中医学术发展，如果科研选题与成果的归宿都不是中医的，也就是目标方向错了，中医的学术发展也同样成了负数，那么科研效率越高即科研能力和技巧越强，中医学术不仅不能发展反而会停滞不前或倒退。

中医科研已经积累了三十多年的经验，从中也悟出了不少教训，仅就中医科研大方向这一点，可以说是在所有的教训中最为沉痛的，应该引起足够的重视。

二、加强中医科技队伍的素养建设，提高选题能力

素养就是素质和修养。什么是素质？"素"是原来（本来）就有，固有的意思，是本质的东西。"质"是品质、质地、质量的意思。素质就是本来固有的品质。什么是素养？素养就是在素质的基础上再加修养、教养的意思，需要有主观的努力和客观的培养。

素质的内涵很大，人的素质狭义地讲是指天资、气质、智力类型而言。

天资也叫天分，是指思维的灵敏度、记忆力、理解力（分析综合的能力）。

气质是指每个人的心理个性，分内向型、外向型，以及开朗、沉闷、急躁、恬静、粗心大意、稳重细致……

智力类型大体可分为以下几种：

①线性型：考虑问题直来直去，把问题看得简单。

②系统型：具有纵横双向知识，考虑问题较全面、完整。

③再现型：善于积累知识、模仿，能重复无误地执行任务，能把学到的知识、得到的印象和概念重新再现出来。

④发现型：善于分析、发现问题，反馈灵敏，有开拓精神。

⑤创造型：善于创造、改革，不满足现状。

以上五种智力类型，作用不同，放到不同场合、环境可以发挥不同的作用。一个人不可能都具有这五种类型的智力，工作表现总是属于某一个突出的类型。但它们之间并无绝对的界线，有时在有的问题上表现为这一类型，而在另一时一事上又表现为另一类型。仔细观察，在我们中医科技队伍中确实可以把人群分括到这五种类型中去。如有的人能开拓前进，善于发现问题，这类人就适合搞创造性科研。再现型的人适合搞继承性的科研。线性型的人适合搞外科、急症性的科研。系统型的人则适合搞内科及理论建设。总之，应该充分考虑智力结构，中医科研中这五种类型的人都是需要的。

鼓励选题时，也应考虑到心理、个性上的差异。

什么是中医科技人员的素养？中医科技人员的素养应包括哲学素养、技术素养与道德素养三个部分。

（1）哲学素养：主要表现在世界观与方法论上。不管政治上是否信仰共产主义，但在世界观与方法论上，谁都摆脱不了历史唯物主义和辩证唯物主义的指导。唯物论、辩证法掌握得好，就有成绩、有贡献、有建树，背离了它就要犯错误，当然也就谈不到有什么科研成就。

（2）技术素养：包括科技人员的智能结构问题。可分智与能两部分谈。

①知识部分：应拥有下列各"学科群"知识。

除精通本学科的专业知识外，还必须具备：

人文：医学导论、医学史、医学社会学、医学心理学、医学伦理学、卫生经济学、医学法制、行为科学、古汉语、现代汉语、古文献学、外语、美学。

科学：物理、化学、数学、生物、遗传、生态、医学天文、医学气象、医学地理、医学仿生学、未来学、电脑知识。

卫生：卫生统计、食品卫生、劳动卫生、流行病学、少儿卫生、妇幼卫生、环境卫生、社会卫生、长寿医学。

防治：实验药理、临床药理、诊断、优生、放射医学、运动医学、临床各科、超声影像学科。

病理：病理解剖、病理生理、超级病理、法医、畸形学。

病原：细菌、病毒、真菌、寄生虫、医学昆虫。

人体：解剖、组织、胚胎、生理、生化、免疫、生物物理。

理论：哲学医学辩证法。

②能力部分：应具备下列能力。

感知：注意、观察、辨识、记忆、阅读、自学。

思维：分析、综合、抽象、概括、推理、判断、自省。

操作：解题、计算、实验、制作、仪器与工具的使用。

表达：写作、记录、朗读、演讲、答辩、叙述、绘图、书法。

创造：发现新事实，提出新理论，开拓新领域，改革新工具。

应急：紧张镇定，胆大心细，机智果断，敏感，决策。

临诊：观察病人，了解欲求，说服交谈，取得信任。

活动：组织领导，调查办事，运筹，群众工作。

以上智、能两大结构要求很高，是终身不断学习、不断锻炼才能达到的，是终身为之努力的方向。我们的乐趣和追求，不在于目的的达到，而是在于达到目的的过程中所致的努力。只要为了这个目标勤勤恳恳、孜孜不倦地努力，就自然能成为一个好的高水平的科技人员。

一名中医科研人员的质量高低不是以他的职称高低来衡量，而是他的智能结构及对这些知识掌握的深度、广度和合理性的体现。什么是合理性？也就是智能结构要符合中医自身发展的规律。因此，上述智、能两部分内容只能作为养料，经过中医自身发展规律的咀嚼、消化、吸收，达到"狂飙为我从天落"，不能机械地照搬、套用与取代。

唐代孙思邈曾说，凡欲为大医者，必须谙《素问》、《甲乙》、《黄帝针经》、明堂流注、十二经脉、三部九候、五脏六腑、表里孔穴、本草、药对、张仲景、王叔和、阮河南、范东阳、张苗、靳邵等诸部经方（以上为专业知识）。又须妙解阴阳录命、诸家相法及灼龟五兆、周易六壬（以上涉及辩证法、气质、心理、术数）……又须涉猎群书。何者？不读五经不知有仁义之道（品行）；不读三史不知有古今之事；不读诸子，睹事则不能默而识之（涉及博物、认识论、思维方法等）；不读释经，则不知有慈悲喜舍之德（医德）；不读老庄不能认真体运，则吉凶拘忌触途而生（涉及养生、人生观、哲学）；至于五行休王，七曜天文，并须探赜（天文）；若能具而学之，则于医道无所滞碍，善尽美矣。孙思邈所提的中医知识结构，在今天看来虽然不完全合适，但要理解中医、精通中医、研究中医，以至发展中医，其登堂入室之道，知识的门径部类，在今天也同样很值得借鉴。

总之，作一名像样的有作为的中医科学家并非轻而易举，没有坚实的中医理论基础、广博精深的中医各门知识是不行的。

（3）道德素养：什么是道德？道德就是处理人与人之间关系的行为规范。什么是科研道德？科研道德就是在科研活动中处理人与人、人与事之间关系的行为规范。离开了道德规范，其行为就是不道德，科研道德属于职业道德范畴。

我们提倡互助友爱，反对偷摸行为；提倡诚实直朴，反对虚伪浮夸；提倡互相尊重，反对互相拆台；提倡百家争鸣，反对恭维垄断；提倡革命的功利，反对独吞抢占……

总之，不能缺德，不能害人，不能害国，应该杜绝内耗。

三、科学研究的类型

1. 按研究目的区分

（1）描述性研究：属于科学过程积累感性经验（搜集积累实事材料）的阶段，主要解决现象问题或解决现象的外部联系问题，是进一步研究事物本质及内在联系（规律）必不可少的基础和前提。例如，临床选题的形态描述，症状体征及病情发展经过的记述，等等。

（2）阐述性研究：阐明研究对象的本质及规律性。属于科学认识过程中从事实材料中通过思考造出理论系统的阶段。例如，临床课题的病因学、发病学研究，关于某药治某病的疗效机制的研究，等等。

描述性科研主要回答"是什么"，解决知其然；阐述性科研主要回答"为什么"，解决知其所以然。

2. 按研究深度广度区分

（1）基础理论研究：也叫基础研究，"纯科学研究"，侧重研究自然界事物现象带本质性的一般规律（共性），特异性不明显，任务往往不是直接为了立即解决当前生产或临床急需解决的实际具体问题，其研究成果往往需旷日持久地努力才能获得，而其实际应用有时又不能完全预见，较着重深度（深刻揭示本质和规律），对科学技术的根本性进步和革新具有深远的影响。例如，人与天地相应，人与天地相参，气功原理，经络实质，脏腑间的生克制化，中医脑髓理论等。

（2）应用研究：使用基础研究的理论直接解决当前生产或临床具体实际问题的研究，特异性和针对性强，着重广度。例如，各科临床研究，实验室研究，治则治法研究等。

3. 按学科领域区分

（1）专科研究：属于某一门学科领域的研究。例如，调节人类生育的研究（避孕、男性不育、女性不孕、男女性学研究），养生学，病因学，炮制学，制剂学等。

（2）边缘研究：属于两个原有专门学科互相渗透交叉处的领域研究。例如，中医控制论，生物物理，医学数学等。

（3）多学科研究：属于多学科领域的研究。由于研究对象自身矛盾的多变、错综复杂，而且影响因素众多，决非一两个专门学科的知识与手段所能解决，必须多学科大协作，联合攻关。多学科协同研究是现代科学技术发展的总趋势，这是由物质的运动形式无限多样性、复杂性及科学认识的历史任务所决定的。

4. 按研究的主要形式区分

（1）分析性研究：将研究对象从总体联系中分析出若干个组分、局部，然后逐个进行分析研究，侧重在搜集个别事物的各别事实材料。由于物质运动形式有不同层次（水平），分析性研究也有不同的层次。例如，对人的分析性研究，就可以从脏、腑、精、气、神等方面去进行分析研究。对肾的研究，又可分肾阳、肾阴、藏精、主骨、主水、主液、主生长发育、主生殖，以及肾与其他四脏的生我、我生、克我、我克的研究，等等。西医学的细胞、亚细胞、分子、亚分子等。都是属于这一类的研究。

（2）综合性研究：将研究对象当作一个整体来研究，或者将分析研究所得的个别组分或局部的材料组合起来系统地加以认识，侧重于系统整理，揭示局部与局部之间、个别现象之间、个别事物之间，特别是事物及发展变化过程之间的整体联系。

人身——太极的认识，与新兴的人体科学，都极大地展现出中医学运用综合性研究的长处。相反，西医则用分析性研究较多，两方面可以互补。

5. 按研究性质区分

（1）探索性研究：开拓新研究领域的科研。这种研究一般较少有前人的现成经验可资借鉴，研究要冒相当大的风险，因为它可能获得重大发现，也可能毫无所获，一事无成。但一般较有创造性。例如，对艾滋病的临床研究等就是这一类的科研。

（2）发展性研究：在前人开拓的研究领域里发现已有成果（扩大成果）的研究。包括进一步论证、巩固成果的研究，对已有发现的新用途的研究，在该领域里寻求其他新发现，等等。这种研究一般较为保险，因为有现成的经验与理论可资借鉴，因此不会一事无成，但一般较少有创造性。

6. 按研究方法学区分

（1）实验室研究：用实验研究方法作为搜集资料的主要手段的研究。例如，药理造模，病理造模等。中医也需要这些动物模型，但必须是在中医药理论指导下的造模。

（2）调查性研究：即观察性研究，用现场调查、观察方法作为收集资料的主要手段的研究。

①前瞻性调查（预计性调查、前向性调查）：前瞻性调查有时也叫作"一类人（或一代人）随访研究"，例如，口服避孕药随访畸胎发生率的研究。

②回顾性调查：多属事件发生后做的调查，也叫"病例对照研究"或"病例历史研究"。优点是调查时间短，人力物力节省。缺点是历史条件不易控制，相似病例不易获得，精确度低，只能按年龄、性别加以配对，空白组（对照组）最好从同一地区或医院选取。

③横向调查：如对某个疾病的普查等，要求地理、人群（年龄、性别）面大。

④纵向调查：长时期对某一事件特征进行连续性的比较研究。回顾、前瞻性调查均属此类，但调查的时间要求有差异（历史性的）。

⑤总体特征调查：估计研究对象总体的某些属性特征的参数而进行的调查性研究。需要用统计学抽样理论借以控制误差，保证样本的代表性。

⑥相互关系调查：为了探讨研究对象某些变量的相互关系（如无有因果关系）而进行的调查研究，也需要用统计学变数间相互关系的理论（相关回归、相关危险性等）以期获得比较可靠的判断。

中医科研的选题，是中医科技人员多年来的经验积累与知识的富集，经过科学的比较，自然而然地产生于上述三大方面的混合土壤中，一旦温度（政策）适宜，水分充足（条件），就会茁壮地生根发芽，就会对中医的学术发展起到推动作用。

四、中医科研选题的基本要求

选题准确，应当是对研究的对象选得合适，工作程序清楚，目的明确，并且有一套借助既有文献资料又有个人经验，经过类比、分析、推理等思维过程，而形成的科学假说及掌握证实这一假说的有效科学方法和实验手段。一个科学的假说和一个切实可行的手段，是科研选题的最基本要求。

1. 要有一个科学的假说

假说是科研课题的灵魂。假说是根据现代自然科学的基本理论与实践，根据前人对这个问题的研究总结，根据个人的经验体会，经过科学的逻辑思维而形成的理论认识，也就是有待于实验证明的理论。假说的科学、严密与否，决定着科研课题是否具有生命力，是否有成功的可能性。因此，在中医科研选题中，首先要对假说下一番功夫。在审查别人和复核自己的科研课题时，一定要首先在假说上进行严格的推敲。在国内外医药学领域中，由于假说的错误、不科学，而导致科研成果毫无价值甚至造成巨大浪费和拖延科学发展的实例，并不罕见。苏联过去强制推行"活质"学说方面的研究，推崇"病毒与结晶互变"等理论，曾有成千的课题追随而来，风靡一时。但是，由于这些研究在假说上就不符合生物学的基本理论与实践，必然经不起时间的考验，从而烟消云散，而且在这个领域的研究给苏联带来严重落后的局面，教训是相当惨重的。我国以前也有过"卤碱疗法""鸡血疗法""甩手疗法"……轰轰烈烈，闹得乌烟瘴气，给国家与人民也造成过很大的损失，由于对假说没有认真推敲与严格要求，而走过不少弯路。由此可见，科学假说在科研选题上的重要性。

我国古代做学问，也非常重视假说，只不过没用今之"假说"一词而已，而是用的"太极始说"（Hypothesis）来概括。何谓太极？蒙泉子说："太初者理之始也，太虚者气之始也，太素者象之始也，太一者数之始也，太极者理、气、象、数之始也。"何谓始说？始说就是学说的初始阶段。太极始说的形成，还必须要通过学者的进一步钩玄，何谓钩玄？韩愈《进学解》说："篡言者必钩其玄。"这里的篡言就是立说，钩玄就是圆其说。怎样圆其说？就是把原始经验从理、气、象、数四个方面进行归纳与综合，达到左右逢其源。有了太极始说，并不等于"致良知"了，还必须通过《内经》所谓的"因虑而处物"与"善言古者，必验于今"的科学实践，也就是要通过"行"的验证（再实践）使太素之象更加准确实在，使太虚之气更加具体微观，使太一之数更加可靠与说明问题，使太初之理更加深刻透彻，最后把太极始说升华为"太极学说"，从而达到"致良知"的新水平，借以相传后世。

由此看来，古今中外做学问的方法、途径都是不约而同，不谋而合，殊途同归。尽管所用的名词、概念不同，但其所讲的内涵都是雷同的，非常精确的。

2. 标新立异，体现作者的创造性

创新是中医科研选题的重要特点，也是科研课题得以成立的基本依据和价值所在。科研选题最忌无意义地重复前人的工作。创新应是选题者在选题过程中努力追求的。为此，选题所研究的内容、问题多是前人所没有研究过的；或为前人对某一问题虽有研究，但还可提出新的临床与实验依据和新的理论认识，从而有所发现和补充；或为国外已有人从事过，但尚需结合我国的医学实际进行研究，填补国内空白，引进新的医学科学技术。

总之，中医科研选题应该恪守"突出特色，发扬优势，填充空白，弥补不足"十六个字的方针。

3. 课题要尽可能具体而明确

中医研究课题选得越明确、具体，说明研究者的思路越清楚，受试对象与处理因素之间的联系与因果关系越明确，预期结果越可信，回答的问题也就越深刻。例如，"温阳健脾药治疗脾胃虚寒证的研究""附子理中汤治疗脾阳虚飧泄证的研究"，这两个课题同样是研究脾胃虚寒证的，但后者的课题比前者更为具体而明确。

4. 要有适当的手段与条件保证课题的完成

选题一般容易出现的通病是方法与手段上太大、过难，有时完全脱离现实的主客观条件。结果，课题选定了，但无法进行，只好束之高阁。所以，选题要慎重考虑本人的技术水平和单位的设备条件，在选定的中医课题中就应该包括研究者所掌握的手段。为了验证手段是否可行，还要在确定选题之前，做些必要的实验，摸清实验条件，以便比较有把握地确定中医科研课题。有时可以选定某一长远性研究课题，作为努力的方向，而后再根据目前的可能，拟定切实可行的有把握完成的具体研究课题。在以后的科研工作中再继续争取新的技术条件，逐渐积累文献资料，添置仪器设备，向着选定的方向努力，做到长计划，短安排。必要时，还可与有关单位进行合作，取长补短，充分发挥人力、物

力、财力的作用。

五、中医选题的基本程序

1. 初始意念，提出问题

在从事一项科研工作之始，总得在医疗实践中发现问题，提出问题，也就是得有一个初始意念。初始意念虽然是局限的、粗浅的，但它是非常可贵的，是科研工作者思想上的起火点。牛顿见苹果落地而引导到万有引力的发现，瓦特见蒸气顶起壶盖而引导到蒸汽机的发明，弗莱明发现青霉素长满了培养皿中的培养基，而没有细菌菌落的生长，最后导致青霉素以及继之而来的多种抗菌素的发现。这些伟大的划时代的发明与发现，都是从最初的原始意念开始的，都是思想的火花和瞬息的闪念所点燃起来的智慧火光。在实践中要善于捕捉这些"火花"和"闪念"，才能为科研选题提供线索。那些没有"火花"和"闪念"的人，将是科研道路上的盲人，只有能对自然现象做敏锐和仔细观察的人，才可能有伟大的发现。从选题的线索这个意义上来讲，多少贡献卓越的选题，都是来自可贵的初始意念。

譬如，黑龙江省山区民间医生发现患病的野猪本能地去寻找狗奶子木嚼吞，然后再去河边漱口，结果病很快就好了。根据野猪的行踪观察，得知野猪所患的病可能是痢疾或热利，由于野猪走路打晃，又知道野猪还可能发烧，初始意念形成后，经过自身试验有效，以后凡遇有腹泻发烧的病人，这个民间医生就采"狗奶子木"煎服，效果非常理想，于是即秘而不传。直至大搞中草药运动时，才把此药挖掘出来，经过科学地分析与医院病例观察，证明此药确实疗效可靠。经专家鉴定，该药学名为"三棵针"，是非常好的广谱抗菌药，在省内曾取得了较为显赫的科研成果。

上述初始意念或问题的提出，并不是凭空地由头脑中产生出来的，而是在实践经验的基础上与既有的理论知识范围里，通过深入分析、广泛联想、思考与酝酿的过程而形成的。它的出现是跳跃的、瞬间的，但思想积累和孕育过程是长期的。

提出问题，形成意念，要从我们所观察到的事物之细微末节的变化出发，比较其不同之点，在不同之中提出问题。本人的观察与经验和前人的既往观察与经验不同，本人在不同时间、地点和条件下所观察的结果和印象也不同。这些不同、差异、矛盾就是我们要提出的问题，形成意念的生长点，在科研活动的思维中，我们要极其珍视它。

2. 查阅文献，形成假说

有了初始意念，提出了问题，还不是科研课题，还要把这种初始意念系统化、深刻化、完善化，变成更完整的理论认识，形成假说。这一过程得依靠查阅文献，为选题寻找理论上和实验上的依据，使选题有一个科学的假说和可行的手段，符合科研选题的基本要求。假说和手段都已经明确之后，对其假说及其证实的手段的概括，就是课题名称或称之为题目。下面列简表，说明选题的基本过程：

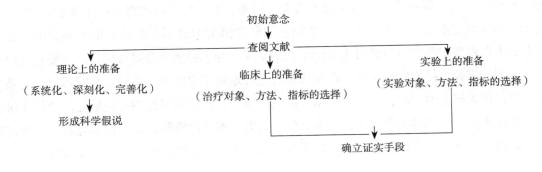

这个过程，我们通过下述例子体现得最为清楚，一个基层医生选定"某活血化瘀方治疗夜盲症的临床研究"，课题形成的过程是这样的：他们在门诊中发现夜盲症病人服用大量维生素 A 无效，这说明该类夜盲症病人不是原发性维生素 A 缺乏症。如果是次发原因，又在该类病人中查不出有任何次发性的临床表现。那么，既不是原发性维生素 A 缺乏，又不是次发性维生素 A 缺乏，临床上也可能发生夜盲症吗？问题的提出，同中西医书本上的知识与既往的经验有矛盾。经过查阅文献，发现中医有两条应用理论可以得到解决，即从叶天士的"久病入络"与《内经》的"凡治病必先去其血，乃去其所苦"中悟出了道理。该类夜盲症可能是由于局部血液循环障碍，致使维生素 A 得不到运送，黄斑柱状细胞不能合成视紫质，从而导致该病的发生。假说形成了，如果这种认识是科学的，那么用活血化瘀药可望解决问题。对假说与治法的概括就是课题。经过一段临床实践后，疗效数字完全证实了这一假说，从而为夜盲症增添了一个方面的新认识与治疗手段，大大地丰富了现代医学与传统医学的内容，推动了中医学的发展。

3. 科研方法与手段是验证假说的可靠保证

为使课题不致落空，就得要在方法与手段上下点功夫，做到确有把握。这里的掌握技术，摸索条件，重复、重现性稳定是其关键。

必要时还要进行多种方法的比较实验，以取得最科学、最先进、最能说明问题的最佳证实手段，确保课题的完成。

4. 出立题目

科学假说已经形成，实验手段已经确定，对之加以概括即形成课题或题目。因此，一个科研题目一般要反映出三个组成因素及关系，即受试对象、施加因素、效果反应以及它们之间的关系。例如：

"更年女宝治疗女性更年期综合征的临床研究"

　　↓　　　　　↓　　　　　↓

　对象　　施加因素　　效果反应

有时组成因素也不一定必须是三个，只要能说明问题，有两个也是允许的。例如：

"刺五加双向性调节作用的研究"

　　↓　　　　↓

　对象　　效果反应

5. 题目说明

选题之后，要对自己的选题进行必要的陈述。陈述的水平反映出研究者对问题分析的思维逻辑。陈述应反映假说的实质，说明选题的依据，提出选题的价值和意义，解释实验手段的可靠性、科学性，预见所期望的结果。一个好的题目的陈述，应该是没有实验的论文雏形。这一个程序在科研设计中必不可少，而且相当重要，也是审查选题的重要内容。

综合以上所述，科研选题的过程可分为：初始意念，文献查阅，建立假说，确定手段，陈述题目等基本过程。可见，题目仅有一行字，但要包含着多少理论上和实践上的准备，又要花费多少心血，无怪乎有人说选题难。选题对科研工作来说是战略性的，一定要有明确的为国家四化服务的思想，有严谨科学的实事求是的态度，有坚韧不拔的刻苦精神，有严肃认真的一丝不苟的科学作风和辩证唯物主义的科学思维，以及有总结分析与书写论文的能力。所以，一项科研选题是一个科研工作者能力和水平的综合体现。能够独立选题的科技人员，即为该项科研课题的第一作者，那是当之无愧的，也是理所当然的。

六、中医科研选题的几项注意

1. 掌握行情

即通过手检与电子计算机检索：①掌握有关成果的行情（包括专利行情）。②掌握国内外有关报道的行情。③掌握国内外有关研究的行情。

不了解行情，即体现不了选题的先进性。只有掌握行情，才能避免不必要的重复。

2. 重视实践

（1）师授离不开实践。高尔基说："知道的东西，不是自己的。只有使用过了的东西，才是自己的。"强调科学实践的重要性。

《玉龙歌》载："大敦穴治七疝癫，穴法由来指侧间，诸经俱载三毛处，不遇师传隔万山。"就是得到老师的真传了，也还是要通过自己的实践来检验，只有这样的知识才是自己的。

（2）书学亦离不开实践。清·陈修园《医学实在易·泄泻诗》有："泄泻病因湿胜来，胃苓旧法出新裁；四神肾泻时传外，苦领酸甘效首推。"其末句双行夹字小注曰："非读十年书，临千百证，莫能识此。"可见书学也得临千百证，也离不开实践。

（3）民间经验更离不开实践。《黑龙江省秘验方集》（第一集）所载的"猪下巴颏散"专门治疗骨及软组织损伤病，经过实践证明有效，1970年批准为法定中成药，名为"骨折挫伤散"，远销国内外，每年纯利润70万元，连续十八年经久不衰，很少做广告。四年前经科学检验证明"猪下巴颏"的锰含量比其他部位的猪骨锰含量多一倍，锰通过酶影响硫酸软骨素的形成，对造骨关系重大。

3. 要学会运用史学方法

（1）从东西方医学发展史做专题对比考察。

（2）从生物进化史获取有益的借鉴。

（3）文献开路，考证立题。

例如《名医别录》载："夏台，味甘。主百疾，济绝气。"陶弘景注曰："此药乃尔神奇，而不复识用，可恨。"能否通过文献研究把该药考证出来，然后立题，再通过科学方法与手段，使失传一千余年的药得以发扬光大，而让它为人民造福呢？不考证是无法立题的。文献研究非常重要。

4. 要学会浓缩课题

（1）基础课题要"立足小分子，纵横大宇宙。"

（2）临床课题"幅度要小，深度要大。"

5. 重视中医理论的自身建设

（1）弥补不足。

（2）填充空白。

（原载于《中国中医基础医学杂志》1997年第3卷增刊，作者：李维贤）

第六篇 学验传承

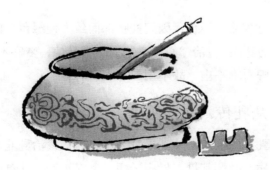

李维贤诊治儿科疾病经验撷萃

李维贤，中国中医研究院基础理论研究所研究员、教授，为享受国务院政府特殊津贴的专家和全国老中医药专家学术经验继承工作指导教师，出生于中医世家，行医40多年，治学严谨，精通典籍，学识渊博，在中医儿科、妇科、内科疾病的治疗上有很深的造诣。笔者师从李维贤教授，对其诊治儿科疾病的独特经验有较深的体会，现将其部分临床经验总结于下。

一、欲疗病，先察其源

李师经常引述《素问·至真要大论》的"必伏其所主，而先其所因"。他认为儿科诊法，虽无异于成人，然小儿之幼者口不能言，较长者又言不达意，且有拒绝生人、临诊啼哭之事，故临床诊疗时询问病史、寻找病因尤其重要，若得其原委，往往可一箭中鹄。

案1

张某，女，1岁7个月，不欲食，夜啼已两周，大便稀，呈绿色，日2~3行，小便黄，舌淡红。苔薄白，脉缓滑，左指纹青。证脉合参似脾寒夜啼。李师仔细追问病史，患儿曾2次自床上跌下而受惊吓，认为病因是暴受惊恐，气机逆乱，胆胃不和，痰热扰心。

治法：豁痰宁神，温胆和胃。

方药：温胆汤合七味白术散化裁。药用：竹茹3g，枳壳2g，陈皮3g，清半夏2g，茯苓3g，甘草2g，藿香3g，木香2g，葛根3g，荷叶3g。3剂，每日1剂，水煎服，分4~5次服，每服4~5汤匙。忌生冷、绿豆类。

3日后来电话，病已告愈。

按：本案小儿因受惊吓致胆胃不和而见夜啼、不食；因闪挫腰部而致大便绿色，溲黄为热象，指纹青为惊吓。温胆汤出自《三因极一病证方论》，主治"心胆虚怯，触事易惊，梦寐不祥"，合七味白术散意取调和脾胃，用荷叶以醒脾，患儿脾胃本不虚，故不用参、术。

二、母病子病，母安子安；药从乳传，其效便捷

李师认为小儿之病，大人之过也，对乳儿的疾病常从乳母身上找原因，诊治乳儿疾病他十分推崇薛铠父子，《保婴撮要》云："乳下婴儿有病，必调其母，母病子病，母安子安，儿难服药，当令其母服之，药从乳传，其效便捷。"凡因乳母的饮食、疾病等因素所引起的小儿病，通过治疗乳母而达到"母安子安"的目的。认为药物的有效成分通过乳汁可以对小儿起治疗作用，对喂药困难的乳儿令其母服药通过"药从乳传"起治疗作用。

案2

范某，男，5个月，母乳喂养，腹泻1个月，大便绿色稀糊状，日7~10次，纳可，睡眠不实、

易惊，小便正常，面色萎黄，枕后脱发，舌淡红，苔薄白，脉细滑，指纹淡红。乳母经常吃生冷寒凉之品，面色萎黄，脉细缓少力。李师分析："乳母者，儿之所依为命者也。盖乳者血所化也，血者水谷之精气所生也。水谷入胃，气通于乳，母食热则乳热，母食冷则乳亦冷，故儿伤热乳者则泻黄色，伤冷乳者则泻青色。"（《幼科发挥》）此为脾肾虚寒作泻，病因在乳母过吃寒凉，母病及子，应调其母，令其母服药，母安则子安，起子母同治作用。

方药：化气暖胞汤加味。药用：盐巴戟 25g，白术 25g，茯苓 10g，菟丝子 10g，车前子 10g，芡实 10g，生晒参 6g，官桂 3g，生姜 5 片，大枣 5 枚，灯心草 2g。5 剂，水煎服，每日 1 剂，日 2 服，每服 200mL。忌生冷，绿豆类，萝卜类。

6 日后来电话，儿病已告愈。

案 3

张某，男，6 个月，咳嗽 1 周，痰多，夜睡不实，喉中痰鸣，纳可，小便黄，大便正常，舌淡红，苔薄白，脉细滑，指纹淡红。证属脾虚痰盛。

方药：七味白术散合二陈汤化裁。药用：生晒参 6g，木香 6g，葛根 10g，白术 10g，藿香 6g，茯苓 6g，陈皮 6g，清半夏 6g，甘草 6g，前胡 6g，桔梗 6g，桑白皮 6g，地骨皮 6g，炙杷叶 10g，川贝 6g。4 剂，每日 1 剂，水煎 2 次，日 3 服，每服 150mL。忌生冷，绿豆类，萝卜类。

5 日后来电话，儿病已告愈。

按：此例乳母健康，因小儿喂药困难令其母服药通过"药从乳传"而起治疗作用，小儿为稚阴稚阳之体，脾常不足，易为药物所伤，药物通过乳汁再进入乳儿体内，药害可明显减少，而乳母身体健壮，一般的中药对其身体并无损伤作用。李师说目前西医学研究也证实多种药物可经母乳作用于小儿，我们老祖宗在 700 年前已经创造了这个办法，我们为什么不用呢？李师善用子病治母，药从乳传的方法，取得了不凡的疗效，这在现代中医界可以说是独到的。

三、治病必须因时制宜，用药应当顾护脾胃

《素问·六元正纪大论》："用寒远寒，用凉远凉，用温远温，用热远热，食宜同法。有假者反常，反是者病，所谓时也。"李师在临床治疗疾病过程中，十分强调用药要因时制宜，要根据不同季节气候特点选用方药。由于小儿脾常不足，用药要十分重视顾护脾胃，要中病即止，反对治一经损一经，疾病剩下一成时可用食疗的方法。他在临证时经常对弟子讲："大毒治病，十去其六；常毒治病，十去其七；小毒治病，十去其八；无毒治病，十去其九。谷肉果菜，食养尽之，无使过之，伤其正也。"（《素问·五常政大论篇》）"救死是在不妨生的基础上而为之。"（《古今医统正脉大全》）

案 4

陈某，男，16 岁，2005 年 8 月 12 日初诊。

反复发热伴头痛已 20 余日，体温 39~36.7℃，纳差不欲食，大便溏，日 1~2 行，溲黄，时有尿频、急、痛。就诊前曾输液治疗 2 周，苔厚腻，脉缓滑小数。李师认为此证属湿温病且湿重于热。

治法：芳香化浊，清热利湿。

方药：暑令三仙方化裁。药用：藿香 15g，佩兰 15g，荷叶 15g，杏仁 15g，薏苡仁 25g，白蔻仁 10g，茯苓 15g，猪苓 15g，泽泻 15g，生石膏 50g，滑石 15g，知母 15g，芦根 15g，竹叶 10g，生山药 15g，甘草梢 6g。3 剂，每日 1 剂，水煎服，早晚各 1 服，每服 200mL。忌生冷，绿豆类，油腻。

3 日后复诊：服前药 1 剂热退，头痛明显减轻，现头部转动时偶感右颈部痛，食欲渐增，大便偏

稀，日1行，溲黄，苔黄厚腻，脉缓滑而沉。服药后病势已衰，但余邪未净故仍取原法治之，方用藿香荷顶汤，药用：藿香15g，佩兰15g，竹叶10g，菊花10g，茯苓15g，薏苡仁30g，葛根15g，滑石15g，甘草梢6g，蔓荆子10g，通草10g。5剂，每日1剂，水煎服，早晚各1服，每服200mL。仍忌食生冷，绿豆类，油腻，并嘱其防止食复、劳复，5日后随诊，病愈。

按：本案病发于夏季，暑湿之邪当令，病人高热缠绵不退，伴头痛、纳呆、大便溏、溲黄，时有尿频、急、痛，舌淡红，苔厚腻，脉滑数，符合湿温特点。湿热胶结不化，则见发热不退；湿热蕴结脾胃，脾失健运，则纳呆、便溏；湿热之邪困扰清阳则头痛。湿热下注则溲黄，时有尿频、急、痛，故本病的病机关键是湿热胶结，弥漫三焦。吴鞠通说："从清热则湿不退，从祛湿则热愈炽。"故以化湿清热为治疗大法。清热，尽量选用甘寒药，慎用苦寒药，否则易犯"苦寒凉遏，冰伏其邪，变证百出"之戒。祛湿药，选用芳香化湿如藿香、佩兰，苦温燥湿如白蔻仁，淡渗利湿如猪苓、滑石、泽泻。湿热病救阴犹易，通阳最难，救阴不在血，而在津与汗，通阳不在温，而在利小便。故方中有芦根生津，猪苓、滑石、泽泻、薏苡仁利小便而通阳。

四、溯古求源，善用历代医家名方治顽疾

李师常对弟子说，老祖宗留下了很多宝贵的经验和方药，要多向他们求教，有些我们束手无策的疑难病，其实典籍里面已经有了很好的办法，要通古达今。

案5

李某，男，13岁，脐周痛已半年余，纳佳，眠差梦多，大便干，2~3日1行，溲可，舌苔白根部厚，脉细滑。曾求治于多家医院，用过解痉止痛西药和行气导滞中药均无效。李师认为证属饮食积滞实证。

治法：消食导滞。

方药：凉膈散加痛泻要方。药用：炒栀子10g，连翘15g，黄芩10g，薄荷6g，大黄10g，芒硝6g，白芍15g，白术15g，陈皮15g，防风15g。2剂，每日1剂，水煎服，日2服，每服200mL。忌生冷，绿豆类。

1周后其母前来告知2剂后其子腹痛已愈。

按：《幼幼集成·食积证治》："夫饮食之积，必用消导，消者，散其积也，导者，行其气也。"患儿脐周痛已半年余，腑气不通也。饮食佳，大便干，2~3日1行，舌苔根部厚，内有食滞也。积久必化热，有热必生浊气，故窜痛绕脐。治当寒下，剂轻则余邪难以尽除，剂重则恐伤脾胃，今选中剂佐以痛泻要方，不仅可以顾护脾胃而止痛，而且还能泻土中之木，通利五脏关脉，一泻一收，1剂邪去大半，再剂而滞尽除矣。上述治法，不经大家传授，逾30年莫能识此。

五、"停食外感"是中医儿科的四字箴言

李师常说治疗儿科病"停食、外感"可谓四字箴言。若先停食后外感，治以调理脾胃为主，兼顾表证。若先外感后停食，治以解表为主，兼顾脾胃。现在的小儿发热，多是因内有食火、脾胃不和而招致外感，但也有因外感而造成脾胃不和而停食的。停食多由饮食不节、任意恣食所致，外感则以六气划分为宜，非西医所谓的感冒。

停食致外感，小儿脏腑娇嫩，形气未充，在生理上常表现出"脾常不足"，加之饮食不知自节，故易伤于饮食而形成积滞。目前物质生活条件远比以前优越，因喂哺不足而导致营养不良已明显减

少，而家长为了让孩子吃得饱、吃得好、长得快，不根据小儿饥饱的情况，时时强行喂食的情况则经常出现，溺爱孩子任其挑食过食冰冷甜品、煎炸厚味也常见。挑食过食致脾胃损伤，脾不升清运化，胃不降浊腐熟，饮食内停不消而成积滞，积滞日久化热，脾胃积热，脾与肺为母子关系，母病及子，致肺卫外失于固密，稍有起居不慎，外邪即可入侵，内外合邪致小儿发热，此乃内有食火、脾胃不和而招致外感，临床较常见，也是小儿反复呼吸道感染的原因之一。

外感致停食，小儿为稚阴稚阳之体，清·石寿堂《正原·儿科论》："稚阳未充，则肌肉疏薄，易于感触；稚阴未长，则脏腑柔弱，易于传变。"且小儿寒暖不知自调，故易被外邪所侵。外邪袭表，卫阳被遏，致肺气失宣，子病及母，可致脾失健运，胃失和降，受纳腐熟功能失职，加之家长唯恐孩子生病致营养不良而给予肥甘厚味，则更伤脾胃，以致饮食内停不消，亦即外感致停食也。小儿之病，大人之过，所以医生对家长的宣教也是治未病不可缺少的。

（原载于《辽宁中医杂志》2008年第8期，作者：杨丽新、李睿）

李维贤治疗儿科病临证经验

李维贤教授出生于中医世家，1964 年毕业于北京中医学院，从事中医医疗、科研工作，至今已近 50 年，在内、外、妇、儿各科病证的诊治方面均有建树。

儿科病既难治又易治。言其难治，一方面因为小儿语言表达能力有限，不能通过问诊获得第一手病情，素有"哑科"之称；另一方面，现今社会独生子女普遍娇养，冷饮、零食常不离口，年轻父母多照书本养儿，往往适得其反。李维贤责之为"小儿之病，大人之过"。言其易治，是从小儿生理功能出发，小儿脏器轻灵，生机蓬勃，又少有情志干扰，患病后只要得其本而撮其要，即可一药而愈，故又可说儿科病易治。

在儿科病的诊断方面，李维贤十分重视探察病因，通过详细询问患儿生活饮食、观察其神色形态，综合分析病因，审因论治。小儿之病，以外感风寒、内伤食滞为多见，李维贤认为此二者之间互为影响，停食易受外寒，受外寒则易招致停食，因此提出"停食着凉"的儿科四字箴言，临证辨清二者致病的先后次序，药到病除并非难事。

在儿科病的治疗方面，特别注重顾护小儿脾胃，重视后天之本；对小儿痘疹的治疗，恒遵古训"发毒而莫郁毒，清毒而莫冰毒"；对哺乳中的患儿，采用"子病治其母""药从乳传，其效便捷"的独特方法。在预防和护理方面，尤其强调"若要小儿安，常受三分饥与寒"。现将李维贤治疗儿科病的部分临床经验总结如下。

一、"停食着凉"儿科四字箴言

外感发热和脾胃不和是儿科常见病证，多由外感风寒、内伤食滞所引起。李维贤认为，停食与着凉二者间常互为影响，一方面小儿脾常不足，饮食不知自节，若恣食生冷，或食后即睡，或睡中凉着肚脐，均会导致脾胃受损而停食，此时稍遇风寒极易引起外感发热；另一方面小儿形气未充，肌肤薄弱，腠理不密，卫外之气不固，一旦气候变化或调护失宜，则易罹患外感发热疾病，继而影响脾胃功能而致停食。也就是说，小儿停食极易着凉，且着凉易招致停食，因此他将"停食着凉"概括为中医儿科四字箴言。

治疗小儿外感发热和脾胃不和之证，李维贤即抓住"停食着凉"四字进行辨证，但需搞清二者致病的先后次序，治疗便可应手而瘥。具体而言，若停食在先、着凉在后，治当以健脾消食为主而兼顾解表；若宿食停留日久，则必当先急下通腹，而后疏表散邪。食积发热患儿往往手心发热，手心热度超过手背，再结合询问发病前的饮食状况，即可作出诊断。由于此着凉乃由停食所招致，所以往往腹气得通，表邪郁滞之象即随之十去其八。而倘若着凉在先、停食在后，患儿手心往往不甚热，如有发热，手背温度亦高于手心，治疗宜先解表而后调理脾胃，或者解表的同时兼顾调理脾胃。"停食着凉"儿科四字箴言，体现了中医"审因论治"的治病学思想，这里的"因"完全是中医病因学的范畴——

外感六淫、内伤七情、饮食劳倦，而非西医的细菌、病毒、微生物与寄生虫。根据病因、病证、病变部位，找出疾病的主要矛盾方面，如果这主要矛盾方面与病因相吻合，证明病因一直在起持续性作用，这时努力消除病因即可治愈疾病，这就是中医的治病理念。

案1

邵某，女，6岁，2008年12月6日初诊。

发热1周，体温最高37.8℃，咳嗽有痰，腹痛，大便3天未行，纳差，眠不稳，晨有口干，有食臭味，溲黄，舌苔白略厚、脉细滑、手心热、指纹青紫。

辨证：阳明积热。

治则：凉膈清热。

处方：酒大黄6g，炒栀子5g，黄芩5g，连翘10g，薄荷（后下）6g，炙甘草5g，防风5g，生白芍6g，生白术6g，新会皮5g，芒硝（冲、单包）5g。2剂，水煎服，每日1付，日服3次，每次5汤匙。忌食生冷、黏滑、油腻、辛辣、发物及绿豆等。

服药后泻下2~3次，便量多，之后腹痛缓解，体温转常，咳嗽亦随之缓解。

按：本案患儿发热、咳嗽，为肠道内已有宿食，复感外寒所致，因腑气不通、气机被阻，故有腹痛、便干、口中有食臭味之症，倘若不及时治疗恐转为高热。治宜凉膈清热，方用凉膈散合痛泻要方，两方一泻一收，既能泻下热结以止痛，又能顾护脾胃而不令有伤。

二、顾护脾胃，重视后天之本

《医宗必读》有："一有此身，必资谷气，谷入于胃，洒陈于六腑而气至，和调于五脏而血生，而人资以为生者也，故曰后天之本在脾。"李维贤临证强调"正气为本，邪气为标"，提倡"有一分胃气便有一分生机"，因此对小儿病的治疗，李维贤尤其重视脾胃的调养。

正气为本，治从脾胃。临床常有患儿以白细胞数量过低，或血小板数量偏低，或心律不齐等为主症前来就诊。李维贤仍从中医基本理论出发进行诊治，经详细询问病史发现，这类患儿多有反复感冒发热、经常使用抗生素的病史，其日常饮食多有偏嗜，症见食欲不振、消化不良、体力不足等。对此，李维贤常从调理脾胃入手予以化裁治疗，往往收到事半功倍的效果。如治疗过用抗生素导致的小儿纳呆、腹泻、咳嗽、反复感冒不愈之证，李维贤本着"胃为卫之本，脾为营之源"，予以健脾和胃治疗，患儿脾胃和谐，营卫和顺，卫外功能自然强健，诸症亦随之缓解，正所谓"四季脾旺不受邪"。

遣方用药，顾护脾胃。李维贤治病提倡"救死是在不妨生的基础上而为之"（《古今医统正脉大全》所言），主张"欲救其死，无妨其生"，最反对"治一经损一经"。在小儿病的治疗过程中，李老选方用药时时顾护患儿脾胃，如治疗小儿高热，若遇白虎汤证，李维贤喜用人参白虎汤合小柴胡汤。据《神农本草经》"人参主补五脏，安精神，定魂魄，止惊悸，除邪气，明目，开心益智"，人参既补正气又祛邪气，为扶正祛邪两兼之药，李维贤认为白虎汤加人参可使邪去而不伤正，合小柴胡能使热退而脾胃无伤。小儿脾胃娇弱，患病后胃气即差，倘若药多量大必加重其负担，亦影响药物的吸收，此即所谓"治一经损一经"。因此，李维贤强调治小儿病应药少量轻，他常举蒲辅周老前辈用甘草干姜汤治疗小儿外感病变证，以脱脂棉蘸药，轻沾口唇给药，温脾阳而复肺阳，救治而愈，说明脾胃功能于小儿而言，何其重要！

调理脾胃，李维贤喜用钱乙《小儿药证直诀》七味白术散，他常在原方基础上随症加减应用，如加二陈，即暗含五味异功散、六君子之意；加陈皮、白芍、防风，即含痛泻要方之意；加荷叶、枳实，即取枳术丸之意；食滞加焦三仙、鸡内金；尿黄、夜啼，加灯心草；咳嗽、咳痰加二母、二前及枇杷叶，对于各种原因导致的小儿脾胃气虚、气滞、食滞、湿困，而症见纳呆、恶心、呕吐、腹胀、腹痛、腹泻者均有效。

案2

何某，女，2岁半，2009年10月15日初诊。

近1周食欲差，食后饮食不下，口有食臭味，眠不稳，夜啼，大便先干后软，日一行，小便偏黄，脉细滑，指纹略青。

辨证：脾胃不和。

治则：健脾和胃。

处方：藿香3g，木香2g，葛根3g，生晒参2g，白术3g，云苓3g，甘草2g，新会皮2g，姜半夏3g，灯心草2g，鸡内金3g。5剂，水煎服，每日1剂，日服3次，每次3汤匙。忌食生冷、黏滑、油腻、辛辣、发物及绿豆、萝卜等物。

服前药食欲转好，口中无食臭味，夜眠转实。大便成形，日一行，小便色淡黄。

三、发毒而莫郁毒，清毒而莫冰毒

由于预防免疫工作的普及，天花、麻疹等儿科重症现已罕见，但幼儿急疹、水痘、手足口病等疾患仍是儿科临床常见病证。中医学认为，小儿痘疹皆为外感时行邪毒所致，对此"邪毒"，李维贤提出"发毒而莫郁毒，清毒而莫冰毒"的治疗原则，即邪从表来，仍使之从表而去，发毒即令表邪从汗而解，勿使闭门留寇；清毒应用甘寒之品，而忌投苦寒之属。李维贤提醒学生要牢记古人告诫："痘属阴经麻属阳，切莫当头骤用凉，疹要清晰痘要多，出多又透虑无它。"如果病在表而过早使用石膏、黄芩、大黄之类里药，过用苦寒，就会遏阻人之阳气，如麻疹发烧在未表透之前，若用寒凉之药必转成肺炎；若见高烧、腹泻是为危象，即所谓"苦寒凉遏，变症百出"。这里强调的仍是"正气为本"的辨证原则和"欲救其死，勿伤其生"的用药原则，所以然者，皆为保护患儿阳气及脾胃不受损伤。

治疗小儿痘疹，李维贤善用《痘疹活幼至宝》宣毒发表汤，该方原治麻疹初起、欲出不出者，即遵循"发毒而莫郁毒，清毒而莫冰毒"之意。方中荆、防与薄荷相配，可使遍身微微有汗，木通（以通草替代）、淡竹叶清热利尿，药后可使邪毒从肌表得以宣散，热邪从小便得以清利，皆为"给邪以出路"。李维贤临床用此方不独治疗小儿痘疹，凡风湿热毒侵淫肌表，如荨麻疹、风疹、面部痤疮、肢体关节痹痛见此证型者，加减用之皆可取得不俗之效。

常有小儿外感发热，经西医抗生素治疗后，高热虽退，低热迭起，或现反复感冒发热，缠绵难愈。按中医药性理论，抗生素属于寒凉类药物，久用多用必损伤阳气，表证用之犹如关门打狗，虽能痛击敌人，却也能伤及无辜。此种情况，李维贤宗"发毒而莫郁毒，清毒而莫冰毒"，仍从患儿始发表证入手治之，或散寒蠲饮，或疏风解表，或解肌透疹，使邪从表来，还从表去，即可祛病于无形，倘若一味围追堵截，势必落得两败俱伤的境地。古人云，临证如临敌，用药如用兵，用之得当，旗开得胜，用之不当，损兵折将。

案3

王某，女，3岁10个月，2010年6月26日初诊。

10天前曾发烧3天，体温最高39.4℃，伴咽痛，经服"头孢""阿莫西林"消炎退烧。现流涕2天，身背发痒疹，会阴部潮红。纳眠可，大便偏干，小便色深黄。苔根部略白厚，脉细滑，指纹正常。辨证属 6 月 17 日咽痛发烧，预后清利余毒。

治则：宣毒发表。

处方：金银花 5g，连翘 5g，荆芥 4g，防风 4g，桔梗 3g，枳壳 3g，薄荷（后下）4g，通草 3g，竹叶 3g，牛蒡子（研）5g，甘草梢 5g，炒栀子 3g。5 剂，水煎服，每日 1 剂，日服 3 次，每次 4~5 汤匙；早、中、晚饭后 40 分钟服药。忌食生冷、黏滑、油腻、辛辣、发物及绿豆、萝卜等物。服药后诸症缓解。

按：本案之身发痒疹，阴部潮红，此乃余毒未清之症。邪毒蕴于肌表，则疹出身痒，流窜于下，女童可现阴部潮红，男童可见阴茎红肿，此种情况临床并不少见。用宣毒发表汤，使欲出而未出之毒从肌表宣散而去。

四、药从乳传，其效便捷

中医学认为，母乳为母体气血所化，乳母的精神、营养、健康状况直接关系到乳汁分泌的质与量，对乳儿有着最直接的影响。《幼科发挥》明确指出："乳母者，儿之所依命者也，如母壮则乳多而子肥，母弱则乳少而子瘠，母安则子安，母病则子病。""母病食热则乳亦热，母食冷则乳亦冷，故儿伤热乳者则泻黄色……伤冷乳则泻青色。"因此，诊治一岁以下尚在哺乳中的患儿，李维贤会同时给患儿之母把脉问诊，通常是患儿病腹泻，其母常患便稀；患儿发热，其母往往外感在先，即所谓母病及子、母子同病。

治疗哺乳中的患儿，李维贤遵崇明·薛铠、薛己父子合编《保婴撮要》中"子病治其母"之法："乳下婴儿有病，必调其母，母病子病，母安子安，儿难服药，当令其母服之，药从乳传，其效便捷。"也就是说，给哺乳中的患儿开药后，令其母服药，通过哺乳给患儿授药，达到治疗目的。在具体处方用药上，李维贤必细加分析，如母子同病，则以母病为主施治，令其母服药，则母病随药而解，子病随乳而解，母子同治；如子病而母安，则以子病为主施治，方药用量稍高于小儿常用量，仍令其母服药，药从乳传，子病得治。李维贤数十年临床实践证明，"子病治其母"是中医儿科的宝贵经验，值得提倡发扬。

案 4

董某，男，9 个月，2009 年 10 月 31 日初诊。

发热 3 天，昨日体温最高 39.4℃，伴黄绿色稀便，腹胀，干哕，眠不稳，夜惊。现体温 38℃，溲黄，舌苔白有剥脱，脉细滑少力，指纹正常，手心不热。诊其母乳汁不足，眠少，胃寒，腹冷，便稀，腹痛作泻，日 2~3 行。辨证属脾虚营卫不和。

治则：健脾和营卫（子病治其母）。

处方：苏藿梗（各）6g，木香 6g，葛根 10g，生晒参 6g，炙甘草 6g，新会皮 6g，焦白术 10g，茯苓 10g，防风 6g，荆芥 6g，新会皮 6g，竹茹 5g，灯心草 2g，通草 1g。5 剂，煎药时间 30 分钟，其母早、中、晚饭后 40 分钟服药，通过哺乳给患儿送药。忌食生冷、绿豆、黏滑、油腻及萝卜等食物。

2009 年 11 月 7 日复诊：其母服前药 1 剂哺乳后，乳儿热退，2 剂腹泻缓解，现食欲渐复，眠转实，苔薄白。其母自觉乏力，腰酸腹冷作泻，日 2~3 行，溲黄。舌苔薄白略厚，脉沉细缓少力略迟，辨证属脾虚湿盛，治则为健脾渗湿（子病治其母）。处方：薏苡仁 15g，砂仁 6g，莲子肉（捣）30g，生山药 15g，炙甘草 10g，生晒参 10g，白术 15g，茯苓 15g，白扁豆（捣）10g，桔梗 10g，灯心草 3g，大枣 7 枚。5 剂，煎药 30 分钟，其母早、中、晚饭后 40 分钟服药，通过哺乳给患儿送药。忌食生冷、绿豆、黏滑、油腻及萝卜等食物。

按：本案患儿不足 1 周岁，尚在哺乳中，症见发热、干哕、腹胀、腹泻、夜惊，乃脾胃气虚、湿浊寒邪中阻兼有营卫不和之证，因其母亦同患腹泻，此乃母子同病，故采用母子同治之法。初诊以子病为主，以七味白术散合痛泻要方获效后，二诊以母病为主，以参苓白术散益气健脾、渗湿止泻，继续巩固治疗。

五、若要小儿安，常受三分饥和寒

明代医家万密斋《育婴家秘》载："谚云：'若要小儿安，常受三分饥和寒。'"是说若要小儿安康，要节其饮食，适其寒温，勿令太饱太暖。薛铠、薛己《保婴撮要》对此"三分饥和寒"说得更加透彻："忍三分寒，吃七分饱，频揉肚，少洗澡，要肚暖头凉心胸凉，皆至论也。"李维贤认为，"若要小儿安，常受三分饥和寒"，是古人依据小儿生理病理特点提出的极其宝贵的养护经验，时至今日仍然适用。

小儿脾常不足，乳食过饱，轻则积滞，重成疳证，急为吐泻《内经》有"饮食自倍，肠胃乃伤"，意思是饮食过量就会损伤肠胃，这是脾胃病的常见病因。小儿乳食不知自节，若任其性吃饱而不再食，往往已经过量。因此，《医宗金鉴》特别强调"乳贵有时，食贵有节"，家长帮助小儿养成定时、定量进食的习惯，是预防小儿脾胃病的关键。

小儿肌肤疏薄，卫外机能未固，易受六淫侵袭而致肺系病证。《婴童百问》说："小儿始生，肌肤未实，不可暖衣，止当薄衣，但令背暖……若爱而暖之，适所以害之也。又当消息，无令出汗；如汗出，则表虚，风邪易入也。"故古人提倡对小儿应着薄衣以增强其适寒温的能力。

现今社会小儿普遍多娇养，非但不能"忍三分寒，吃七分饱"，而常受十分饱和暖，致使停食、着凉反复发作，李维贤责之为"小儿之病，大人之过"，所以对于小儿病的防治，医嘱很重要。医者在处方用药之后，务必嘱咐患儿父母帮助孩子养成良好的饮食生活习惯。如一日三餐定时定点，饮食结构以主食为主，少食油腻，忌食生冷，戒除偏食、挑食、睡前进食等坏习惯，方可不致再犯。

总之，"若要小儿安，常受三分饥和寒"对于儿科临床有着重大的指导意义，合理的临床养护指导，不仅可以有效地预防疾病，也可以提高和巩固药物疗效，应当引起足够的重视。

（原载于《中国中医基础医学杂志》2012 年第 8 期，作者：武晓冬）

李维贤审因论治医案 5 则

　　李维贤是国家级名老中医，曾任中国中医研究院基础研究所所长，是第三、四批全国名老中医药专家学术经验继承工作指导老师，临床以妇儿科见长。李维贤老中医临床诊治疾病，更注重对其发病根本原因的追溯，对发病原因的关注贯穿疾病传变的整个过程，强调审"因"治本。笔者有幸跟随李老出诊，每见疑难杂症多获奇效，现将李老审因论治的数则医案简述如下。

一、头痛

　　廖某，男，8 岁，2013 年 2 月 28 日就诊，颠顶痛 1 月。近 1 月来每头颈转动即颠顶作痛，伴纳呆，睡眠不实，鼻塞，二便正常，舌淡、苔薄白，脉沉细滑少力。

　　中医诊断：头痛。

　　辨证：风寒外客。

　　处方：葛根 10g，升麻、麻黄、紫苏叶、香附、陈皮、炙甘草、川芎、赤芍、白芷各 3g。3 剂，每天 1 剂，水煎服。

　　药后头痛已基本痊愈。

　　按：一般认为，颠顶属肝经循行，颠顶作痛似应从清降肝气论治。然李老询问病史，患儿头痛源于感冒。外感风寒后，发热头痛，鼻塞流涕。就诊西医予解热镇痛药治疗后，发热退，鼻塞流涕好转，但头颈转动则颠顶作痛，持续 1 月不解。寒冬之际，患儿外感风寒之邪，邪在卫表之际，当疏风散寒。而患儿以解热镇痛药口服，风寒之邪未能疏散，邪阻脉络，不通则痛。故李老以古方"十神汤"疏未散之风寒，邪散络通则头痛缓解。

二、鼻衄

　　张某，女，4 岁。反复鼻衄 2 年，衄血鲜红。患儿食纳一般，睡眠可，大便干结，小便正常，舌红、苔少花剥，脉细滑。

　　中医诊断：鼻衄。

　　辨证：脾胃不和。

　　处方：藿香、葛根、炒白术、石斛各 5g，党参 8g，木香、茯苓、炙甘草、焦麦芽、焦山楂、焦神曲各 3g，鸡内金 4g。7 剂，每天 1 剂，水煎服。

　　后随访患儿未再发生鼻衄。

　　按：笔者分析，患儿症见鼻衄，衄血鲜红，大便干结；肺开窍于鼻，与大肠相表里，肺经虚热，热迫血络则衄血，鼻衄似当从清肺肃肺润肠论治。然李老询问患儿家属，患儿自幼体质较差，易感冒；每遇感冒发热，则以抗生素口服或静滴。李老认为，病因正是由于反复使用抗生素损伤脾胃，久之运化不利，阴津不足，虚热灼络而鼻衄。因此，从脾胃论治。方选钱乙七味白术散，健脾益气，和胃生津；加焦麦芽、焦山楂、焦神曲、鸡内金助运化，石斛养胃生津。脾胃得以固护，气血津液生化有源，阴津上乘，肺为娇脏，得津液濡润，不再发生鼻衄。

三、痛经

贾某，女，39岁，因经行腹痛1年于2013年3月14日就诊。

1年前人工流产手术，恢复月经后每逢经行出现腰腹坠痛，喜温喜按。月经23天一潮，色暗，量可，无血块，时有头昏头痛，经行第二、三天坠痛最明显，影响工作。末次月经（Lmp）3月14日，就诊时为行经第1天，腰腹隐隐下坠，胃纳可，眠可，舌淡，苔薄白，根部微厚，脉缓滑无力。

中医诊断：痛经。

辨证：寒湿困阻。

处方：山药、茯苓、巴戟天各15g，莲子、白术、党参各35g，扁豆、车前子（包煎）各10g，白果18g，通草3g。7剂，每天1剂，水煎服。

当月服药未出现痛经。

按：一般认为，病人痛经以腰腹坠痛为主，喜温喜按，辨证当属虚证、寒证，似可以艾附暖宫汤、胶艾四物汤等加减论治。然李老询问病因，发现病人既往无痛经，1年前行人工流产手术，术后曾有淋雨受寒史。堕胎术后，寒湿之邪入侵，湿性重浊而腰腹疼痛以下坠为主。湿邪困阻，头昏头痛。舌根苔微厚为下焦寒湿困阻的表现。因此，以傅青主温脐化湿汤加减治疗，白术为君，利腰脐之气；用巴戟、白果以通任脉；扁豆、山药、莲子以卫冲脉；党参、茯苓健脾除湿；通草、车前子通利水湿。寒湿得以通利，经脉得以温通，故痛经得以痊愈。

四、月经失调

马某，女，29岁。因月经后期来潮于2013年3月17日就诊。

月经1~6月来潮1次，末次月经2012年11月8日，就诊时已停经4月，检测尿妊娠试验阴性，时感胁肋胀痛，双侧少腹胀痛，自感少腹部有硬块，按压痛，伴头胀痛昏蒙，食纳差，食后脘胀腹泻，睡眠多梦，大便稀溏，舌淡红、苔微腻，脉沉细缓。妇科B超子宫附件未见异常。

中医诊断：月经后期。

辨证：土壅木郁，湿阻中焦。

处方：紫苏叶、厚朴、香附、茯苓、姜半夏各15g，白芍、陈皮、炙甘草各10g，党参、黄芪各35g，砂仁6g。7剂，每天1剂，水煎服。

服药1周，月经来潮。

按：月经后期来潮，有血虚不能按时充盈者；有肾虚冲任不充者；有寒凝阻滞冲任者；有气郁血结者；有痰湿阻滞，血海不能按时满盈者。该病人少腹胀痛，自感有硬块，头胀痛。当从肝气郁结上逆辨治。笔者认为可用柴胡疏肝散舒达肝气以通经。李老询问病史，病人长期家庭关系紧张，时有愤懑生气之事，长期胃纳差，食后脘胀腹泻。《万氏妇人科·经过期后行》载："如性急躁，多怒多妒者，责其气逆血少。"柴胡疏肝散重在舒达肝气，该病人胁肋胀痛、少腹胀痛、大便稀溏、舌苔微腻为土壅木郁、湿阻中焦之象。故而方选《景岳全书》解肝煎，陈皮、茯苓健脾，白芍养肝，紫苏叶兼能芳香舒气外，厚朴、姜半夏、砂仁化湿行滞。党参、香附、炙甘草配伍补气行气，解肝的意义在于健运脾土，解肝之围，而不直接治肝。

五、经行头痛

佟某，女，43 岁，2013 年 2 月 26 日就诊。

主诉：经行头痛半年，月经后期来潮，色暗红量少，每至经前必有头痛发作，双侧颞部、前额紧痛如箍，影响工作，经行及经后小腹空坠作痛，疲劳嗜睡，肢体困重，舌淡、苔薄白，脉沉细缓无力。末次月经 2013 年 2 月 20 日。妇科 B 超子宫附件未见异常。

中医诊断：经行头痛。

辨证：气血不足。

处方：生黄芪 40g，桂枝、白术各 15g，党参 35g，茯苓、当归、生地黄、赤芍各 10g，制远志、五味子、炙甘草、陈皮各 6g。7 剂，每天 1 剂，水煎服。

次月复诊，经期未再发生头痛。

按：经行头痛有虚实之分，依据病人提供的头痛时间、性质先辨虚实。病人头痛发生于经前，双侧颞部、前额紧痛如箍，笔者认为似当辨为实证，结合头痛发生部位，似当从肝气夹冲气上逆论治。然李老脉诊，病人脉沉细缓无力，为本虚之象，追问病史，病人自感肥胖，长期节食；经行小腹空坠疼痛，疲劳嗜睡。其病因在于长期摄入不足导致的气血亏虚，月经来潮前气血下注冲任血海，髓海空虚失养，以致头痛。故而，拟人参养荣汤大补气血。病人服药后次月月经来潮，未发生头痛。

（原载于《新中医》2017 年第 5 期，作者：舟青珍、李睿）

李维贤治疗闭经经验浅析

李维贤出身于中医世家，1964 年毕业于北京中医学院，为国家中医药管理局第三、四批全国名老中医药专家学术经验继承工作指导老师。李老治学严谨，医术精湛，从事中医工作已有 50 余年。擅治妇科、儿科、内科多种疑难病症，尤其对妇科疾病治疗造诣颇深。

闭经，中医学亦称"经闭""不月""月事不来""经水不通"等。凡女子年逾 18 岁尚未初潮，或已建立月经周期又中断 3 个月以上者，即称为闭经。前者称原发性闭经，后者称继发性闭经。现对李老治疗闭经的经验浅谈如下。

一、重调脾胃，指导膳食

《素问》："平人常禀气于胃，胃者，平人之常气也。人无胃气曰逆，逆者死……人以水谷为本，故人绝水谷则死，脉无胃气亦死。"有胃则生，无胃则死，脾胃之气对于维持机体的生命活动至关重要。脾胃之气强，则一身脏腑经络、四肢百骸均得以充养，生命活动也旺盛。脾胃为后天之本，气血生化之源，胃强脾健，气血化生有源，下注冲任，胞宫有血可藏，血海充盈，女子月经才可如期疏泄。故李老认为现代女性思虑过度，饮食失时失节，日久脾胃虚弱，脏腑功能失常，气血不足，可致闭经。李老反复强调，察病者必须先察胃气，脾胃气虚者，益气健脾；脾胃虚寒者，温中祛寒；湿浊中阻者，化湿和中。闭经临证时尤重视问饮食的类别和量，善于指导病人的纳食习惯。他主张五谷杂粮占首位，粗细搭配，不可暴食过量鱼、肉、蛋等；食要应季，时令之物与天地节气交感，食最应时之食物，可与人体脏腑气机调应，人体各功能才常而有序。食要适而足，中土升降畅和，通过脾胃运化将饮食水谷等营养物质消化吸收和输布，气血化生有源，气盛血充，顺势疏导，可使经自通。

二、以肾为本，补中有通

遵循《素问》中关于"肾气盛衰"理论基础，清代傅山《傅青主女科》曰："经原非血也，乃天一之水，出自肾中。"提出"经水出诸肾"的观点，为后代医家从肾治疗虚性闭经等月经病提供了理论指导。肾气是促进机体生长发育及生殖功能的物质基础，天癸在肾气作用下促进月经来潮，肾气 - 天癸 - 冲任 - 胞宫是女性经带胎产的根本。李老认为闭经，虚证多属于先天肾气不足或后天肾虚失养，多以补肾为主，滋肾阴，助肾阳，阴阳双补。"有年未至七七而经水先断者，人以为血枯经闭也，谁知是心肝脾之气郁乎！使其血枯，安能久延于人世。医见其经水不行，妄谓之血枯耳，其实非血之枯，乃经之闭也。"肾气盛是基础，而心肝脾无郁滞、脏腑疏泄有常也是"月事以时下"的必要条件。故李老治疗上必通补兼施，补肾而通达他脏，佐以养肝疏肝、补心安神、健脾益气等治法，以求肝肾同源，精血互生，心肾相交，水火互济，脾肾先后天互相资助，肾气充盛，脏腑安和有常，经血便可如期来潮。李老认为闭经病人，虚证为主为本，虽重通法，但切不可滥用攻泻之法，否则必伤正，不荣血不通。兼夹瘀滞为标，故以补法为基础治则，佐以通法为辅，通行瘀滞切不可滥用攻泻之法，不可过于竣猛，否则易伐伤气血，使虚证更甚。实者为标，多兼瘀而血不通，或气滞血郁，或痰湿瘀阻，或寒凝阻滞，通调经必活血化瘀，故李老在临床中多佐以散寒、行气、活血、利湿、化瘀等治法，以达通补兼施，使补而不滋腻，通而不伤正，滋补而畅达，标本同治。

三、化裁古方，灵用药对

李老谙熟中医经典，临证时常常触类旁通，《黄帝内经》《金匮要略》《伤寒论》《神农本草经》等内容信手拈来。李老重视经典处方，认为古方配伍法度严谨，药专速效，但又不拘泥流派，有效便是好方，合理化裁，杂中精取，为之所用。李老治疗闭经特别推崇《傅青主女科》药方，组方精简，药味平淡，但见奇效。李老对《医林改错》中少腹逐瘀汤、隔下逐瘀汤、血府逐瘀汤等几首活血化瘀处方亦较推崇。"方不对症非方也"，古方不能生搬硬套，医者临证须认真辨病因病机，而后自己组方遣药，才能丝丝入扣，活学活用。在闭经治疗处方特点上，李老认为闭经初期血闭精枯，以补为主，气血虚弱为主闭经者，善用人参养荣汤加减；肾气亏损为主者，善用益经汤加减。经血复潮者，初达其效，病人心中宽慰，再后期辨其兼证，若心悸失眠，归脾汤加减；若行经不畅，当归芍药汤或调经四物汤加减；若脾虚痰湿，七味白术散加减；若阴虚燥热，沙参麦门冬饮加减。李老四诊合参，每诊处方用药必变化，精简细微。在用药特点方面，李老对药对的研究颇深，更推崇施今墨药对之精，李老的自拟方多是针对主要症状，妙组药对，心中明了，从容应对，灵活用药。如李老常用龟板胶和鹿角胶血肉有情之品，平阴阳，补肾益精；肉桂和决明子同用，调寒热，引肝火归原，补肾之元阳；丹参配鸡内金，活血调经，消积宽中；巴戟天配菟丝子平补肾之阴阳；佩兰与荷叶同煎，清利表里，和胃化湿。

四、善求病因，整体调控

现代医学认为继发性闭经发病率高，常见原因有多囊卵巢综合征、高泌乳素血症及卵巢早衰等，以下丘脑性闭经最常见；原发性闭经多为遗传原因或先天性发育缺陷引起。现代医学认为，正常月经的建立及维持是基于下丘脑－垂体－卵巢轴的神经内分泌调节正常、子宫内膜对性激素周期性反应良好及下生殖道的通畅。原发性闭经较少见，多为遗传原因或先天性发育缺陷引起；继发性闭经发生率明显高于原发性闭经，病因复杂，下丘脑性最为常见，其次是垂体、卵巢、子宫性及下生殖道发育异常闭经。《素问》有曰："必伏其所主，而先其所因。"李老认为诸病皆有因，闭经病人病因亦复杂，要详细询问其停经前的诱因，精神因素、环境变迁、生活习惯、妇科手术史、服用药物等尽量详细。生活节奏快，工作压力大，加班熬夜，工作紧张，或饮食不规律，缺少运动，心劳体懒，或过多行人流、药流，这些都是现代女性面临的问题，特别对于继发性闭经病人，临证时一定要综合考虑社会学病因。另外，李老重视其西医的检查，要了解病理改变，如近来B超检查卵巢、子宫及内膜情况，基础体温，性激素水平等，这是探求局部生物学病因。辨证时以人为本，整体调控，考虑闭经病人个人体质、性格特征，结合其所处的自然、社会环境以实现个体化施治，月经来潮可初步判定疗效。李老认为闭经的预后与转归又与这些病因等息息相关，病因简单者，辨证求因诊治后月经可来潮或复潮，实现规律排卵方达治愈之效；而病因复杂者，容易反复，甚难以见效。故治疗闭经医生更为重要的任务是帮助和指导病人如何辨证调护，以求恢复规律月经及排卵，如注意调摄精神，适当规律运动，饮食适宜，避免多次人流或刮宫等；积极鼓励有生育要求的病人在育龄期充分利用肾气旺盛的优势，尽早调经种子。

五、病案举隅

病案1

患者，女，27岁，未婚育。初诊：2013年2月1日。

主诉：月经停闭4个月。现病史：末次月经2012年10月中旬，平素月经尚规则，目赤，手足冷，眠梦多，纳一般。近来工作劳累，多思虑，大便欠规律，偏干，溲黄，苔薄白，脉沉缓少力。西医检查：妇科B超未见异常，性激素卵泡期水平。

诊断：闭经（继发性）。

辨证：肝脾肾虚，气血郁结。

治法：调补肝肾，健脾益气，补血通经。

处方：益经汤加减。熟地黄35g，当归15g，白芍15g，人参10g，白术35g，酸枣仁10g，山药15g，沙参10g，牡丹皮6g，杜仲6g，柴胡3g，菟丝子40g，巴戟天40g，丹参10g，鸡内金6g。7剂，水煎服，每剂煎2次，2次/日。

复诊（2013年2月15日）：服药6剂后2月7日月经至，量色质可，手足冷减，纳少，眠早醒。辨证：气血两虚。治法：益气养血安神。处方：归脾汤加减。龙眼肉6g，黄芪40g，当归10g，党参35g，白术15g，茯苓15g，炙甘草10g，酸枣仁15g，远志6g，木香6g，刺五加浸膏14g，地骨皮10g。7剂，服法同前。后复诊月经可如期来潮，眠一般，余无不适，嘱畅情志，避风寒。

按：闭经病因不外虚实二证。虚者，多因肝肾不足，经血两亏；或因气血虚弱，血海空虚，无余可下。实者，多因气滞血瘀，痰湿阻滞，冲任不通，经者不得下行，而致闭经。患者忧思过劳伤脾之气，再加肝气郁结，致肾气郁而难宣而闭经，虚实夹杂，遂予"年未老经水断"之治法，方用益经汤加减，治以散心肝脾之郁，大补肾水，则精溢而经水自通。补以通之，散以开之。加鸡内金理气开胃，丹参活血调经，诸药合用，补肝肾，调气血，理脏腑，养血调经。菟丝子、巴戟天加强补肾益精之功。复诊患者月经已至，各症较前缓解，为巩固疗效予以归脾汤加减，益气养血，健脾养心，防治结合。

病案2

患者，女，22岁，未婚未孕。初诊：2013年1月22日。

主诉：月经停闭8个月余。现病史：14岁初潮，后半年内正常，后月经不调至今，第二性征差，现见颌下及面部痤疮，畏寒，四末凉，健忘，纳极少，乏力，眠梦多，二便可，苔薄白，脉沉细缓少力。西医检查妇科B超提示子宫稍小。

诊断：闭经（继发性）。

辨证：气血两虚。

治法：益气养血，调补冲任。

处方：人参养荣汤加减。黄芪40g，桂枝15g，党参30g，白术15g，茯苓10g，甘草6g，当归10g，白芍15g，熟地黄15g，远志6g，五味子6g，陈皮6g，山药50g，鸡内金6g。7剂，水煎服，1剂/日，早晚各温服1次。

二诊（2015年1月29日）：上诸症较前稍缓，调补后月经未至。继通补兼施，治法：活血行气，补肾调经。处方予以当归芍药散加柴胡6g，枳壳6g，菟丝子30g，巴戟天30g，丹参6g，鸡内金6g。

7剂。

三诊（2013年2月5日）：2月3日月经来潮，色黯，量少，经前及经行第一日小腹痛。行经第3日，治法：活血通经。处方：调经四物汤加减。当归15g，川芎10g，白芍40g，地黄15g，吴茱萸3g，香附10g，牡丹皮10g，茯苓10g，元胡10g，陈皮6g，天花粉6g，白术15g。7剂。

四诊（2013年2月19日）：月经2月3~9日，纳少。经后继续调和脾胃，治法：补益肾气。处方予以七味白术散加山药15g，神曲6g，巴戟天50g，覆盆子50g。7剂。

五诊（2013年3月12日）：患者诸症较前好转，经前乳胀，予八珍汤加减，益气养血，疏肝理气。后患者多次复诊，月经1~2个月一潮。

按："经水出诸肾"，肾藏精，精化血，血海满，月经泻。患者先天禀赋不足，体质虚弱，气血两虚，冲任胞宫失养，证属虚证，虚者补而通之。故此患者必先补益气血，后灵活运用攻补兼施，正如二诊、三诊，结合月经周期，经前及经期适当活血以通经。除固护先天肾气外，后天必重调脾胃，遂患者经至后，四诊、五诊补脾胃调冲任，以求经血疏泄有常。

参考文献：

[1] 张玉珍. 中医妇科学［M］. 北京：中国中医药出版社，2002：120-127.

[2] 杨威，金香兰，李睿. 阳脏人养生重在恬淡权衡－谈李维贤老中医的养生经验［J］. 北京中医药，2010，29（4）：258-260.

[3] 张保春. 傅青主女科白话解［M］. 北京：人民军医出版社，2015：45.

[4] 贺兴东，翁维良，姚乃礼，等. 名老中医成才之路（续集）［M］. 上海：上海科学技术出版社，2014：150-156.

[5] 李维贤. 关于药对学的探讨［J］. 中国中医药信息杂志，2000，7（9）：9-12.

[6] 谢幸，苟文丽. 妇产科学［M］. 8版. 北京：人民卫生出版社，2013：352-353.

（原载于《中医药导报》2018年第1期，作者：赵飞燕、李睿、程兰）

阎孝诚 李维贤 孔令诩 学术传承文集

李维贤治疗痛经经验探究及虚寒痛经方的临床疗效观察

目的：

通过对名老中医李维贤治疗痛经的病案进行回顾性临床研究，以中医药理论为指导，采用观察法、比较法及数理统计等法来完成此文，从而探析和归纳李维贤治疗痛经的临床经验；同时通过前瞻性临床研究，采用自身前后对照试验方法，观察分析李老自拟验方虚寒痛经方治疗虚寒型痛经的临床疗效，进一步为中医药治疗痛经提供指导。

方法：

通过痛经文献学研究，归纳古代中医家对痛经的病名、病因病机、辨证论治等方面的认识，整理现代中医家对痛经的中医药内、外治疗方法的研究，概括现代西医学对痛经的病因病机、分型及治疗手段的研究及进展，为整理和研究李维贤治疗痛经的辨证治法及用药规律打好理论基础。

通过分析李老门诊 62 例痛经患者病案的辨证及论治方法，并对李老治疗各证型痛经的 25 首处方进行分类及频次统计、归纳比较与分析讨论，将常用的 117 味中药进行功效分类、归经及性味统计分析，以了解其用药规律，最后概括总结李维贤诊治痛经的临床经验及一般特点。同时收集纳入 2015 年 12 月至 2017 年 1 月在广东省中医院妇科门诊就诊诊断为虚寒型痛经的 49 例患者，予以李老自拟验方虚寒痛经方加减，患者经期服药 5 天，治疗 3 个月经周期，观察记录治疗前后痛经症状评分及 VAS 评分，分析对比治疗前后各评分的差异，分析年龄、病程、病情与疗效的相关性，观察虚寒痛经方的整体临床疗效。

结果：

李老辨证治疗痛经处方情况比较分析：肝气郁滞型：调经种玉汤加味主治肝郁血虚夹有气滞之痛经；开郁种子汤加味主治肝郁兼肝脾不调型痛经；宣郁通经汤加味主治肝郁夹瘀热之痛经；解肝煎加味主治肝郁兼脾胃郁滞之痛经；当归芍药散加味主治肝郁脾虚兼有血水郁滞之痛经。寒凝血瘀型：通卵种育丹加味主治少腹寒凝血瘀兼气滞型痛经；温脐化湿汤加味主治下焦寒湿型痛经；金匮之温经汤加味主治冲任血虚、寒凝血瘀型痛经。气血亏虚型：人参养荣汤加味主治气血俱虚型痛经。脾胃虚弱型：七味白术散加味活血调经之药主治脾胃虚弱型痛经。肾气不足型：调肝汤加味主治肾精虚少、肝血不足之痛经。常用中药分类统计结果显示前五类依次为补气药、补血药、活血化瘀药、理气药、助阳药；中药归经排在前三位的依次为归脾经、肝经、心经。常用中药的药性前两位依次为温性、平性；药味前两位依次为辛味、甘味。

李老验方虚寒痛经方治疗虚寒型痛经疗效观察：治愈 6 例，显效 16 例，有效 18 例，无效 9 例，总有效率为 81.63%。患者治疗前后痛经症状评分及 VAS 评分对比，治疗后明显下降，差异有统计学意义。患者各年龄组间比较有统计学意义，患者各病程组间、各病情组间疗效比较均无统计学意义。

结论：

李维贤教授临床常见痛经辨证分型：肝气郁滞型、寒凝血瘀型、气血亏虚型、脾胃虚弱型、肾气不足型。经验特点：推崇古方，辨证施治；善理脏腑，重调肝脾；气血为要，通补兼施；温散寒邪，通化血瘀。

李老经验方——虚寒痛经方加减对虚寒型痛经具有较好的治疗作用，可温经散寒止痛，有效缓解患者的痛经症状，且对年轻痛经患者疗效相对较好。

关键词：痛经；李维贤；临床经验；虚寒痛经方；虚寒型；疗效观察

（本文为广州中医药大学 2017 届硕士学位论文中文摘要，作者：赵飞燕，指导：程兰）

阎孝诚 李维贤 孔令诩 学术传承文集

李维贤教授调补奇经治疗子宫腺肌症学术思想的理论探讨及临床研究

目的：

深入探讨李维贤教授调补奇经治疗子宫腺肌症学术思想的理论渊源，同时通过自身前后对照的方法，观察从调补奇经制定的综合方案治疗子宫腺肌症的临床疗效，以期为子宫腺肌症的治疗提供新的治疗思路以及有效的治疗方案，从而增加子宫腺肌症的治疗手段，最终提高临床治疗子宫腺肌症的疗效。

方法：

理论研究方面，主要通过查阅文献，归纳古代医家对于癥瘕病因病机的认识，总结从奇经虚损角度辨析癥瘕发病机理的学术思想，探讨李维贤教授调补奇经治疗子宫腺肌症学术思想的理论渊源。

临床研究方面，在李维贤教授学术思想及临床经验基础上，制定调补奇经治疗子宫腺肌症的综合方案。纳入 34 名子宫腺肌症患者，从调补奇经角度出发，每次月经经后及经前按照治疗方案开始穴位埋线和口服中药。其中穴位埋线选取冲任督带四脉中对女性生理功能具有补益功效的穴位：大赫穴（双侧）、气海穴、关元穴、命门穴、带脉穴（双侧）等穴位为主穴。中药汤剂方面：经后期以升带汤为基础方，经前期以鹿角霜桂枝方为基础方，根据兼夹症状的不同，给予辅助配穴及中药药味加减。治疗 3 个月经周期为一疗程，连续治疗一个疗程，观察患者治疗期间的不良反应，观察治疗后总体疗效，比较治疗前后痛经程度、月经经期、月经量及生存质量的评分，采用 SPSS 22.0 软件进行数据统计分析。

结果：

1. 通过文献研究，奇经与女性生理病理密切相关，女性癥瘕可由奇经虚损，脉气不升，血行不畅，瘀血阻滞络脉而致病，从奇经虚损角度认识女性癥瘕发生的学术思想，可追溯到《内经》，至清代及民国时期，叶天士、傅青主、张锡纯等医家将该学术思想进行了丰富的发展与临床应用。可见，李维贤老中医从调补奇经治疗子宫腺肌症的学术思想有充分的理论依据。

2. 纳入子宫腺肌症患者 34 例，因个人原因而中止治疗及脱落病例 4 例，最后完成疗程的病例 30 例，经过三个月经周期治疗后随访：痊愈 5 例，显效 12 例，好转 11 例，无效 2 例，总有效率 93.33%。结果表明，从调补奇经出发制定的综合治疗方案对子宫腺肌症疗效显著。

3. 治疗前后痛经程度评分、月经经期天数、月经量评分及生存质量评分的比较，差异有统计学意义（$P < 0.05$），结果表明，从调补奇经出发制定的综合治疗方案能有效减轻痛经程度、改善月经情况及提高子宫腺肌症患者的生存质量。

4. 不良反应方面：治疗期间有 1 例患者埋线后针刺点出现少许皮下瘀斑，1 例患者口服中药后出现腹胀、胃纳欠佳等不适，对症治疗后症状可缓解，余无明显副作用及不良反应，安全性较高。

结论：

女性癥瘕可由奇经脉气亏虚，络脉瘀血阻滞而成，故可从调补奇经治疗子宫腺肌症。从调补奇经角度出发制定的穴位埋线配合中药汤剂的综合治疗方案，对子宫腺肌症有显著的治疗作用，能有效缓解患者痛经，改善月经延长及月经量多等情况，并且提高患者的生存质量，治疗过程无明显副作用及不良反应，治疗方法安全有效，且价廉，患者依从性高，值得临床进一步推广。

关键词：调补奇经；子宫腺肌症；穴位埋线；升带汤；鹿角霜桂枝方

（本文为广州中医药大学 2019 届硕士学位论文中文摘要，作者：韦燕，指导：冉青珍）

李维贤教授治疗宫寒不孕经验浅析

摘要：李维贤教授治疗宫寒不孕擅从脾肾入手，整个治疗过程体现"温经通络以除沉疴，温肾健脾以固根本，益气养血以助孕育"的思路，如此使胞宫得暖，先天得固，后天得充，精充气盈，两精相抟，受孕乃成。

李维贤教授是第三、四批全国名老中医药专家学术经验继承工作指导老师，出身于中医世家，毕业于北京中医学院，从事中医临床及科研工作 50 余年，擅治内、妇、儿科疾病，对不孕症、痛经、闭经等治疗有独到心得，效如桴鼓。笔者通过对其病案进行认真研读，并在其弟子冉青珍导师的指导下将李老治疗宫寒不孕症的经验浅析如下。

一、宫寒不孕特点

《神农本草经》云："女子风寒在子宫，绝孕十年无子。"《诸病源候论》亦云："子脏冷无子者，由将摄失宜，饮食不节，乘风取冷，或劳伤过度，致风冷之气，乘其经血，结于子脏，子脏则冷，故无子。"提出寒邪客于胞宫可致不孕。《圣济总录》又云："妇人所以无子者，冲任不足，肾气虚寒故也。"《傅青主女科》"下部冰冷不孕"一节，亦言及"妇人有下身冰冷，非火不暖……虽男子鼓勇力战，其精甚热，直射于子宫之内，而寒冰之地气相逼，亦不过茹之于暂而不能不吐之于久也"，因"胞胎者，上系于心而下系与肾"，提出胞胎寒不孕实则"心肾二火衰微"不能温煦子宫，子宫虚冷无法摄精成孕之故也。

李老在前人基础上结合现代女性生活特点分析宫寒不孕之成因：一者大多女性为追求苗条身材刻意减少主食摄入而导致后天生化乏源，脾气亏虚；或过食肥甘厚味阻碍脾胃运化，使脾胃受损，后天无法充养先天，而致肾气渐亏，肾阳不充，胞宫失煦。二者恣食生冷或暑日贪凉数伤阳气，阳气不足则内寒生湿邪起，使胞宫渍于寒湿之中摄育失权。三者频做人流、药流或频服避孕药使胞宫频受药食金刃所伤，折伤肾阳，不能触发氤氲孕育之气以摄精成孕而不孕；肾阳亏虚，阳虚则寒，寒则气血凝滞成瘀，阻碍精卵结合亦可导致不孕。

宫寒不孕临床常见女子婚久不孕，月经错后、稀发或闭经，经行量少色黯；精神疲倦，面色晦暗，少腹时冷痛，腰酸腿软，畏寒喜暖，性欲淡漠；带下量多质清稀，小便清长，大便溏薄，舌淡暗苔白润或干，脉沉迟无力或紧等症状。

二、治疗思路

《万病回春》云："妇人之道，始于求子，求子之法，莫先调经。"李老认为治疗不孕症当以调经为先，经调则有子。宫寒不孕者多虚实夹杂，实者多为寒凝血瘀阻滞经脉而见经行不畅或闭经，治当温经散寒、活血通络以除血脉之痼疾，使胞宫之气血畅和无阻；虚者多为肾阳亏虚胞宫虚寒而见经行小腹冷痛，治当温肾暖宫，益气和血，使脾肾旺，胞宫暖，气血足，孕育乃成。

1. 温经通络以除沉疴

肾阳亏虚，血脉失于温养，气血不畅，停而为瘀，瘀阻冲任，经脉不通，可使胞宫摄育失权而不孕。李老认为治当温经活血以祛瘀。偏于气滞者，予调经种玉汤理气养血，暖宫祛寒。该方出自《济阴纲目》，方中四物调经养血，吴茱萸、肉桂辛温散寒暖胞，延胡索、香附伍川芎理气活血行血分之滞，牡丹皮、茯苓凉肝防温药太过，诸药合方使气得行，血得养，而不致成瘀。虚寒血瘀重者，予金匮温经汤温经散寒，养血祛瘀。寒凝血瘀重者，予少腹逐瘀汤活血祛瘀，温经止痛，方中小茴香、肉桂、干姜温里散寒之功尤著，李老临证常加祛风湿药如老鹳草，取其疏经活血通络之效。该法多在经前期使用，此期乃血海满溢，欲将去旧迎新之时，立温经活血之法可使寒邪得化、瘀血亦能随经血顺势而下，胞宫之沉疴痼疾除而待新生，诸代表方中又均见温肾健脾、补血益气之味，体现李老用方"祛邪而不伤正"之意。经间期属西医之排卵期，此期李老善用通卵助孕汤以促排卵，该方出自韩玉辉所著《妇科挈要补注》，系由少腹逐瘀汤易"没药"为"荔枝核"而成，李老认为王氏用没药主要立足于血分，侧重于活血"逐瘀"；韩氏用荔枝核则主要立足于气分，侧重于行气"通卵"。

2. 温肾健脾以固根本

《景岳全书》云："凡此摄育之权，总在命门。"《傅青主女科》亦云："胞胎之寒凉，乃心肾二火之衰微也。"肾阳亏虚，命门火衰，阳虚气弱，肾失温煦，不能触发氤氲乐育之气可致不孕。李老认为经后期正是血海空虚、胞宫清净、阴血渐长之时，宫寒不孕者当抓住此时机温肾健脾以顾护根本。临床常以温胞饮加减，黄绳武在《傅青主女科评注》中指出："温胞汤方……重在温补心肾之火，以养精益气。"方中白术补气健脾，滋养化源，以利腰脐之气；巴戟天味辛性温，专入肾经温补元阳；白术配巴戟，一培后天之土，一补先天之火，相得益彰，达先后天同调之意；人参、山药助白术健脾补气，杜仲补肝肾，菟丝子温补肝脾肾三阴经以益精髓，补骨脂苦温入心肾，温肾壮阳；附子、肉桂二味相须为用，补命门之火；芡实益肾固精。李老用古方时特别注重方中君臣佐使之配伍及药量比例之分配，傅氏以白术、巴戟天为君，用量均为1两，李老临证二者用量达30~40g，而方中附子、肉桂二味则用3~5g为宜，体现李老用药"不失古人之准绳"之意。临床常酌加刺五加膏以加强益肾填精之功。

3. 益气养血以助孕育

《景岳全书》云："妇人所重在血，血能构精，胎孕乃成……盖心主血，养心则血生，脾胃主饮食，健脾胃则气布，二者胥和，则气畅血行。"《傅青主女科》亦云："精满则子宫易于摄精，血足则子宫易于容物，皆有子之道也。"脾为后天之本，主运化水谷精微，宫寒不孕者因肾阳亏虚，无法温养后天脾土，使之运化功能失职而致气血化生不足。胎孕赖血所养，胞宫气血不足犹如贫瘠之土壤难以长养庄稼，种子成孕之希望亦渺茫矣。故李老认为治当温肾健脾，益气养血，以沃土助孕育，为受孕提供足够的物质基础。临证常以温土毓麟汤或人参养荣汤加减。温土毓麟汤出自《傅青主女科》，方中党参甘平，不腻不燥，擅补中气；白术主入脾胃二经，甘以健脾，苦温以燥湿，二者同用使脾气健胃气强而寒自散；巴戟天、覆盆子合用共奏温肾助阳之功；人参擅补心阳而益脾胃之气；山药脾气及脾阴双补；神曲佐之以化滞。李老临床常配伍小柴胡汤加减，取其疏肝调和脾胃之意。人参养荣汤中四君补脾益气，重用黄芪助人参、白术健脾益气；四物养血补血。肉桂少许温肾通阳，远志味苦引气血入心以奉周身，陈皮调气机升降使补而不滞。如此使脾胃生化有权，胞宫气血充沛。《内经》云："五谷为养，五果为助，五畜为益，五菜为充。"李老特别强调食补的重要性，提出能食补不药补，临床常郑重下医嘱建议患者必须保证充足的主食使气血生化有源。

三、病案举隅

患者，女，38 岁，已婚育。初诊：2013 年 1 月 17 日。

主诉：同房未避孕而未孕 2 年余。现病史：末次月经（Lmp）：1 月 11 日，经行 2 天，色黯黑，量少。平素月经尚规律，经行量少，经前乳房稍胀，小腹坠痛喜温，腰酸。平素易头晕疲乏，身凉畏寒。纳主食少，眠梦多，大便稀，小便调。舌淡暗，苔白滑，脉沉细缓少力。既往史：曾剖产 1 胎，人流 1 胎，停孕 1 胎，宫外孕 1 胎。既往宫腔粘连史，曾行右侧输卵管切开取胚术及子宫肌瘤剔除术。

诊断：不孕症。

辨证：脾肾阳虚，胞宫虚寒。

治法：温补脾肾，暖宫助孕。

处方：生晒参 10g，菟丝子 10g，白术 40g，肉桂 5g，黑附片（先煎 30 分）3g，巴戟天 40g，生山药 15g，杜仲（炒）10g，芡实 10g，补骨脂 6g，老鹳草 10g。7 剂，水煎服，1 剂 / 天。

二诊（2013 年 1 月 24 日）：头晕、疲乏、畏寒诸症减轻，诉胸膈满闷，频频嗳气，喜热饮，胃纳欠佳，纳主食少，眠梦多，大便稀，小便调。舌淡暗，苔薄白，脉沉细缓少力。辨证：脾气亏虚，肝胃不和。治法：疏肝健脾和胃。处方：生晒参 10g，白术 15g，生山药 15g，神曲（炒）6g，巴戟天 50g，覆盆子 50g，柴胡 15g，姜半夏 10g，甘草 10g，黄芩 10g，生姜（切）15g，大枣 6 枚。7 剂，水煎服，1 剂 / 天。

三诊（2013 年 1 月 31 日）：诉健忘，近期乳胀明显，纳眠较前转佳，二便调。舌淡暗，苔薄黄，脉缓滑。辨证：肾虚肝郁。治法：补肾调肝。处方：熟地黄 35g，当归 15g，白芍 15g，生晒参 10g，白术 35g，炒酸枣仁（捣）10g，生山药 15g，沙参 10g，牡丹皮 6g，杜仲（炒）6g，柴胡 3g，菟丝子 50g，巴戟天 35g。7 剂，水煎服，1 剂 / 天。

四诊（2013 年 2 月 28 日）：末次月经：2 月 13 日，量较前明显增多，现症见身乏力，屡矢气，纳眠可，二便调。舌淡红，苔白，脉细缓。辨证：气虚血瘀。治法：养血活血，调经助孕。处方：当归 15g，川芎 10g，赤芍 10g，生地黄 15g，吴茱萸 3g，香附 15g，牡丹皮 10g，茯苓 10g，延胡索 10g，陈皮 6g，焦白术 15g，菟丝子 15g。7 剂，水煎服，1 剂 / 天。往后继续门诊调理治疗，于 2013 年 4 月 3 日 B 超提示宫内早孕。

按语：本病患者年龄已过五七之年，"女子五七，阳明脉衰，面始焦，发始堕"，加之平时纳食量少，导致脾胃虚衰，肾元不充；既往多次不良妊娠以及手术史，屡伤肾气，肾虚日久，损及肾阳，胞宫失煦；金刃屡伤胞宫，使冲任二脉及胞脉气血失调，血行阻滞，导致月经量少。结合病史及症状可辨证为脾肾阳虚，胞宫虚寒。初诊见头晕、健忘、身乏力、身凉畏寒皆为肾阳虚衰，气血不足，无以上荣脑窍及温养周身之象，此时正值月经后期，当温肾健脾，暖胞宫以固根本，方以温胞饮加减。二诊寒证得减，仍诉胃纳欠佳，纳主食少，且见肝郁之象，证属脾胃虚寒，肝胃不和，方以温土毓麟汤合小柴胡汤加减。三诊处于经前期，考虑此前经水量少，盖"经水出诸肾"，经少实为肾水不足之故，治当补肾调肝，益气养血，方以《傅青主女科》之"益经汤"加减，大补肾水以散心肝脾之郁。四诊为经前期，予调经种玉汤养血活血，调经助孕，使胞宫气血通畅，精卵易于着床。

参考文献：

［1］刘英锋，黄利兴，鲁纯纵，等.当代名老中医成才之路（续集）［M］.上海：上海科学技术出版社，2014：150-156.

［2］韩玉辉.杂病挈要（附：妇科挈要）［M］.北京：人民卫生出版社，2010：131-132.

［3］黄绳武.傅青主女科评注［M］.武汉：湖北科学技术出版社，1985.

［4］冷嫦娥，潘佩光，陈建宏，等.女性孕前中医体质保健思路探讨［J］.广州中医药大学学报，2015，32（2）：339-341.

［5］杨威，金香兰，李睿.阳脏人养生重在恬淡权衡－谈李维贤老中医的养生经验［J］.北京中医药，2010，29（4）：258-260.

（原载于《中医药导报》2018年第6期，作者：邓彩丽，指导：冉青珍）

李维贤教授治疗不孕症经验总结及传承研究

目的:

通过对名老中医李维贤教授不孕症病案进行回顾性研究,总结李维贤教授治疗不孕症的临证经验,并对其弟子冉青珍医生治疗成功的不孕症验案进行回顾性分析,探讨李维贤教授治疗不孕症经验在岭南地区的传承发展特点,为不孕症的临床诊疗提供参考。

方法:

1. 经验总结:收集李维贤教授 2012 年 12 月 –2013 年 4 月在北京平心堂门诊部诊治的不孕症病案 40 例 130 诊次,对其进行回顾性研究,以中医药学理论为指导,结合李维贤教授治疗不孕症的心得手稿及其弟子跟师论文等资料,采用频数统计、单病例分析及方药检索相结合的方法对病案中的常用方剂进行溯源及理论基础研究,总结李维贤教授治疗不孕症的临床经验。

2. 传承研究:收集冉青珍医生 2014 年 3 月 –2017 年 3 月在广东省中医院门诊诊治的以纯中医药治疗成功的不孕症病案 85 例 623 诊次,对其进行回顾性研究,采用对比法、频数统计及单病例分析相结合的方法对冉青珍医生治疗不孕症的处方用药进行分析,探讨李维贤教授治疗不孕症经验在岭南地区的传承发展特点。

结果:

1. 对李维贤教授不孕病案一般情况的分析:症状以溲白、困倦乏力、腰膝酸软、腰腹四末凉较多见,体现病属虚损为主;舌脉以苔白、薄及脉缓、细、少力较多见,体现病属寒、虚者为主;方剂使用方面,按频数从高到低排列分别为温胞饮、温土毓麟汤、调经种玉汤、通卵助孕汤等,体现病案中,属脾肾虚寒者多;方剂脏腑气血归属统计方面,以从脾、肾、气血论治较多,体现李维贤教授治不孕重视调补先后天,尤重补脾;药物归经统计方面,以归脾经药物为多见,支持李维贤教授治不孕尤重补脾的学术思想。

2. 李维贤教授治疗不孕症常用方剂分析:分别从肝、脾、肾、肝肾、肝脾、脾肾、气血及奇经八个方面对李维贤教授治疗不孕症常用方剂进行归类分析,发现李维贤教授治疗不孕症以脏腑辨证为主,重视五行生克制化关系,气血、奇经辨证为辅。

3. 药物特殊用量分析:分析病案发现李维贤教授对于白芍、白术、黄芪、党参、巴戟天、菟丝子、覆盆子等药在某些药方中的用量比重尤大,根据药物功效进行分析,可看出李维贤教授治疗不孕症特别重视温补脾肾、益气养血、疏肝柔肝的特点。

4. 李维贤教授治疗不孕症学术特点初探:博采众长,尤崇傅氏女科,重视脏腑辨证;重视先后天调补,尤重补脾胃益气血;疏肝重柔肝,肝脾同调,肝肾同治;治气血善通补兼施。

5. 李维贤教授治疗不孕症经验在岭南地区应用特点:冉青珍医生将李维贤教授治疗不孕症经验应用于岭南妇科临床,在治疗排卵障碍性不孕方面尤显优势,用药上更多体现疏肝解郁、益气养血、化痰除湿、活血化瘀的特点，温补脾肾较少使用，由此可看出南北地区不孕症患者的患病特点存在差异，传承发展名老中医经验须遵循"三因制宜"的原则。

结论：

李维贤教授治疗不孕症以脏腑辨证为主，气血、奇经辨证为辅，治疗上崇傅氏女科方，注重先后天同调，尤重补脾胃益气血；疏肝重柔肝，肝脾同调，肝肾同治；治气血善通补兼施。冉青珍医生将李维贤教授治疗不孕症经验应用于岭南妇科临床，效果肯定，在排卵障碍性不孕方面尤显优势，用药上更多体现疏肝解郁、益气养血、化痰除湿、活血化瘀的特点，体现名老中医经验的传承发展需遵循"三因制宜"的原则。

（本文为广州中医药大学 2017 届硕士学位论文中文摘要，作者：邓彩丽，指导：冉青珍）

阳脏人养生重在恬淡权衡

——李维贤老中医的养生经验

摘要：李维贤老中医是第三、四批全国名老中医药专家学术经验继承工作指导老师，年逾七十，思维敏锐，身体健康。李老主张养生讲求因人而异，体质不同者养生之法各具特点，不可千人一法。李老自认为阳脏之人，多阳易热而神气易动，故其个人养生经验重在恬淡权衡，淡食浓茶，静神不乱思，顺四时应运气，执常御变，规避火热偏性之害，以保持健康长寿的身心。

李老出身于中医世家，曾任黑龙江省中医妇科学术专家委员会主任、中国中医研究院学位委员会基础分会评委委员等，至今每周坐诊 5 次，因疗效显著而深受患者爱戴。李老年逾七十，依然精神饱满，思维敏锐，行动迅捷，身体健康，虽然平时很少运动锻炼，烟茶难离其手，但自有保持健康长寿的养生经验，兹择要总结如下。

一、阳脏之人，淡食浓茶

养生讲求因人而异，体质不同者养生之法各具特色，不可千人一法，因循学步。

《内经》关于体质类型的论述颇多，其中根据个体阴阳之气盛衰划分的阴阳分类法，对后世具有重要的启迪意义。《灵枢经·行针》论及"重阳之人，其神易动，其气易往也""重阳之人，熇熇蒿蒿，言语善疾，举足善高，心肺之脏气有余，阳气滑盛而扬，故神动而气先行。"《灵枢经·通天》细分为太阴、少阴、太阳、少阳、阴阳和平之人五类，其中"太阳之人，居处于于，好言大事，无能而虚说，志发于四野，举措不顾是非，为事如常自用，事虽败而常无悔"，且"太阳之人，多阳而少阴，必谨调之，无脱其阴，而泻其阳"。

依《伤寒论》"病有发热恶寒者，发于阳也；无热恶寒者，发于阴也"，划分为偏燥热壮实的阳人、偏寒湿虚弱的阴人。丹波元坚《伤寒论述义·阴阳总述》称："宋代有阳脏人、阴脏人之语：阳脏人感邪，则为热证。阴脏人感邪，则为寒证也。"《景岳全书·传忠录》云："阳脏之人多热，阴脏之人多寒。阳脏者，必平生喜冷畏热，即朝夕食冷，一无所病，此其阳之有余也；阴脏者，一犯寒凉，则脾肾必伤，此其阳之不足也。""禀有阴阳，则或以阴脏喜温暖，而宜姜、桂之辛热；或以阳脏喜生冷，而宜芩、连之苦寒；或以平脏，热之则可阳，寒之则可阴也。"后医常言，阳脏之人多有内火，阳脏人不可服五积散，有不可用暖药之戒。

由于人之形有厚薄，气有盛衰，脏有寒热，所受之邪，每从其人之脏气而为热化、寒化。元代贾铭《饮食须知·菜类》记载：冬瓜味甘淡性寒，"阳脏人食之肥，阴脏人食之瘦。"清代黄宫绣《本草求真·鲩鱼》称："鱼性多温，无论在池在湖，施于阳脏之人，则自发热动燥；施于阴脏之人，不惟其燥全无，且更鲜有温和之力。"主张"食物之宜，当先视人脏气以为转移，非独鲩鱼然也"。阳脏之人十居二三，远较阳弱之人十常五六为少，但"恃强者多反病，畏弱者多安宁"，阳脏之人的养生常为大众所忽略。

李老精研阴阳之理，自认为"阳脏之人"，因阳旺则火盛，易成热证，故平时饮食常以清淡自律，力戒膏粱厚味，《格致余论·茹淡论》称："安于冲和之味者，心之收，火之降也；以偏厚之味为安者，欲之纵，火之胜也。"平日，李老常以五谷杂粮为主，粗细粮搭配，谷物富含胚芽，生机旺盛，不可以鱼、肉、蛋等所替代；辅以蔬菜、水果，摄入量较大，时行果蔬可每食斤许。鸡、鱼、肉、蛋等平时少吃，年节必吃，从不暴食过量。

茶是中华传统饮品，明代李时珍《本草纲目·茗》云："茶苦而寒，阴中之阴，沉也降也，最能降火。火为百病，火降则上清矣。……温饮则火因寒气而下降，热饮则茶借火气而升散，又兼解酒食之毒，使人神思阖爽，不昏不睡，此茶之功也。"清代黄宫绣《本草求真·茶茗》载："茶禀天地至清之气，得春露以培，生意充足，纤芥滓秽不受，味甘气寒，故能入肺清痰利水，入心清热解毒，是以垢腻能降，炙煿能解。"阳脏服之无碍，阴脏服之不宜。

李老常年惯饮浓茶，家居闲处或出外坐诊的第一件事就是酽茶一杯在握。浓茶的清热降火之功，正可平衡阳脏人的火热之偏，还可抵消吸烟之害，但阴脏之人不宜久服浓茶，恐其暗损元气。李老常对各种名茶的品质如数家珍，但平日饮茶并不追求茶叶的价值，只要求浓酽适口，还常以茶渣阴干入枕，或堆积于花盆之中，使居室茶香四溢，醒脑提神。

二、恬淡人生，静神不乱思

《素问·上古天真论》云："恬淡虚无，真气从之，精神内守，病安从来。"人生态度恬淡安宁，虚静无为，不为名利所惑，可使气血调和顺畅，精神饱满，病邪无由得生。

阳脏人常志存高远，神易动，气先行，有因"气"害身之虞，更应清心静神。心者，君主之官，神明出焉。心随情动，心动则五脏六腑皆摇。淡泊名利，少思寡欲，顺其自然，随遇而安，心安神静，恬淡无为乃能行气，"志闲而少欲，心安而不惧，形劳而不倦，气从以顺，各从其欲，皆得所愿"，可祛病健体、延年益寿。故静神为养生首务，如《寿世青编·养心说》所云："未事不可先迎，遇事不可过忧。既事不可留住，听其自来，应以自然，任其自去，忿懥恐惧，好乐忧患，皆得其正，此养（心）之法也。"

李老常说："酒是穿肠毒药，色是刮骨钢刀，财是惹祸根苗，气是无烟火炮。"他淡泊名利，不嗜享乐，早已勘破酒色财气四害，但阳脏之人最易动神动气，故他时常警惕"气"害伤身。

静神并非减少脑力活动，而应勤于动脑，合理思考，动脑不动心，以调畅心情而延缓衰老，心如槁木也不合养生之道。李老提倡："形劳而不倦，神劳而不疲，饮食有节，起居有常，静神不乱思。"平时读书、看病、总结经验，处处都要动脑思考。每遇难题，更应穷追深究，以求其解。但不可过努其力，暂遇顿滞或疲惫之时，或小卧片刻，或远眺、散步，或赋诗、看电视，小憩过后有时会灵感骤至，豁然开朗，难题便解。

恬淡清静也需怡情调适。李老喜侍弄花草，居所处处绿叶盈盈，还曾养猫为伴，珍如朋友。偶尔邀约二三知己，品茗饮酒，谈天说地，或携子女谈笑嬉戏，恢复青春心态。助人为乐亦是养生之道，李老常以祛除病人痛苦为自己人生的最大快乐。

三、岁运不同，应时权衡

人以天地之气生，四时之法成。顺应天地自然规律，依时调摄为养，才能健康长寿。《素问·四气调神大论》云："故阴阳四时者，万物之终始也，死生之本也，逆之则灾害生，从之则苛疾不起，是谓得道。"法象莫大乎天地，变通莫大乎四时，《管子·四时》曰："是故阴阳者天地之大理也，四时者阴阳之大经也。"《内经》强调顺应四时之气以养生，故《灵枢经·本神》称："智者之养生也，必顺四时而适寒暑，和喜怒而安居处，节阴阳而调刚柔，如是则僻邪不生，长生久视。"

李老谨奉经旨，四时养生各具其要。春三月，天地俱生，万物以荣。早春时节，天气寒暄不一，不可顿去棉衣厚服。春日肝旺，当春日融和时，常眺望虚敞之处以畅生气，不可呆坐而生抑郁。食味宜减酸益甘以养脾气，酒饭不可过多，尤忌饥腹多食。夏三月，暑火当令，早卧早起，顺于正阳，以消暑气。夏日心火旺而肾水衰，常应安神养心，外绝声色，内薄滋味，注意饮食温暖、清淡，不宜贪凉喜冷，恣食冷饮，不宜常处空调低温房间或夜卧吹风。秋三月，秋气肃杀，宜和平将摄，早卧早起，收敛神形，使秋气平，肺气清。饮食之味，宜减辛增酸以养肝气，宜食滋润之品。冬三月，天地闭藏，应早卧晚起，以待日光，去寒就温，宜暖衣温室，不可冒触寒风，谨节嗜欲、止声色，调其饮食。

在四时规律的基础上，《内经》进一步阐述五运六气学说，岁运不同而气候各具特点，顺时养生的侧重也需权衡而灵变，呆板因循常会影响养生效果。《素问·五运行大论》云："土主甲己，金主乙庚，水主丙辛，木主丁壬，火主戊癸。"若运乘戊辰、戊寅、戊子、戊戌、戊申、戊午之岁，则热化有余，阳脏之人更需谨防火热之害；若运乘丙寅、丙子、丙戌、丙申、丙午、丙辰之岁，则寒化大行，阳脏之人反可轻松度过。李老熟谙《内经》，对五运六气学说有深入的研究。每年大寒节前，他都会温习《内经》七篇运气大论，回顾当年运气与气候、疾病的关联，推演来年的岁运、六气司天在泉及运气加临、胜复郁发等情势，以便在新的一年中，执常而御变，遇有与气运相关的病证，可帮助分析病机，确定疾病证治原则，有侧重地安排药食，对顺时养生的具体方法也要适时调整。

总之，谨和五味、起居有常以养身形，少嗜欲、和喜怒以养神气，适寒暑、察运气以顺天时。而阳脏之人多热，更应淡食浓茶、恬淡静神、执常御变，以规避火热偏性之害，以达健康长寿之期望。

（原载于《北京中医药》2010 年第 4 期，作者：杨威、金香兰、李睿）

第七篇 成才之路

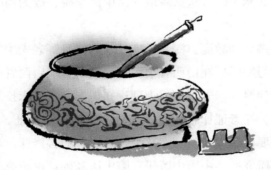

医之道在明达——谈李维贤老中医成才之路

摘要： 李维贤老中医是第三、四批全国名老中医药专家学术经验继承工作指导老师，他以中才之身，立行医大志，孜孜于中医学习；强调系统掌握，专题深入，以求渊博通达；常秉虚怀灵变之心，透彻领悟经典方剂的灵活变通之意；熟识强记经典著作，于药量比例显用方功力；通过文献考证与临证体验，明辨曲直，推陈出新。他的成才经验是以明达之心求中医之道。

李老出身于中医世家，1964年毕业于北京中医学院，曾任黑龙江省中医妇科学术专家委员会主任、中国中医研究院学位委员会基础分会评委委员等。

李老常告诫弟子，医者为死生之所寄，性命攸关；中医成才之路，诚如清代徐灵胎所论，非其人则不能领悟其间真谛，难以取得临证成就。有感于李老的亲身经历，谨以师之所论，探讨中医明达医道而成才的基本规律。

一、医非聪明敏哲之人不可学也

自古即有才学三品之别，以才学而论，则上品出仕为相，救黎民于水火；中品修身行医，振苍生脱病困；下品庸庸碌碌，惟求延年自保。徐灵胎言："医之为道，乃古圣人所以泄天地之秘，夺造化之权，以救人之死。其理精妙入神，非聪明敏哲之人不可学也。"（《医学源流论》医非人人可学论，下同）李老常谦虚地自认为中才。就李老的从学经历可知，中医成才始于立下行医大志。

李老自幼耳濡目染，深受家庭影响，他的祖父与父亲都是吉林地方名医。中学时期，在父亲的鼓励之下，李老已背诵了《医宗金鉴》等中医入门读物，并得到父亲帕克金笔的奖励。高中毕业时，他本已考入沈阳体育学院，但为立志学医，毅然退学，重新考取北京中医学院，成为当时全国唯一的重点中医高等院校的学生。

大学期间，李老亲聆北京中医学院众多名师教诲，深受任应秋、刘渡舟等老先生的学术影响，获得系统教育，打下了扎实的中医基础。实习期间，在山西省中医药研究所（现山西省中医药研究院），得到韩玉辉老先生的临床指导。加之家学深厚，李老很快成为理论知识丰富、临床技能突出的优秀学生，并完成了《雷公药对》《徐之才药对》等考证比较，通过药对的文献源流考证、组成法则分析、使用法则剖析等，完成了中医工作者的重要"基本功"和"欲为大医者"的必修课。李老以优异成绩完成大学学习，先后在黑龙江省祖国医药研究所、中国中医研究院中医基础理论研究所从事临床与科研工作。

二、医非渊博通达之人不可学也

徐灵胎言："黄帝、神农、越人、仲景之书，文词古奥，披罗广远，非渊博通达之人不可学也。"中医知识涉及广泛，经典文献言简意赅、难以透彻理解，需要较好的传统文化功底与文史哲知识背景，更需要对中医理论的全面理解与系统贯通。有道是："医之为道，乃通天彻地之学，必全体明而后可以治一病。若全体不明，而偶得一知半解，举以试人，轻浅之病，或能得效，至于重大疑难之症，亦以一偏之见，妄议用药，一或有误，生死立判矣。"

李老强调对中医知识的系统掌握，他对中医病因学、诊断学、药对学等均有专题论述，提出了独特见解，并对脑髓理论、膜理论及通经活络、活血化瘀治则等进行过专题研究，还曾点校、审订《蠢子医》《女科秘诀大全》二部古籍医书。

李老善于通过文献考证解决中医理论与临床的实际问题。在《内经》志意学说研究中，他提出"志意通，内连骨髓而成身形五脏"（《素问·调经论》）为志意的形态学特征，构成了人体的最高主宰系统；"志意者，所以御精神，收魂魄，适寒温，和喜怒者也"（《灵枢·本脏》）为其生理学特征，志意协调机体内外阴阳匀平的功能表现在御、收、适、和四个方面；志意发病在于劳神过度与房事不节；"凡治病必察其下，适其脉，观其志意与其病也"（《素问·五脏别论》），提示志意对诊断具有重要意义；而五加、人参等中药具有强志意的药理作用，神使与不使、精神进与不进、志意治与不治，成为针、石等刺激疗法能否取得疗效的关键。

三、医非虚怀灵变之人不可学也

中医秉天地造化之权、掌疾病死生之柄，面对复杂多变的临床问题，需有将帅坐阵之从容与灵变，才能"究天人性命之微"，济世而救人。正如徐灵胎所言："凡病情之传变，在于顷刻，真伪一时难辨，一或执滞，生死立判，非虚怀灵变之人不可学也。"

李老临证擅治妇儿、内外各科杂病，其临证处方以运用经典方剂为特色，但对经典方剂的临证运用多有灵活变通之意。以其常用的王清任五首活血化瘀方剂应用为例，他强调治瘀必求于气，治瘀还须重补气，更应辨病位，曾以通窍活血汤治愈情绪紧张的青壮年斑秃，以血府逐瘀汤治愈气滞血瘀之心中烦热患者，以膈下逐瘀汤治愈触撞左腹外伤疼痛患者，以少腹逐瘀汤治愈嗜食生冷的女子痛经、不孕，以身痛逐瘀汤治愈类风湿之腰背身腿疼痛及产后身痛等。

李老灵活运用经典方剂的临证经验，来自他对方剂医理的透彻领悟，也来自他对临证表现的细致观察。如《金匮要略》大温经汤原为女性调经之方祖，但李老观察到睡眠障碍的调经患者经治可以明显改善睡眠质量，而大温经汤之调补冲任功能与睡眠为阴气所主亦有共通之处，因此，临证有意以大温经汤治疗睡眠障碍，取得很好疗效，拓展了该方的应用范围。

四、医非勤读善记之人不可学也

徐灵胎言："病名以千计，病证以万计，脏腑经络，内服外治，方药之书，数年不能竟其说，非勤读善记之人不可学也。"中医治学成才之路，需要对经典文献烂熟于胸，书山学海唯勤苦修炼可成大道。

李老强调对中医经典著作的熟识强记，年轻之时，他已熟谙《黄帝内经》《伤寒论》《金匮要略》《神农本草经》《傅青主女科》《医宗金鉴》等中医经典著作，诊病之时常常朗朗上口，引经据典，背诵如流。记忆是理解的基础，先能熟练记忆、烂熟于心，才会有益于加深理论理解与临证体会。

李老还强调对经典方剂的理解与记忆，不仅要记药味组成与主治功用，还需记药量比例与随证加减，他常说："方剂的不传之秘在量上。"仲景经方的原方药量比例对疗效至关重要，李老常以主药对主证而定主药药量，余药按原方等比例下降。经典方剂的合方运用也是他的处方特色之一。

五、医非精鉴确识之人不可学也

"医之为道，古今异辙，中西殊途，聚讼纷纭，莫衷一是。"(《中西汇参铜人图说》)中医汇集数千年，文献浩瀚，学派、学说纷立，加之现代中西观点杂陈，因此，精细分辨是非曲直成为中医成才的必经之路。正如徐灵胎所言："又《内经》以后，支分派别，人自为师，不无偏驳；更有怪僻之论，鄙俚之说，纷陈错立，淆惑百端，一或误信，终身不返，非精鉴确识之人不可学也。"

李老在临证与科研当中，均强调"明辨"。他曾主持"五加正品的考证"课题，荣获原卫生部乙级成果奖。通过正品五加（刺五加）药物的文献考证与基础实验，明确刺五加"补脑髓、强志意"的药物功效，确定科研方向，使刺五加进入《中国药典》，刺五加产品如"更年女宝""产后复元胶囊"（药准）得到开发、生产和成果转让，以刺五加为主药的相关方剂运用于治疗疑难杂病，取得很好疗效。

李老善于通过文献考证与临证体验解决古人的疑难问题，提高临证效验。如夏台属《名医别录》有名未用药，陶弘景因其药效神奇但不复识而抱恨。李老考证，李时珍《本草纲目》错误地认为冰台（艾）即夏台，属一物重出，夏台主百疾、济绝气，实为莎草（香附），既可补益气馁，又可疏解气滞，兼通十二经气分，生则上行胸膈，外达皮肤，熟则下走肝肾，外彻腰足。香附堪当临床主帅之药，李老在临证运用之时颇多独到经验。

总之，中医成才之路自有一定之规，需"具过人之资，通人之识"，又需"屏去俗事，专心数年，更得师之传授"，方能与古圣人之心潜通默契，进而推陈出新、更上一层；万不可片面追求"顷刻而能之"，使医道沦丧，致病者枉死。李老的成才经验即是以明达之心求得中医之道。

参考文献：

[1] 刘洋. 徐灵胎医学全书 [M]. 北京：中国中医药出版社，1999：156.

[2] 李维贤. 谈谈《内经》志意学说 [J]. 中国中医基础医学杂志，1999，5（7）：7-8.

[3] 李睿. 王清任活血化瘀方剂应用特点及临床体会 [J]. 中国中医基础医学杂志，2006，12（3）：153-154.

[4] 杨威，李维贤. 大温经汤治疗睡眠障碍之探讨 [J]. 陕西中医学院学报，2006，29（6）：9-10.

[5] 李维贤. 名贵中药夏台的考证 [J]. 中国中医基础医学杂志，1998（11）：45-46.

（原载于《北京中医药》2009年第8期，作者：杨威、金香兰、李睿）

岐黄妙手业精于勤

——访我国中医妇科专家李维贤教授

李维贤，1937年6月生，汉族，吉林省四平市人，中国中医研究院基础理论研究所研究员。1988年10月获得国务院人事部颁发的"国家级有突出贡献的中年中医专家"称号，1992年荣获国务院颁发的政府特殊津贴。曾任中国中医研究院中医基础理论研究所藏象研究室主任、副所长等职。现为中国中医研究院学位委员会基础分会评委委员。

一、苍天之气，清净则志意治

走进李老那间书房、诊室兼待客的三合一多功能"厅"，映入眼帘的几幅字画，最抢眼的那幅是写着"静思"两个字的横轴，衬托出主人在精神境界方面远逸的追求。

李老是一位在中医妇科方面有所建树的专家，而且在儿科、内科杂症和老年病的治疗上也有很深的造诣。

说到学问功夫，李老坦言："学习中医没有巧招，首先要背，要做到烂熟于心，这样才能加深理解，也才有可能时时揣摩。背诵中医经典理论和方书，不仅仅是一个基本功的问题，同时也是能不能成为一个合格中医医生的关键，在这方面必须得下点苦功夫和笨工夫。"停顿片刻，他有些忧虑地说："现在学校培养学生注重理解，本意并不错，可是背都背不下来，还能谈得上理解吗？现在中医缺乏临床人才，不能涌现出一批新的名医，教育恐怕难辞其咎。学中医必须摒除虚浮之气，不为名累，不为物移，踏踏实实地下功夫。"《黄帝内经》云："苍天之气，清净则志意治。"修身养生，当以此为铭。

二、严格家教，打下扎实童子功

李老的祖父原是清朝军队里一位"千总"级的医官，后在吉林省梨树县挂牌行医。尽管李家在四平一带也算得上悬壶世家，但李老走上中医之路却是一波三折。尽管他自幼便受到家庭的熏陶，上学后连作业也要到其父坐堂的四平老广生堂药店去写，耳濡目染，便对中医产生了浓厚的兴趣。父亲也时常向他发一番有关理法方药的宏论和一些临证心得，并令其背诵汤头歌，由此而打下了坚实的根底。但当他高中毕业后要学中医时，却受到父亲的强烈反对。虽然他在1957年被沈阳体育学院和吉林自动化电器学院录取，他却都没有去报到，大有不学中医不读书之势。家里拗不过他，只得任其自然了。在等待来年高考的时间里，他背熟了《医宗金鉴》中的《杂病心法要诀》《妇科心法要诀》和《伤寒论》。1958年，李老以优异的成绩考取了北京中医学院，正式开始了漫漫的中医生涯。

1964年毕业后，被分配到黑龙江省祖国医药研究所工作。通过长期的临床实践，在中医妇科尤其是女性不孕的治疗上取得了显著成绩。曾任妇科研究室主任，黑龙江省中医妇科学术委员会主任，获得两项部级科技成果二等奖。1984 年当选为哈尔滨市香坊区人民代表，1986 年被授予黑龙江省劳动模范称号。同年，作为全国 15 名中医科技骨干之一，调入中国中医研究院。

当归纳在黑龙江期间的工作时，他平实地说，其实就是本着传统中医的经典理论，继承老先生们的经验和行医模式，在实践中多揣摩。老祖宗留下了很多经典的经验和方药，要多向他们求教，有些我们束手无策的疑难病，其实典籍里面已经有了很好的办法，所谓"善言近者必知其远，善言古者必验于今"，要通古达今。看似最笨的方法，往往最巧，既然古人已经创造了很好的办法，我们为什么不溯古求源呢？

三、辨证论治，于细微处见真知

当然，李老也并非一味泥古。正像他多次提到的，今天人们生活的环境与古人们所处的环境大不相同，如现在严重的环境污染是古人不可想象的，现代化造成人类生活节律的异化等问题都是古人不曾涉及的，必须由我们自己找到解决的办法，一定要在前人经验的基础上，以中医理论指导我们的探索及创新。

李老在长期的医疗与科研实践中正是这样做的。他对女性不孕证的治疗下过很深的功夫，把一般认为不孕症的 7 种类型，通过细心辨证整理归纳为 15 种，以此指导临床，累计治愈 150 多例。从社会学的角度，这不仅仅是 150 余位患者的康复或 150 多个新生命的诞生，同时意味着 150 多个家庭的完满，使很多家庭消除了不和谐动因，直接或间接地维护了社会的安定，可谓善莫大焉。

再如他对各种发热尤其是小儿发热的治疗，绝大多数都是一剂药就好。他认为对于时令病的治疗要注意"时令"二字，人要应季穿衣，中医治病也应当应季用药，否则就不是辨证论治了。普通感冒，也必须分辨其表里虚实，根据男女长幼及体质的不同，精心化裁，合理用药。如现在的小儿发热，多是因内有实火，脾胃不和而招致外感，消去实火则外感可不药而愈；但也有因外感失治而造成脾胃不和的，此时外感为因，先要祛除外邪，对脾胃稍加调理，自然能够得到理想的疗效。他说"停食、着凉"是中医儿科的四字箴言，如前者因后者果，治当调脾胃兼顾表证；若后因前果，法宜解表兼顾脾胃。停食多由饮食不节，任意恣食所致，着凉则以六气划分为宜，一定要分清内外合邪的主次。见热不要急于退热，应体察其热是外来抑或内生，有余抑或不足，牢牢把握"脾旺不受邪"的理念，如此方可一箭中鹄。"小儿之病，大人之过"，切不可掉以轻心。

四、细心揣摩，方能更上一层楼

长期的医疗实践，使李老认识到中医治病的精髓在于"救死是在不妨生的基础上而为之"，切忌用药治一经而损一经。中医主张立足于整体调理局部，用时兴的语言来表述就是宏观调控、微观治理。如头疼的治疗，症结往往并不在头部，必须考虑其脾胃、肝肾等有否不适，睡眠是否正常，女性患者还要顾及其经期正常与否，通常解决了这些问题，头疼也就自然痊愈了。他说："其实这些在《内经》中早已明确记载：病在上取之下，病在下取之上，病在中旁取之。我 40 年来的医疗实践丝毫没有脱离中医理论，成绩都是熟记中医经典著作，通过自己的临床实践再体会、再认识而取得的。作为一名中医，天天要运用中医的基本概念和用方用药，药的功用、主治、性味、归经必须时刻牢记，容不得分毫马虎，有关君臣佐使的配伍用量也必须要清清楚楚，这样才能做到合理化裁。要达到这样的水平没有捷径，就是背。在会背的基础上用心揣摩，才能用药如神。过去有一句谚语说：'中医不传之密在于量'，这话一点不差，但方子都没有背会再让准确地掌握量，岂不是要了他的命？古人给我们留下了丰富的知识遗产，我们要对这些遗产进行揣摩、分析、研究，结合现代人出现的疾病，进行望闻问切，辨证论治，遣方用药，再总结临床所得，庶几可站在前贤的肩膀上取得一些进展，否则绝无成就可言。"

退休以后，他把主要精力投入到整理自己的临床医案和课徒教子上面。他现在唯一的学生就是他的小儿子李睿。原本就是学医的李睿在大学二年级时便经常跟随乃父看病、抄方，李老也决意以自己独特的教育方法将毕生的学问传授给亦子亦徒的李睿，2003 年两人正式建立了师徒关系，分别成为第三批全国老中医药专家学术经验继承工作指导老师和继承人。此外，便是整理他在理论研究方面积累的很多资料，结合自己的临床心得，写出了几部有关妇科、中医诊断学的著作，准备再次整理修订后出版。李老表示，我从古人那里继承下来的理论和方法，要结合自己的体会与经验教训，再传给中医事业的后来者。希望他们在继承、发扬传统医学的道路上，比我走得更快、更远。

在其案头看到厚厚的几叠书稿，上面有些部分已经被修改得面目全非。笔者能够体会撰写、修改这不下二三十万字书稿所付出的艰辛劳动。联想到他调入中国中医研究院后主要从事研究和管理工作，并没有临床任务，却在退休前坚持了 14 年义诊，从没有收过患者一分钱的事实，笔者意识到，他的确是把继承发扬传统医学，为患者解除病痛视为了自己的义务。

（原载于《家庭中医药》2004 年 7 期，作者：秦秋）

孔令诩

学术传承文集

医家小传

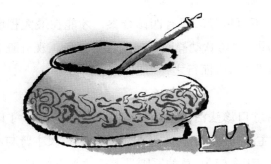

孔令诩（1939—2015），男，1939 年 10 月出生于北京，汉族，祖籍山东，主任医师，研究生导师，1964 年毕业于北京中医学院（今北京中医药大学），中医专业，获学士学位，从事中医临床、科研工作近 50 年。曾任中国中医科学院专家委员会委员，专家顾问委员会委员，九三学社中央医药卫生委员会委员，九三学社北京市医药卫生委员会副主任；中国中医科学院中医基础理论研究所养生研究室主任，中国中医药学会中医基础理论专业委员会委员，中国孔伯华学术研究会副秘书长等职。还曾担任《中国大百科全书·中国传统医学》编委，气功养生分支学科副主编、主编，北京市政协第八、九届委员等，是第二批全国名老中医药专家学术经验继承工作指导老师。

1964 年毕业于北京中医学院，同年服从分配至吉林省中医中药研究所（现吉林省中医药科学院）从事临床工作，在长春临诊治学 21 载。因学识出众，于 1983 年调入中国中医研究院基础理论研究所，担任养生研究室主任。临床实践的同时，从事中医基础理论研究。

孔令诩教授秉承家学，承祖父孔伯华先生、其父孔祥琳先生的教诲，及孔门医学传人的指点。除家传外，还在临床实践中进一步发挥，在治疗上形成了独特的风格。他一生秉承"低调为学，踏实治病"的理念，"止于至善"的精神追求，以卓著的疗效享誉杏林。

孔令诩教授于 2015 年 1 月 20 日上午 9 时因病与世长辞。

一、学术思想与经验

实践出真知，孔师数十年如一日，临诊不辍，理论基础扎实，临床经验丰富，诊断细致入微，辨证准确，用药精当。在系统的中医学教育的同时，秉承孔伯华医学流派之家传，在临证实践中不断形成自己的学术特点和用药经验。其学术特点如下：

（一）神圣工巧，临诊入细最为先

孔师反复说：医之难，既在于技，技不精则治不验；更在于心，一心在于病人，方是真的医生。认证准确是确保中医疗效的关键和前提，华岫云在《临证指南医案·凡例》中便明确提出："识证"较"立法""用方"更加重要，"医道在于识证、立法、用方，此为三大关键……然三者之中，识证尤为紧要。如法与方，只在平日看书多记……至于识证须多参古圣先贤精义，由博返约，临证方能有卓然定见。若识证不明，开口动手便错矣。"

孔师在认证时还反复强调四诊合参，不可偏颇。只有四诊合参，才能在最大程度上求得认证准确，并常以《素问·脉要精微论》经文为训："切脉动静而视精明，察五色，观五脏有余不足，六腑强弱，形之盛衰，以此参伍，决死生之分。""参合而行之，可以为上工。"

1. 微妙要脉，不可不察

脉诊，古人虽然有数种方法，但只有寸口诊法沿用至今且被临床广泛应用。寸口又分寸关尺三个部位，分主不同的脏腑，大致为：左寸主心与膻中，左关主肝胆与膈，左尺主肾与小腹，右寸主肺与胸中，右关主脾胃，右尺主肾与小腹（偏于命门）。总的原则是上（寸）以候上，中（关）以候中，下（尺）以候下。《难经·十八难》："三部者，寸关尺也，九候者，浮中沉也。"既然寸关尺三部分主不同的脏腑，临证诊脉务需三部细致比较，如此，方可提高对疾病的辨证水平，临床疗效也自然会随之提高。

掌握寸关尺三部脉的细微区别，有利于提高对疾病诊断的准确性，孔师临诊，必左右手三部脉细心揣摩，用心体察，如此方能认证明确，疗效自然也就不凡。孔师常常强调要辩证地看待脉诊：一方面不可故弄玄虚；另一方面，"脉理精微，其体难辨"。王叔和云脉诊"在心易了，指下难明"，说明脉诊的难度和不易掌握，但"功夫不负有心人"，只要具备一定的理论基础，临诊细心揣摩体会，经过大量的临床实践，便能达到相当高的水平。如诊治患者田某头痛一年半，以前额部为甚，以月经后为甚。其脉象沉细，以右寸独大，知其头痛由外受风邪引起，每于经后作甚者，乃经后血虚，更易受风，治以疏风为主，辅以养血，而取得满意疗效。

2. 舌质辨五脏之虚实，舌苔现六淫之浅深

古人曾有"伤寒重脉，温病重舌"之说，尽管孔师在脉学上的功夫已经达到了相当精细的地步，但他认为，必须舌脉并重，不可偏颇，只有详求细索，方能认证准确，据证论方，才觉心中踏实。

虽然中医素有"心开窍于舌"之说（一般舌体的病变多从心论治），但舌并非独为心窍，与五脏均有直接的联系，五脏的生理病理变化均可从舌象上反映出来。根据舌上不同部位的变化，可知内脏的病变，其划分方法大体分为舌尖、舌中、舌根、舌旁四部分。舌尖部位反映上焦心、肺的病变；舌中部位反映中焦脾胃的病变；舌根部位反映下焦肾的病变；舌旁部位反映肝胆的病变。清代江笔花在其《笔花医镜·望舌色》中云："凡病俱见于舌，能辨其色，证显自然。舌尖主心，舌中主脾胃，舌边主肝胆，舌根主肾。"

正是由于舌体的不同部位分主不同的脏腑，舌体的前中后三部，分别代表人体的上中下三焦，所以，在察舌时尤其要仔细观察舌体三部分的差别。以养阴为例，众所周知，裂纹舌乃由阴液亏损，不能荣润舌面所致，但从分部察舌来看，舌前部有裂纹代表上焦津液亏损，中部有裂纹则说明胃液不足，后部（舌根部）有裂纹则说明阴虚较重，乃是肾精不足或肝肾阴虚的表现。对于裂纹舌，孔师有两点看法：其一，尽管肝属中焦，但舌体中部裂纹并不代表肝血亏虚。因肝肾同源，精血同源，舌根部有裂纹方是肝肾阴虚的表现。其二，在治疗上，上中焦阴液亏虚的治疗并无明显差异，均可选用沙参、麦冬、天冬、玉竹、花粉之类以甘寒生津。下焦阴亏，多选用生地黄、白芍、山茱萸、枸杞子、女贞子等填精之品，甚则选用龟板、鳖甲类味重之品，以直入下焦，所谓"治下焦如权，非重不沉"。

3. 俞穴按诊，由表测里

俞穴是经络气血在身体表面聚集输注或通过的重点部位，也是五脏六腑之气所转输的地方。通过经络的联系，机体内部脏腑的生理病理变化在俞穴处会产生一定的反应。因此，通过按俞穴，了解俞穴的变化与反应，也可以作为诊察内脏疾病的依据之一。

孔师在临床应用俞穴按诊时往往重视三点：①背部俞穴按诊尤其重要，因为俞穴在背部依次排列，易于探查，较易反映各个脏器的特异性情况；②在其他诊断方法如舌诊、脉诊病理变化情况等不是特别清楚时，俞穴按诊就显得更为重要；③幼儿就诊无论舌诊、脉诊清楚与否，应常配合俞穴按诊探查，因为小儿表述不清，问诊困难之故也。如一女患者，11岁，胃脘痛近1年，背部俞穴按诊膈俞穴有明显压痛。孔师认为"血会膈俞"，乃有瘀滞之象。故于理气、健脾、养胃之法外，须加清热祛瘀之品，数诊而愈。

4. 问诊务细，治病求因

孔师反复强调，望闻问切四诊合参是确保辨证准确的前提。色脉固然重要，但尤为重要的却是问诊。特别是病因，靠诊脉望舌是难以详细了解的，必须要依靠耐心而详细的问诊方能获得，正如《素问·移精变气论》中所说："帝曰：余闻其要于夫子矣，夫子言不离色脉，此余之所知也。岐伯曰：治之极于一。帝曰：何谓一？岐伯曰：一者因得之。帝曰：奈何？岐伯曰：闭户塞牖，系之病者，数

问其情，以从其意。""数问其情"便要求问诊务细，若三言两语，迅即处方，可能有所不明，或者误辨，用药于是少数。医圣张仲景也极力反对那种"相对斯须，便处汤药，按寸不及尺，握手不及足"的粗劣作风。

5. 能合色脉，可以万全

《素问·五脏生成》云："能合色脉，可以万全。"史介生在第一本总结舌诊的专书《敖氏伤寒金镜录·自序》中强调曰："诊断之道，欲知其内者，当观乎其外，诊察于外者，斯知其内。盖有于内者，必形诸外，若不内外相参，而欲断其病势之逆顺，不可得也。故为医者，诚能察其精微之色，诊其微妙之脉，内外相参，则万举万全之功，可坐而致矣。此即《素问》所谓'能合色脉，可以万全'之意也。然古人谓'望而知之谓之神者'非只望其面色而已，凡舌苔、毛发、筋骨、齿甲之类，俱包括于望字之中，但望色不及于验舌。"

孔师对"能合色脉，可以万全"的诠释为：①不要跟着西医病名走，必以色脉等所见为辨证的主要依据，辨证是前提，是确保中医药疗效的关键，在证与病（西医的病）的关系上，必须是"中学为体，西学为用"。②不要跟着主诉走，不可舍舌脉而从症。不论是什么表现，不可拘于众多教科书上的证型分类，根据色脉等四诊所见辨证，"有是证即用是药"。根据主诉处方用药难免有先入为主之见，充其量为治标之法，而"有是证即用药"方是治本之法，这便是古人"见痰休治痰，见血休治血，识得个中趣，方是医中杰"之意。当然，标本同治最为理想。③舌诊、脉诊与问诊的解释要吻合，尽量不可取舍。仍以细脉为例，若舌体胖大，有齿痕，舌苔厚腻，伴头晕乏力，胸脘痞闷，纳差，大便溏薄，则为湿盛；但同样是细脉，头晕乏力，若舌淡苔少，伴腰膝酸软，耳鸣寐差，五心烦热等，则为虚证。

（二）博采众长，无门户之见

1. 辨证方法灵活，不拘一格

孔师在临诊辨证时采用的辨证方法常变化不一，有时用三焦辨证，有时用卫气营血辨证，有时用六经辨证，有时用脏腑辨证，有时用经络辨证，更多的时候则是两种或多种辨证方法参合使用。除以上几例脏腑辨证等医案以外，兹举经络辨证案一例：

患者，王某，女，32岁。初诊日期：2000年2月22日。

主诉：右面颊部肿痛，经常发作半年余。病史：右面颊部肿痛，按之益甚，时轻时重，牙龈亦常肿痛，用多种抗菌素效果均不佳。面部起黑斑、痤疹，近日又因感冒干咳。月经、二便均无明显异常。望、闻、切诊：体型偏瘦，右面颊部可见肿起。舌体稍胖大，苔微黄，脉沉细。

辨证分析：面颊部为足阳明胃经循行之处，再参照其他症状、舌脉，从而确诊为阳明经热邪作祟。

诊断：无名肿毒。

治法：清解阳明经热。

方药：白虎汤加减。生石膏30g（先煎），知母10g，白芷10g，夏枯草15g，浙贝母15g，野菊花10g，金银花15g，陈皮15g，赤芍15g，花粉15g，牡丹皮10g，制乳香、没药各5g，甲珠10g，甘草5g。

上方共服14剂，面颊部不再肿痛，面部斑疹等也有明显减轻，后嘱以金银花、野菊花等花药泡茶方巩固疗效。

2. 方从法立，以法统方

孔师认为，在认证准确、确定治法的前提下，方药可以灵活多变，不必一成不变地拘泥于古方经方。社会在发展，病种在改变，每位患者的情况更是千差万别，抱着"方证相应"说去对号入座，难免有刻舟求剑之嫌。关于这个问题，孔师认为徐灵胎早已论述得较为清楚。徐氏在《医学源流论》中说："欲用古方，必先审病者所患之证，悉与古方前所陈列之证皆合，更与方中所用之药无一不与所现之证相合，然后施用，否则必须加减，无可加减，则另择一方。"我们可以师历代医学大家之法，但却未必要拘泥其方。那么，按照这种思路的组方是否属于"有药无方"呢？徐灵胎云："按病用药，药虽切中，而立方无法，谓之有药无方。"也就是说，"有药无方"是指那些头痛医头、脚痛医脚的各种药物的杂凑之方，对于有严格治法指导，遵循方剂组织原则或借鉴经典方剂，甚至含有数法之方，怎能称其为"有药无方"呢？与"有药无方"相比，孔师认为应特别注意"有方无药"的问题，即如徐灵胎所云"守一方以治病，方虽良善，而其药有一二与病不相关者，谓之有方无药"。"方证相应说"是自古存在的，是在辨证论治纯熟基础上的高度概括，但必须认证准确，方证对应，丝丝入扣，中间必须有治法确定的重要环节，越过治法，直接以方对症甚至对病，不符合中医理法方药完善的辨证论治体系，属于"有方无药"的范畴。

3. 证有简繁，方有大小

临床是千变万化，错综复杂的。中医历来有"药专效宏"之说，但那是针对较为单纯的病情或"急则治其标"的情况而言的。而临床之中，更多的情况则是同一位患者可以患两种以上的疾病，而证更是可以虚实夹杂、寒热互见，复杂的病情治疗有时须分先后，有时则宜兼顾。兼顾时多有所侧重，如侧重得当则症随药减，而未当的则药难取效。务须用心揣摩，甚至不断调整，方可渐渐药病相符。《温病条辨》中就有"有制之师不畏多，无制之师少亦乱"之语，大方小方、药味多寡当随具体病情而定。孔师治疗杂病，就常常采用数法同治的方法，治法杂，药物自然也杂，但只要认证准确，治法得当，杂而不乱，自然就会取得满意的疗效。

特举数法同治痒疹案说明。

患者，陈某，男，40岁。初诊日期：1999年7月6日。

主诉：全身痒疹两月余。病史：全身多处痒疹，此起彼伏，遇热、饮酒则痒甚，便不干，无汗。经北京某医院变态反应科检查未能确诊，经抗过敏治疗及中医清热凉血、解表消热等治疗未果。望、闻、切诊：疹点小，成片，色较红，略高于皮肤。舌绛苔黄腻而厚，脉细且弦。

辨证分析：湿热蕴结，蒸于血分，外发而为痒疹，"阳逢阳旺"，故遇热、饮酒则痒甚，舌绛苔黄腻而厚，脉细且弦，湿热之征也。

诊断：风疹。

治法：清热凉血，利湿，解表，行气，兼以护胃。

方药：生地黄20g，牡丹皮10g，茅根20g，黄柏15g，苦参5g，荷叶15g，枳实15g，榔片10g，焦三仙30g，连翘15g，赤小豆15g，白鲜皮15g，佩兰15g，甘草5g。7剂。另：西黄丸3g，随汤服下。

二诊：1999年7月15日。上药服7剂后，瘙痒明显减轻，疹未有新发者，舌苔亦转薄，上方去甘草、焦三仙，加炒莱菔子10g，继服7剂。

三诊：1999年7月27日。又服7剂，痒疹基本消退，颜色转暗，痒亦极少发作，仅在饮热汤以后微微有感，上方继服7剂，以巩固疗效。

按：患者湿热之象明显，故首当清热祛湿。赤小豆利湿，黄柏、苦参以燥湿，荷叶、佩兰芳香化湿，枳实、槟片行气，"气化则湿亦化"；舌绛者，热在血分也，故用生地黄、牡丹皮、茅根凉血；湿热外蒸发为痒疹且无汗，故加连翘以助解表；用焦三仙者，顾护脾胃者也。数法同治，方取得满意的疗效。

4. 筛选用药，务须细心

孔师除临诊入细，认证准确，确定正确的治疗方法以外，在具体用药上也往往是煞费苦心，尤其注意同类药的筛选，以消导之药为例：单纯消食常用焦三仙。有瘀血者宜用焦山楂，因为它既能"消食积"，又能"行瘀血"（《本草经疏》）。对于久病之人也可用之，因为"久病入络"，往往可以伴有瘀血之形成。对于伴气郁，痰浊之人，则选用莱菔子，因为它消食除胀之力颇强，又能祛痰降逆止咳。对于儿童，常用鸡内金，因其消食之力较强，又能健胃，小儿脾虚积食，最为适宜；结石患者也首选鸡内金，因其尚有化坚消石的作用。对于老年人或失眠患者，孔师常选用合欢皮，其除具有安神作用外，因其解郁之功而有宽肠胃之效。对于脾胃虚弱，常易外感之人，常选用葛根，因如李杲所云："其气轻浮，鼓舞胃气上行，生津液，又解肌热，治脾胃虚弱泄泻之圣药也。"总之，孔师认为将中药单味药的每种作用烂熟于胸中，在同类药中仔细甄别筛选，将大大有利于临床疗效的提高。

5. 湿证诊疗，认识独到

（1）寒湿固有，湿热尤多　孔师认为，现代人生活水平逐步提高，每喜膏粱厚味，故湿邪患者在临床非常多见。湿邪蕴久，多从热化，故《温病条辨·加减木防己汤》条下汪案有"寒湿固有，热湿尤多"之语。温病大家叶香岩也强调无论患者体质如何，总是化热者居多，他在《外感温热篇》中强调说："在阳旺之躯，胃湿恒多；在阴盛之体，脾湿亦不少，然其化热则一。"孔师在治疗湿证患者时，如果没有明显的寒象，即使尚未化热，也多加以清热之药。待其化热而后清，则如渴而穿井，不亦晚乎？

（2）细脉并非皆主虚　脉细主虚，尤主阴虚，为习医者所尽知，然湿阻经络，脉也可见细象又有几人重视？其实，细脉主湿古人早有论述，李时珍《濒湖脉学》明云："细脉萦萦血气衰，诸虚劳损七情乖；若非湿气侵腰肾，即是伤经汗泄来。"张路玉也云："头痛，脉细而缓，为中湿。"细脉既能主虚，又能主湿（且非常常见），至于主虚抑或主湿，临床上应当结合其他表现综合分析，于细微处见功夫。

特举一案说明之。

单某，女，46岁。初诊日期：1999年5月16日。

主诉：高热已退，余热未清，每天低热37.5℃左右。病史：外感高热，经西医治疗转为低热，再不下降，已逾二月。伴有头晕乏力，双手手指麻木等症。望、闻、切诊：面呈倦容。舌淡苔白腻，脉细且软。

辨证分析：湿热之证，且湿重于热。湿阻清阳，则头晕乏力，湿阻经络，故手指麻木。最关键之处在于脉细非阴虚之象，乃蓄湿也。

诊断：发热。

治法：化湿通络，佐以清热。

方药：香薷15g，佩兰15g，砂仁10g，陈皮10g，桑枝30g，荷叶15g，地龙10g，川贝母15g，赤芍15g，甲珠10g，鸡血藤25g，甘草10g。

上药4剂，未及尽服，病霍然而释。

按：本例高热已退，余热未清，若按常规误以为细脉乃气阴受伤之象，而投以滋补之品，非但无济于事，反而更碍湿邪。

（3）湿证的表现复杂多样　孔师认为，湿邪为病，表现最为复杂多样，且多有容易使人认证迷惑之处，除常见的眩晕、泄泻、腹胀、纳差等以外，另有口干、乏力、便秘等诸多容易误作他证之表现。孔师认为，湿证的表现主要是以脾胃为中心，如章虚谷所云："湿土之气同类相召，故湿热之邪始虽外受，终归脾胃。"然而，湿邪容易阻碍气机，致阳气不达，故而变证百出。阳气不达四末，可致四逆；不达腹部，可致腹中发冷；不达阴部，男子可阳痿，女子则可宫寒不孕。湿邪阻于中焦，气机不得上达，脾津不得上输，故可口干；湿性重浊，湿过则清阳不升，故令肢体困顿乏力，且脾主肌肉，脾胃既然为湿邪所困，自然影响到其所主。《张氏医通》也有"身重多属于湿"之语。湿邪郁遏了气机，导致升降失常，气机下达不利，还可发生便秘。与虚秘、实秘、风秘、气秘、冷秘、热秘等相比，我们不妨称其为湿秘。总之，湿邪容易郁遏气机，自然可以变证百出。对于此类复杂之象，必须认证准确，针对病因而施以淡渗利湿、芳香利湿、苦温燥湿等祛湿之法，所谓"通阳不在温，而在利小便"（利小便只是祛湿一法）是也。湿去则阳郁得解，阳气通达，不湿而阳气自通，寒象可解，口干乏力可除，大便得通，如此等等。

（4）气化则湿亦化　《医方论》曰："凡郁病，必先气病，气得流通，郁于何有？"湿证也是如此，无论是先气郁而发湿郁，还是因湿郁而影响到气机之调达，在治疗时均应首先理气，重视调达气机，"气化则湿热俱化"（《温病条辨》三加减正气散条下）。吴鞠通治疗"三焦湿郁""秽湿在里"之五个加减正气散中，均用了陈皮、厚朴等理气之品。孔师在治疗湿证时也是如此，不论是芳香化湿、清热利湿，还是苦温燥湿，均配以调达气机之品，以通宣三焦，如此则疗效更佳。

（三）治调结合，养生理论贯始终

孔师从事中医养生理论研究多年，并担任《中国大百科全书》中医之养生气功部分主编。从临床角度而言，孔师认为很多疾病不能单纯着眼于治疗，综合性治疗往往效果更加显著，而中医的食疗、动静结合、"以情胜情"、"脾胃为后天之本"等诸多养生观点其实均不失为一种治疗手段。

1. 视病情不同而选用不同剂型

市售有限的中成药品种远远不能满足中医临床应用的需要，辨证论治的灵活性决定了要想取得满意的疗效，目前仍应以饮片配伍为佳。但限于种种原因，有时患者不能服用汤剂，而又没有较为合适的中成药可以选用，这种情况下，孔师认为，饮片配伍并不见得要使用汤剂，应当为患者选择一种较为合适的剂型，照方加工。如此，既能确保辨证论治为治疗大法，又能方便患者服用，兹以孔师常用的两种剂型为例：

（1）代茶服用，常选花药　"诸花皆升，旋覆花独降"，对于上焦有火，心肺热盛者，孔师常选用轻清之花药，如金银花、野菊花、槐花、合欢花等开水冲泡，代茶饮用。如儿童，常因积食生热，花药味道鲜美，每日泡茶，适宜儿童长期坚持服用。

（2）丸者缓也，久病缓图　李东垣《用药法象》云："汤者荡也，去大病用之……丸者缓也，不能速去之，其用药之舒缓而治之意也。"孔师认为，对于一些需要较长时间服药的患者来说，一种是病情不稳而易变的，以汤剂为宜，可以随机应变，因变定方，得以随心所欲。还有一种是病势难以速效而变动不多，应以守方长服为好，而丸剂正符合需要，且有利于患者坚持服用。持之以恒，可达目的。许多慢性疾病治疗不可急功近利，应当徐徐而图，加工成成药，既能方便患者长期服用，又能逐渐收功，两全其美，岂不美哉！孔师认为，这也是"治内伤如相，坐镇从容"含义之一。

2. 慎用补药

"形不足者，温之以气；精不足者，补之以味"，中医之补法补方补药，乃为虚人虚证而设，乃为形、精等不足而设。补剂用以补虚，无虚切勿妄补。然而，临床所见患者喜补者多矣，有些医生或为迎合患者心理，或为求稳妥，置中医辨证论治之基本原则于不顾，动辄处以补药，针对此类现象，孔师认为有以下两点尤其要引起注意：

（1）年壮气实未可补　社会上总是盛行一种现象，即中年男子喜服补肾之品，君不见各种补肾之药品、保健品广告满天飞乎？其实，明代著名医家张景岳早在《景岳全书·卷十三·瘟疫》就强调过"年壮气实未可补"，因为年壮气实之体，形气俱充，动辄进补，则犯"实实"之诫。如用参、茸之类壮阳之品，可使阳气上亢，或可动血，或可动风；龟胶、鹿胶之类滋补精血，其阴柔滋腻之性或可伤阳助湿，或可阻碍气机。即使患病，也少虚证（当然不可绝对），慎用补药，以免留患。

（2）提高免疫力不等于必须服用补药　很多疾病特别是肿瘤等疑难重症，在西医讲确属免疫力低下，众多患者甚至部分大夫认为既然免疫力低下，就当服用补药，无形中将免疫力低下等同于中医的虚证。如此，参、芪、虫草、鳖精、灵芝、阿胶、蜂制品等补益气血阴阳之各类药品、保健品便理所当然地在首选之列。殊不知，免疫力低下未必属于中医的虚证，二者是截然不同的两个概念，提高免疫力也未必要用补药。若南辕北辙，误用补药，虽也可一时收功，然犯"实实"之诫，终致病情更甚，甚至可以发生"人参杀人无过"之悲剧。"有是证即用是药"是中医的精髓，补药可以提高免疫力，清热利湿、活血化瘀等同样可以提高免疫力，要"观其脉证，知犯何逆，随证治之"，千万不要跟着西医病名走，也不可混同中西医名词。

3. 重视食疗

中医学历来强调药养与食养相结合，《黄帝内经太素·卷二》"调食"专篇讲述了中医在药物治疗的同时，常配合五果、五谷、五畜、五菜辅助治疗，以"养精益气"。《素问·藏气法时论》曰："四时五脏，病随五味所宜也。"《素问·宣明五气》提出"五入"之名："五味所入，酸入肝，辛入肺，苦入心，甘入脾，咸入肾，是谓五入。"《金匮要略·脏腑经络先后病》也有"五脏病各有所得者愈，各随其所不喜者为病"之名言。张从正在《儒门事亲·卷二·推原补法利害非轻说十七》云："夫养生当论食补，治病当论药攻。"孔师在临诊时，常根据不同的病情、证型而吩咐患者饮食上的宜忌。食物如药物一样，也是有性味之别的。以肉为例，羊肉性热，牛肉偏温，猪肉偏凉。虚寒之体，冬季寒冷季节，自然应选择羊肉，吃热御寒。如果体质偏热，容易上火，就不宜多吃羊肉，可以适当吃一些牛肉、猪肉。总之，根据自己的体质选择一些食物，可以帮助改善体质，甚至有助于病情的康复。对食物性味的纯熟使孔师在安排患者食疗时得心应手。

4. 重视调节精神情志

不良的精神情志活动，可以直接或间接地影响脏腑的功能，甚至发生疾病。《灵枢·寿天刚柔》云："忧恐忿怒伤气，气伤脏，乃病脏。"而一旦患病以后，精神情志的调节也是非常重要的，所以中医历来就有以情胜情之精神疗法。精神情志的调节有时对某些疾病的治疗甚至是至关重要的，如曾治一严重失眠患者，女，25岁，每夜几无睡眠，用安眠药剂量逐渐加大而收效越来越难。伴有心情郁闷，喜悲伤欲哭，口苦口干，时头痛耳鸣等症。也曾遍寻中医，历经舒肝解郁、安神定志、活血化瘀、交通心肾等法而效果不显。孔师细细询问，乃知其自婚后与婆母共居斗室，关系互相处理不好，每日怄气，却又不爱说出，有苦难言，日久积累而发不寐之证。孔师云，此心病也，非药物所能收功。乃嘱其夫另寻住处，嘱患者凡事尽量看开，保持心情舒畅。果不其然，患者自与其婆母分开居住以后，不到月余，每晚即可安睡 4~5 小时，其他症状也逐渐减轻。尽管孔师也经辨证而处以方药，但孔师认为，收功者主要非药物也。这也是治病求因、审因论治的典型病例之一。

5. 重视顾护脾胃

中医历代医家重视顾护脾胃者多矣，其理自不待详述。孔师认为，凡药久服要么护胃，要么伤胃。所以，无论是何病、何症，在处方用药时务必考虑到顾护脾胃。顾护脾胃的要点是切忌一味呆补，动辄参、芪、苓、术等一派健补之品，特别是伴有瘀、湿等实邪时，若一味呆补反碍祛邪。重在活泼脾胃之气，舌苔稍重，即化滞和中，当仿枳术丸、黄连化滞丸立方之意。具体是以化滞为主，还是以健中为主，当视脾虚、积滞孰轻孰重而定。孔师常举枳术汤和枳术丸为例，枳术汤、枳术丸药味虽然相同（均是枳实、白术两味），但立方意义却不尽相同，各有侧重。枳术汤原方为枳实八钱、白术四钱，枳实用量大于白术，化滞理气之力自然大于健脾和中之力，主治脘腹积滞、坚满，有积块等症。枳术丸原方为枳实一两、白术二两，白术用量大于枳实，而成健脾和中、扶助中焦的方剂，健脾和中之力大于化滞理气之力，用于脾虚较重，滞象较轻者。对仲景"见肝之病，知肝传脾，当先实脾"之古训，孔师也认为"实脾"不是治法，而是目的，是要恢复中州运化之权。而欲达到"实脾"的目的，关键是条达脾胃气机，而不是一味培补中土。案如钱女，26 岁，胃脘痛，心下痞，伴纳差、乏力、心烦易怒、经行量少，舌淡苔薄白，脉细略弦。孔师辨为肝气犯胃，中焦运化失职，治当平降肝经逆气，活泼中焦气机。方用仲景旋覆代赭汤化裁，方中未用参、枣，虽用了茯苓，但重用枳实、莱菔子、焦三仙等化滞消导之药，以免呆补碍脾，药后果然应验。孔师治疗肝胃同病尚且如此，治疗脾胃病更是强调活泼中焦气机，万勿呆补碍脾。

6. 重视四季养生

《内经》有云："人以天地之气生，四时之法成。"春温夏热、秋凉冬寒是四时气候变化的规律，人体的生理病理也在随四时的气候交替而变化。中医把人体的生理病理与自然气候结合起来研究疾病的转归及预后，又作为临床处方用药时考虑的因素之一。对同一证候，在不同的季节，应适当地运用不同性能、分量的药物，尤其是复方中药物的剂量应随季节不同而有所增减。以春季为例，"阴逢阴盛，阳逢阳旺"，春季肝气较旺，若需凉肝清肝，则非其他三季所能比，则当适当加大剂量，方能取效。即使没有肝旺的证候，也可在方中适当加入平肝之品，以求在春季肝旺之季节相吻合，其他季节也是如此。

二、学术传承

（一）学生培养情况

孔师一直躬耕于临床一线，先后培养传承人及学生数十名。主要传承人及培养学生有张雪亮、彭锦、邱金麒、常建青、罗卫芳、徐世杰、杨杰、孔晶、唐仕欢、李娟等。

（二）传承脉络

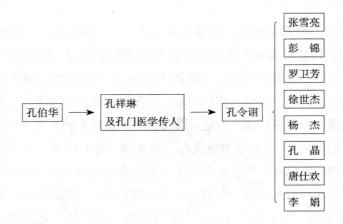

三、论文论著

代表性论文论著有《孔令诩临床四诊运用举隅》《孔令诩遣方用药经验》等。

第一篇　论文论著

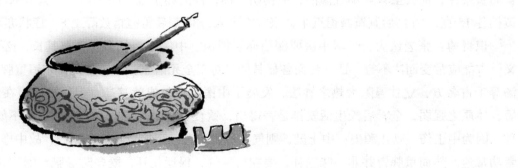

张继有学术思想浅窥

我省中医中药研究所名誉所长张继有系我省中医界元老，现任吉林省政协委员、中华全国中医学会理事、吉林省中西医结合研究会理事长、吉林省及长春市中医学会副理事长等职，是一位为医界同仁所一致推戴、病家所深为景仰的名医。

张老自一九二八年毕业于南满医学堂，迄今从事医学工作已达五十五年。早年曾数次赴日学习西医内科及公共卫生等。新中国成立后历任中医进修学校及长春中医学院教务主任，后调中医中药研究所从事中医中药研究工作，为我省的中医教学、科研、医疗事业贡献了大半生的精力。今将张老治学方法及学术思想简介如下：

一、治学主张信而博

张老治学，主张学贵信，识贵博。对于西医来说，要想学好中医，首先必须解决的是信的问题。一些西医同志虽然有志于学习中医，但囿于己学之见，对中医理论疑信参半，学而不信，不能深究其理，未得真经。既学而不深，当然也就不能用之得法，更说不上活用古人之学，发前人之所未发了。如《伤寒论》《金匮要略》，虽说成书年代久远，但由于张仲景"勤求古训，博采众方"，立论精辟，组方精炼，用药精严，效验卓著，若能熟谙其法，明辨诸证，对证遣方，何愁不获良效。一黄疸女患，黄疸持续半年多不退，皮肤瘙痒难眠，胃纳尚佳，已投柴胡、黄芩、茵陈、郁金、茯苓、连翘、蝉衣、金钱草等数剂，效不显。张老诊后说，此女脉细，又系妊娠黄疸，引产后黄不退，宜用栀子柏皮汤。柯韵伯曾主张，津枯热郁之黄疸不宜渗泄，本例引产而伤及阴血，热结于胃而郁于肌肤，故能食而黄染深，柯氏虽只言不宜渗泄，但伤阴之体，汗之亦不宜。乃于前方中去蝉衣之表散，加栀子、黄柏各 15 克，10 剂后其黄减退近半，宗本方出入，30 剂后黄疸指数降至 8，症状亦渐次消失。

识贵博：张老认为，学习中医要深信亦要博识。中医流派颇多，各有其长，必予博览，撮其精义，方能应常变而法不穷，适补泻而各显其妙。对于金元诸家，张老曾说：东垣重脾胃，创补中益气汤等千古名方，立甘温除大热之妙法，发展了中医学术，成就甚高。但其真谛何在？人生生命之长短，体质之强弱，全看后天生活安排是否得当，饮食调理是否得宜。谚曰"药补不如食补"，确有道理。因为中土伤，则化源失；中土健，则气血滋生不息，药物吸收输布顺畅，故中虚者效多缓，脾健者功常速。然而重脾胃并非一味滋补，要在行脾气，保运化耳，既要防滋腻壅滞，又要防香燥劫阴。总之必须时时顾及胃气，护住中土，使后天之健运不息，方为真正学到了东垣的思想，而不能以记住了补中益气等几个方剂为满足。子和倡汗吐下三法治百病，虽说言之有过，实则临床上确有非此三法不可者。如天津市南开医院对一些早期急性阑尾炎患者用大黄牡丹皮汤为主进行保守治疗，打破了过去西医对一切阑尾炎患者禁用泻药的原则，取得了举世瞩目的效果。这便是对泻下法的出色继承。这种泻法及清泻肠胃之热毒，使不致成脓而愈病。从西医角度看泻下促进了患处的血液循环，减轻了患处的炎症及水肿，因而在早期应用是合适的，从而深化了西医对阑尾炎的病理及治疗法则的认识。学子和，应师其法而不泥其方，用之于所当用而禁之于所不当用者，方称善学。

张老在论及明初医家张景岳时，以为张氏擅补，重视先天，多用熟地，确实太强调了一个方面而有失于偏。然则景岳肆力于学，所著《类经》一书，学识之广、功力之深，绝非浅薄者所能望其项背的。我们治学，要明避其短，识用其长，才能有所获益。张老对糖尿病的治疗就是如此。糖尿病属中医的消证，叶天士概括为"阴虚阳元，津涸热淫"，与刘河间消证属阴气极衰、燥热太盛的观点是一致的。其热或在肺，或在胃，早有明论，但阴分之虚关键在于何脏？张老认为在于先天之肾，"肾者主水，受五脏六腑之精而藏之"，肾精若充，阴何能虚？故津之涸，必缘肾精之亏。所以糖尿病之标为肺、胃等脏之热，而本为肾精之亏。张景岳在论消证时也认为："若由真水不足则悉属阴虚，无论上中下，宜治肾。"张老是初治重在于标，收功不离乎肾，这是张老博识诸家，善为己用的明证。

二、临证主张证、病同辨

张老主张，临证应辨证与辨病并重。张老以为，证是古人历经观察分析而对症状进行的有机组合，是对患者当时情况的全面分析，不能辨明何证也就没有正确的立法、处方。因此辨证是绝对必需的。但是，科学在发展，人们对疾病的认识在深化，仅辨识症状的性质，有时亦容易失之于偏，只有将辨证与辨病二者结合起来，才能更准确地判断病情，提高治疗效果。如流感，在常人则十人一面，在衰惫老人及幼弱婴儿则变证不一。吴鞠通取《内经》"风淫于内，治以辛凉，佐以苦甘"的原则，创桑菊饮、银翘散辛凉解表诸方，现在广泛用于感冒而颇效，就在于其组方之思路从求因而来。张老曾治一血尿患者陈某，肉眼血尿，初由劳作引发，继而半年不愈，在他院经各种检查已排除肾结核、肾结石及肾肿瘤等而确诊为"左肾出血"。形体消瘦，贫血貌，乏力腰疼，夜寝及动作皆易汗，脉象细弱，舌质红，苔薄白，食欲不佳，尿色暗红如洗肉水，因其尿色暗红，他医按瘀血阻塞致血妄行而用化瘀止血治法不效。请张老诊治，张老分析病情说，此例已明确为肾出血，尿色暗是由血自肾出后并不立即尿出，潴于膀胱，经久变化所致，其初出时当是鲜血。不可作瘀证，脉细舌红，体瘦乏力，应属血热血虚，血出久而伤及中气，故纳呆，运化失健故苍白，乃定以凉血止血为主，健脾益气为辅的原则。用药：生地黄50克，小蓟50克，茅根100克，焦栀子10克，炒蒲黄10克，艾叶炭10克，仙鹤草20克，紫珠草15克，白薇20克，党参15克，熟地黄15克，陈皮10克，厚朴15克，藿香10克，桑寄生15克，川续断15克。出入服用二月，竟得全愈。数年后追访，一切正常。

又如当今的外科急腹症中，"痞、满、燥、实、坚"俱见的也有，与一般阳明里实燥结肠胃不同。因此，"痞、满、燥、实、坚"虽为大承气汤的运用指征，但有可下者，有不可下者，有下之可以使肠胃通达而病愈者，也有下之适足以加重病情而促成死亡之危险者，对此若不能结合现代的检查手段，明辨其可否泻下，使可下者应手得愈，使不可下者行必要的手术治疗，则临证每每成败参半。有些病当诊断弄清后，有助于对病情的予后做出判断。如一外地患者关某，以频发呕吐被当地诊断为"神经性呕吐"，经常对症治疗而效果不好，来长春找张老诊治，张老见其面色黄晦不泽，眼睑淡白呈贫血象，一面调治，一面令其详细检查，经查明虽然尿中变化不大，但肾功能已达衰竭地步，呕吐实系由肾功能衰竭，尿毒症所致。治虽小愈，但为时太晚，已难挽回，不得不向家属言明病情及预后，此例若不辨明其病，而仅予对症调治，则病情反复终至不可救药，谁任其咎？故辨证与辨病实有给予同等重视之必要。

三、用药主张性、理合参

张老对药物学早有研究，早年即曾著书探索《伤寒论》的用药规律，多年来又不断钻研，对很多中药不但熟谙其药性、功用，而且了解其药理作用，故在遣方用药时常将二者有机地结合，使组方既合古义，又符新学，故常能获得良好的效果。崔某，女，哮喘五年，每入夏季病作，胸透已有肺气肿表现，经常胸中烦热，气逆喘促，并伴神疲乏力现象，张老认为，病频发于夏，火症可知。脉沉细而数，舌苔白腻，属火郁气逆而夹痰湿，朱丹溪尝谓喘症"未发宜扶正气为主，已发用攻邪为主"，"火炎者，宜降心火，清肺金，有痰者，用降痰下气为主"，故方拟泻白散合苏子降气汤加减。泄肺清热，降气化痰：桑白皮25克，地骨皮20克，黄芩15克，前胡15克，当归20克，苏子10克，陈皮15克，百部15克，明矾7.5克，地龙20克，茯苓25克，甘草5克。张老说：肺主气而司降下，故气逆不降则喘，热壅肺气失其清肃亦喘，痰阻气道肺气不利亦喘，故以上法应之，加地龙可以通络，用白矾化痰解毒，此二者并有解除支气管平滑肌痉挛、消除细支气管水肿的作用，服数剂，喘止。数年不离之复方茶碱片亦完全停用。

张老平素组方谨严精细，用药多在十一二味，量亦多为10~15克，但病情所需，认准后亦投以重剂。对于气血大虚、精力疲惫的患者，常用党参、熟地黄各50克峻补，一二剂后患者常即有体力明显上升、精神好转的反映。张老说：人参虽属大补元气之品，但一则价格昂贵，二则性偏于温，举凡内热者、阴虚者、阳亢者俱不宜用，而党参之性味甘平，润而不燥，补气生津甚佳，熟地黄滋阴补血，二者合用，于气血双虚者最宜，但衰惫者小剂投之，如石沉水，常无反响，必以重剂峻补，如甘霖普降、旭日当头，使衰躯顿有生意。

张老对于血虚失眠便秘者，常重用当归至25克，对血虚眩晕者多用川芎为上行之引，对调和百药之甘草则并不轻用。张老认为，当归为血分第一圣药，旧时虽有归尾破血、归身补血等说法，但现时药房很少分切，属于全用，功用仍是补血为主，安神润燥，滑肠而不伤人，若与党参同用，更可补气血、润津燥、滋枯干。川芎为血中气药，可以行血至头，中医的血虚与西医之贫血不同，故川芎用于血虚眩晕多效，而用之于生血则无功。甘草，古云国老，古方中亦十方而九方具，但今之情况不同，古云甘草"中满者宜忌"，现今临床上中满者颇多，故不宜每方皆入，而应视其必须者用之，如无中满而咽燥者、多咳者皆可取用，但多用易致浮肿，应予注意。

（原载于《吉林中医药》1984年第4期）

张继有先生对糖尿病的治疗经验

张继有先生是辽宁省本溪市人。一九二八年毕业于南满医学堂，曾留学日本，致力于西医研究。先是在研究西医之余，对中医学有所涉猎，历经数年，登堂入室，深感中医学是个伟大的宝库。尔后益加笃志中医中药事业，孜孜不倦，博览群书，淹通众家之长，虚心而师百氏，并应用现代科学知识研究中医中药，诚能究其文而正其义，是我省最早融汇中西医学的专家。新中国成立后曾任长春中医学院教务处主任、吉林省中医中药研究所中医研究室主任。著有《简明内科学》《中医儿科学讲义》《中药方剂学讲义》等中西医书近二十部。

近年来，张继有先生从事中医基础理论的研究工作，常以部分时间从事临床，频愈大证，屡起沉病。为使张先生的宝贵经验有裨于世，我们把他对糖尿病的病因病机见解及其治验医案整理报道如下，以供参考。

糖尿病属于中医学"消渴"病范畴，临床以多饮、多食、多尿、体重减轻为主要症状。其病因病机，张老认为主要是由于阴精不足、阳热偏盛所致，且以阴虚为本，燥热为标，燥热愈甚则津液愈伤，津液愈伤则燥热愈甚。张老还认为，凡有糖尿病家族史，体质虚乏，少运动而又多食肥甘者，常肾水不足，阴衰阳盛，积热于中，阴津消烁，每易罹患此症。

在辨证立法方面，张老认为，渴饮重者为真阴不足之征，治宜滋阴重剂以求生津；舌红脉数者，为邪热有余之兆，必佐石膏、知母，以求降火；倦怠乏力者，乃藏真已虚，要补肾填精，源头水足，则清流自无干涸之虑。

至于治疗问题，张老认为先应注意生活、饮食之调节，诸如选择低热能高营养的植物性食品，如大豆、小豆，多食蔬菜、野菜，少食肉类、动物脂肪和糖；参加轻微的运动，切忌饱食终日，无所事事。药物治疗方面，张老拟定了一个以滋阴降火、生津止渴为主的方剂，即党参 15 克，麦冬 20 克，五味子 10 克，天花粉 25 克，石斛 20 克，女贞子 25 克，枸杞子 25 克，生石膏 50 克，知母 25 克，生地黄 20 克，甘草 10 克，金樱子 25 克。水煎服，日二次，二剂，服三天。加减：阴虚为主，胃热不甚，渴饮不剧者，可减轻或减掉石膏、知母，即去白虎汤之清泄阳明，而加重滋肾之品，血糖不降加苍术、玄参；尿糖不降加黄芪、山药、萆薢；心火盛加黄连、白薇等。

验案举例

例 1：邵某，男，52 岁，干部。1980 年 7 月 29 日初诊。

自诉三个月来口渴多饮，尿频量多，色浑如脂，身体消瘦，舌苔白，干燥少津，脉沉无力，尿糖+++，空腹血糖 250 毫克 %，诊断为糖尿病。

处方：党参 15 克，麦冬 20 克，五味子 10 克，天花粉 25 克，石斛 15 克，金樱子 25 克，覆盆子 25 克，白薇 15 克，生地黄 20 克，山药 40 克，萆薢 15 克，竹叶 15 克，甘草 10 克。水煎服。

服 8 剂后，于 8 月 11 日再诊，症状减轻。继服上方。

10 月 16 日三诊：自诉疲乏无力，腰膝痿软，诊见舌苔白，舌质红，脉沉细数，查尿糖 ++，酮体 +。处方：党参 15 克，麦冬 20 克，五味子 10 克，天花粉 25 克，石斛 20 克，女贞子 25 克，枸杞子 20 克，生石膏 50 克，知母 25 克，生地黄 20 克。水煎服，4 剂。10 月 22 日查尿糖（－），酮体（－），空腹血糖 125 毫克 %。计治疗三个月，服药 70 余剂，无明显三多症状，七个月后随访，已恢复正常工作。

本例初诊时阴津亏乏，热象不甚，故主以养阴生津之品，迨 10 月 16 日现舌红脉数，腰膝疲软，热象盛而虚象亦加，故以女贞子、枸杞子替覆盆子、金樱子而加重滋填之力。

例 2：勾某，女，40 岁。1980 年 12 月 17 日初诊。

病史 3 个月，倦怠乏力，夜间多尿（每晚 5 ~ 6 次），腹泻（每日 2 ~ 3 次），口渴，空腹血糖 223 毫克 %，尿糖 ++++。诊断：糖尿病。

处方：党参 15 克，麦冬 20 克，天花粉 20 克，萆薢 15 克，枸杞子 25 克，女贞子 25 克，生地黄 30 克，知母 20 克，生石膏 30 克，玄参 15 克，甘草 10 克。水煎服。

服药 40 余剂，症状、体征明显好转，返回外地。嘱其继续服药，注意饮食，勿过劳，慎喜怒。

本例多尿，倦怠乏力，口渴、腹泻，辨证以肾阴不足为主，胃热中虚为次，故处方以滋填肾阴为主而以清胃益脾为辅。

例 3：周某，女，45 岁，工人。1980 年 11 月 11 日初诊。

自诉多饮、多食、多尿，素喜肉食，肥胖体质，病后体重减轻约 10 公斤，查尿糖 ++++，酮体（－），空腹血糖 176 毫克 %，肝功能正常，肝超声波：较密微波。诊断：糖尿病。口服 D860 三个月不见好转，来我所诊治。诊脉细数，舌苔薄白。

处方：党参 15 克，麦冬 20 克，五味子 10 克，天花粉 25 克，石斛 20 克，生石膏 20 克，生地黄 25 克，白薇 20 克，枸杞子 25 克，女贞子 20 克，萆薢 15 克，茯苓 30 克。水煎服，4 剂。

11 月 17 日二诊：口渴减轻，余症同前，尿糖 +++，脉沉细数，前方加黄芪 50 克，山药 25 克，继续服药月余。

12 月 26 日再诊：口干舌燥，舌红，脉细数，尿糖 ++。处方：党参 15 克，麦冬 25 克，五味子 10 克，天花粉 15 克，生地黄 25 克，白薇 20 克，枸杞子 25 克，知母 25 克，生石膏 15 克，甘草 10 克。再服六剂后，尿糖 +，空服血糖 165 毫克 %，石膏加至 30 克，续服。2 月 27 日，症状减轻，三多症状不明显，尿糖微量，空腹血糖 139 毫克 %。计治疗四个月，已恢复了轻工作。

张继有先生参酌中西医理论，认为糖尿病系新陈代谢紊乱，胰岛素分泌不足，中医属于阴精亏乏、阳热偏盛所致。治疗不必拘于三消辨证，只辨明阴虚与燥热之轻重先后，可以调理肺、脾、肾，滋阴清热为大法。张老所拟之方，其中以生脉散与天花粉、石斛益气生津止渴；玉泉散与知母、生地黄滋阴清热；女贞子、枸杞子、金樱子补肾阴。滋阴治本，清热治标，则燥热渐清，肾阴渐复，消渴渐愈。临床遂收到较好疗效。张老不甘于此，尚在进一步研究改进之中，以求取得更为满意的疗效。

（原载于《吉林中医药》1981 年第 3 期）

读诸家注《内经·气厥论》

《黄帝内经素问·气厥论》文字不足三百，纵论脏腑寒热相移之病。中间文字亦洗练有序，周学海《内经评文》说："自古文阵之奇，未有过于此者。"反复研读，探求经旨，但词义古朴，领悟颇难，于是取若干注家综读之，比较分析，果然受益非浅。只是各家常存歧见，本人资禀愚钝，为理清思绪，撮其异同而参以己见，遂成此文，非敢妄议前贤，以求明者教正。

一、篇名

气厥，诸家俱作气逆解，符合经旨。姚止庵说："厥，逆也。人之运行一身者，气也。气顺则治，气逆则病。"高士宗说："五脏六腑……一气运行，环转不息，脏腑不和则气厥，气厥则寒热相移。"指出脏腑之气运行有序，若违逆常道则疾病生。但张隐庵将此篇视为"刺疟篇"之续，以疟病限制本篇，既觉勉强，也大为降低了本篇的指导意义，可谓智者之一失。

二、经文

1."黄帝问曰：五脏六腑，寒热相移者何？"移字之含义在此处可有二解：延也，迁也。二者有别，延者，仍在于原处，扩展旁及于他处；迁者，去此而之彼，新处有而原处无。这里以作迁字解释为宜。读经文可知邪气移易以后的病状是被移脏腑的病状，原脏腑的病状反而不显了。颇似《伤寒论》里的传经，如伤寒太阳表证里传阳明后所表现的是阳明经或腑的但热不寒，而原来太阳表证的恶寒发热或恶风的现象却没有了。

2."岐伯曰：肾移寒于肝，痈肿少气。"本条之肝字，新校正据甲乙及全元起本改作脾，后世诸家皆遵此。从经文看，不问寒热都是诸脏腑依次递传，这里确以作脾为是。即肾移寒于脾，脾受寒邪，发为痈肿少气。各家均以脾主肌肉解释，所不同的，有说是寒气化热，腐肉而为痈肿的，如张隐庵；有说是寒生于肉则结为坚，坚化为脓而成痈肿的，如全元起、吴昆等家。总之，不出痈毒之病，寒热皆能为之的意思。唯独张景岳除上解外尚有另外一解，将痈肿释为壅肿，"痈者，壅也，肾以寒水之气，反传所胜，侵侮脾土，故壅为浮肿。其义尤通。"日本医家丹波元简很同意张氏这种说法，并指出痈与壅二字古可通用，举"如悬壅甲乙作悬痈，痈疽韩非作壅疽之类"为证。综观以上提法，我的感觉是，化热生痈说不如寒毒生痈说，而寒毒生痈说又不如壅肿说，因为经文只言移寒，不讲久暂，显示病有必发之势，若遵化热说必待寒邪化热后发为痈肿，则不化热的又当如何？因寒邪久蓄于内可以化热，也可以不化热而成沉寒痼冷，而寒积亦可生痈，此化热说之不如寒毒说；但寒邪内蓄，未必都结为坚，而既然是寒邪侵脾，则脾之阳气即伤，脾阳伤则运化自然不健，水湿失运而停蓄，于是发为壅肿的可能自然产生，少气也是阳气亏虚阻遏的必然现象，所以寒毒说不如壅肿说也是显然的。

吴氏在本条的注释中说:"肾移寒于脾……寒毒移于骨肉之间……少气者,肾以阴气吸纳,今肾之阴气移而并于脾,则肾之阴气微矣,无以吸纳故少气。"前句所说是阴寒之邪,后面所指是行正常吸纳作用的肾阴,令人有含混不清之感,故少气仍以脾阳被伤、中气不足解释为好。

3."脾移寒于肝,痈肿筋挛。"此条诸家多以肝脾并受寒邪而成痈肿筋挛解释,实则又以脾寒为主。如王冰注"脾脏主肉,肝脏主筋,肉温则筋舒,肉冷则筋急,故筋挛也。肉寒则卫气结聚,故为痈肿。"但脾寒既已移于肝,而仍以"脾寒则肉寒,肉寒则筋挛,肉寒气滞则痈肿"作解释,显然忽略了经文移寒于肝的含义,而本条恰须以肝为主解释方为恰当。张隐庵的注就符合:"肝主血,寒则血凝泣,经曰荣气不行,乃发为痈,肝主筋,故筋挛也。"血涩生痈,筋寒致挛,此条应从张注。

4."肝移寒于心,狂,隔中。"王冰、马莳、吴昆、高士宗、张景岳等都以"心藏神,寒薄之则神乱离故发狂"来解释,姚氏以热郁于内,张隐庵以阳并于阳解释。总之,是属于心神受到寒或热邪的逼迫而发狂,后世所以把狂证列属阳热,一是临床上狂证确系属阳热者居多,二是经文尚有"病怒狂者,生于阳也""重阳者狂"之论。读此条可以看出:一是心受邪不尽属死证,如本条即未死,仍属回生有望者;二是狂病不尽属阳热,虚寒者间或有之,观后世名医即有用参芪等"变例以实之"治疗狂证而获效的,故今后临床上若遇狂疾而体气不实,清泄不效,脉不滑数有力而迟缓虚耎者,可据此条变法用温开补益以治之。隔中,高氏认为是寒气阻隔于中,为狂病之由;王冰注为隔寒不通,系又一病症,《灵枢》中确实有此病名,症见食饮入而还出,后沃沫。为脾病。这里以心寒而见此症,大约是膈上寒邪太盛,因而阻隔不通所致。

5."心移寒于肺,肺消。肺消者,饮一溲二,死不治。"王冰、马莳等多数注家都是以寒包火,外寒内热,火烁津精解释,有些勉强。大概是拘于消症属火的认识,所以读来就不如张景岳、罗东逸等的注释合理,张景岳、罗东逸认为是肺受寒邪,肺者水之母也,主气而通调水道,今肺受寒邪,不能行化津液,下有沟渎而上无雨露,故饮一溲二,入不抵出,本元日竭,死不治。但由此也可以看出,消证确有因寒而致的一型,治疗上当然也就有温阳理气这一途径存在,如仲景的消渴饮一斗小便亦一斗肾气丸主之的治法,而且肾气丸至今还是日本治疗轻型糖尿病的主方。何况,另一种更似于饮一溲二之消渴病的尿崩症,我也曾仿此而选用了另一个温阳化气的方剂五苓散加味,试图由于阳气之温煦而使水液复上蒸为雨露,结果也确曾对渴饮多尿的症状起到了一定的控制作用。因此,继续深入探讨《内经》中的一些重要论述,不仅在理论上是重要的,对于指导临床工作也是有极大价值的。

6."肺移寒于肾,为涌水。涌水者,按腹不坚,水气客于大肠,疾行则鸣濯濯,如囊裹浆,水之病也。"本条姚止庵注为肺主诸气,操降下之令,气利则水行,气闭则水滞,气闭不下达而水涌溢于大肠。直以"肺受寒邪,肃降不行"为主解释了,对移寒于肾反而未做任何阐述,有轻重倒置之嫌。王太仆则以"肺寒入肾,肾气有余,上奔于肺,肺肾皆寒,水客大肠"解释,着眼点在肾,胜姚止庵一等。但肾气有余上奔于肺之义不甚了了,肾受寒邪显系本脏气不足,则上奔于肺者,是寒邪?那肺移寒是空话了。是水邪?可又无肺水见症。所以,水客大肠是否可以这样解释:肾主水,司开阖,肾受寒邪,水道不利,水液停蓄上逆,旁渗于大肠。其所以渗于大肠,一是大肠位置居下,水邪虽因下无水路而上行,其性总是趋下的,得隙则入。大肠居下,故易趋之。二是肺合大肠,肺既曾受邪则其气本虚,大肠与肺合,亦会因之而有所不足,故易受外邪,水欲趋而大肠易受,自然流渗于此了。

涌水一词,二张作上涌解,吴氏作积水解。按《说文解字》:涌,腾也。通涌,是水上行的意思。水本应下趋膀胱而反逆行于肠间,注为上涌是有道理的。吴氏作积水,若从肾气健则水之疏泄正常,焉得上逆,必是水不得顺畅排泄而蓄积于内,方有逆渗于大肠的可能,则积水之说于理亦通。濯濯,水流动声。指水积肠间，疾行则晃动有声，如《灵枢》大肠病者，肠中切痛而鸣濯濯，《金匮要略》水走肠间漉漉有声之类。通条注释，拟作：涌，同湧，水上腾也。指肾主水，司二便，今肺寒移肾，肾气不利，开阖失司，水之疏泄失常，积而上涌，大肠既位居于下，又属肺合，水遂逆渗于大肠而为患。濯濯，象水声也。

7."脾移热于肝，则为惊衄。"自此条以下俱为移热。惊，指肝之病发惊骇，肝主藏血，热入肝则迫血妄动而不藏，上行离于常道而为衄。按说文，衄：鼻出血也。现在则泛指皮肤黏膜的出血现象，如鼻衄、齿衄、肌衄等。

8."肝移热于心，则死。"本条诸家注释略同，心为君主之官，主火，今肝热移心，是木火与君火并，两火燔而心伤则死。王冰更引"肝之心，谓之生阳，生阳之属不过四日而死"的经文作证，新校正及姚氏等已指出所引不当，但本条未必皆死，若以清心泻火重剂投之，或可挽救于垂绝。

9."心移热于肺，传为鬲消。"诸家多说是肺受热邪，鬲上焦烦，饮水多而善消。鬲上指心肺位居隔上，即张隐庵所说："火淫肺金，金水液涸，膈上之津液耗竭而为消渴也。"李东垣并引此段经文作为上消证的根据，当前临床所见的消渴，仍然以此类津涸热淫者占绝大多数，这也是国内治消与日本多用肾气丸不同的原因，可能与两国国民的体质、饮食习惯等有关。本条与上文的肺寒消对应而读，消有寒热自明，因此临床上治消应注意辨证，不要见消即以热证论治而影响了极少数寒消的治疗。其实，消不只有寒热，还有夹湿的，这点在一部分患者有高粱久嗜的病史，红绛舌，厚腻苔，滑数脉的出现可以看出，在治疗时主以清热滋阴，同时佐以芳化湿浊，效果较好可资证明。俞东扶曾说消渴有燥无湿，现在看来也不尽然了。

10."肺移热于肾，传为柔痓。"痓音翅，脊强而厥为痓。《金匮要略》原有刚痓、柔痓，以无汗与有汗为区别，成无己注时改为痉。王冰注为筋柔骨痓，气骨皆热，髓不内充，故骨痓强而不举，筋柔缓而无力，吴昆、马莳等相似，集注做筋骨痿弱无力，节解作筋脉抽挛搐搦，总之本条不离筋骨间病，详义待考。

11."肾移热于脾，传为虚，肠澼死，不可治。"肠澼，古病名，约似痢疾类疾病。罗东逸说是："以阴不胜阳，阳入阴而乘之，使热郁下焦，传道之官失职，久而乃成。成则数欲大便而不得快，或刮积而痛，或下澼澼声。"本病为土受水侮，明土气本已虚乏不能制水，致所不胜者反侮而乘之，又加肠澼，不死何待。与"阴阳虚，肠澼死"相近。王冰注中有"肠澼除而气不禁止"一句，反复推敲，未得要领。将除作"除去"解即肠澼愈（除）而土气已败脱（气不禁止）不救，与经意不符，其他又无恰当解释，丹波元坚说此句"亦不了了，当改"诚然。

12."胞移热于膀胱，则癃溺血。"本条各注不同处为：一是胞的注释，王冰、吴昆、张隐庵、张景岳等皆释为阴胞、血海，即《灵枢》五音五味所说"冲脉任脉皆起于胞中"之胞，位于少腹，吴昆、张景岳更进一步说，"在男则为精室，在女则为血室"。血室实即血海，精室则丹波元简已指出"无所考"，马元台据王安道说法注胞位居膀胱之中，前人已辨其误，姚氏则释膀胱为水道，释胞为尿胞，恐更误了。丹波元坚遵杨氏注指为女子胞，固然在临床上膀胱受热之溺血证女多于男，但说全无男子，亦不妥。通观本条，仍以冲任之脉起于胞中之胞的注法较恰当，胞居少腹，膀胱亦然，胞受热而旁移膀胱，于理可通。二是癃与溺血，一般解释均注不利为癃，甚则溺血。姚氏不分，注为"小便闭而尿血也"亦通。高氏说"热入膀胱则癃，血入膀胱则溺血"，是血亦由胞中移来不妥。仍以膀胱受热，灼伤血络而致溺血。

13."膀胱移热于小肠，鬲肠不便，上为口糜。"糜，古作麋，古通用。即膀胱热移小肠，小肠之经脉通于咽，下属小肠，小肠受热，津伤失润，清浊不分，痞塞不利，内热熏蒸于上则口为糜烂，诸家大体上用意一致，唯姚氏将不便释为不安，虽按字义说此义亦通，但在此则就觉得勉强了。

14. "小肠移热于大肠，为虚瘕，为沉。"虑，与伏同。瘕者假也，气聚之病，聚散无常，时隐时现。吴昆说："为隐伏秘匿之瘕，极其痛苦奔注如火之灼，痛止则如不病之平人，为患深沉，不易求也。"所述症状不多，是否有可能属于腹型过敏性紫癜、腹型癫痫、神经官能性腹痛之类。为沉二字，王冰等注为妇人月事不行，高氏等注为痔，姚氏则作脉沉解释。按经文，小肠移热于大肠指病机，为伏瘕，为沉指病症，即大肠受热后所致的疾病，这样姚注仅作脉沉似乎就不太恰当了，张隐庵更引经文"肾肺微濡为不月沉痔"作为病痔的证明，若从大肠热病考虑，热伤津则便燥结，便燥结则火热更郁而盛，日久成痔是比较合理的。

15. "大肠移热于胃，善食而瘦入，谓之食亦。"善食句王冰作善食而瘦入，无义；姚氏作善食而瘦人，勉强，新校正等皆作又，读连下句，如本条式样，较好。食亦，即食㑊，胃热消谷，饮食不化精微，食虽多而不为肌肤，即后世之中消。

16. "胃移热于胆，亦曰食亦。"注家多以胆为中清之府，胆受火热或木火合邪，精汁不布，故亦善食而瘦作解释。独罗东逸认为"胆以少阳和气游行三焦，为胃腐熟水谷，乃阳明本位热甚，反移热于胆，此为木火合邪，岂能生脾，故亦当食多而瘦"，谈到了胆有助胃腐熟水谷的功能，故胆热亦能消谷善饥，现今临床上有一部分消渴患者确有舌边红、苔厚腻，脉弦滑而数，口干苦等肝胆湿热夹杂的现象，此时予苦寒清化肝胆湿热反应较好，可证实罗氏所说。同时也可看出消证涉及的脏腑是广泛的，不可全拘于肺脾肾三脏论治。

17. "胆移热于脑，则辛颈鼻渊。鼻渊者，浊涕下不止也。传为衄蔑，瞑目。"颈音遏，鼻茎也。辛颈，王冰等释作酸痛，姚作辣痛，本症似于现在的鼻窦炎，可有灼热或酸胀性疼痛。因脑受热灼，其液下渗，故俗名脑漏。传，病进也。指鼻渊不愈，火热之邪上攻，久则成衄蔑。衄，鼻出血。蔑，污血，涂抹。在此当与衄字联作鼻衄解，王冰作汗血，乃笔误。吴氏说重者为衄，轻者为蔑，不明何据，待考。瞑目，血出甚，目失养而昏暗不明。

18. "故得之气厥也。"此句概括全篇，指出凡此种种，皆是由于寒热之邪阻乱脏腑气机，致脏气运行失其常道，逆乱而诸病生，与句首相呼应而结束全篇。

（原载于《浙江中医学院学报》1983 年第 6 期）

对《内经》中"隐曲"一词的探讨

  《内经》中有五处提到"隐曲"一词，计"阴阳别论"二处，"风论"一处，"至真要大论"二处。关于该词的含义，除部分医家（以张景岳为代表）认为"皆指阳道而言"外，其他医家则就其出处的不同分别做了不同的解释。下面结合历代医家对该词所做的有代表性的解释逐条进行分析，并提出本人的浅见。

  第一条：《素问·阴阳别论》云："二阳之病发心脾，有不得隐曲，女子不月；其传为风消，其传为息贲者，死不治。"对于本条中"隐曲"的解释，唐·王冰首倡"隐蔽委曲之事"之说，认为意指"味不化则男子少精，是以隐蔽委曲之事不能为也"（即男子阳痿）。后世李念莪、高士宗、罗东逸等均同此说。《中华大字典》"隐曲"条对此注释为"谓使泻也，指女子不月，男子少精，是以不能使泻精血也"。明·马莳则提出"女子有得隐曲之处，郁之于心"的说法，认为是指女子情志郁结不舒。张山雷、王一仁、秦伯未等同之。我认为以第三种解释较确。第一种解释的缺欠在于未推敲文中"有不得隐曲"之"有"字的含义。依我看，"有"在这里应作"若有"解，本条前三句的大概意思是：二阳之病发心脾，若有不得隐曲的情况，方会造成女子不月的疾病。就是说，"二阳之病发心脾"为原因，"有不得隐曲"为条件，"女子不月"是结果。再从句式上看，若把"有不得隐曲"释为男子阳痿不能房事，则经文以"男子得隐曲"或"丈夫阳痿"这样的句式出现不但意思明确，而且对仗亦工，可从经文既不点出"男"这一重要性别特征，又偏偏强调如果"有"不得隐曲这一假定情况的出现，也可以看出经文原义与第一种注释是不符的。至于《中华大字典》认为是指男女"不能使泻精血"，则下面紧接着的"女子不月"即成衍文而没有什么意义了，何况这样也反使男子的情况更加隐曲，于理欠通，所以还是第三种注释较贴切。

  第二条：《素问·阴阳别论》云："三阴三阳俱搏，心腹满发尽，不得隐曲，五日死。"对于此条的"不得隐曲"一词，除清·张隐庵注为"阴搏于下也"以外，其他如王冰、马莳、高士宗等都认为是"二便不利"。这样看来，"不得"即不能之意，"隐曲"应作二便解。从经文的"心腹满发尽"看来，也是指心腹胀满之病，当病情发展到极点时，将会出现"不得隐曲"这样的二便闭塞不通的危急状况。验之临床，如鼓胀、水肿病的末期均可能有此现象发生，正因为如此，所以才会有"五日死"这样迅速死亡的转归。我同意这种看法。

  第三条：《素问·风论》云："肾风之状，多汗恶风，面庞然浮肿，脊痛不能正立，其色炲，隐曲不利，诊在肌上，其色黑。"本条中的"隐曲不利"除少数医家注为"大小便不得利"或"男子阳道不利，女子月事不来"外，多数主张风伤肾气，阳痿不能性交的说法。我对本条的分析如下："多汗恶风"系五脏风所共有，其后所述才是"肾风"的特征：庞音忙，肿起貌。"庞然浮肿"，形容脸肿的样子。"脊痛不能正立"，肾主骨，其脉贯脊，肾病故脊痛不能正立。"其色炲"，指气色污晦，黯而不泽，并非指色黑如煤烟，不然下文"诊在肌上，其色黑"就没有意义了。查肾病致肿，总由排尿减少所致，而大便一般无显著改变，况且虽然肾司二便，但毕竟与膀胱相表里，又为膀胱气化的动力来源，所以肾病者大多都有尿的改变，这段经文显系说的"肾风"的特征，当然不会提及大便方面的问题，所以可以推知，此条中之"隐曲"应作小便解，"隐曲不利"即小便不利的意思。

第四条：《素问·至真要大论》云："太阳之胜，凝栗且至，非时水冰，羽乃后化，痔疟发，寒厥入胃，则内生心痛，阴中乃疡，隐曲不利，互引阴股，筋肉拘苛，血脉凝泣，络满色变，或为血泄，皮肤否肿，腹满食减，热反上行，头项囟顶脑户中痛，目如脱，寒入下焦，传为濡写。"此条中的"隐曲不利"，一般注家都不详解。我认为，此处应解释为小溲及房事的不利。理由是：前面的"痔疟发"一词已明确指出肛门病的存在，后面所提"阴中乃疡"显然是指前阴肿疡，方不与上文重复，紧接着的"隐曲不利"当然是指由阴疡造成的小溲与房事俱不利了。

第五条：《素问·至真要大论》云："太阴在泉，客胜则足痿下重。便溲不时，湿客下焦，发而濡泻，及为肿隐曲之疾。"这条的"隐曲"一般都解释为前阴。如张隐庵说："隐曲者乃男女之前阴处，故曰隐曲，谓隐藏委曲之也。"《中华大字典》隐曲条注云：男女之私处也。并引《旧唐书·安禄山传》中的"隐曲常疮"一语为证。从句式看，"发而濡泻，及为肿隐曲之疾"与"生气通天论"的"传为善畏，及为惊骇"的句式相同，后句均为前句的推衍，即后为前之进一步表现。本条"湿客下焦，发而濡泻，及为肿隐曲之疾"的含义应该是：当湿客下焦时先为濡泻，进一步则可成为前阴之肿疾。因此，我同意此处的"隐曲"是指前阴而言。

现将我对上述五处"隐曲"的浅见归纳如下："阴阳别论"中的两处，头一处作情志解，第二处作二便解；"风论"中的一处作小溲解；"至真要大论"中的二处，头一处作小溲、房事解，第二处作前阴解。总之。我认为对这几处"隐曲"的解释，应详析经文，随文释义，而不要强求划一，这样可免胶柱鼓瑟之弊。

（原载于《广西中医药》1981年第8期）

试论"健运阳明"是中年女性养生的重要方法

一、中年养生是延缓衰老的关键环节

随着时代的进步，科学技术和卫生保健事业的发展，人类的平均寿命正在不断延长，社会老龄化带来的健康问题也越来越引起世界各国的普遍关注。中医养生学认为，生长壮老死，是人类生命的自然规律，衰老是人类生理过程的必然归宿，是个多环节的生理过程。《灵枢·天年》曰："四十岁，五脏六腑十二经，皆大盛以平定，腠理始疏，荣华颓落，发颇斑白，平盛不摇，故好坐；五十岁，肝气始衰，肝叶始薄，胆汁始灭，目始不明……"《素问·上古天真论》也指出："年四十，阴气自半，起居衰矣。"从《内经》的论述可以看出，中医学认为衰老并非到了老年才开始，而是始于老年到来之前，所以元代王珪主张从小就开始注意养生防老，他著的《泰定养生主论》就论述了自幼及壮至老的依序调摄方法。

现代研究表明，人类在 30 岁以后，大约每增加一岁，功能减退 1%，40 岁以后骨质含量开始下降，女性 10 年减少 10%，男性减少 5%。应用 CT 进行头部扫描证实，脑从 30～40 岁时就开始萎缩，而脑神经细胞的老化、萎缩和死亡又往往和脑重量的减轻相一致，同时神经元的数目也相应减少；40 岁起小肠内的胰蛋白酶活性就明显降低，胰脂肪酶也有减少的倾向，胃蛋白酶的分泌也明显减少。对于妇女而言，卵巢是女性的重要性腺，是产生卵子和性激素的器官，自出生后，经青春期、生育期、更年期至绝经后，女子一生卵巢的形态有一系列的动态性变化。在更年期及老年期，女性生殖器官有明显的退行性改变，卵巢是促使各种改变的中心，性成熟期妇女的卵巢约为 4cm×2.5cm×2cm 大小，重量为 6～12g；至更年期卵巢萎缩变小，质地变硬，卵巢重量早自 30 岁起开始下降，到 45 岁左右卵巢的重量已减少到青春期的 1/2，自 40 岁起卵巢门处血管发生老年性硬化，50 岁后卵巢的血管即见减少，动脉分支由 50～60 支降至 20 支；女性在 40 岁左右，虽然月经仍然规律，但雌激素水平已有下降，因此，雌激素缺乏征象可在真正绝经之前就发生了。由此可见，中年是生命历程的转折点，生命活动开始由盛转衰。正如明·张景岳所指出："天地消长之道，物极必变，盛极必衰。"人的生命过程待到"长极"之时，便是衰退的开始。张景岳在肯定"以人禀赋言，则先天强厚者多寿，后天薄弱者多夭"的同时，又十分强调后天的保养作用，十分重视中年保养，撰写了强调中年复兴的"中兴论"并指出："人于中年左右，当大为修理一番，则再振根基，尚作余强半。""且此非逆天以强求，亦不过复吾之固有。"（《景岳全书·中兴论》）可见，中医养生学早就认识到中年是走向衰老的转折点，也是延缓衰老的重要年龄段。

二、健运阳明是中年女性养生的重要方法

《素问·上古天真论》在论述男女生长发育时指出："女子……五七，阳明脉衰，面始焦，发始堕；

六七,三阳脉衰于上,面皆焦,发始白;七七,任脉虚,太冲脉衰少,天癸竭,地道不通,故形坏而无子也。""丈夫……五八,肾气衰,发堕齿槁;六八,阳气衰竭于上,面焦,发鬓颁白。"由此可见,中医学认为人体由盛极转衰的始动环节,男女两性是各不相同的。在男性以肾气衰为主,在女性则以阳明衰为主。明代医家张景岳指出:"女为阴体,不足于阳,故其衰也,自阳明始。"阳明为足阳明胃经和手阳明大肠经。《素问·灵兰秘典论》曰:"脾胃者,仓廪之官,五味出焉;大肠者,传道之官,变化出焉。"大肠为传导之官,又主津。《灵枢·经脉》指出:"大肠,手阳明也……是主津液所生病者。"但其功能有赖于胃所化之荣气,所以李东垣在《脾胃论·大肠小肠五脏皆属于胃,胃虚则俱病论》一文中说:"大肠主津,小肠主液,大肠、小肠受胃之荣气,乃能行津液于上焦……若饮食不节,胃气不及,大肠、小肠无所禀受,故津液枯竭焉。"而脾与胃关系密切,成无己注《伤寒论·辨脉法》云:"脾,坤土也,坤助胃气消磨水谷,脾气不转,则胃中水谷不得磨消。"由此可见,阳明脉的盛衰,取决于脾胃的强弱,阳明脉衰是脾胃虚衰的反映,而"冲脉丽于阳明",任脉主一身阴经,凡津液精血均属任脉所司,脾胃为后天之本,气血津液化生之源,肾中阴精亦赖于后天的不断充养。女子的生长壮老及特有的生理功能,主要是由肾、肝、脾胃、冲任二脉及天癸所司,生育之年,脏腑受脾胃之气涵育,肾气充实,冲任通盛。故元代医家李东垣认为,"阴精所奉,调脾胃既和,谷气上升,故其人寿""土为万物之母,人以胃气为本,胃虚则元气不足而诸症生"。人之衰老是一个自然过程,肾精渐枯也是不可回避的,天癸乃肾中生殖之精,本源于先天,靠后天水谷精气之滋养而充盛,只有脾胃之气健壮,脏腑气血充盛,肾气充实,冲任调和,天癸乃至,若脾胃之气不充,阳明脉衰,则气血生化乏源,经脉空虚,冲任失濡,肾精衰败,天癸竭止。因此,中年女性肾气盛极而转衰之时,全仗阳明健运,吸收精微,使五脏滋荣,元气得继,才能却病延年,否则将五脏失和,变证迭起。此时若一味责之于肾及冲任二脉功能减退,一味调补肾之真阴真阳,以求天癸通盛,功能长存,虽也能取一时之疗效,但却实难巩固,更何况明代医家张景岳早就告诫过:"年壮气实未可补。"中年女性虽功能减退但却尚未至虚,正处于壮年气实之体,形气俱实,若动辄进补,则犯"实实"之诫,若要维持机体正常生命活动,唯有阳明健运继而承之。

中医通过几千年的医学实践观察到,女性衰老开始于中年期,其始动环节正是由于足阳明胃和手阳明大肠二经的功能紊乱,而前者为"水谷之海,气血生化之源",后者为"传导之官,变化出焉",二者功能紊乱则必然导致人体内的代谢紊乱。现代医学也证实,衰老始于代谢失调,如果受有害因素的影响而妨碍了细胞的代谢机能,则细胞的代谢功能即会发生异常,使衰老进程加快,导致早亡。近年来的研究认为,衰老主要由于机体的代谢紊乱引起,可造成单胺氧化酶(MAO-B)活性升高,超氧化物歧化酶(SOD)活性下降,脂褐质及脂质过氧化物含量增加,胸腺指数降低,脾指数升高。女性在衰老过程中,性激素、子宫及卵巢重量、老化代谢产物及清除衰老产物(自由基)的酶、肝能量代谢、胃肠功能及消化酶等指标均有相应的变化。健运阳明一方面切忌一味呆补,动辄参、芪、术一派补益之品,因为阳明属六腑,"六腑者,传化物不藏,故实而不能满也"(《素问·五脏别论》);另一方面又切忌苦寒通下,否则会更伤阳明气机,变证丛生。因此,健运阳明重在活泼中焦气机。

1989年在澳大利亚阿得雷德召开的第二届国际健康促进会上,通过了4项行动纲领,其中包括"支持妇女健康",从此以后"妇女健康问题"已成为一个独立的领域。过去对妇女健康的认识,主要限于她们的生殖功能和计划生育。目前女性的养生保健观念虽已在社会上渐渐树立,但对不同生理阶段的养生特点仍重视不够,主要强调补肾和一味苦寒通下排毒,不符合《内经》对中年女性生理特点的论述,在女性生理状态由盛极转衰的中年阶段,健运阳明法使中气得以四运,全身脏腑得以濡养,才是中年女性养生的主要方法。

参考文献

［1］周美清. 现代老年妇科［M］. 北京：人民军医出版社，1999：18.

［2］郑集. 从代谢观点看衰老机制［J］. 中华老年医学杂志，1983，2（1）：52-56.

［3］宓鹤鸣. 刺人参抗衰老作用的实验研究［J］. 中草药，1987，18（8）：25.

［4］陈奇. 中药药理研究方法学［M］. 北京：人民卫生出版社，1993：459，1072.

［5］张家俊. 四君子汤调整小鼠运化功能［J］. 中国中西医结合杂志，1997，17（1）：42.

［6］张熙. D-半乳糖亚急性中毒大鼠拟衰老生化改变［J］. 中国药理学与毒理学杂志，1990，11（4）：309.

（原载于《中国中医基础医学杂志》2001年第7期）

健脑益寿冲剂防治老年性痴呆实验研究

摘 要 健脑益寿冲剂能保护小鼠急性脑缺氧，增强小鼠记忆，抑制肝脑LPO的生成，并对免疫功能有一定的作用。

关键词 老年性痴呆；过氧化脂质（LPO）；记忆

中医学认为心主神明，脑为髓海，肾主骨生髓，老年性痴呆主要因于心肾两衰。我们拟定了填髓益智，补气血，益精神，活血化瘀，祛痰醒脑的健脑益寿冲剂，并进行了初步的实验研究。

一、实验材料

1. 药品

健脑益寿冲剂（自制）每袋6g（合17g生药），主要由人参、生地黄、菖蒲、半夏、牛黄、远志、丹参、柴胡等组成；脑复康，汕头市化学制药厂；维生素E，天津市中央制药二厂。

2. 动物

Wistar大白鼠，昆明种小白鼠。取自首都医学院动物中心。

二、实验方法及结果

1. 急性脑缺氧试验

选用18～20g昆明种小白鼠，雌雄各半，按体重均匀分为4组，健脑益寿冲剂3、6g/kg组，阳性对照组0.6g/kg脑复康，空白对照组给等量蒸馏水。于实验前连续给药3天，于末次给药后45分钟，用大剪刀沿耳根部快速切断，以呼吸停止为指标记录小白鼠大脑存活时间，结果见表1。表明本品对小白鼠急性脑缺氧具有较好的保护作用。

表1 健脑益寿冲剂对小鼠急性脑缺氧的影响

组别	剂量（g/kg）	动物数	大脑存活时间（秒）
空白对照组		15	20.9 ± 2.2
阳性对照组	0.6	15	$25.7 \pm 3.1^{*}$
健脑益寿冲剂	3	15	$24.6 \pm 3.7^{*}$
健脑益寿冲剂	6	15	$25.4 \pm 2.8^{*}$

注：$^{*}P < 0.05$，$^{*}P < 0.01$，$\bar{x} \pm s$（表2、表4同）。

2. 学习记忆试验（跳台法）

选用 18 ~ 20g 昆明种小白鼠，雌雄各半，分组及给药剂量同上。连续灌胃给药 7 天，于末次给药后 30 分钟，每只小鼠训练 5 分钟，训练后，每只小鼠皮下注射 $NaNO_2$ 120mg/kg。24 小时后测验每只小鼠 30 分钟内的错误次数，结果见表 2。表明本品能显著改善小鼠的记忆功能。

表 2　健脑益寿冲剂对小鼠记忆功能的影响

组别	剂量（g/kg）	动物数	3min 内错误次数	平均错误次数
空白对照组		20	17	0.8 ± 0.8
阳性对照组	0.6	20	5	0.4 ± 0.8**
健脑益寿冲剂	3	20	10	0.5 ± 0.8**
健脑益寿冲剂	6	20	9	0.2 ± 0.6**

3. 对过氧化脂质（LPO）的影响

选用 18 ~ 20g 昆明种小白鼠，雌雄各半，按体重均匀分为 6 组，正常对照组动物置动物室，其他各组动物每天在 O_3 室（0.9PPM）吸臭氧 15 小时，每天按以下剂量灌胃给药 1 次：模型对照组自来水 0.3mL，阳性对照组 0.3% 维生素 E 悬液 0.3mL，小剂量组 10% 健脑益寿冲剂悬液 0.3mL，中剂量组 20% 悬液 0.3mL，大剂量组悬液 30% 0.3mL，连续给药 2 周。处死动物取肝脑组织，按 MDA-TBA 比色法测定其 LPO 含量。结果见表 3。表明健脑益寿冲剂对肝脑组织 LPO 具有一定的抑制作用。

表 3　健脑益寿冲剂对小鼠肝脑组织中 LPO 的影响（$\bar{x} \pm s$）

组别	剂量（g/kg）	动物数	µM/g 新鲜 肝组织	µM/g 新鲜 脑组织
正常对照组		14	0.45 ± 0.14	0.69 ± 0.12
模型对照组		14	0.70 ± 0.28**	0.81 ± 0.10*
阳性对照组	0.045	14	0.46 ± 0.09*△	0.65 ± 0.01△△
健脑益寿冲剂	1.5	14	0.76 ± 0.41	0.76 ± 0.11
健脑益寿冲剂	3.0	14	0.56 ± 0.13△	0.68 ± 0.09△
健脑益寿冲剂	4.5	14	0.51 ± 0.10△	0.77 ± 0.17

注：与正常对照组比较，$^*P < 0.05$，$^{**}P < 0.01$；与模型对照组比较，$^{\triangle}P < 0.05$，$^{\triangle\triangle}P < 0.01$。

4. 脾脏 T 淋巴细胞增殖试验

选用 Wistar 大白鼠，（250 ± 30）g，随机分为 3 组。正常对照组用等体积的生理盐水，小剂量组健脑益寿冲剂 0.33g/kg，大剂量组健脑寿冲剂 0.67g/kg，连续灌胃给药 7 天。脱颈活杀大鼠，无菌条件下取出脾脏，制成细胞悬液 5×10^6 个 /mL，加入 96 孔培养板中培养 52 小时，再加入 ^{3}H-TDR（0.5µCi/ 孔）继续培养 16 小时，经细胞收集器收集细胞，做液闪计数，以每分钟平均脉冲数（CPM）和刺激指数（SI）百分数表示。结果见表 4。表明大剂量组对脾淋巴细胞有明显的增殖作用，SI 也达到了 152.9，说明该药对免疫功能有一定的作用。

表 4　健脑益寿冲剂对大鼠脾脏 T 淋巴细胞增殖的影响

组别	剂量（g/kg）	动物数	CPM（$\bar{x}\pm s$）	SI（%）
空白对照组		6	19673 ± 1137	100.0
健脑益寿冲剂	0.94	6	23257 ± 1729**	100.6
健脑益寿冲剂	1.98	6	27643 ± 2099**	152.9

三、讨论

衰老是多因素共同作用所引起的一种渐变过程，包括内分泌系统、神经系统、免疫系统、基因等多个系统功能变化的结果。自由基学说现在研究较多，过氧化脂质是自由基损伤的产物，随年龄老化明显增加，对脑组织影响极大，是导致老年精神不全的重要因素。本实验研究结果表明，健脑益寿冲剂不仅可改善大脑的供血不足，增加记忆，而且可抑制肝脑组织中过氧化脂质的产生，同时对 T 淋巴细胞增殖具有增强作用。因此，本品可望成为治疗老年性痴呆的新药。以往关于中药抗衰老及防治老年性痴呆研究中，补益心肾、活血化瘀方面报道较多，而化痰开窍方面则明显不足，我们的初步研究发现此类中药具有较好的作用，其作用机制有待进一步研究。

（原载于《中国实验方剂学杂志》1997 年第 8 期）

第二篇　后学发挥

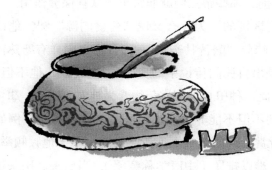

孔令诩大夫谈饮食养生

一、药食同源话养生

春节将临，在那街头巷尾的爆竹声声中，我采访了中国中医研究院基础理论研究所养生室的孔令诩主任。刚进入"知天命"之年的孔主任，神态自若，谈笑文涵。他出身于名门杏林世家，其祖父孔伯华是我国清末民初时的四大名医之一，他师承祖传，家学渊博，并兼学别家，立志将古医国宝的经验与实践综合提炼为系统理论和学说。1958 年他考入北京中医学院，1964 年毕业后，先后从事临床实践与养生基础理论研究。目前他一边进行养生理论的探讨，一边传授经验，带有两名研究生。当我说明来意时，他欣然应允，愿意通过《中国食品》杂志，把食补食疗的养生知识较系统地介绍给广大读者，愿这门学问普及开来，使大家健康长寿。

孔主任首先谈了"药食同源"的来历和意义。他说：人人都想长命百岁，而且希望康健如常。如果一个人风瘫在床，或失明、失语，甚至变得呆傻，这样本人的生活毫无乐趣，同时给旁人也带来一大堆麻烦，真是"活受罪"。因此，一个人只有活得健康、活得快活、活得长寿才有价值。

孔主任接着说：人究竟应该活多长，中医学认为，一般应活到一百至一百二十岁。要达到这个正常寿命，必须要懂得养生。所谓养生，就是指保养、维护、调节好自己的肌体。我国古人有五句养生的格言，就是"法于阴阳、合于术数、饮食有节、起居有常、不妄作劳"，这其中的前二句是讲应该了解、掌握、适应自然界的变化规律，后三句则是告诉人们要有合理的饮食、生活及作息规律。为此，我国早在周朝，就有了"食医"一职（如同现在的营养师），他的任务主要是调和周王的饮食，以保障国君的健康，可见，早在两千多年前，那些帝王们就非常重视饮食保健作用。

我问孔主任，药品和食品的标准是有区别的，为什么又说"药食同源"呢？他说：中药历来有"四气五味"之说，即性分"寒热温凉"，味分"酸苦甘辛咸"，而食物也同样有寒热温凉的性质及酸苦甘辛咸的不同味道。药食同源一说，是出自民间传说中的炎帝（神农氏），他不但教导人们种田，同时还尝百草，鉴别、区分药的性味。因此，种田与采、辨药物皆为神农氏所做。事实上，进食与服药一样，都要知其质量、晓其性能，否则不但不能养生疗疾，反而会伤身害体。例如明代的一位官员，有一天请来了他的同僚好友，用皇帝赏给他的新鲜木瓜渍汁饮用，由于他频频举杯，逐一陪饮，故而饮之过量。客散后，便觉小腹鼓胀，难以排尿（中医学称癃闭），当请来名医来访，方知吃木瓜过多所致。因木瓜欠熟时酸而涩，"酸收"之味过度，导致尿潴留。由此可见饮食的正确与否是何等重要。为了使大家对饮食有一个大概的认识和选择，使饮食不仅成为一种享受、一种维持生命的手段，更成为保障少儿发育、维持青春健美、保护中年健壮、帮助老人健康的必要手段。

此时孔主任拿出他最近正在整理的养生知识部分手稿，说道：这方面的内容很丰富，中医对饮食的认识和调配，涉及地理环境、季节气候、天时正常与反常、体质的强壮与羸弱，以及怀孕、病后、新婚、心情等，各种不同因素，这些将逐一向大家做介绍。下篇他将向读者介绍春季的饮食法则。

二、杨柳依依话春食

《诗经》有"昔我往矣，杨柳依依，今我来思，雨雪霏霏"的句子，现在，一年一度杨柳绽芽，嫩草吐绿的春天又到了。万物欣欣向荣，大家也都希望度过一个活泼、欢快的春天。饮食是人生重要的享受和保证，而要吃得好，吃得于身体有益而无害，也还有很多讲究。

首先，今年是羊年，农历叫辛未年。在中医的运气学说中，今年是"涸流之纪"，意思是水运不足，气候偏于干燥。而刚刚过完的冬天是火运太过，气温偏高而干燥少雪，感冒流行，到了现在，就更容易流行春温一类的疾病了，因此，为了春天的平安，在饮食方面，有必要给以更大的注意。

今春选食的原则是，水果、蔬菜类宜选择性偏清凉，或辛散，多汁液的，以对抗气候的影响，水果如梨、苹果、西瓜等，梨中鸭梨润肺化痰，红肖梨清热解毒，东北的冻梨酸寒清热开胃，都可选择食用，柑橘类化痰开胃，但性偏温燥，不宜多吃，香蕉性偏温但质地滑润，老幼稍感肠燥便秘的可以适当食用。蔬菜类中清凉、滋润、辛散的都可选食，如菠菜滑润助血，芹菜清热降压，大小白菜都不错，辣椒、西红柿、蒜苗等可以交替食用，韭菜春季正美，辛又能助阳升发，只是性热，故不可多吃，绿豆芽更是美菜，尽可食用，只是须注意新鲜、干净。肉类中羊肉性热而补，春季少吃，鸡肉虽然属热性，但乃补肝之禽，故而可以适当地吃，余如猪肉、牛肉、鸭肉等则不妨食用，鱼类中泥鳅鱼乃发病之物，春天又是痼疾发作之时，故而有老病的人不宜进食。

春天为四季之首，万物滋生，陶渊明在他著名的《归去来兮辞》中就有"木欣欣以向荣，泉涓涓而始流，感万物之得时，叹吾生之行休"的感慨。诚然，春季生机盎然，人体内的气血经过一冬的收敛闭藏，开始舒散，转向体表，所以人们愿意增加室外的活动以舒展筋骨，流畅气血，但会造成体内气血的相对减少而出现人们常说的"春困"现象。此时不应增加睡眠去适应，而应积极地活动或饮少许有兴奋作用的茶、咖啡之类以提神，体格略弱的也可以少量服用些西洋参、蜂王精之类补品。

这一季节小儿的活动增加，生长加快，故要注意给予儿童足够的营养，常规的三餐之外可以补充适量的饼干、点心、巧克力等，以保证孩子生长发育的需要。家中有老人的，也企望到室外活动，每苦体力不足，中年时曾经奔波劳碌，触冒风雨，伤损肾精的，更会觉得腰腿酸疲。古人诗有"春来老腿酸于醋"的话，大概就是这种感觉，不妨用腔骨或棒骨（须砸开）1000 ~ 1500 克，加枸杞子、怀牛膝各 15 克，炖汤喝，可补肾生髓，强筋健骨，祛除风湿。

患有慢性病的人此时会有所感觉：患慢性肝病的会感觉症状明显，性急易怒或郁郁不乐，肝功能也会上升，须要调节情绪，注意休息，不剧烈活动，但要到花园、树林、河湖旁散步消遣，舒展肝气，忌辣椒、葱蒜、酒类、黏食等，多吃些青菜、豆腐、蛋类、牛奶等。患慢性胃病的此时疼痛等症状加剧，此乃春季肝气旺，克伐脾胃所致，要保持心情愉快，不吃煎、烤、黏腻不易消化的食品，大便干燥的可以喝些蜂蜜，加食些山药等补脾润肠的食物，大便溏稀的则可以辅食些莲子粥之类以补中固肠。

春季又是百草滋生，野菜遍地的时节，方便的人家常喜欢买些苦菜、苣荬菜之类佐餐，可以清火开胃。自己去采挖食用，更是别有情趣，只是要注意三点：一是一定要洗涤干净，避免不洁致病。二是注意不可采挖灰菜，有的人对它过敏，误食可以出现蔬菜日光性皮炎。三是现今工业日趋发达，环境污染也随之加重，采挖野菜要选择田间、空地、山坡、树林等处之干净场所，工业品堆积地、污染严重的沟渠两旁等不宜采挖食用。

三、春夏之交话五味

夏季来临。中医说"春生夏长、秋收冬藏",万物生长发育的关键阶段就在于此,所以自古就受到极大的重视。《吕氏春秋》记载,立夏这天,天子要亲自率领朝廷大臣,到都城南郊行礼,迎接夏季的到来。大概也包含着祝愿夏季风调雨顺,万物生长发育正常,庄稼长成,万民安乐的意思。

应该说,就华北地区的气候而言,阴历五月尚未很热,正处于春夏之交,人们冬衣脱尽,春装未收,气候温和,精神爽朗,正是一年中的大好时光,调剂好饮食,可以使身心舒畅,精力充沛,生活、工作均美满。

饮食的原则:粮食、蔬菜、水果、鱼肉蛋奶,各有所用,讲求配合得当,不能厚此薄彼,有吃有不吃。尤其今日的儿童,每家一个,娇宠如王子、公主,常见有的孩子只嗜肉食,不吃蔬菜;有的又只吃瓜果菜蔬,不吃肉类,形成偏食,妨碍身体发育,或体质不够健康,成为豆芽菜型或肥胖型。《黄帝内经》说:"五谷为养,五果为助,五畜为益,五菜为充,气味合而服之,以补益精气。"可见偏食的结果是缺乏这种配合,减弱了补益精气的作用。这里的原则,对所有人都适用。

再是五味的配合及选择。食品味道各不相同,即所谓"辛酸甘苦咸,各有所利,或散或收,或缓或急,或坚或软,四时五脏,病随五味所宜也"。据此,五月份,按照"夏属火,应于心,春属木,应于肝","肝欲散,急食辛以散之,用辛补之,酸泻之……心欲软,急食咸以软之,用咸补之,甘泻之"的原则,味道取易偏于辛咸为正,酸甘为辅,使补泻结合,脏气平和。

五谷:城市中大米、白面已成为主食,但是也应该有所补充,本月应该适当补充小米及大豆,小米可以做粥食,大豆则可以选食黄豆芽、各种豆制品等。

五菜:应季蔬菜均可食用,并可适当辅食小葱、油菜、辣椒、生菜、莴笋等。

五畜:肉类中仍以鸡肉、猪肉为宜,鱼类中则以鱿鱼、鲫鱼为最理想。有条件的,此月也可食用鲍鱼。

五果:干果如栗、盐梅,鲜果或果脯如桃、杏均适合。

时近夏季,起床渐早,活动渐多,所以尤其要注意早餐的营养,这一点北京人特别须要注意,避免那种一个油饼或是一块点心、一个馒头甚至一杯饮料的早餐方式,应该有一定的数量和质量的保证,比如面包、牛奶、果酱,或是馒头、香肠,或鸡蛋、小菜、粥,或是鸡蛋、挂面等。总之,要能够保证一个上午紧张的工作或学习的需要,否则就会感到精力不足,昏昏欲睡。中年以上的人尤其如此,对于那些习惯夜间读书、思考、工作的人,早晨可以适当用一点提神醒脑之品,可以使上午精力充足,工作效率高,胃寒的可选用红茶,消化力弱的可仿西方加点柠檬汁(一两片即够用),需要多兴奋一点的可以喝一小杯咖啡,胃热的可喝绿茶或花茶,但不应勉强,要适当。

现今有些菜人们不太吃了,比如西葫芦,实际上人食百果,多多益善。而葫芦甘寒利水,于此季节正相适应,尤其适合于湿热偏重的人食用。

黄瓜由于人们喜吃,已经四季不断,甘寒令人瘦,适合窈窕淑女,但是要注意,除非是刻意减肥,否则还是要辅以其他,如凉拌黄瓜加一些豆腐丝、海蜇皮、海米等,对于饮酒者也很合适。只是时令渐热,白酒只宜少用,老年人最好喝点好的黄酒,既不至于上火,又能舒通血脉,增加营养,引起食欲,当然黄酒还是稍加温热为好。年轻人则正适合喝啤酒,只是不管怎样,喝酒要有个节制,孔夫子说"唯酒无量,不及乱",意思是说喝酒要喝得适可而止,不能太过,酗酒闹事,飞车伤人,打架行凶,乐极生悲,那可真成了古人说的"祖宗无德,席上回回发酒疯"了。

四、麦黄时节说冷餐

天气转热，麦子新熟，舂而为饭，新谷之香，妙不可言。中午进餐，图个省事、痛快，过水面，以打卤、炸酱，加豆芽、生菜、黄瓜丝等相配，吃着方便。但是请注意：这种饮食适合于年轻、体壮、肠胃健康的人，对于老弱则不宜，所谓不以胃气暖冷物，避免伤损胃阳，出现腹痛、脘胀、烧心等症状。即使吃，也要与年轻人不同，面煮得宜稍软，过水不能太凉，最好稍放一点醋，可以帮助消化，减少得病，如果配上一点蒜吃，更可以预防肠胃病了。当然也要注意这么两点：一是量，适中即可，太过反而辛辣伤胃，引起胃疼；二是吃后漱漱口，嚼点茶叶、口香糖之类，避免口中蒜气熏人，不太文明。

说到吃冷食，天热了，喜欢吃些也是常理，但是肺和气管不好的人要少用，《内经》说"形寒饮冷则伤肺"，所以应慎重。这个季节，菜的种类繁多，尽可随意选用，但是若能结合自己的体质情况，使之多利少弊就更好。比如鲜蘑味道鲜美，烹调方便，稍配肉类更佳，但其性阴寒，宜于阳盛偏热的体质，而虚寒体质则不宜多吃，好的鲜蘑，可以先过油，然后加肉丝或肉片炒食，味道极佳。曾在东北林区尝过此味，记得是榆黄蘑，其味之美，至今不忘，较一般做法不同。又如苦瓜，味道甚苦，入心清火，为制其苦，常用辣椒配入，以制其苦，开胃增食，夏季好菜，可是辣椒也不应放得太多，太辣了，又有辛热助火的问题。尤其是青年男女，气血正旺，辛辣吃多了，会使血分蕴积热毒，使这一年龄段敏感的面部痤疮问题加重，影响姑娘、小伙子们的美观。其实，对于热盛体质的年轻人，不仅是夏季，其他季节也要注意尽量少吃辛辣热性的食品，至少可以避免痤疮的加重。

老年人此时属于肠燥便秘的，多吃些蔬菜会逐渐缓解，但是偏于脾湿或脾寒大便溏泄的则要注意，吃菜量不应太多，甚至可以吃些菜汁之类的，如菠菜等，不令其滑肠。适当吃些小米粥之类的以养脾胃。另外要注意提高饮食的质量，古人有七十而非肉不饱的话，说明人到老年更需要加强营养。报载著名的海灯法师一直以清淡的粥蔬为食，涅盘前体弱多病，一个重要原因就是有明显的营养不良状态，可见老年人自奉稍厚，须增肉蛋鱼类食品，并非贪馋、奢侈，而是身体的实际需要，儿孙们尤其应该理解和关怀、支持。老人由于阳气渐衰，火气渐弱，要慎食冷物，冰箱内的食品取出后应加热后再食用，不宜加热的也要事先取出，置室温下半小时左右，使其冷气散除，免得伤损胃气。出门归来，也忌立即上桌吃饭，应该稍坐片刻，少喝一点茶汤之类的，但不宜多，然后再进餐为好。饭后也不宜立即饮茶，可用茶水漱口，过个一二刻钟再喝茶。凉拌食品也不可多吃，因为胃阳不足，多冷伤胃，易致腹痛、腹泻。

小儿最喜冷食，自己又不能控制，终是稚阳之体，过则伤，所以家长应加以约束，不令食冷物过多，肥肉类以及太过油腻的东西要少吃，吃后不让他立即吃很多冷物，免得腻冷难化，滞于胃肠，造成飧泄等问题。

产妇注意不能吃冷食，此时气血大亏、体质虚弱，稍一不慎就会遗留各种毛病，而且不易治。民间多以鸡蛋、小米粥、红糖、核桃仁、松子仁等为主要食品，现在可以不必拘泥，但自己哺乳的要多喝些鸡、鸭、肘子汤，使奶水充足，月子里要坚决不吃冷饭菜，伤了胃气很麻烦，切记。

五、七月流火说饮品

公历七月，农历正是小暑、大暑之时，一年里最热的时候，所以叫"暑"。特点有二：一是热，气温最高，酷热难耐，正午时间，有如火烤；二是潮，中医说湿，雨量集中，湿气最盛，身上常黏乎乎、湿漉漉的，中医说暑病的特点是"暑必夹湿"，与此有关。

天热，汗多，喝水也多。内蒙古地区的办法是坐在屋子里喝红茶，喝得汗出透了，出门就不怕热了。大城市则是饮料销售的黄金季节，北京等地的街上，饮料种类之多，令人眼花缭乱。如有空时依据个人的喜好、身体状态，选购或是自行加工制造一些，不但卫生、经济，而且自得其乐，也很有意思。

1. 绿豆汤

这是老北京最喜爱的消暑饮品了，把绿豆拣净，洗过，加水慢煮，豆烂即成。放凉，或加白糖，或就小菜，味美实惠，解暑去毒，营养健身。绿豆过去也写作菉豆，大的叫植豆或稙豆，性味甘寒无毒，功能清热解毒，消肿下气，厚肠胃，清头目。所以民间常用绿豆解一切毒，华北地区麦收时节，绿豆汤是农民消暑解渴的重要饮料。绿豆也常用作枕头，令小儿枕之，可以明目去火。绿豆粉皮、粉丝是拌凉菜的好配料，绿豆糕也是很好的食品，但是其性属寒凉，故而夏暑之时食用最宜，其他季节对体质偏热的人也是上品，只是体质偏于虚寒的人就不宜多用了。

2. 赤小豆粥

这也是人们非常喜爱的食品之一，小吃店中多有供应。赤小豆甘酸平无毒，能行津液，利小便，辟瘟气，健脾通气。暑天正是人们胃口不佳的时候，选用小豆粥开胃健脾、去湿解暑，颇为合适。又能解毒，将其捣烂，水调外敷，能消肿散结。据说宋仁宗当太子的时候，患了疖腮，就是一位道士用这种敷法给治好的。现今城市求医方便，未必用得上此法，但是若地处偏僻，或痈肿突发，于得医之前，用此法以应急，也不失为一个简便可用的方子。此外还有消肿、解酒、通乳等作用，不妨一试。

3. 豌豆

豌豆也是夏季的食物，虽不常作饮料，豌豆黄可是夏季冷食小吃之一，又是季节性蔬菜，做一盘肉丝或鸡蛋炒豌豆，很不错。其实它的外皮也可吃，而且很好吃，一般人多扔了，很可惜。做法是选那些外皮翠绿、没有黄干的，剥出豆后，将豆荚上头向里面压下，顺势下将，即可撕下内皮不要，留下外皮，洗净，与豌豆一齐做菜，可使此菜增色不少。只是外皮已有斑点的、过于老硬的就不合适了。豌豆可以调营卫，和中气，营养滋补。元朝忽思慧的《饮膳正要》将其列入宫廷的御膳用料，可见宜食宜人。古人还将其磨为细粉，用于洗浴，据说可以去面上的黑斑，令脸上皮肤润泽光亮，是古代妇女的美容用品。

4. 酸梅汤

酸梅汤是用乌梅加糖煮成，酸甜开胃，止渴生津，较一般用香精等调制的汽水类取胜良多。梅味酸，生时色青绿，又叫青梅。三国演义上曹操用望梅止渴的办法使夏日行车的士兵不再叫渴，与刘备青梅煮酒论英雄，都成了历史上脍炙人口的故事。酸梅能止渴除烦，调中下气，开胃进食，止泻醒酒。古时没有开口器，病人牙关紧闭，不能灌药时，用乌梅擦其牙龈，口中涎出即开，然后好灌药急救。张仲景有乌梅丸，现代此方用于胆蛔症的病人有效，方中的乌梅即取其酸，所谓虫得酸则伏。现时市场上则多以盐等腌制，是很受人们喜爱的小食品，但味过于酸，多食则不健胃，反而伤胃了。吃酸梅倒牙，可以吃一两个核桃。若服用黄精的人，则忌用乌梅。

5. 五味子汤

五味子，顾名思义，言其五味俱全，实则其肉味酸为主而兼有苦涩，核仁则以辛为主，性略偏温，但善敛阴气，属酸而能补之品，只是味道过重，不多加糖，所煮之汤难于饮用，但自有佳用：体质偏于阴分虚燥，或男子青年新婚，房事偏多，伤及阴气，出现盗汗、食欲不振、夜眠不实、精神倦息等情况，可以买五味子100克，分次煮水，加糖调试，5～7日饮完，可以消除症状，滋养阴气，恢复体力，改善食欲。注意只宜水煮饮用，不可用五味子酒代替，因为酒属辛热走窜之品，此种体质，用之不宜。买时注意以北五味子为好，南五味子则质差、力逊。

6. 其他饮品

市售饮料颇多，但以选择天然者为好，如橙汁等，而用香精等配成者较差。口渴思饮，矿泉水亦好，只是产地不同，性质亦各有异，并非千篇一律，这里也难说清，只好请读者们在饮用中自行选择了。另外，市售品中有一种椰子汁加工制成的饮料，味道不错，色白如乳。按《本草纲目》载，椰汁性味甘温无毒，止夏月口渴，亦治消渴，据此则应有清暑、助阴津、解烦渴的功用，当属夏令之上品了。其肉富含油质，有浓郁的椰子味，可食，甘平益气，可使面部润泽，也有材料说有杀驱绦虫、姜片虫的作用，只是约需吃下半个至一个椰子的椰肉，一天内还要只用流食，能否吃得下去那就得看你的胃口了。

六、立秋时节慎口腹

八月立秋，金气主政，古时立秋前三日，职官即奏报天子：某日立秋，盛德在金。就是报告天气到了转变的时候了。

实际上，阳历八月，华北及以南气候仍然很热，除下旬后早晚开始稍凉，正午则仍然热气熏蒸，故而人们仍然喜凉食。

凉食：首推冰，冰可致病，也可治病，关键在于善于运用。现代冰食五花八门，冰激凌、冰点心、冰棍、刨冰、冰镇的名目繁多的饮料，年轻人夏日逛街，手中冰食不断，儿童们更是百吃不厌，实际上，凡事均有个度，不可太过，所以夏季常有些小儿茶饭不思，甚至脘腹冷痛，消化不良，都是食冷物、甜物太过，伤滞脾阳，妨碍了脾胃运化的缘故。因而家长们应该注意，给小儿冷食要有节制，正午放学回家，先开冰箱取冷饮，要慢喝、适量，不能图痛快，喝个够，伤了脾、胃阳气，冲淡了胃液，使脾胃的消化能力、防护能力都减弱，容易造成消化不良，胃肠炎甚至痢疾，影响学习和健康。

瓜果：首推西瓜，西瓜有良好的清暑热功能，夏季食之，确实允当。又能利水，故而小儿吃西瓜甚至可以吃到上边吃，下边尿，但却不易致病，因为利水，很快就尿出去了。中药里有一味西瓜翠衣，就是西瓜外面的绿皮削下晾干而成，能清热利尿。以前的西瓜品种，皮厚，吃完瓜瓤，还剩厚皮，常把它削净余瓤，削去外皮、切条，加盐、花椒粒暴腌几个时辰，吃时淋点香油，清脆适口，可以代替咸菜，也可以急火爆炒，都有一种清新爽口的感觉，食品店将其用糖腌过，以前的蜜饯食品，杂拌中有一种瓜条，挺好吃，也是此物所制。过去的西瓜，籽大而多，吃个瓜就剩一堆籽，常将其洗净，晾干，炒熟后做零食，现今的西瓜，品种改良，皮薄、味甜、汁多、籽小，纯乎为吃瓜，没有这些余兴节目了。以前药店还有一种叫西瓜霜的，白色，入口甜而凉，可以治口疮，小儿更欢迎。如果西瓜吃得太多，饱胀难受，可以用西瓜皮煮汤喝。但是脾胃虚寒者不可多吃，现瓜含糖分较高，故而糖尿病患者也须谨慎，不吃为好。南方则荔枝为夏季之果，因其皮壳赤色，又名丹荔，味甘性微温，能止渴，益颜色，即美容颜。唐玄宗宠妃杨太真嗜食，唐人诗说"一骑红尘妃子笑，无人知是荔枝来"，因为荔枝熟后易坏，难于保存，所以要用八百里急递的办法传送。至于杨贵妃到马嵬坡身亡，已年38岁，仍能固宠如旧，是否与她嗜食荔枝而保持了美丽的容貌有关，就难于定论了。因其性热，故而衄血者不宜吃，又能损齿，牙不好的也不宜多吃。但是能够通神益智，使人聪明，所以希望更聪明一些的人不妨多吃一点。荔枝核也是一味中药，甘温止痛，可治疝气，与大茴香同炒，为末，黄酒送 5 克，可治痛经、心痛等。北方则是甜瓜，品种很多，颜色、大小、品味均不同，有的清脆，有的酥软，有的面沙，总以香甜为上，故而又名甘瓜，味甘性寒，清热、止渴、去暑气。马王堆汉墓出土的那位轪侯夫人，肠中尚有甜瓜籽，推测死前不久曾吃过甜瓜，可见此物在中国流传已久。古人说食之能患痢疾，恐怕是没洗净的原因，否则虽性寒滑，但却未必致痢。瓜蒂极苦，是古时的催吐药，能治水肿、黄疸，研细面吹鼻，可以退黄，鼻中会有黄水下，退黄很快。按《雷公炮炙论》说只有青绿色外皮的瓜蒂可用，李时珍则以短瓜、团瓜者良。

瓜果秋热最多，性味各异，以后再继续介绍一些。这里还有一点要说，立秋时节，民俗有抓膘或抢膘之说，指在立秋这一日，预备猪肘、肥鸡、红炖，更有再将土豆、甜萝卜去皮，切滚刀块，过油后与肉同炖的，味道肥美。由于夏季炎热，人们多汗渴饮，又加昼长夜短，天热夜卧不安，故而常觉精神不振，胃口不开。立秋节至，金风送爽，暑气渐欲消退，精神为之一振，改善一下饮食，补充一点夏季的消耗，不无道理，只是不须勉强。有胃口的，照办就是；没胃口的，不在这一天，不必强吃，反而滞碍胃气，食滞停留，总以随其自然为好。例如南方就有古谚说"秋风起矣，三蛇肥矣，滋补其肘矣"。一是说明南方用蛇做补品由来已久，现今饭店仍有三蛇羹，是名菜；二是南方秋风送爽，远在立秋之后，难以与北方一概而论，这也是我国疆域太广的缘故。

七、百果鲜美益养生

阳历九月，已是中秋时节。中医说，春生夏长、秋收冬藏，秋季正是百物收获结果的季节。此间百果纷纷下树来，果品种类之丰富，加上现今交通运输的便利，人们所享受的，已经可以远远超过古代的皇帝卿相。然而食品各有其性味所宜，故要结合自己的需要，选而食之，更不可偏嗜过甚，以免爽口而伤身，要适口而益身才好。

就养生的角度，大略有这几个方面：美容颜、乌须发、益神智、健身体，以及轻身不老等。美容颜，如荔枝、桃、樱桃、君迁子、梨等都有此类记载。桃则其性热，其味辛甘酸，为肺之果，肺病者宜食。肺主皮毛，有益于肺，故能使皮毛滋润，颜色美丽。民间亦有食桃虫面嫩的说法。桃虫即指桃内所生之虫，现在当然不必去专挑桃虫吃，只多吃些桃也就是了。另外要说明的是，这里的肺病乃中医所说的肺家之病，并不是人们通常所指的肺结核。由于其性偏热，故而古人以为作脯食之最好，可以不至因生内热而有发疮疖等隐患。所以对于有青春期痤疮的人来说（因为这在中医被认为是里热郁于肌肤所致），以选食桃脯为佳，但不是指蜜饯，而是指的干桃肉。樱桃与桃都是我们国家早已有之的水果，因为其形像桃，故名樱桃，又叫含桃。含桃我想是状其娇小可以入口含之吧。早在《礼记》上就有天子以含桃荐宗庙的记载。此物成熟于春夏之交，得正阳之气，性热而能益脾，多食令人好颜色。西印度樱桃的维生素 C 含量超过一般水果多倍，就连号称富含维生素 C 的猕猴桃与之也无法相比。李时珍认为君迁子即是梗枣，甘涩而平，令人润泽美颜，可止消渴。还有一种书载可以去除面上的斑点等的果品，即银杏又称白果，此物大补肺气，但必须熟食，否则有毒，取其汁涂面可美容。

乌须发。如核桃，张骞使西域所得，故又名胡桃。性甘温，能补肾气，益命门火，润血养血。发为血之余，中药有血余炭，就是用乱发烧成炭状。胡桃能乌须发，由它的补肾养血作用而来。火能暖土，故多食胡桃则脾胃运化吸收变好，令人肥健。但不是说补肾的就能乌须发，例如栗子性味咸温，能助肾气，将生栗子放于袋内挂在通风处阴干，每日早起细嚼，服十余粒，可治腰脚软弱无力，就是取其补肾的作用，但本品却不能乌须发。中老年人腰脚软弱者不妨一试，有益而无害。石榴，又名安石榴，其花也有乌须发的作用。方法是用石榴花阴干为末，与铁丹（即飞研极细之铁粉）和服，一年取效。但铁粉重坠，胃弱者不能服用，西医用来治缺铁性贫血的硫酸亚铁，有些人服后胃疼不能接受，也是这个道理。

益神智。现今子女独生，颇为珍贵，家家都希望孩子聪明健壮。果品类益智，恐怕没有洗髓伐毛的作用，只是有帮助罢了，如前文提过的荔枝、樱桃都有益智、强志的作用。中医说脑为髓之海，肾主骨生髓，髓海不足则健忘，故中医治聪慧强志，主要从补肾健脑生髓的药物及清心开窍的药物（因为心主神明）中寻求。而水果虽难有此大力，但食龙眼益智却有根据，故又名益智。而中药中的益智仁，辛温行气，可以强神，治多睡、遗尿等，却不宜常服。

轻身不老延年，轻身如君迁子、大枣，延年如杏仁。大枣为华北所多产，生者甘脆，干者干实，生热熟平。儿时并不少食之，似不像本草所说的大熟损人，干枣则为养血补脾之妙品，中医常用。据分析鲜枣所含之维生素 C 甚至高于猕猴桃，而维生素 C 甚易氧化破坏，故干果中所含甚少，可见鲜枣仍不失为果类上品。延年则以枣仁为最，又名草金丹、草还丹。要提一点的是，黄精为道家辟谷长生的要药，医家也尊为养生长寿之品但服食黄精者忌食梅，不论盐制之白梅及熟制之乌梅，皆在所忌。

在这方面，现代的医疗营养学也有不少说法，如富含肌醇的食物可以防止脱发，而水果中桃、苹果、香蕉、橘子等均含较多，故易掉头发的不妨多选上述几种水果，而对氨基苯甲酸则在使毛发变黑上有作用，干果中的落花生含对氨基苯甲酸较多，故白发者可以适当食之。再如维生素 K 有帮助凝血止血的作用，而苹果、香蕉则多含之，故而像肝硬化病人就可以选择性地多吃些苹果、香蕉，以防止和减少出血的倾向。又如维生素 B_1 一般不易缺乏，因为多种食品中均含之，但它易被碱、光等破坏，一旦缺乏了，人体就会在皮肤、口唇、眼角等处出现干燥、糜烂症状。而花生、杏仁等维生素 B_1 含量较丰，所以凡有这类表现的人，无暇求医，不妨买些花生、杏仁等小食品，从饭后的零食中来解决这一问题，未尝不是美事。

（原载于《中国食品》1991 年第 3~9 期）

湿秘论治

孔令诩教授为北京四大名医孔伯华之孙，全国第二批名老中医师带徒导师。笔者有幸拜其为师，颇有心得，兹就其运用利湿法治疗便秘的经验予以探讨，虽非疑难病症，但其辨证之精可窥一斑。

湿邪过盛常能导致腹泻，如《素问·阴阳应象大论》所说："湿胜则濡泻。"《难经》也云："湿多成五泄。"《杂病源流犀烛·泄泻源流》将湿邪与泄泻的致病关系阐述得更加明确详细："湿盛则飧泄，乃独由于湿耳，不知风寒热虚，虽皆能为病，苟脾强无湿，四者均不得而干之，何自成泄？是泄虽有风寒热虚之不同，要未有不源于湿者也。"因此，利湿便成了临床上治疗腹泻的常用方法，即所谓"利小便所以实大便"。刘完素就曾明确说过："治湿之法，不利小便，非其治也。"《金匮钩玄·泄泻》也说："世俗类用涩药治痢与泻。若积久而虚者，或可行之；而初得之者，恐必变他疾，为祸不小矣，殊不知多因于湿，惟分利小水，最为上策。"

大便秘结，简称便秘，《内经》称为"大便难"，仲景称为"脾约""阴结""阳结"。便秘一证有着多种不同的性质和类型，如《医学启源·六气方治》云："脏腑之秘，不可一概论治，有虚秘，有实秘，有风秘，有气秘，有冷秘，有热秘，有老人津液干结，妇人分产之血，乃发汗利小便，产后气血未复，皆能作秘。"张景岳主张按仲景把便秘分为阴结、阳结两类，有火的是阳结，无火的为阴结。以上所列之证，临证时只需细心体察，并不难辨，然后可随证治之，如攻下热结、增水行舟、温下寒结、疏肝理气等治法均为常用，唯因湿致秘，历来不被人重视，甚至知之者甚少。孔师认为，湿邪导致便秘的根本原因是湿邪郁遏了气机，导致升降失常，治疗当审证求因，着眼点在于利湿。当然，利湿之法也不尽相同，又当视其寒化热化、邪在何处、是否伴有其他邪气，如气郁、痰饮、瘀血等而灵活施治，但根本的治法是利湿，也可戏称为"利小便所以通大便"。

如治刘某，男，34 岁，近 3 年来便秘，3 ~ 4 日一行。伴乏力，嗜睡，心悸，口干喜冷饮，舌苔白腻，脉细。孔师辨为湿邪过重，郁遏气机。治当化湿为主，辅以健脾。方用黄连香薷饮加减：黄连10g，香薷15g，白扁豆10g，茯苓10g，佩兰15g，生白术10g，荷叶10g，陈皮10g，儿茶10g，甘草10g。患者先后服用上方 14 剂，诸症悉减，大便如常矣。本例患者曾用攻下之药，虽逞一时之快，但过后反甚；也曾遍服补药，但效果均不理想。本例病因在于湿邪阻遏气机，导致升降失常，当以祛湿为主。此外，患者脉细，很多人一见脉细，便想到虚证，而不知脉细不仅主虚，还可主湿，如李时珍《濒湖脉学》云："若非湿气侵腰肾，定是伤经汗泄来。"

便秘之因多矣，而明确提出湿秘者，似未曾见过。《张氏医通·卷七·大小腑门》曾专门论述过痰秘："痰秘者，痰饮湿热阻隔，气不升降……半夏、茯苓、木香、槟榔、枳实、橘红、香附、白芥子、姜汁、竹沥，不应，加大黄、黄连，甚则控涎丹下之。"痰湿同类，并无本质区别。因湿邪过盛导致便秘文献也早有记载，以吴鞠通《温病条辨》为例，书中中焦篇第 39 条云："阳明暑温，脉滑数，不食不饥不便，浊痰凝聚，心下痞者，半夏泻心汤去人参、干姜、大枣、甘草，加枳实、杏仁主之。"此湿热互结而阻中焦气分，故以黄芩、黄连苦寒清热燥湿，半夏辛苦温以燥湿化痰，辛开苦降，以祛湿热化痰浊。既然湿阻中焦可以导致"不便"，那么，湿久郁结于下焦气分，更可以发生闭塞不通之象，如第55条所说："湿温久羁，三焦弥漫，神昏窍阻，少腹硬满，大便不下，宣清导浊汤主之。"该方以猪苓、茯苓淡渗利湿，寒水石宣湿清热，晚蚕沙化浊湿而使之归清，皂荚子燥能除湿，辛能通窍。诸药相合，既能化无行之气，又能逐有形之湿。湿阻盛者，严重时，尚可导致二便不通，如第56条所云："湿凝气阻，三焦俱闭，二便不通，半硫丸主之。"总之，湿邪过盛常能导致腹泻，但湿邪郁遏气机，导致升降失常，又可导致便秘，也不可不知。

（原载于《中医杂志》1999 年第 2 期，作者：张雪亮）

孔令诩遣方用药经验

孔令诩先生乃北京四大名医孔伯华之孙，国家中医药管理局第二批名老中医师带徒导师。先生数十年如一日，临诊不辍，理论基础扎实，临床经验丰富，诊断细致入微，准确率高，治疗效果非凡，今大致将其遣方用药的经验总结如下。

一、方从法立，何惧"有药无方"

按照我们教科书的要求和大学毕业实习的一般规矩，中医的理法方药几个环节缺一不可，无论书写门诊病历还是住院病历，在治法下面必须写明以何方为主加减。但观察孔先生的处方，一般很难说清其用方从何而来，以何方为主加减。孔先生认为：在认证准确、治法确定的前提下，方药可以灵活多变，不必拘泥于古方经方而一成不变，也不必非要以古方为主加减。古人处方，乃示人以组方之规矩。社会在发展，病种在演变，不同患者的情况更是千差万别，非要死守古方去对号入座，则难免有刻舟求剑之嫌。我们可以师历代医学大家治疗之法，但却未必要泥其方。那么，没有以古人的方剂为基础加减的处方是不是属于被人讥讽的"有药无方"呢？徐灵胎曾云："按病用药，药虽切中，而立方无法，谓之有药无方。"（《医学源流论》）也就是说，在缺乏中医治疗大法指导之下的那些头痛医头、脚痛医脚的各种药物的杂凑之方属于有药无方。对于那些有严格的治法指导，遵循方剂组织原则或借鉴古代经典方剂，甚至含有数法之方，怎能称其为"有药无方"呢？与所谓的"有药无方"相比，我们更要注意"有方无药"的问题。徐灵胎云："守一方以治病，方虽良善，而其药有一二与病不相关者，谓之有方无药。"方证相应说是自古存在的，孙思邈研究《伤寒论》便是采用"方证同条，比类相附"的方法。方证相应是在辨证论治纯熟的基础上的高度概括，必须认证准确，方证对应，丝丝入扣，中间必须有治法确定的重要环节。越过治法，直接按照方剂去对号入座，甚至片面地抓住古人经典中的某一句话而不顾其他，则没有真正理解仲景"随证治之"的含义。

二、治病求中，不管方大方小

中医历来有"药专效宏"之说，但那是针对较为单纯的病情或者"急则治其标"的情况而言，临床是千变万化、错综复杂的。临床上，更多的情况则是，同一位患者可以患两种以上的疾病，而证更是可以虚实夹杂、寒热互见。孔先生以治疗内科杂症而见长，常强调对于复杂的病情，治疗有时需分先后，有时则宜兼顾。兼顾时多有所侧重，恰当的则症随药减，不当的则药而难效。务须细心揣摩，甚至不断调整，方可渐渐药病相符。治疗那些复杂的疾病，有时需要数法同治，照顾面较广，药味有时自然也就多一些。孔先生治疗内科杂症，药味常在16~20味，有时多达二三十味，孔先生认为，只要病情复杂，需要"治内伤如相，坐镇从容"时，该用大方就尽管用之。中医界有的医生常对大方嗤之以鼻，一味强调方宜精简而不可太大，药味不可太多，岂不知证既有简繁，方当有大小。大方小方、药味多寡当随具体病情而定，《温病条辨》中就有"有制之师不畏多，无制之师少亦乱"之说。对于病情复杂需要数法同治的所谓"杂方"，清代龙之章在《蠢子医·杂货汤歌》中说："惟杂症则不然……岂知医道精良亦如此，药不杂兮不成方。但是药杂心不杂，总要病上去着忙。……盖病杂，故用药亦杂，要以脉理为准。"孔先生治疗杂病，就常常采用数法同治的方法，治法杂，药物自然也杂，但只要认证准确，治法得当，杂而不乱，自然就会收到满意的疗效。

案1：陈某，男，40岁。1999年7月6日初诊。

患者患全身痒疹2月余，此起彼伏，遇热、饮酒则痒甚，疹点小，成片，色较红，略高于皮肤。便不干，无汗。经北京某西医院变态反应科检查未能确诊，经抗过敏治疗及中医清热凉血、解表清热等治疗未果。舌绛苔黄腻而厚，脉细且弦。诊为湿热蕴结，发为痒疹。

治以清热凉血，利湿，解表，行气，兼以护胃。

处方：生地黄20g，牡丹皮10g，茅根20g，黄柏15g，苦参5g，荷叶15g，枳实15g，槟榔片10g，焦三仙30g，连翘15g，赤小豆15g，白鲜皮15g，佩兰15g，甘草5g。7剂。另外：西黄丸3g，随汤服下。

7月15日二诊：服药后，瘙痒明显减轻，疹未有新发者，舌苔亦转薄。上方去甘草、焦三仙，加炒莱菔子10g，继服7剂。

7月27日三诊：痒疹基本消退，颜色转暗，痒亦极少发作，仅在饮热汤以后微微有感，上方继服7剂，以巩固疗效。

按：湿热之象明显，故首当清热祛湿，赤小豆利湿，黄柏、苦参以燥湿，荷叶、佩兰芳香化湿，枳实、槟榔片行气，"气化则湿亦化"；舌绛者，热在血分也，故用生地黄、牡丹皮、茅根凉血；湿热外蒸发为痒疹且无汗，故加连翘以助解表；用焦三仙者，顾护脾胃者也。数法同治，方取得满意的疗效。

三、筛选用药，细微处见功夫

孔先生临诊入细，认证准确，在确定治疗方法以后，在具体用药上，往往又煞费苦心，尤其注意同类药之中的比较筛选。现仅以消导之药为例介绍之。单纯消食常用焦三仙。有瘀血者常选用焦山楂，因为它既能"消食积"，又能"行瘀血"（《本草经疏》）。对于久病之人，孔先生也常常选用焦山楂，因为"久病入络"，往往伴有瘀血的形成。对于伴有气郁、痰浊之人，则选用莱菔子，因为它消食除胀之力颇强，又能祛痰降逆止咳。对于儿童，常选用鸡内金，因其消食之力较强，又能健胃，小儿脾虚积食，最为适宜；结石患者也选用鸡内金，因其尚有化坚消石的作用。对于老年人或失眠患者，孔先生常用合欢皮，因为合欢皮除了具有安神作用以外，因其解郁之功而有宽肠胃之效果。对于脾胃虚弱，常易外感之人，常选用葛根，因如李杲所云："其气轻浮，鼓舞胃气上行，生津液，又解肌热，治脾胃虚弱泄泻之圣药也。"总之，孔先生认为将中药每味药的性味、作用烂熟于胸中，特别注意同类药之中的细微差别，从而仔细甄别筛选，将大大有利于临床疗效的提高。

四、剂型灵活，方便患者为上

市售有限的中成药品种远远不能满足中医临床应用的需要，辨证论治的灵活性决定了要想取得满意的疗效，大多数情况下仍以饮片配伍为佳，但是，由于种种原因，有时患者不能服用汤药，而又没有较为合适的中成药可以选用，此时，孔先生常常为患者选择一种较为合适的剂型，嘱患者去药店照方加工。兹以孔师常用的两种剂型为例介绍之。

（一）常选花药，代茶服用

"诸花皆升，旋覆花独降"，对于上焦有火，心肺热盛者，孔先生常常选用轻清之花药，如金银花、野菊花、槐花、合欢花等开水冲泡，代茶服用。特别是小儿，常因积食而生热，花药味道鲜美，每日泡茶，适合儿童长期坚持服用。

案2：刘某，男，10岁。1998年12月14日初诊。

患者常年睡眠不宁，蹬被，梦呓，时鼻塞，体型偏瘦，经头发检测缺乏微量元素铁、锌等，但经医生指导长期增补而效果并不明显。中医治疗，患儿又畏惧长期服用汤药。现患儿舌红，脉数尤以左关右寸为显。诊为肝肺两经有热而致夜寐不安。

治法：轻清凉解。

处方：竹叶10g，金银花10g，野菊花10g，白茅根15g，槐花5g，合欢花10g，甘草5g。上药10剂，每日1剂，开水泡服，代茶饮用。

3个月以后，其母因月经不调来诊，云患儿长期坚持服药，夜晚大都睡眠安静如常人，鼻塞已愈。

（二）丸者缓也，久病缓图

李东垣《用药法象》云："丸者缓也，不能速去之，取用药舒缓而治之意也。"孔先生认为，对于一些需要长期服药的患者来说，一种是病情不稳而易变的，以汤剂为宜，可以随机应变，因变定方，得以随心所欲。一种是病势难于速效而变动不多，应以守方长服为好者，而丸剂正符合其需要，且有利于患者长期坚持服用，持之以恒，可达目的。

案3：王某，男，37岁。1999年6月7日初诊。

患者双手腕、双膝等大关节疼痛9年，加重4个月。不规律发作，有烧灼感。伴腰部酸楚不适，精力不济，寐差，脱发，白发。舌红苔白而厚重，脉细。ESR、抗O等无明显异常。诊为痹证，辨为阴虚之体，湿热复重，虚实夹杂。

治法：滋阴与清热利湿并施，并注意滋养不可助湿碍胃。

处方：生地黄15g，菊花10g，桑椹20g，木瓜10g，秦艽10g，薏苡仁30g，佛手15g，麦芽15g，黄连10g，竹茹20g，茯苓20g，枸杞子10g，甘草5g。7剂，水煎服。

6月15日二诊：诸症无明显缓解，然亦无明显不适。孔师认为，此病经年累月，且虚实夹杂，较为复杂，证须久治，改为丸药，以求缓图。遂处以上药3剂，共研细末，过120目筛，蜜制成丸，每丸重6g，每服1~2丸，每日3次。

10月7日三诊：疼痛已较少发作，即使发作，疼痛程度也较以前明显减轻。患者舌苔薄白，脉仍细缓，上方去黄连，仍以前法加工成中成药，以巩固疗效。

五、不媚世俗，补药不可轻用

自古以来，人们就有喜好滋补的习惯，但是，中医之补法补药，乃为虚人虚证而设，乃为形、精等不足而设，补剂用以补虚，无虚切勿妄补。有些医生或为迎合患者心理，或为求稳妥，置中医辨证论治基本原则于不顾，动辄处以补药。针对这种现象，孔先生认为有以下两点尤其要引起注意。

（一）年壮气实未可补

社会上总是盛行一种现象，即中年男子喜好服用补肾之品，君不见各种补肾药品、保健品广告满天飞乎？其实，明代著名医家张景岳早在《景岳全书·卷十三·瘟疫》中就强调过"年壮气实未可补"，因为年壮气实之体，形气俱充，动辄进补，则犯"实实"之诫。如用参、茸之类壮阳之品，可使阳气上亢，或可动血，或可动风；龟胶、鹿胶之类滋补精血，其阴柔滋腻之性或可伤阳助湿，或可阻碍气机。年壮之人，即使患病，也少虚证，慎用补药，以免留患。

（二）免疫力低下不等于虚证

很多疾病特别是肿瘤等疑难重症，在西医讲确属免疫力低下，众多患者甚至部分大夫认为既然免疫力低下，就当服用补药，无形中将免疫力低下等同于中医的虚证。如此，人参、黄芪、冬虫夏草、鳖精、灵芝、阿胶、蜂制品等补益阴阳气血之各类药品、保健品便理所当然地在首选之列。殊不知，免疫力低下未必属于中医的虚证，二者是截然不同的两个概念，提高免疫力也未必一定要用补药，若南辕北辙，误用补药，虽也可一时收功，然犯"实实"之诫，终致病情更甚，甚至可以发生"人参杀人无过"的悲剧。"有是证即用是药"是中医的精髓，补药可以提高免疫力，清热利湿、活血化瘀等方药同样可以提高免疫力，要"观其脉证，知犯何逆，随证治之"，千万不要跟着西医病名走，也不可混同中西医名词。

案4：李某，男，62岁。2000年2月22日就诊。

患者肺癌术后3年余，目前并无明显不适。病史：患者体检时发现左侧肺癌（鳞癌），于北京协和医院手术，当时附近多处淋巴结转移，术后放化疗配合中药治疗，便求诊于孔先生。翻阅当年病历，辨为湿热弥漫三焦，处以清热利湿之剂。患者云在当地时常照当年方服用中药，3年来自我感觉良好，近期来京复查，无明显转移病灶。体型偏瘦，舌红苔黄腻，脉滑数。

治法：清热利湿，兼以行气活血。

处方：生薏苡仁50g，砂仁15g，焦三仙30g，滑石15g，蛇舌草30g，冬瓜仁15g，玄参15g，土茯苓15g。因患者来自外地，应其要求，处以30剂。配以西黄丸，每次1支，每日1次。

按：肺癌术后，当属免疫力低下无疑，但中医辨证不属于虚证，为湿热弥漫三焦，故不可妄用补药，处以清热利湿之剂，患者依然感觉良好，敢说免疫力低下等于虚证乎？

（原载于《北京中医药大学学报》2002年第5期，作者：张雪亮）

孔令诩临床四诊运用举隅

孔令诩先生乃北京四大名医孔伯华之孙，他临证强调四诊合参，不可偏颇。只有四诊合参，才能在最大程度上求得认证准确，并常以经文为训："切脉动静而视精明，察五色，观五脏有余不足，六腑强弱，形之盛衰，以此参伍，决死生之分。"（《素问·脉要精微论》）

一、微妙要脉，不可不察

掌握寸关尺三部脉的细微区别，有利于提高对疾病诊断的准确性。如老中医邢锡波说："如右关脉独沉，知胃有宿疾；若右关脉沉滑，为食热壅滞；如右关脉现沉弦，为肝气犯胃；若右关脉独沉涩，为脾胃虚寒；若脉偏沉，惟右寸浮大，为风热犯肺；若右尺浮滑，为湿热下注，或风火下犯膀胱，可有尿急、尿频、淋血等症。"孔师临诊，必左右手三部脉细心揣摩，用心体察，如此方能认证明确。

例1：原某，男，66岁。初诊日期：1998年4月2日。

主诉：耳鸣如蝉30年。病史：双耳耳鸣，遇怒则加重，听力下降。舌象：舌净苔少。脉象：脉左关右寸并盛。辨证分析：本例辨证的要点在于左关右寸并盛，左关主足厥阴肝经，左关独盛者，厥阴经有热也；右寸主手太阴肺经，右寸独大者，肺经有热也。此乃肝肺郁热不畅之象，故遇怒则加重。此等郁热，自非开窍等法所能解决。

诊断：耳鸣，耳聋（神经性耳聋）。

治法：平肝肃肺并重。

方药：生石决明50g（先下），菊花15g，旋覆花15g，赭石25g（先下），连翘10g，苏子10g，枳壳15g，桑白皮10g，地骨皮15g，赤芍15g，桃仁15g，鹅不食草10g。7剂，水煎服，每日1剂。

药后自感耳鸣声明显降低，舌象如前，脉左关稍缓，右寸依旧，上方加葶苈子15g，大枣25g，7剂。药后自述较初诊时耳鸣减半，乃嘱以上方配成丸药，长期服用，以求徐徐收功。

例2：刘某，男，10岁。初诊日期：1998年12月14日。

主诉：经年夜间睡眠不宁。病史：长期夜间睡眠不宁，蹬被，梦呓，时鼻塞，经头发检测缺乏铁、锌等，经治疗效果不明显。望诊：体型偏瘦。舌象：舌红。脉象：脉数尤以左关右寸为显。

辨证分析：舌红，脉数尤以左关右寸为显，肝肺两经有热。

诊断：夜寐不安。

治法：轻清凉解。

方药：竹叶10g，金银花10g，野菊花10g，白茅根15g，槐花5g，合欢花10g，甘草5g。7剂，每日1剂，开水泡服，代茶饮用。

3月以后，其母云患儿长期坚持服药，夜晚大都睡眠安静如常人，鼻塞已愈。

二、辨舌质，可辨五脏之虚实；视舌苔，可现六淫之浅深

《笔花医镜·望舌色》中云："凡病俱见于舌，能辨其色，证显自然。舌尖主心，舌中主脾胃，舌边主肝胆，舌根主肾。"正是由于舌体的不同部位分主不同的脏腑，舌体的前中后三部，分别代表人体的上中下三焦，所以，在察舌时尤其要仔细观察舌体三部分的差别。

以养阴为例，众所周知，裂纹舌乃由阴液亏损、不能荣润舌面所致，但从分部察舌来看，舌前部有裂纹代表上焦津液亏损，中部有裂纹则说明胃液不足，后部（舌根部）有裂纹则说明阴虚较重，乃是肾精不足或肝肾阴虚的表现。对于裂纹舌，孔师有两点看法：其一，尽管肝位于中焦，但舌体中部有裂纹并不代表肝血亏虚，因肝肾同源，精血同源，舌根部有裂纹方是肝肾阴虚的表现；其二，在治疗上，上中焦阴液亏虚的治疗并无明显差异，均可选用沙参、麦冬、天冬、玉竹、天花粉之类以甘寒生津。下焦阴亏，多选用生地黄、白芍、山茱萸、枸杞子、女贞子等填精之品，甚则选用龟甲、鳖甲类味重之品以直入下焦，所谓"治下焦如权，非重不沉"。

例3：王某，男，37岁。初诊日期：1999年6月7日。

主诉：双手腕、双膝等大关节疼痛9年，加重4月。病史：全身各大关节疼痛，不规律发作有烧灼感。伴腰部酸楚不适，精力不济，寐差，脱发，白发。舌象：舌红苔白而厚重。脉象：脉细。检查：ESR、抗O等无明显异常。

辨证分析：舌红、脉细为阴虚有热；苔白厚重为湿阻。证属阴虚之体，湿热并重，虚实夹杂。

诊断：痹证。

治法：滋阴与清热利湿并施，注意滋养不可助湿碍胃。

方药：生地黄15g，菊花10g，桑椹20g，木瓜10g，秦艽10g，薏苡仁30g，佛手15g，麦芽15g，黄连10g，竹茹20g，茯苓20g，枸杞子10g，甘草5g。

上药共服7剂，诸症无明显缓解，然亦无明显不适。孔师认为，此病经年累月，且虚实兼夹，改为丸药，以求缓图。遂处以上药3剂，共研细末，过120目筛，蜜制成丸，每丸重6g，每服1～2丸，每日3次。患者连续服用了3月有余，疼痛已很少发作，仍以前法加工成丸药，以巩固疗效。

三、俞穴按诊，欲得而验之

俞穴是经络气血在身体表面聚集输注的重点部位，也是五脏六腑之气所转输的地方，它可以通过经络的联系对机体内部脏腑的生理病理变化产生一定的反应。因此，通过按俞穴，了解俞穴的变化与反应，也可以作为诊察内脏疾病的依据之一。背部俞穴按诊如果有明显的压痛或敏感反应，甚至摸到有结节状、条索状的反应物，说明其相应内脏有不同程度的病理变化，因此可作为对内脏疾病的辅助诊断手段。孔师在临床应用俞穴按诊时往往重视三点：①俞穴按诊尤其重要，因为俞穴在背部依次排列，易于探查，较易反映各个脏器的特异性情况；②在其他诊断方法如舌诊、脉诊病理变化情况等不是特别清楚时，俞穴按诊就显得更为重要；③幼儿就诊时应常配合俞穴按诊探查，因小儿表述不清、问诊困难之故。

例4：王某，女，11岁。初诊日期：1999年4月1日。

主诉：胃脘痛近1年。病史：胃脘痛常发作，伴纳差、头晕。望、切诊：体型偏瘦，按压膈俞穴有明显压痛。舌象：舌净稍红。脉象：脉滑左盛于右。

辨证分析：舌净稍红，乃热象也。膈俞穴有明显压痛，"血会膈俞"，说明有瘀滞之象。故除常规

理气、健脾、养胃之法外，须加清热、祛瘀之黄连、桃仁等药。

诊断：胃脘痛。

治法：清疏和养。

方药：黄连 5g，枳壳 12g，陈皮 10g，焦白术 10g，荷叶 15g，山药 15g，麦芽 15g，桃仁 10g，白芍 10g，甘草 5g，珍珠母 10g。

上药共服 14 剂，胃脘痛已很少发作，上方加炒莱菔子 10g，续服 7 剂，病愈。

四、问诊务细，治病求因

孔师反复强调，望闻问切四诊合参是确保辨证准确的前提。色脉固然重要，但尤为重要的却是问诊。特别是病因，靠诊脉望舌是难以详细了解的，必须要依靠耐心而详细的问诊方能获得。

例 5：马某，男，43 岁。初诊日期：1998 年 11 月 20 日。

主诉：胃脘痛近 2 年。病史：胃脘痛常发作，西医诊断为萎缩性胃炎，纳可，余无明显不适。孔师细问病因，乃知曾有剧烈情绪波动，由此而胃痛乃作。舌象：舌淡苔薄白。脉象：脉缓。

辨证分析：舌脉、症状均无明显的气郁表现，但根据问诊也当治以疏肝理气。诊断：胃脘痛（萎缩性胃炎）。

治法：两和肝胃。

方药：柴胡疏肝散加减：柴胡 10g，郁金 15g，苏梗 15g，枳壳 12g，陈皮 15g，茯苓 15g，乌药 10g，黄芩 10g，白芍 10g，黄连 10g，荷叶 15g，麦芽 15g，甘草 10g。

上药前后共服 20 余剂，胃脘疼痛明显减轻，嘱续服 14 剂以善后。

（原载于《中医杂志》2001 年第 11 期，作者：张雪亮）

孔令诩教授临床经验点滴

随师夷始，对孔氏家学尚未登堂入室，然窃喜拜得一有真知灼见、厚积薄发之师，初步临证便可管窥一二：

仲景有云："见肝之病，知肝传脾，当先实脾。"此千古明训为中医治未病思想在临床中的具体典范。"实脾"俗以为治法也，用参、术、苓、草、姜、枣之辈培补中土是也。孔师认为，肝胃同病，细究当有肝气犯胃、土虚木乘等不同，土虚木乘自当培补中土，然临证多见肝气犯胃，中土气机不利，但未至土虚的地步，若培补中土，则益加碍其运化之职，当以莱菔子、焦三仙辈活跃中焦，调达脾胃气机。即使是土虚木乘，也不可一味呆补，仍当适量配以调达中土气机之药，如此可达事半功倍之效。"实脾"不是治法，而是目的，是要恢复中州运化之权。既可防止木邪克土，又可促进肝病之痊愈，如仲景所云："实脾，则肝自愈。"案如钱女，26 岁，胃脘痛，心下痞，伴纳差、乏力、心烦易怒、经行量少，舌淡苔薄白，脉细略弦。孔师辨为肝气犯胃，中焦运化失职，治当平降肝经逆气，活泼中焦气机，方用仲景旋覆代赭汤化裁，方中未用参、枣，虽用了茯苓，但重用莱菔子、焦三仙以免呆补碍脾，药后果然应验。孔师治疗肝胃同病尚且如此，治疗脾胃病则更是强调活泼中焦气机，万勿呆补碍脾。

湿热之病最怕阴虚，盖因燥湿、利湿、芳香化湿等均可伤阴，而滋阴则益加使湿热缠绵，邪气久羁不去，孔师认为若湿热兼有阴虚，当细衡量孰轻孰重，若伴少许阴虚，则不可补阴，盖因湿热一去，阴可自复，而属此证者多矣。万不可见阴虚则补阴，否则必自缠绵难愈。案如丁女，大热之后，余热未清，伴乏力，汗多不畅，苔白腻，脉濡缓。辨为余热未清，湿热胶着，治当清余热、化湿浊、利气机，方以竹叶石膏汤加减。与众不同处在于：方中并未采用人参、麦冬诸补益气阴之药。孔师认为，余热未清未必皆伤气阴，当以临证所见为本，即使是伴有少许阴虚，也不可滋补，否则，必致湿热愈加缠绵，湿热一去，阴自可复，个中趣味，自当细玩。

（原载于《北京中医药大学学报》1998 年第 1 期，作者：张雪亮）

孔令诩先生用药特色浅析

孔令诩（1939—2015），中国中医科学院中医基础理论研究所主任医师，研究生导师。吾有幸跟随先生抄方学习，起初虽认识方中所有药物，但一片茫然，与以往学习的治法不同，不懂处方思路，时间渐长，先生书写病历时会写明辨证思路和治法，有特殊的病例会讲解辨证过程，特殊或明显的脉象示意，潜移默化中渐渐理解何为辨证论治。先生深谙经典，采各家之长，用传统中医辨证施治，但并不排斥西医，结合西医学对疾病的诊断与治疗，或辅助治疗或预测预后。现代药理研究可进一步揭示中药的药理，为中医辨病辨证治疗提供依据。现仅从先生常用药中选取部分浅析其应用，探析辨证思路和治法，所学有限，难免有偏颇之处，望同行指正，具体分析如下。

一、善于调肝

肝木喜条达，恶抑郁，现代大都市生活节奏快，工作生活压力大，难免心情不畅，气郁不舒。"气有余便是火"，气郁日久化火，肝经郁热横逆脾胃，亦可波及胆腑，火性炎上，可循经上扰心肺，咽喉、目等官窍亦受影响。肝肾同源，肾之经脉过肝，肾阴不足，水不涵木，肝阳上亢或肝风内动而出现眩晕、头摇、四肢搐动等，先生喜欢用介类清肝平肝。

（一）疏肝解郁

疏肝解郁，先生常柴胡 1.5 ~ 3g、郁金 10g 同用。柴胡小量疏肝解郁，傅青主的宣郁通经汤用柴胡一钱、温经摄血汤用柴胡五分解肝郁。《神农本草经》中记载柴胡："苦、平，主心腹肠胃中结气，饮食积聚，寒热邪气，推陈出新。"可疏理肝胆胃肠之气机，量大可行气清热，如小柴胡汤治"往来寒热""胸满胁痛""胁下硬满"。未有郁而不兼火者，"清热必兼活血"，郁金解郁清热，活血清心，取实则泻其子之意，还可利胆。兼见心火盛，舌尖赤失眠用莲子心、黄连、竹叶或导赤散清心火利小便，合欢花、夜交藤安神，失眠重者加朱茯神，失眠心悸者加珍珠母、生龙齿、生牡蛎。胆结石者加海金沙、鸡内金，肝经"挟胃属肝络胆布胁肋"，肝气郁滞日久化火，木旺克土影响胃的受纳和降，致左胁或两胁胀痛、脘痞或痛，肝火上逆致反酸、恶心呕吐等，反酸用左金丸，降逆用旋覆花、代赭石，取法《伤寒论》旋覆代赭汤，原方治胃虚气逆，先生依据旋覆花、代赭石药性，广其用，虚实气逆皆用。旋覆花"主治结气，胁下满，惊悸，除水，去五脏间寒热，补中下气"，可治实证亦可补中。如《金匮要略》旋覆花汤治实证肝着，也治虚寒相搏的妇人半产漏下。代赭石重坠平肝且降胃气，两药皆是先生喜用的对药。

（二）介类平肝

阴虚阳亢或阴虚风动者，先生喜用介类平肝，如生石决、生牡蛎、珍珠母、鳖甲、龟甲等。陈修园言："大抵介虫属阴皆能除热，生于水中皆能利湿，其甲属金，能攻坚。"阴虚需滋阴，若阴虚夹湿治疗则较为棘手，既要防滋腻恋湿又要防芳燥耗阴，而介类既可清热平肝，又能利湿，阴虚夹湿热者用之最宜。

石决明，咸寒，入肝经清热平肝，明目。《医学衷中参西录》言其为"凉肝镇肝之要药"，"善治脑中充血作疼作眩晕"。肝火夹血上扰或痰火上扰或阴虚阳亢动风的头晕、头痛，先生用石决明清肝平肝，加天麻、钩藤息风，取法天麻钩藤饮。高血压头晕属该型者较多。

珍珠母，"专入心肝，兼入脾胃"，能"除心肝热邪及脾肾湿热"。治心虚有热，神气浮游之失眠心悸多梦，肝虚有热之目涩目翳。《普济本事方》用珍珠母丸治阴血不足、肝阳偏亢型神志不宁，入夜少寐，时而惊悸，头目眩晕。还能清心肝实热，清脾胃湿热，"益脾""磨积消滞"，外用可生肌，内服亦有此功，可助溃疡愈合，证属肝热胃滞、肝热脾湿型胃脘痞满不适、胃痛、泄泻等可选用。

牡蛎，《神农本草经》言："咸平，微寒，主治伤寒寒热，温疟洒洒，惊恚怒气……女子赤白带下，久服强骨节。"生牡蛎，除平肝潜阳，软坚散结，还可治伤寒寒热。"肝虚则惊，肝实则恚怒"，肝虚惊悸，如柴胡加龙骨牡蛎汤、桂枝去芍药加蜀漆龙骨牡蛎汤用牡蛎分治虚证"胸满烦惊""惊狂，卧起不安"，肝实怒则气上，牡蛎可降逆气、清肝火、平肝阳。叶天士言牡蛎"气平而寒，可清湿热"，提示牡蛎还可补肝止惊，降逆平肝，清湿热。

二、重脾胃，保运化

脾胃为后天之本，气血生化之源，位居中焦，为气机升降之枢纽。脾胃健则气血充盛，脏腑得养。先生重视脾胃，认为"中土健则气血滋生不息，药物吸收输布顺畅"，脾胃关乎饮食水谷的消化吸收，同理也能促进药物的吸收输布，尤其是重病久病体虚者，首重脾胃之气，"然而重脾胃并非一味滋补，要在行脾气，保运化耳"。先生取法李东垣的枳术丸健脾、消积、化滞、助运化。脾喜燥恶湿，现今随着生活水平提高，进食肥美之品增加，"肥者令人内热，甘者，令人中满"，如肉食、白酒、甜腻油炸等易生湿热，辛辣味重食品、烧烤皆可助热，而体力活动的减少，脑力活动增加，过度思虑伤脾，脾虚易生湿，故临床所见湿热者多，湿性重浊黏腻难祛，先生常以芳香化湿、燥湿、淡渗、利湿同用，清热则随热所在而治之。

（一）健脾消积，化滞通腑

饮食水谷入胃，全赖胃之消磨，脾之运化，化生气血，营养周身，先生注重顾护脾胃之气，实证消伐不伤胃气，久病体虚之人先和胃气，方中常用东垣的枳术丸加鸡内金，健脾消积化滞。白术健脾化湿消积，陈修园认为白术为"脾之正药"，"功在除湿热"。叶天士言枳实苦寒"清湿热"，"泄滞气，去邪消积"。荷叶，升发脾胃之气，散瘀血。方中三药补脏通腑升阳，可行气消积清湿热，虚实寒热皆可选用，久病入络可兼散瘀血。女性痛经、月经不调属瘀者，用莲房活血止痛效佳。舌苔白如沙粒状平铺于舌，属于积滞，加鸡内金、乌药、槟榔、枳实消积化滞，苔黄化热则加清热。先生方中常用化滞消积药，思之"腑以通为用"，胃居中焦，腑通则气机顺畅，气血流通，所谓"气血流通即是补"。王孟英在《温热经纬》中直接称"胃为阳土，宜降宜通，所谓腑以通为补"。

（二）祛湿清热，因势利导

脾主运化水湿，且脾胃居中焦，湿邪易困中焦阻滞气机，脘腹胀满不适，舌苔白腻，夹肝热或胃热上逆则呃逆、反酸、恶心、呕吐，舌苔见黄腻。湿性下行，夹热下走大肠则泄泻或有脓血，走膀胱、小肠见热淋、血淋，湿热下行肝经的带下、阳痿，湿热下注下肢痿软无力，湿流关节重着疼痛肿胀，湿热循经发于皮部的湿疹等。湿性重浊黏腻难驱，先生喜用平胃散合二陈汤从中焦治，且芳香化湿、淡渗利湿、苦温燥湿同用，喜用芳香流动之品化湿行气和胃，如藿香、白扁豆、杏仁、白蔻仁、陈皮、木香、砂仁等。清热则因势利导，如泄泻用土茯苓、黄连、黄柏等；血淋用小蓟饮子、导赤散等；湿热下注痿证用四妙丸；湿流关节痹证重用薏苡仁；发于皮肤采用白鲜皮、蛇蜕以皮治皮；若湿热日久耗伤胃津，则"既要防滋腻壅滞又要防香燥劫阴"，麦冬、北沙参、石斛、玉竹为先生常用之品。

三、喜用通络

先生承叶天士"久病入络"论，喜用藤枝类通络药甚则虫类搜剔之品。如咳嗽日久，用橘络通肺络；外感表证肢体关节疼痛，用桑桂枝，以枝走肢通经络，有热加忍冬藤清热通络；痹证肢体关节疼痛用络石藤、石楠藤、鸡血藤通络止痛；乳腺疾病用路路通、漏芦通络；中风半身不遂用地龙息风通络；偏头痛或神经性疼痛或肿瘤疼痛甚者加全蝎、山甲、土鳖虫化瘀通络。

四、结语

先生治疗多为内科疑难杂症，有经多家医院或医生诊治无效而来，病情复杂，虚实寒热夹杂者多见，先生治疗首先顾护脾胃之气，脾胃健则食欲佳，气血化生有源，同时促进药物的吸收。脾胃居中焦，脾升胃降气机和调，则上焦不受火扰，下焦滋有所源。先生喜用枳术丸健脾消积化滞助运化，治湿亦从中焦，用平胃散合二陈汤燥湿化痰。先生善调肝，善清湿热，喜用介类，认为"当今之病，多属积久，难于执一，而涉及肝木者居多，此与社会竞争日剧、心理压力日增、心态难于平衡有关"，方中常用柴胡、郁金疏肝，介类可清肝平肝亦能清湿热，阴虚夹湿热者用之最宜。先生承叶天士"久病入络"理论，喜用藤类通络甚则虫类搜剔之品。

（原载于《亚太传统医药》2017 年第 13 期，作者：李娟）

孔令诩调和肝胃法临床应用

  孔令诩先生（1939—2015），中国中医科学院中医基础理论研究所主任医师，研究生导师，第二批全国老中医药专家学术经验继承工作指导老师，擅长治疗内科疑难杂症和肿瘤术后调理，如肝硬化、肝癌、溃疡性结肠炎、癫痫、偏头痛、类风湿关节炎、心悸、脑梗后遗症等疾病及肿瘤术后调理。先生治病杂，涉及病种多，但坚持用中医的思维治疗疾病。笔者有幸跟随先生抄方，虽生性愚钝，然潜移默化中收获良多，回想起来真是"润物细无声"。所见患者肝胃不和者多，故将此类病历收集整理，愿将有限所得与同道分享。

一、孔令诩"调和肝脾"法

  孔令诩先生是孔伯华先生之长孙，他"回忆初学伯华公医案时，讶于涉肝之多，以为是时世之限所致，乃至行医近 30 年始觉以己之诊识，涉肝之多正符现实之状"。先生认为，"此与社会竞争日剧、心理压力日增、心态难于平衡有关"。现在大城市的生活节奏较快，竞争日益激烈，生活、心理压力较大，易致情志郁而不舒，尤其女性因心思细腻敏感而易气郁，部分患者因病而郁，气郁日久则化火，所谓"气有余便是火"，肝木旺易横克脾胃，致胃脘痞满、胀痛、腹胀便溏等肝胃不和、肝脾失调证。气郁日久易致血瘀、痰凝，变生诸病。如乳房属胃，乳头属肝，长期情志不舒，气郁痰阻，结成乳核，气郁、痰凝、血瘀积久能成乳岩。正如朱丹溪所言："气血冲和，百病不生，一有怫郁，诸病生焉。故人身诸病，多生于郁。"

  先生继承祖父之学善于调肝，常用疏肝、清肝、平肝、柔肝等法。肝强易克伐脾胃，先生亦重视顾护脾胃，保护其生发之气，喜用枳术丸和胃消痞助运化。因先生所治患者多慢性病、重病和疑难杂症，多积久而成，虚实夹杂，脾胃强则气血化生有源、正气充足，且水湿、痰浊、瘀血随气机升降而化。肝胃不和临床所见者多，先生治疗肝胃不和细查舌脉，病症结合，思路明朗，选药精良。

二、典型医案

（一）肝热胃滞，失眠胃痛案

王某，男，53 岁。2010 年 6 月 9 日初诊。

患者慢性萎缩性胃炎病史数年，现眠差，午后脘胀，体质量渐降。舌红苔厚，脉滑左盛右细。

辨治：肝热胃滞。治以清肝和胃。

处方：珍珠母（先下）30g，黄芩 10g，白芍 10g，知母 5g，蒲公英 10g，枳实 10g，川厚朴 10g，陈皮 15g，鸡内金 15g，焦白术 10g，乌药 10g，茯苓 15g，丹参 10g，川贝粉（冲）2g，炒酸枣仁 15g，首乌藤 25g。

7剂，水煎服，每日1剂，早晚分服。

二诊：2010年7月7日。服药后眠略改善，脘胀未除，苔较前化，舌淡，脉如前。

辨治：肝热胃滞。上法加益气通络。

处方：上方加桂枝10g，土鳖虫3g，生黄芪10g。7剂，水煎服，每日1剂，早晚分服。

三诊：2010年8月4日。服药后睡眠佳，食适量时不胀。舌红苔续化，脉滑关部偏盛。

辨治：肝热胃滞。原法加清热消食强胃。

处方：6月9日方去白芍、陈皮，加神曲10g，小蓟15g，生黄芪15g，白豆蔻10g。7剂，水煎服，每日1剂，早晚分服。

解析：舌红、左关脉滑而偏盛是肝热，苔厚是胃有积滞。黄芩、白芍清肝柔肝，蒲公英清肝胃之热。和胃宗东垣，取法枳术丸，用白术"不取其食速化，但令人胃气强，不复伤也"。厚朴除胀，陈皮"久久益胃气"，鸡内金消食，乌药化滞。行气化滞可通腑强胃，所谓"腑以通为补"。珍珠母质重平肝，且清心肝之热而安神，川贝粉解郁化痰，茯苓利湿，丹参活血清心安神。

二诊：脘胀未除，但舌苔已化，虽症状未减，但积滞已化，只因病已多年，久病入络，且舌淡，加益气通络之品。《神农本草经》言桂枝亦可"补中益气"。

三诊：脘胀减轻，舌苔续化，是胃气渐强、积滞渐化之象。脉滑关偏盛，肝经之热尚在，需继续清化。

（二）肝热胃滞，胸痹不畅案

张某，女，78岁。2013年6月5日初诊。

2001年发作心绞痛，检查未见异常，时有胸中绞痛。胃镜检查胃有糜烂，易隐痛，食后运化差。舌绛黯，苔薄黄腻，脉细滑弦。

辨治：肝热胃滞，胸痹不畅。治以清肝和胃，行气宽胸。

处方：珍珠母30g（先下），白芍10g，柴胡1.5g，郁金10g，炒枳实10g，土炒白术10g，川贝粉（冲）2g，鸡内金15g，全瓜蒌15g，姜半夏10g，姜黄连5g，丹参10g，乌药10g，葛根10g，醋延胡索3g，炙甘草3g。

7剂，水煎服，每日1剂，早晚分服。

2013年6月19日二诊：服药后胃痛有时缓解但作无时，觉气不降而显上行，有时作晕眩。舌绛黯，苔较前化，脉细滑弦。

辨治：肝热胃滞，胸痹不畅。原法加平肝息风。

处方：上方去姜黄连，加钩藤10g（后下），川楝子5g。7剂，水煎服，每日1剂，早晚分服。

2013年7月3日三诊：服药后饮食渐复，但时有胸中绞痛，耳鸣。舌红苔薄，舌左侧有2块瘀斑，脉细滑弦。

辨治：肝热胃滞。原法加活血通络。

处方：上方加泽兰15g，橘络20g。14剂，水煎服，每日1剂，早晚分服。

2013年7月17日四诊：服药后胃家亦渐次恢复，耳鸣有减。胸中一度闷阻，主于咽部。舌质红尖赤，苔薄少微黄，脉弦滑。

辨治：肝热胃滞，胸痹不畅。原法加清心活血通络。

处方：上方去葛根、炙甘草，加莲子心3g，川芎5g，桑枝、桂枝各5g。14剂，水煎服，每日1

剂，早晚分服。

上方加减服用至 2013 年 9 月 25 日，胃痛未发作，头晕减，胸中时有阵作闷痛，较前减轻，病情趋于平稳。仅 9 月 8 日作心慌，外院检查未见异常。

解析：首诊舌绛黯，乃血分瘀热，柴胡、郁金、丹参疏肝解郁，清心活血。胸闷不适，苔薄黄腻有痰热之象，用瓜蒌、姜半夏化痰行气。炒枳实、土炒白术强胃消食，佐以鸡内金、乌药消食化滞。姜半夏、姜黄连辛开苦降，通阴阳助运化，"苦以降阳""辛以升阴""交阴阳通上下"。

二诊出现眩晕，"诸风掉眩皆属于肝"，用钩藤平肝息风。三诊据舌有瘀斑加活血通络之品。四诊舌红尖赤苔薄少，阴已伤，血分有热，故减去辛温升阳之葛根、甘温之炙甘草，加莲子心清心，胸中闷阻仍属瘀阻，络气不通，加桑枝、桂枝、川芎，量少活血通络，因桂枝辛温走窜，量大易耗伤阴血。

本案虽症状未完全消失，但随着舌苔渐化，胃渐适，病情渐好转。

（三）肝郁胃滞，乳腺增生案

吴某，女，44 岁。2010 年 3 月 17 日初诊。

乳腺增生切除术后，乳房仍胀痛。慢性胃炎较重，服药控制中仍感不适，情绪易激动。舌红舌痛有小疱，苔显满，脉细滑。

辨治：肝热胃滞。治以清肝和胃，行气化痰通络。

处方：珍珠母（先下）30g，黄芩 10g，杭白芍 10g，夏枯草 15g，蒲公英 10g，川厚朴 10g，青黛（包）5g，橘络 20g，柴胡 3g，枳实 10g，法半夏 10g，陈皮 15g，乌药 10g，砂仁（后下）5g，丹参 10g，荷叶 15g。

14 剂，水煎服，每日 1 剂，早晚分服。

2010 年 3 月 31 日二诊：药后乳房胀痛有减，胃较前适，舌痛缓，咽中时痛，左肢麻木年余。舌深红苔薄满，脉细滑。

辨治：肝热胃滞。原法加清热解毒通络。

处方：上方加桑枝、桂枝各 10g，红藤 10g，鸭跖草 25g，川贝粉（冲）2g。

14 剂，水煎服，每日 1 剂，早晚分服。

2010 年 5 月 19 日三诊：近日胃有上逆，咽痛如灼。舌红苔偏满，脉细滑。

辨治：肝热胃滞。原法加清热解毒，降逆和胃。

处方：原方去柴胡、陈皮、荷叶，加旋覆花（包）10g，代赭石 10g，土鳖虫 10g，郁金 15g，忍冬藤 25g，锦灯笼 10g。

14 剂，水煎服，每日 1 剂，早晚分服。

2010 年 6 月 9 日四诊：药后胃适，咽痛消，乳房胀痛减轻。舌红苔薄满，脉细滑。

辨治：肝热胃滞。原法加解郁通络。

处方：原方去柴胡、陈皮、荷叶，加郁金 10g，漏芦 10g，败酱草 25g。

解析：患者乳房胀痛，胃不适，情绪易激动，结合舌红脉细滑，可辨为肝热胃滞。此病与情绪、性格相关，关键在舒畅情志，移情易性。珍珠母清心肝之热，夏枯草、青黛清肝火。"诸痛痒疮，皆属于心"，丹参活血清心。蒲公英清肝胃之热，且能散结消痈。柴胡用 1.5~3g，在于疏肝解郁。锦灯笼为治疗咽痛的要药，但味苦，酌量使用。桑枝、桂枝、红藤、橘络、土鳖虫、忍冬藤、漏芦皆能通络。

三、小结

　　肝喜条达，肝脉"挟胃属肝络胆"，肝郁日久化火易横克脾胃，脾之支脉"复从胃别上膈，注心中"，胃之经别"上通于心"，所以肝胃不和可扰心，引起失眠、心悸、胸闷等症。乳腺疾病涉及肝胃经，与痰浊、瘀血阻络相关，通络可选用漏芦、土鳖虫、橘络、桑枝、桂枝等。

　　上述 3 则病案辨证均属肝热胃滞为主，患者均有胃不适症状，随胃部症状减轻而诸证渐好转。处方中黄芩、白芍清肝柔肝，珍珠母清心平肝、安神。消痞和胃化滞用东垣的枳术丸加减。内伤久病注重顾护胃气，胃气强健能食才可化生气血，营养周身，胃气强则五脏六腑皆强。正如《灵枢·五味》所言："胃者，五脏六腑之海也；水谷皆入于胃，五脏六腑皆禀气于胃。"《素问·玉机真脏论》言："五脏者皆禀气于胃，胃者五脏之本也。"主证之外，3 则病案所表现的症状不尽相同，于是"随证治之"，或安神，或宽胸，或通络，灵活化裁，自有疗效。

（原载于《中国中医药图书情报杂志》2016 年第 40 期，作者：李娟、姜秀新、徐世杰）

孔令诩从肝论治咳嗽的学术特色研究

《素问·咳论》指出："五脏六腑皆令人咳，非独肺也。"由此可见，虽然咳嗽是以肺的病变为主，但并不只是患有肺病的人才会咳嗽，而其他脏腑患病影响到肺也会令人咳嗽。孔令诩教授生前是中国中医科学院中医基础理论研究所主任医师，第二批全国老中医药专家学术经验继承工作指导老师。他认为当今社会竞争日剧，人们心理压力日增，心态难于平衡，而致病涉肝木居多，临床上肝咳也较为常见。肝肺生理密切相关，主要表现在气机升降相因、调畅气血、五行相制、将相和谐、经络相连5个方面。笔者有幸跟师徐世杰研究员从事医家学术思想研究，得以搜集整理孔令诩教授大量临床验案，发现其临证治疗咳嗽颇多，善于从肝论治，现总结其从肝论治咳嗽学术特色如下。

一、和解少阳，疏利肝胆

《伤寒论》云："伤寒五六日中风，往来寒热，胸胁苦满，嘿嘿不欲饮食，心烦喜呕……或咳者，小柴胡汤主之。"少阳受邪，枢机不利，可见往来寒热、胸胁苦满、不欲饮食、心烦喜呕四症，若兼见寒饮犯肺之咳嗽，仍可用小柴胡汤加减化裁治之。此时，和解少阳、疏利肝胆仍然作为本病的主要治疗原则，方用柴胡配伍黄芩调达枢机，清半夏和胃降逆止呕，去人参、大枣甘温壅滞及生姜辛散之品，加干姜温中化饮，加五味子敛肺止咳。《素问·咳论》言："胆咳之状，咳呕胆汁。"可见，"呕"是病入少阳的主要表现之一。孔令诩教授遇到咳嗽患者，兼见口苦、恶呕症状时，便言病在少阳，常配伍小柴胡汤每获良效。

二、祛风散热，疏肝达络

辛凉轻剂桑菊饮是《温病条辨》治疗咳嗽的一张名方，方中桑叶、菊花、薄荷既可祛风散热，又能疏肝达络。如其方论载："桑得箕星之精，箕好风，风气通于肝，故桑叶善平肝风。春乃肝令而主风，木旺金衰之候，故抑其有余。桑叶芳香有细毛，横纹最多，故亦走肺络，而宣肺气。"春季风木盛行，天气转暖，人体腠理开泄，易于感受风温邪气得外感疾患，往往伴随咳嗽症状。而此风温咳嗽，"虽系小病，常见误用辛温重剂销烁津液，致久嗽成劳者，不一而足"。孔令诩教授重视对风温咳嗽的辨证论治，认为咳虽属肺，病机常受肝木影响，临证见干咳少痰，鼻干咽痒，甚则胸部微痛，舌尖红，苔薄黄，脉浮弦数，常配伍桑叶、菊花、薄荷等轻清通络之品。眼目不适者重用菊花，咽痛甚加板蓝根、玄参、桔梗，胸胁不适、咳痰黏稠者加丝瓜络、竹沥水。

三、清肝泻火，宁肺止嗽

五行归类中，肝属木，肺属金。由于肝郁化火，或肝气上逆，肝火上炎，耗伤肺阴，可出现干咳、胸胁疼痛、心烦、口苦目赤甚或咯血等，均属肝木化火而加剧肺金病证的变化。阴阳学说称为

"左升太过，右降不及"，五行学说称为"木火刑金"或"木旺侮金"，叶天士称之为"木扣而金鸣"，治"当清金治木，佐以柔肝入络"。孔令诩教授治疗此类咳嗽常以加减泻白散打底，在清泻肺火的基础上，根据临床实际辨证施治。如见咳而息肩、眼目红赤、急躁易怒者属肝郁化火，加黛蛤散清肝泻火；咳嗽频剧、脘闷头胀者属胆火上炎，加黄芩、栀子、白芍、连翘、栝楼、枳实清降胆火；经年咳嗽、胸胁闷痛、喜引长息者属邪伤肝络，加旋覆花、代赭石、郁金、佛手、川楝子疏理肝络；咳而痰多色黄，伴阴囊潮湿或带下黄臭、小便色黄、大便黏腻、舌红苔黄腻、脉弦滑数者属肝胆湿热，加龙胆草、木瓜，配合清热祛湿之品清利肝胆。

四、平肝潜阳，滋养肝阴

肺失清肃，燥热内盛，常可损及肝阴，致肝阳亢逆，而出现头痛、易怒、胁肋胀痛等肺病及肝的表现。孔令诩教授常用生牡蛎、珍珠母、海蛤壳等贝壳类药物为主药，既可平肝潜阳又可并化湿痰、热痰、老痰。若阴虚较甚，而见咽干咽痛、口腔溃疡等虚火上炎症状时，常加生地黄、玄参、麦冬等滋阴柔肝之品。

五、病案举例

案1：患者，男，66岁。2014年1月24日初诊。

主诉：咳嗽、胸闷、胸胁痛1周。患者吸烟史几十年，每日约抽2包，去年因胸闷、气喘入院1次。症见咳痰黄稠，纳食不馨，时腹胀，夜眠欠佳，便干，心率在56次/分左右，舌红苔厚润，脉缓左弦。

处方：桑白皮10g，冬桑叶15g，黄芩10g，川郁金10g，青黛5g（布包），陈皮10g，瓜蒌15g，杏仁10g，莱菔子10g，竹茹20g，川贝粉（冲）2g，苏子10g，法半夏10g，当归3g，川厚朴10g，川楝子5g，枳实10g，生甘草3g。14剂，水煎服，每日1剂，早晚分服。

2014年2月14日二诊：咳嗽、气喘已减，咳痰减少，胁痛感消失，仅活动时牵扯右侧胸部不适感。舌红苔厚较前已减，脉弦滑。再依前方化裁，改杏仁为桃仁10g，加橘络10g，14剂，水煎服，每日1剂，早晚分服。后患者随诊，咳喘已愈，胸部不适感亦消失。

按语：本案患者为老年男性，常年吸烟，肺热素盛，每年冬春季节易患咳喘、胸闷。诊前又因情志不节，郁怒伤肝，木火刑金，肺阴亏耗，而致干咳、胁痛。此时若单从肺论治不唯咳嗽难愈，而恐肝络邪陷更深，故治宜泻肺止咳、清肝降火为要。方中桑白皮味甘气寒性降，甘寒生津，性降泻肺实，故可泄肺热、降肺气、润肺体、消痰喘，为方中君药。与轻清疏散、疏风清热、平肝宣肺止咳之桑叶配伍，一宣一降，宣降得宜，治风热蕴肺、咳嗽上气效果甚佳。黄芩味苦气寒，偏走上焦，苦可燥湿，寒可泄热，故可泻肝火、清痰热，与甘寒之桑白皮合用泄热力甚，而其苦燥之性减，故可泻肺热而不伤阴，用于肺热喘嗽甚宜。陈皮具有燥湿化痰、理气止嗽之功，与桑白皮同用则性降止咳。瓜蒌甘寒，宽胸理气，化痰平喘。二药合用降气化痰平咳喘，治疗肺热咳嗽、痰热互结、咳痰黄稠而量多、气逆喘息之热痰热嗽甚效。瓜蒌、青黛、川楝子、郁金利肺清肝为方中臣药。瓜蒌甘寒，合桑白皮，共奏降气化痰止咳之功，治疗肺热咳嗽、痰热互结、咳痰黄稠而量多、气逆喘息之热痰热嗽甚效。《重庆堂随笔》言："瓜蒌实，润燥开结，荡热涤痰，夫人知之；而不知其舒肝郁，润肝燥，平肝逆，缓肝急之功有独擅也。"可见，瓜蒌在"木火刑金"之时功兼二用，用之甚妙。青黛既可泻肝胆、散郁火，又可治肺经咳嗽有热痰者。川楝子入肝经，舒肝止痛，其性寒凉，又能清热导热下行；郁金性寒，辛散苦降，入肝肺二经，平肝解郁，活血散瘀。二药相配平肝止痛力增强，对肝郁气滞化火之胁痛有很好的治疗作用。半夏、厚朴、枳实、苏子、莱菔子化痰下气，消胀除满；竹茹清肺火，化热痰；川贝润肺；当归、橘络疏达肝络；桃仁活血调肝，杏仁肃肺止咳，二者均可润肠通便；甘草调和诸药，诸药相伍从肝肺论治，清肝火、泄肺热，佐以化痰理气、消胀除满之法，用药精当，取得了很好的疗效。

案2：患者，男，33岁。2013年2月22日初诊。

主诉：半月前感冒未治，1周后咳嗽振作、痰多、咽中不利，有先天性颌面部血管瘤病史，舌质暗、苔少、脉左弦，右关滑。

处方：珍珠母30g（先煎），黄芩10g，杭芍10g，夏枯草10g，钩藤10g（后下），炒白术10g，茯苓10g，台乌药5g，陈皮10g，莱菔子5g，防风10g，荷叶15g，野菊10g，制南星10g，木蝴蝶10g，生甘草3g。7剂，水煎服，每日1剂，早晚分服。

2013年3月1日二诊：上方已服5剂，略显减而不著，自知多抑郁而重思，食欲差，餐后口中黏，咽痒痰多，憋气息不畅，低头重，头痒甚。舌红绛，苔少，脉滑，右显弦。再依上方加青皮10g，瓜蒌15g，川楝子10g，黄柏10g，炙乳香、没药各10g，土茯苓15g。7剂，水煎服，每日1剂，早晚分服。后患者复诊咳嗽已愈，呼吸渐畅，痰少，头痒已除。唯觉少气乏力，纳食乏味，处以健脾养胃之药调理月余而愈。

按语：本案患者因先天性颌面部血管瘤而平素多心情抑郁，久病郁而化火，复因外感失治而现咳嗽、痰多、咽痒等症状。病机为肝郁化火，木火刑金，治宜清肝降火、止咳化痰。方中珍珠母既可平肝潜阳又可化痰为君药；加黄芩、杭芍、夏枯草、钩藤、野菊、荷叶清泻肝胆之火；炒白术、茯苓、陈皮健运中焦，理气化痰；台乌药、莱菔子、制南星降气涤痰；木蝴蝶疏肝解郁兼可利咽化痰。二诊加青皮、川楝子增强疏肝理气作用，加瓜蒌增强化痰止咳作用，加黄柏、土茯苓增强清热祛湿作用，加炙乳香、没药增加活血功用。

六、结语

患者咳嗽前后，由于情志因素或抑郁或恼怒，常可致邪入肝络，使疾病迁延不愈，变证百出。孔令诩教授治疗此类咳嗽善于从肝论治，临证用药变化灵活，希望对当代中医同道辨治咳嗽有一定学习和借鉴作用。

参考文献：

[1] 徐世杰，唐仕欢. 孔令诩临证精要 [M]. 北京：人民卫生出版社，2015：15.

[2] 程宁昌. 朱佳辨治肝咳经验 [J]. 中医药临床杂志，2017，29（3）：356–358.

[3] 熊曼琪. 伤寒学 [M]. 北京：中国中医药出版社，2007：203.

[4] 孙广仁. 中医基础理论 [M]. 北京：中国中医药出版社，2007：142.

（原载于《中国中医基础杂志》2018年第24期，作者：黄江鹏、王国为、张绍峰等）

孔令诩运用调肝三法治疗心胃疾病临证思考

《素问·宣明五气》提及"五气所病，心为噫"，《素问·脉解》注解为："所谓上走心为噫者，阴盛而上走于阳明，阳明络属心，故曰上走心为噫也。"心胃在经络上相互联系，胃之大络名为虚里，贯膈属肺，出左乳之下，其动应衣；心胃气血相依，脾胃收纳水谷，化生精微，奉养清窍，助心肺行气血；心胃相关，心火与胃土相生，心气心阳不足，火不暖土，则脾失健运，水谷精微化生无源，血液化生不足；心者本乎神，心神失调则脾意不畅，可出现纳差食少、失眠、心悸、体倦乏力为主要症状的心脾两虚证。肝主疏泄，肝气调达，气血得畅，心气得舒，胃气得安，孔令诩教授认为，百病以调肝为先，心胃相关，疏肝为要，以下结合具体病证加以分析。

一、心系疾病从肝论治

心主血脉，主神志，肝主疏泄藏血而舍魂，体阴而用阳，心得肝助而血脉通利，肝得心助而肝体柔和，情志得舒。情志不遂，肝气郁结，心血随之受阻，继而发病；心肝气虚，肝气疏泄不及，心气行血无力；肝火日久，心血暗耗，心脉痹阻，胸痹心痛。心系疾病可从肝论治，孔令诩教授认为疏肝与柔肝为基本大法，疏肝以行心血，治之以刚；柔肝以养心血，治之以柔，刚柔相济、气血调和则心病自除。故提出肝气郁结者疏肝解郁，心肝气虚者养肝安心，心肝阴虚者柔肝养心。

案 1：郭某，男，54 岁。2008 年 8 月 21 日初诊。

心脏早搏，舌红，苔薄黄，脉弦滑。

方药：炙鳖甲（先）15g，丹参 15g，夏枯草 15g，瓜蒌 15g，黄芩 10g，黄连 5g，清半夏 15g，枳实 10g，川贝粉（冲）2g，红花 5g，橘络 30g，生黄芪 15g，麦冬 15g，莲子心 5g，太子参 10g，当归 5g，生地黄 10g，沙参 20g，桑寄生 15g。14 剂，水煎服，每日 1 剂，分 2 次服。

2008 年 9 月 4 日二诊：早搏减，舌红苔薄黄，脉弦。方药：杭芍 15g，丹参 15g，夏枯草 15g，瓜蒌 15g，黄芩 10g，黄连 5g，清半夏 10g，枳实 10g，川贝粉（冲）2g，橘络 30g，生黄芪 15g，麦冬 15g，莲子心 5g，太子参 10g，当归 5g，沙参 20g，桑寄生 15g。14 剂，水煎服，每日 1 剂，分 2 次服，14 剂后早搏消失。

按：处方以生脉饮合小陷胸汤加味，尤其注重调肝，以白芍养肝血，橘络疏肝气，以鳖甲、夏枯草软肝坚，红花、丹参理肝血，辅以黄芩、川贝清肝热，脉证相合，从肝治心系病证。孔令诩教授临证十分注重舌脉，本例脉象弦乃知其肝气甚，再参舌象考虑有肝热存在，故可确诊临证治法。肝体阴而用阳，肝脉甚不仅应降肝阳同时也应润肝阴，肝主疏泄，肝气得舒，气血得达，经络得畅。

二、胃系疾病从肝论治

《素问·至真要大论》言："木之胜也，土湿受邪，脾病生焉。"《金匮要略》进一步提出肝脾同病的预防与治疗："见肝之病，知肝传脾，当先实脾。"迨金元李东垣指出："木郁则达之者，盖木性当动荡轩举，是其本体。今乃郁于地中无所施为，即是风失其性。人身有木郁之证者，当开通之。"指出脾胃疾病应注重调肝。至清·叶天士提出："补脾必以疏肝，疏肝即以补脾也。"指出治脾当与调肝并举。孔令诩教授结合诸家思想，认为治疗脾胃疾病必先疏肝，肝气得舒，脾气方健，胃气乃行。

案2：安某，男，40岁。2009年4月21日初诊。

平素胃脘不适，近日胃痛甚反酸，舌暗苔薄满，脉滑细。

处方：旋覆花（包）10g，清半夏10g，竹茹30g，代赭石（包）10g，枳实10g，川厚朴10g，郁金10g，砂仁（后下）5g，丹参10g，桃仁10g，杭芍10g，麦冬10g，鸡内金15g，络石藤10g，白芷5g。7剂，水煎服，每日1剂，服2次。

7天后复诊，胃痛消。

按：方中以旋覆代赭汤为底方，并取"小承气汤"之异，以达"胃以降为和"之意。并结合舌脉加丹参、桃仁以活血，同时不忘疏肝养肝，遂用郁金、白芍并加白芷止痛，络石藤活血。孔令诩教授常常旋覆花和代赭石合用，达"旋覆代赭汤"之意，复脾胃升降气机，同时认为旋覆花、代赭石一升一降更是疏肝，肝气一行诸气升降有度，故将此二药用于脾胃疾病，拓宽至心系、肺系和精神疾患等。

三、心胃疾病，从肝论治

心居胸中，胃在上腹，心中少火下行可以温胃，胃的降纳腐熟必待心火下降温养。若心火不降，胃气虚寒则易生寒饮。广州中医药大学周福生提出"心胃相关"概念，主张治疗脾胃病及心神异常疾病当从心胃相关总体考虑。"心胃相关"是指心与胃在经脉上相互沟通，足阳明胃经通过足太阴脾经而交接于心，又有足阳明经别属胃，散之脾，上通于心，故有"胃络通心"之说。生理上心主神志与胃主受纳腐熟等功能相互联系、相互影响。脾胃纳运有常、化生气血则心得濡养，神志如常。若痰湿水饮内生，浊邪循经扰心，心神失养则十二官危受损，连及脾胃，导致纳呆、脘胀、便溏等诸症。心下乃胃，解剖学中心与胃十分相近。孔令诩教授临床发现，胸痹心痛与脾胃不适常常相伴出现，而疏肝柔肝可取得很好疗效，肝气得舒，肝阳得降，肝阴得润，心胃乃康。

案3：孙某，女，55岁。2013年11月15日初诊。

因冠心病于2008年装支架1枚，面色少华，心前区不适，劳累后甚，胃脘胀闷，右胁隐隐作痛，舌绛红苔薄满，脉滑实。

方药：生黄芪15g，茯苓10g，炒苍术10g，生白术10g，陈皮15g，鸡内金15g，柴胡3g，郁金15g，杭芍12g，川楝子5g，桑枝10g，泽兰10g，防风10g，厚朴10g，当归3g，丹参10g。7剂，水煎服，每日1剂，服2次。

孔令诩教授诊断其为"气虚肝郁络滞"，以逍遥散为底方加通络之品。川楝子行气舒肝，桑枝祛风通络，丹参活血行经，诸药补气理气为本，共散经络瘀滞、疏肝养肝柔肝为要，而不独限于心胃。7剂后复诊，胃脘胀闷已无，右胁疼痛减，现多汗、舌绛红苔薄满、脉滑实。遵前法辨证属"气虚肝郁络滞"，上方加乌药5g，五味子3g，淮小麦30g，行气止痛，敛汗益气。7剂，水煎服，每日1剂，服2次。复诊药后汗减，舌绛红，苔薄微黄，脉滑，辨证属气虚肝郁络滞。上方减乌药、五味子、浮小麦，加黄芩12g，7剂后复诊，诸症消。

按：肝主疏泄，藏血舍魂，肝气郁结，日久不解，伤及血脉乃发胸痹胃痛；素体阴虚，疏泄太过或不及，肝阳上亢，肝火上扰心神，火迫脉急，血脉痹阻亦致心胃不舒；肝火日久，阴血暗耗，肝络失养，风动脉挛亦致心胃疾患。孔令诩教授根据肝体阴而用阳从肝气、肝阳和肝阴角度提出调肝三法，即疏肝、凉肝与柔肝，临证舌脉合参，辨证施治。心胃相关、肝气不舒、肝阳上亢、肝阴不足均会导致心胃疾患，临证不拘泥于心胃，调肝疏肝、凉肝柔肝为法，再辨证施治效果显著。

参考文献：

［1］张仲景. 金匮要略［M］. 北京：人民卫生出版社，2006：3.

［2］张年顺. 李东垣医学全书［M］. 北京：中国中医药出版社，2006：53.

［3］胡国臣. 叶天士医学全书［M］. 北京：中国中医药出版社，2005：4.

［4］周福生，程宏辉. 心胃相关理论及临床应用［J］. 浙江中医学院学报，2004，28（2）：7-8.

（原载于《中国中医基础杂志》2018 年第 24 期，作者：高雅、徐旻灏、黄江鹏等）